实用临床消化系统疾病诊断与治疗

（下）

景德怀等◎主编

吉林科学技术出版社

第六章 肝脏疾病

第六章　肝脏疾病

第一节　病毒性肝炎

病毒性肝炎(viral hepatitis)是由多种肝炎病毒引起的、以肝脏损害为主的一组全身性传染病。目前按病原学明确分类的有甲、乙、丙、丁、戊五型肝炎病毒。各型病毒性肝炎临床表现相似，以疲乏、食欲减退、厌油、肝功能异常为主要临床表现，部分病例出现黄疸。甲型和戊型肝炎主要表现为急性感染，经粪一口途径传播；乙型、丙型和丁型肝炎多呈慢性感染，部分病例可发展为肝硬化或肝细胞癌，主要经血液和体液等胃肠外途径传播。

一、病原学

病毒性肝炎的病原是肝炎病毒，目前已证实的病毒性肝炎致病因子至少有甲、乙、丙、丁、戊五型肝炎病毒；不排除其他未发现的嗜肝病毒成员的存在。此外，巨细胞病毒、EB 病毒、单纯疱疹病毒、风疹病毒和黄热病毒及其他某些病毒感染亦可引起肝脏炎症，这些病毒所致的肝炎是全身感染的一部分，不包括在“病毒性肝炎”范畴内。

(一)甲型肝炎病毒

甲型肝炎病毒(hepatitis A virus，HAV)是 1973 年由 Feinstone 等应用免疫电镜方法在急性肝炎患者的粪便中发现的，1987 年获得 HAV 全长核苷酸序列。1981 年曾将 HAV 归类为肠道病毒属 72 型，1993 年由于它在许多方面的特征与肠道病毒有所不同而归入嗜肝 RNA 病毒属(Heparnavirus)。

HAV 呈球形，直径 27～32nm，无包膜，由 32 个亚单位结构(称为壳粒)组成 20 面对称体颗粒。电镜下见实心和空心两种颗粒，实心颗粒为完整的 HAV，有传染性；空心颗粒为未成熟的不含 RNA 的颗粒，具有抗原性，但无传染性。HAV 基因组为单股线状 RNA，全长由 7478 个核苷酸组成。根据核苷酸序列的同源性，HAV 可分为 7 个基因型，其中Ⅰ型、Ⅱ型、Ⅲ型和Ⅶ型来自于人类，Ⅳ型、Ⅴ型和Ⅵ型来自于猿猴。目前我国已分离的 HAV 均为Ⅰ型。在血清型方面，能感染人的血清型只有 1 个，因此只有 1 个抗原抗体系统。感染后早期产生 IgM 型抗体，是近期感染的标志，一般持续 8～12 周，少数可延续 6 个月，IgG 型抗体则是既往感染的标志，可长期存在。

许多灵长类动物，如黑猩猩、绒猴、狒狒、恒河猴、猕猴和短尾猴等均对 HAV 易感。1979 年 Provost 等在狨猴原代肝细胞中培养 HAV 获得成功。目前体外培养主要用亚历山大(Alexander)肝癌细胞、二倍体成纤维细胞、猴肾细胞和 Vero 细胞等，细胞培养中 HAV 生长缓慢，接种后约需 4 周才可检出抗原。滴度低，很少释放到细胞外，一般不引起细胞病变，经多次传代后，HAV 的致病性大大减弱甚至消失，据此已制备出 HAV 减毒活疫苗并用于临床。

HAV 对外界抵抗力较强，耐酸碱，室温下可生存 1 周，干粪中 25℃能生存 30d，在贝壳类动物、污水、淡水、海水和泥土中能生存数月。在－70～－20℃数年后仍有感染力，在甘油内－80℃可长期保存。能耐受 60℃1h，10～12h 部分灭活；100℃1min 全部灭活；紫外线 1min，余氯 1.5～12.5mg/L 30min，3%甲酸 5min 均可灭活；70%乙醇 25℃3min 可部分灭活。

（二）乙型肝炎病毒

1965 年 Blumberg 等报道发现澳大利亚抗原，1967 年 Krugman 等发现澳大利亚抗原与肝炎有关，故称其为肝炎相关抗原（hepatitis associated antigen，HAA），1972 年世界卫生组织将其命名为乙型肝炎表面抗原（hepatitis B surface antigen，HBsAg）。1970 年 Dane 等在电镜下发现乙型肝炎病毒（hepatitis B virus，HBV）完整颗粒，称为 Dane 颗粒。1979 年 Galibert 测定了 HBV 全基因组序列。HBV 是嗜肝 DNA 病毒科（Hepadnavirus）正嗜肝 DNA 病毒属（Orthohepadnavirus）的一员，该属其他成员包括土拨鼠肝炎病毒（woodchuck hepatitis，WHV）及地松鼠肝炎病毒（ground squirrel hepatitis virus，GSHV）。鸭乙型肝炎病毒（duck hepatitis B virus，DHBV）则是同科中禽嗜肝 DNA 病毒属（Avihepadnavirus）的一员。HBV 的抵抗力很强，对热、低温、干燥和紫外线及一般浓度的消毒剂均能耐受。在 37℃可存活 7d，在血清中 30～32℃可保存 6 个月，－20℃可保存 15 年。100℃ 10min、65℃ 10h 或高压蒸汽消毒可被灭活，对 0.2%苯扎溴铵及 5%过氧乙酸敏感。

1. 形态与生物学特性　在电镜下观察，HBV 在感染者血清中存在三种形式的颗粒：①大球形颗粒，为完整的 HBV 颗粒，又名 Dane 颗粒，直径 42nm，由包膜与核心组成。包膜含 HBsAg、糖蛋白与细胞脂质；核心直径 27nm，内含环状双股 DNA、DNA 聚合酶（DNA polymerase，DNAP）、核心抗原（hepatitis B core antigen，HBcAg），是病毒复制的主体。②小球形颗粒，直径 22nm。③丝状颗粒，直径 22nm，长 100～1000nm。后两种颗粒由 HBsAg 组成，为空心包膜，不含核酸，无感染性。一般情况下，血清中小球形颗粒最多，Dane 颗粒最少。

对 HBV 易感的动物很局限，灵长类动物如黑猩猩是较理想的动物模型。体外细胞培养，如通过转染含 HBV 基因的重组质粒获得的一些细胞株（如 HepG2）可支持完整病毒的复制和病毒蛋白的表达。近年研发的转基因小鼠可进行 HBV 相关的一些研究。

2. 基因组结构与编码蛋白　HBV 基因组结构独特而精巧（图 6－1），由不完全的环状双链 DNA 组成，长链（负链）约含 3200 个碱基（hp），短链（正链）的长度可变化，为长链的 50%～80%。HBV 基因组中 4 个开放读码框（open reading frame，ORF）均位于长链，分别是 S 区、C 区、P 区和 X 区，其中 S 区完全嵌合于 P 区内，C 区和 X 区分别有 23%和 39%与 P 区重叠，C 区和 X 区有 4%～5%重叠。

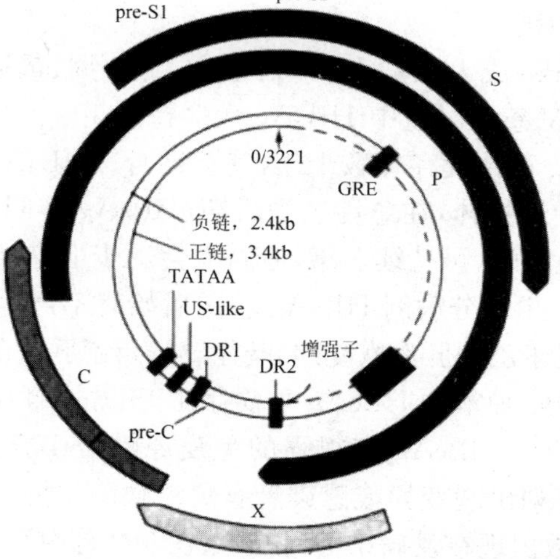

图 6－1　HBV 基因组结构

S 区又分为前 S1、前 S2 及 S 三个编码区，分别编码前 S1 蛋白(pre－S1)，前 S2 蛋白(pre－S2)及 HBsAg。HBsAg 为小分子蛋白或主蛋白；pre－S2 与 HBsAg 合称为中分子蛋白；三者合称为大分子蛋白。前 S 蛋白有很强的免疫原性。HBsAg 的抗原性较复杂，有一个属特异性的共同抗原决定簇"a"和至少两个亚型决定簇"d/y"和"w/r"，并据此将 HBsAg 分为 10 个亚型，其中主要亚型是 adw、adr、ayw 和 ayr。我国长江以北 adr 占优势，长江以南 adr 和 adw 混存。根据 HBsAg 抗原性进行分型有一定的流行病学意义，但与基因分型并不完全一致。

C 区由前 C 基因和 C 基因组成，编码 HBeAg(hepatitis B e antigen)和 HBcAg(hepatitis B c anti－gen)。前 C 基因开始编码(含前 C 基因和 C 基因)的蛋白质经加工后分泌到细胞外即为 HBeAg，C 基因开始编码(仅含 C 基因)的蛋白质为 HBcAg。P 区是最长的读码框，编码多种功能蛋白，包括具有反转录酶活性的 DNA 聚合酶、RNA 酶 H 等，均与 HBV 复制有关。

X 基因编码 X 蛋白，即 HBxAg(hepatitis B x antigen)，HBxAg 具有反式激活作用(transactivation)，可激活 HBV 本身的、其他病毒或细胞的多种调控基因。另外，HBxAg 在原发性肝细胞癌(hepatocellular carcinoma，HCC)的发生中可能起重要作用。

HBV DNA：血液中 HBV DNA 主要存在于 Dane 颗粒内，检测前须裂解病毒。HBV DNA 是病毒复制和传染性的直接标志。定量检测 HBV DNA 对于判断病毒复制程度、传染性强弱和抗病毒药物疗效等具有重要意义。

HBV 基因组变异：HBV 有很高的复制率，且因其聚合酶缺乏校对活性，故容易产生基因突变。S 基因突变可引起 HBsAg 亚型改变或隐匿性乙型肝炎(HBsAg 阴性)；前 C 基因 1896 位核苷酸是最常发生变异的位点之一，变异后导致 HBeAg 蛋白表达终止，不能产生 HBeAg，形成 HBeAg 阴性的前 C 区变异株；C 区突变可致抗 HBc 阴性乙型肝炎；P 区突变可导致复制缺陷或复制水平的降低，长期抗病毒治疗出现某些特定位点的变异与病毒耐药有关。

HBV 基因型：根据 HBV 全基因序列异质性≥8%的界限，可将其分为不同的基因型。目前，已鉴定的 HBV 基因型有 A～H 8 种，HBV 基因型的分布具有明显的地理学特点，亦可能对感染后的表现有影响。在我国流行的主要为基因型 B 和基因型 C，其中在长江以北地区，以基因型 C 为主；而在长江以南地区则以基因型 B 为多。

3. HBV 的抗原抗体系统

(1)HBsAg 与抗－HBs：成人感染 HBV 后最早 1～2 周、最迟 11～12 周血中首先出现 HBsAg。急性自限性 HBV 感染时血中 HBsAg 大多持续 1～6 周，最长可达 20 周。无症状携带者和慢性患者 HBsAg 可持续存在数十年，甚至终身。HBsAg 本身只有抗原性，无传染性。抗－HBs 是一种保护性抗体，在急性感染后期，HBsAg 转阴后一段时间开始出现，在 6～12 个月内才逐步上升至高峰，可持续多年，但滴度会逐步下降；约半数病例抗 HBs 在 HBsAg 转阴后数月才可检出；少部分病例 HBsAg 转阴后始终不产生抗－HBs。抗－HBs 阳性表示对 HBV 有免疫力，见于乙型肝炎恢复期、既往感染及乙肝疫苗接种后。

(2)HBcAg 与抗－HBc：血液中 HBcAg 主要存在于 Dane 颗粒的核心，游离的 HBcAg 极少，故不用于临床常规检测。HBcAg 有很强的免疫原性，HBV 感染者几乎均可检出抗－HBc，除非 HBV C 基因序列出现变异或感染者有免疫缺陷。抗－HBc IgM 是 HBV 感染后较早出现的抗体，绝大多数出现在发病第一周，多数在 6 个月内消失，抗－HBc IgM 阳性提示急性期或慢性肝炎急性发作。抗－HBc IgG 出现较迟，但可保持多年甚至终身。

(3)HBeAg 与抗－HBe：HBeAg 是一种可溶性蛋白，一般仅见于 HBsAg 阳性血清。急性 HBV 感染时 HBeAg 的出现时间略晚于 HBsAg，在病变极期后消失，如果 HBeAg 持续存在预示趋向慢性。在慢性 HBV 感染时 HBeAg 是重要的免疫耐受因子，大部分情况下其存在表示患者处于高感染低应答期。HBeAg 消失同时抗－HBe 产生称为 HBeAg 血清转换(HBeAg seroconversion)，每年约有不到 10％慢性病例可发生自发血清转换。抗－HBe 阳转后，病毒复制多处于低水平或静止状态，传染性降低；部分患者仍有病毒复制和肝炎活动，称为 HBeAg 阴性慢性乙型肝炎。

(三)丙型肝炎病毒

丙型肝炎病毒(hepatitis C virus，HCV)是 1989 年经分子克隆技术发现的，1991 年国际病毒命名委员会将其归为黄病毒科(Flaviviridae)丙型肝炎病毒属(Hepacivirus)。

1. 形态及生物学特性　HCV 呈球形颗粒，直径 30～60nm，外有脂质外壳、囊膜和棘突结构，内有由核心蛋白和核酸组成的核衣壳。

HCV 对有机溶剂敏感，10％氯仿可杀灭 HCV。煮沸、紫外线等亦可使 HCV 灭活。血清经 60℃10h 或 1/1000 甲醛 37℃6h 可使 HCV 传染性丧失。血制品中的 HCV 可用于 80℃72h 或加变性剂使之灭活。

2. 基因组结构及编码蛋白　HCV 基因组为单股正链 RNA，全长约 9.4kb。基因组两侧分别为 5′和 3′非编码区，中间为 ORF，编码区从 5′端依次为核心蛋白区(C)、包膜蛋白区(E_1，E_2/NS_1)、非结构蛋白区(NS_2、NS_3、NS_4、NS_5)，核心蛋白与核酸结合组成核衣壳。包膜蛋白为病毒外壳的主要成分，含有与肝细胞结合的表位，推测其可刺激机体产生保护性抗体。NS_3 基因区编码螺旋酶和蛋白酶，NS_3 蛋白具有强免疫原性，可刺激机体产生抗体，在临床诊断上有重要价值。NS_5 区编码依赖 RNA 的 RNA 多聚酶，在病毒复制中起重要作用。

HCV 基因组具有显著的异质性，同一基因组不同区段变异程度有显著差别。5′非编码区最保守，在设计用于诊断 HCV 感染的聚合酶链反应(PCR)引物时，此区段是首选部位。E_2/NS_1 区变异程度最大，此区含有两个高变区(HVR_1/HVR_2)。同一病例存在准种(quasispecies)，即 HCV 感染后，在感染者体内形成以一个优势株为主的相关突变株病毒群。根据基因序列的差异，以 Simmonds 的分型命名系统，目前可将 HCV 分为 6 个不同的基因型，同一基因型可再分为不同亚型。基因型以阿拉伯数字表示，亚型则在基因型后加英文字母。基因型分布有显著的地区性差异，不同国家或地区的 HCV 基因组序列有所差异，我国以 1b 亚型为主。

黑猩猩对 HCV 易感，是目前较理想的动物模型。体外细胞培养比较困难，但获得了部分成功。

3. 抗原抗体系统

(1)HCV Ag 与抗－HCV：血清中 HCV Ag 含量很低，检出率不高。抗－HCV 不是保护性抗体，是 HCV 感染的标志。抗－HCV 又分为 IgM 型和 IgG 型。抗－HCV IgM 在发病后即可检测到，一般持续 1～3 个月。如果抗－HCV IgM 持续阳性，提示病毒持续复制，易转为慢性。

(2)HCV RNA：感染 HCV 后第一周即可从血液或肝组织中用反转录聚合酶链反应(reverse transcription－polymerase chain reaction，RT－PCR)法检出 HCV RNA，但其含量少，并随病程波动。HCV RNA 阳性是病毒感染和复制的直接标志。HCV RNA 定量测定有助于了解病毒复制的程度、抗病毒治疗的选择及疗效评估等。HCV 基因分型在流行病学和抗病毒治疗方面有重要意义。

（四）丁型肝炎病毒

1977 年在 HBsAg 阳性肝组织标本中发现了 δ 因子，1983 年将其命名为丁型肝炎病毒（hepatitis D virus HDV）。HDV 呈球形，直径 35～37nm。HDV 是一种缺陷病毒，在血液中由 HBsAg 包被，其复制、表达抗原及引起肝损害须有 HBV 的辅佐。但细胞核内的 HDV RNA 无需 HBV 的辅助即能自行复制。HDV 基因组为单股环状闭合负链 RNA，长 1679bp，其二级结构具有核糖酶（ribozyme）活性，能进行自身切割和连接。黑猩猩和美洲土拨鼠为易感动物。HDV 可与 HBV 同时感染人体，但大部分情况下是在 HBV 感染的基础上出现的重叠感染。当 HBV 感染结束时，HDV 感染亦随之结束。

HDV 的抗原抗体系统：

1. HDVAg　是 HDV 唯一的抗原成分，因此 HDV 仅有一个血清型。HDVAg 最早出现，然后分别是抗 HDV IgM 和抗 HDV IgG，一般三者不会同时存在。抗 HDV 不是保护性抗体。

2. HDV RNA　血清或肝组织中 HDV RNA 是诊断 HDV 感染最直接的依据。

（五）戊型肝炎病毒

戊型肝炎病毒（hepatitis E virus，HEV）是 α 病毒亚组的成员。1983 年采用免疫电镜在患者粪便中观察到 HEV，1989 年通过分子克隆技术获得 HEV cDNA。HEV 呈二十面对称体圆球形颗粒，无包膜，直径 27～34nm。HEV 基因组为单股正链 RNA，全长 7.2～7.6kb，含 3 个 ORF，ORF－1 编码非结构蛋白，ORF－2 编码核壳蛋白，ORF－3 与 ORF－2 部分重叠，可能编码部分核壳蛋白。HEV 在碱性环境下较稳定，对高热、氯仿、氯化铯敏感。

目前已发现黑猩猩、多种猴类、家养乳猪等对 HEV 易感，HEV 可在多种猴类中传代，连续传代后毒力无改变。

HEV Ag 主要定位于肝细胞胞质内，血液中一般检测不到 HEV Ag。抗－HEV IgM 在发病初期产生，多数在 3 个月内阴转。因此，抗－HEV IgM 阳性是近期 HEV 感染的标志。抗－HEV IgG 持续时间在不同病例差异较大，多数于发病后 6～12 个月阴转，但亦有持续几年甚至十多年者。戊型肝炎患者发病早期，粪便和血液中存在 HEV，但持续时间不长。

二、流行病学

病毒性肝炎在世界范围内均有流行，我国是病毒性肝炎的高发区。甲型肝炎人群流行率（抗－HAV 阳性）约为 80％。全世界 HBsAg 携带者约 3.5 亿，其中我国约为 9300 万，约占全国总人口的 7.18％（2006 年调查数据）。全球 HCV 感染者约 1.7 亿，我国人群抗 HCV 阳性者达 3.2％，约 4000 万。丁型肝炎人群流行率约 1％，戊型肝炎约 17％。

（一）甲型肝炎

1. 传染源　甲型肝炎（甲肝）传染源是急性期患者和亚临床感染者。粪便排毒期在起病前 2 周至血清谷丙转氨酶（ALT）高峰期后 1 周，少数患者可延长至其发病后 30d。当血清抗 HAV 出现时，粪便排毒基本停止。

2. 传播途径　HAV 主要由粪－口途径传播。粪便污染饮用水源、食物、蔬菜、玩具等可引起流行。水源或食物污染可致暴发流行。日常生活接触多为散发性发病，输血后甲型肝炎极罕见。

3.易感人群　抗－HAV阴性者。6个月以下的婴儿有来自母亲的抗－HAV而不易感，6个月龄后，血中抗－HAV逐渐消失而成为易感者。在我国，大多在幼儿、儿童、青少年时期获得感染，以隐性感染为主，成人抗－HAV IgG的检出率达80%。甲型肝炎的流行率与居住条件、卫生习惯及教育程度有密切关系，农村高于城市，发展中国家高于发达国家。感染后可产生持久免疫。

（二）乙型肝炎

1.传染源　乙型肝炎（乙肝）患者和携带者都可以成为传染源。急性乙型肝炎患者从起病前数周开始，持续于整个急性期。慢性无症状携带者数量大，无明显症状，难于发现，是我国HBV传播最重要的传染源。

2.传播途径　HBV主要经血和血制品、母婴、破损的皮肤和黏膜及性接触传播。主要传播途径有下列几种：

(1)母婴传播：由带有HBV的母亲传给胎儿和婴幼儿，是我国乙型肝炎病毒传播的最重要途径。可通过宫内、围生期垂直传播和出生后的水平传播。HBV不能透过胎盘，HBsAg阳性母亲所生新生儿宫内感染一般不到5%，可能与妊娠期胎盘轻微剥离有关。经精子或卵子传播的可能性未被证实。围生期传播是母婴传播的主要方式，婴儿因破损的皮肤或黏膜接触母血、羊水或阴道分泌物而传染。分娩后传播主要由于母婴间密切接触。虽然母乳中可检测到HBV，但母乳喂养与人工喂养相比并不增加婴儿HBV感染的机会。

(2)血液、体液传播：血液中HBV含量很高，微量的污染血进入人体即可造成感染，经皮肤黏膜传播主要发生于使用未经严格消毒的医疗器械、注射器、侵入性诊疗操作和手术及静脉内滥用毒品等。其他如修足、纹身、打耳洞、医务人员工作中的意外暴露、共用剃须刀和牙刷等也可传播。随着一次性注射用品的普及，医源性传播有下降趋势。由于对献血员实施严格的HBsAg筛查，经输血或血液制品引起的HBV感染已较少发生，但不能筛除HBsAg阴性的HBV携带者。

(3)日常生活接触传播：HBV可以通过日常生活密切接触传播给家庭成员。主要通过隐蔽的胃肠道外传播途径而患者不自知。如在日常生活中共用剃须刀、牙刷等引起HBV的传播；或易感者有渗液的皮肤病灶，接触带有HBV的体液等，是家庭内水平传播的重要途径。需要指出的是日常工作或生活接触，如同一办公室工作（包括共用计算机等办公用品）、握手、拥抱、同住一宿舍、同一餐厅用餐和共用厕所等无血液暴露的接触，一般不会传染HBV。

(4)性接触传播：HBV可以经性接触传播。与HBV阳性者性接触，特别是有多个性伴侣者，其感染HBV的危险性增高。婚前应检查HBsAg，如一方为HBsAg阳性，另一方为HBV易感者，在婚前应对易感者行乙肝疫苗的预防接种。

(5)其他传播途径：虽然经破损的消化道、呼吸道黏膜或昆虫叮咬在理论上有可能，但经吸血昆虫叮咬传播未被证实。实际意义并不重要。

3.易感人群　抗－HBs阴性者。婴幼儿是获得HBV感染的高危时期。高危人群包括HBsAg阳性母亲的新生儿、HBsAg阳性者的家属、反复输血及血制品者（如血友病患者）、血液透析患者、多个性伴侣者、静脉药瘾者、接触血液的医务工作者等。

4.流行特征　乙型肝炎流行有一定地区性差异。按流行的严重程度分为低、中、高度三种流行地区。低度流行区HBsAg携带率为0.2%～0.5%，以北美、西欧、澳大利亚为代表。

中度流行区 HBsAg 携带率为 2%～7%，以东欧、地中海、日本、俄罗斯为代表。高度流行区 HBsAg 携带率为 8%～20%，以热带非洲、东南亚和中国为代表。本病婴幼儿感染多见；发病男性高于女性，男女比例约为 1.4∶1；以散发为主；有家庭聚集现象。

（三）丙型肝炎

1. 传染源　丙型肝炎（丙肝）的主要传染源是慢性 HCV 感染者，特别是无症状感染者具有重要的流行病学意义。急性患者在起病前 12d 即具传染性，并可长期持续或终生携带病毒。

2. 传播途径　类似乙型肝炎，由于体液中 HCV 含量较少，且为 RNA 病毒，对外界的抵抗力较低，其传播较乙型肝炎局限。

（1）输血及血制品：曾是最主要的传播途径，输血后肝炎 70%以上是丙型肝炎。随着筛查方法的改善，此传播方式已得到明显控制，但个别抗 HCV 阴性的 HCV 携带供血员尚不能完全筛除，输血仍有传播丙型肝炎的可能，特别是反复接受输血或血制品者。

（2）其他血液、体液传播：注射、针刺、器官移植、骨髓移植、血液透析可能传播。

（3）性接触传播：有研究报道无输血史的丙肝患者中，有性接触或家庭内接触肝炎史者颇为多见，还发现丙型肝炎发病与接触新的性伙伴明显相关，说明 HCV 存在性传播，但不是主要传播途径。

（4）母婴传播：HCV RNA 阳性母亲传播给新生儿的概率为 4%～7%。

（5）日常生活接触传播：尽管经血传播是主要传播途径，但仍有部分散发性丙型肝炎，无输血或肠道外暴露史。日常生活密切接触也可能是散发性丙肝的原因。

3. 易感人群　人类对 HCV 普遍易感。抗－HCV 并非保护性抗体，感染后对不同株可能无保护性免疫。

（四）丁型肝炎

我国由于 HBV Ag 携带率较高，故有引起 HDV 感染传播的基础。我国 HDV 感染不仅存在于边疆少数民族地区，也存在于中原、西南及北方地区。急、慢性丁型肝炎（丁肝）患者和 HDV 携带者是主要的传染源。传播途径与乙型肝炎相似。与 HBV 以重叠感染或同时感染的形式存在，以前者为主。我国西南地区感染率较高，在 HBsAg 阳性人群中超过 3%。人类对 HDV 普遍易感。抗－HDV 不是保护性抗体。HBV 感染者，包括慢性无症状 HBsAg 携带者是 HDV 感染的高危人群；另外，多次输血者、静脉药病者、同性恋者均为易感人群。

（五）戊型肝炎

戊型肝炎（戊肝）流行病学特征与甲型肝炎相似，但有以下特点：本病主要发生在发展中国家，发达国家仅有个别输入性病例；以经水源传播最为多见；主要发生在雨季或洪水后；青壮年发病率高；孕妇病死率高；病后有一定免疫力，但持续时间较短；抗－HEV 不是保护性抗体，目前尚无特异性免疫制剂可供预防。我国各省、市、自治区均有戊型肝炎发生，其中吉林、辽宁、河北、山东、内蒙古、新疆和北京曾发生本病的暴发或流行，其他地区有散发病例。

三、发病机制与病理解剖

（一）发病机制

病毒性肝炎的发病机制较为复杂，简述如下。

1. 甲型肝炎　发病机制至今尚未充分阐明。既往认为甲型肝炎的发病机制是 HAV 对肝细胞有直接杀伤作用。近年的研究表明，实验感染 HAV 的动物肝细胞及 HAV 体外细胞培养时均不发生细胞病变；致敏淋巴细胞对 HAV 感染的靶细胞显示细胞毒性；患者外周血 $CD8^+$ 细胞亚群升高；患者肝组织内炎症反应明显，浸润较多的 $CD8^+$ 细胞、$CD4^+$ 细胞及 B 细胞；针对Ⅰ类 MHC 抗原的特异性抗体，能阻抑 $CD8^+$ 细胞对 HAV 感染靶细胞的杀伤作用；患者外周血淋巴细胞产生并释放 γ－干扰素(IFN－γ)。根据这些研究结果，目前认为甲型肝炎的发病机制倾向于宿主免疫损伤为主。发病早期，可能是由于 HAV 在肝细胞内大量增殖及 $CD8^+$ 细胞毒性 T 细胞杀伤作用共同导致肝细胞损害，内源性 IFN－γ 可诱导受感染肝细胞膜Ⅰ类 MHC 抗原的表达从而促进 Tc 细胞的细胞毒性作用。病程后期，可能主要是免疫病理损害，即内源性 IFN－γ 诱导Ⅰ类 MHC 抗原表达，促使 Tc 细胞特异性杀伤受 HAV 感染的肝细胞，导致肝细胞坏死，同时 HAV 清除。

2.乙型肝炎　发病机制非常复杂，目前尚未完全阐明。HBV 侵入人体后，未被单核－吞噬细胞系统清除的病毒到达肝脏或肝外组织，如胰腺、胆管、脾、肾、淋巴结、骨髓等。病毒包膜与肝细胞膜融合，病毒侵入细胞。HBV 进入肝细胞后即开始其复制过程，HBV DNA 进入细胞核形成共价闭合环状 DNA(covalently closed circular DNA，cccDNA)，以 cccDNA 为模板合成前基因组 mRNA，前基因组 mRNA 进入胞质作为模板反转录为负链 DNA，再以负链 DNA 为模板合成正链 DNA，两者形成完整的 HBV DNA。HBV 复制过程非常特殊：细胞核内有稳定的 cccDNA 存在(HBV 持续存在的来源)；有一个反转录步骤。

一般认为，HBV 并不直接导致肝细胞病变，肝细胞病变主要取决于机体的免疫应答，尤其是细胞免疫应答。免疫应答既可清除病毒，又可导致肝细胞损伤。机体免疫反应不同，导致临床表现各异。当机体处于免疫耐受状态，不发生免疫应答，多成为无症状携带者；当机体免疫功能正常时，多表现为急性肝炎，成年感染 HBV 者常属于这种情况。正常成人期感染 HBV 者，95%以上可彻底清除病毒；当机体免疫功能低下、不完全免疫耐受、自身免疫反应产生、HBV 基因突变逃避免疫清除等情况下，可导致慢性肝炎；当机体发生超敏反应时，大量抗原－抗体复合物产生并激活补体系统，以及在肿瘤坏死因子(tumor necrosis factor，TNF)、白细胞介素 1(interleukin 1，IL－1)、白细胞介素 6(IL－6)、内毒素等参与下，导致大片肝细胞坏死，发生重型肝炎。

乙型肝炎的肝外损伤可能主要由免疫复合物引起。急性乙型肝炎早期偶尔出现的血清病样表现很可能是循环免疫复合物沉积在血管壁和关节腔滑膜并激活补体所致，此时血清补体滴度通常显著下降；慢性乙型肝炎时循环免疫复合物可沉积在血管壁，导致膜性肾小球肾炎伴发肾病综合征，在肾小球基膜上可检出 HBsAg、免疫球蛋白和补体 C_3；免疫复合物也可导致结节性多动脉炎，这些免疫复合物多是抗原过剩的免疫复合物。

乙型肝炎慢性化的发生机制是研究的热点和难点。有证据表明，免疫耐受是关键因素之一。由于 HBeAg 是一种可溶性抗原，HBeAg 的大量产生可能导致免疫耐受。免疫抑制亦与慢性化有明显关系。慢性化还可能与遗传因素有关。

人感染 HBV 后，病毒持续 6 个月仍未被清除者称为慢性 HBV 感染。HBV 感染后的自然病程是复杂和多变的，同时受到很多因素的影响，包括感染的年龄、病毒因素(HBV 基因型、病毒变异和病毒复制的水平)、宿主因素(性别、年龄和免疫状态)和其他外源性因素，如同时感染其他嗜肝病毒和嗜酒等。HBV 感染的临床谱包括从症状不明显的肝炎到急性有症状的肝炎，甚至急性重型肝炎，从非活动性 HBsAg 携带状态到慢性肝炎、肝硬化等各种状况，

15%～40%的慢性 HBV 感染者会发展为肝硬化和晚期肝病。

感染时的年龄是影响慢性化的最主要因素。在围生期和婴幼儿时期感染 HBV 者中，分别有 90%和 25%～30%将发展成慢性感染。最近将慢性 HBV 感染的自然史进一步分为四个阶段，即免疫耐受期、免疫清除期、非活动或低(非)复制期和再活动期(图 6－2)。免疫耐受期的特点是 HBV 复制活跃，血清 HBsAg 阳性和 HBeAg 阳性，HBVDNA 滴度较高($>10^5$拷贝/mL)，血清 ALT 水平正常，肝组织学无明显异常。免疫清除期表现为血清 HBV DNA 滴度$>10^5$拷贝/mL，但一般低于免疫耐受期，ALT/AST 持续或间歇升高，肝组织学有坏死炎症等表现。非活动或低(非)复制期表现为 HBeAg 阴性，抗 HBe 阳性，HBV DNA 检测不出(PCR 法)或低于检出阈值，ALT 水平正常，肝组织学无炎症或仅有轻度炎症。

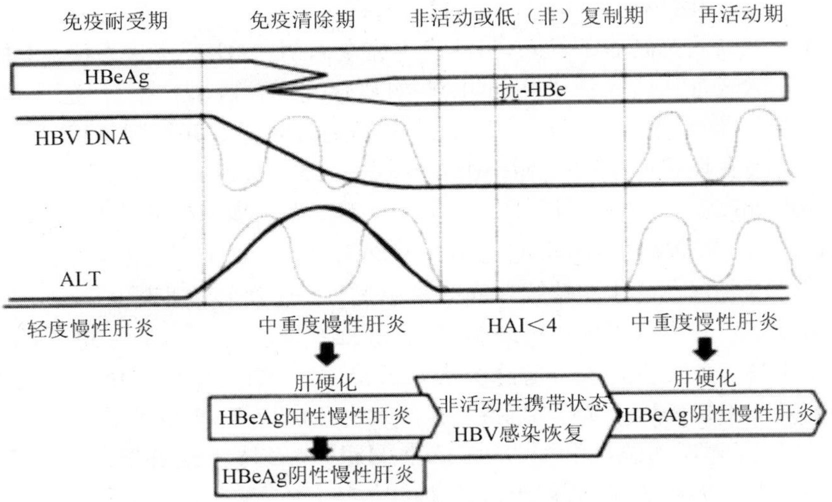

图 6－2 慢性乙型肝炎的自然病程

在青少年和成人期感染 HBV 者中，仅 5%～10%发展成慢性，一般无免疫耐受期。早期即为免疫清除期，表现为活动性慢性乙型肝炎；后期为非活动或低(非)复制期，肝脏疾病缓解。无论是围生期和婴幼儿时期，或是在青少年和成人期感染 HBV 者，在其非活动或低(非)复制期的 HBV 感染者中，部分患者又可再活动，出现 HBeAg 阳转；或发生前 C 或 C 区启动子变异，HBV 再度活动，但 HBeAg 阴性，两者均表现为活动性慢性乙型肝炎。

慢性乙型肝炎患者中，肝硬化失代偿的年发生率约为 3%，5 年累计发生率约为 16%。慢性乙型肝炎、代偿期和失代偿期肝硬化的 5 年病死率分别为 0～2%、14%～20%和 70%～86%。其影响因素包括年龄、血清白蛋白和胆红素水平、血小板计数及脾大等。自发性或经抗病毒治疗后 HBeAg 血清学转换，且 HBV DNA 持续转阴和 ALT 持续正常者的生存率较高。

HBV 感染是 HCC 的重要相关因素，HBsAg 和 HBeAg 均阳性者的 HCC 发生率显著高于单纯 HBsAg 阳性者。肝硬化患者发生 HCC 的高危因素包括男性、年龄、嗜酒、黄曲霉素污染的食物、合并 HCV 或 HDV 感染、持续的肝脏炎症、持续 HBeAg 阳性及 HBV DNA 持续高水平($\geqslant10^5$拷贝/mL)等。在 6 岁以前受感染的人群中，约 25%在成年时将发展成肝硬化和 HCC，但有少部分与 HBV 感染相关的 HCC 患者无肝硬化证据。HCC 家族史也是相关因素，但在同样的遗传背景下，HBV 病毒载量更为重要。

3.丙型肝炎　HCV进入体内后，首先引起病毒血症，病毒血症间断地出现于整个病程。第1周即可从血液或肝组织中用RT－PCR法检出HCV RNA。第2周开始，可检出抗HCV。少部分病例感染3个月后才检测到抗HCV。目前认为HCV致肝细胞损伤有下列因素的参与：①HCV直接杀伤作用。HCV在肝细胞内复制干扰细胞内大分子的合成，增加溶酶体膜的通透性，引起细胞病变；另外，HCV表达产物（蛋白）对肝细胞有毒性作用。②宿主免疫因素。肝组织内存在HCV特异性细胞毒性T淋巴细胞（$CD8^+$ T细胞），可攻击HCV感染的肝细胞；另外，$CD4^+$ T细胞被致敏后分泌的细胞因子，在协助清除HCV的同时，也导致了免疫损伤。③自身免疫。HCV感染者特别是白种人常伴有自身免疫改变，如胆管病理损伤与自身免疫性肝炎相似。常合并自身免疫性疾病，血清中可检出多种自身抗体，如杭核抗体、抗平滑肌抗体、抗单链DNA抗体、抗线粒体抗体等，均提示自身免疫机制的参与。④细胞凋亡。正常人肝组织无Fas分子的表达，HCV感染肝细胞内有较大量Fas表达，同时，HCV可激活CTL表达FasL，Fas和FasL是一对诱导细胞凋亡的膜蛋白分子，两者结合导致细胞凋亡。

HCV感染后60%～85%转为慢性。慢性化的可能机制主要有：①HCV的高度变异性。HCV在复制过程中由于依赖RNA的RNA聚合酶缺乏校正功能；同时由于机体免疫压力，使HCV不断发生变异，同一个体内常出现准种毒株群，来逃避机体的免疫监视，导致慢性化。②HCV对肝外细胞的泛嗜性。存在于外周血单核细胞中的HCV，可能成为反复感染肝细胞的来源。③HCV在血液中载量相对低，免疫原性弱，机体对其免疫应答水平低下，甚至产生免疫耐受，造成病毒持续感染。

HCV与HCC的关系也很密切。HCV与HBV不同，它不经过与宿主肝细胞基因组整合的过程。从HCV感染到HCC的发生通常要经过慢性肝炎和肝硬化的阶段。现在认为，慢性炎症导致肝细胞不断的破坏和再生是HCC发生的重要因素。

由于绝大多数HCV感染者在急性期及慢性感染早期症状隐匿，所以确切的HCV感染自然史很难评估。急性HCV感染一般临床表现较轻，很少出现较重的临床表现，罕见出现重型肝炎，且往往几周后随着ALT的降低症状更加隐匿。慢性丙型肝炎发生后，HCV RNA滴度开始稳定，自发痊愈的病例较少见。和乙型肝炎相反，年轻的丙型肝炎患者的慢性化率较低，20岁以下的丙型肝炎患者慢性化率为30%，而40岁的患者高达76%。在感染20年后，感染时小于20岁、21～30岁、31～40岁、41～50岁和大于50岁的感染者分别有2%、6%、10%、37%和63%发生肝硬化。女性HCV感染者病情较轻，特别是年轻女性。在感染17～20年后，只有2%～4%发展为肝硬化。HCV相关肝细胞癌发生率在感染30年后平均为1%～3%，主要见于肝硬化和进展性肝纤维化患者，一旦发展成为肝硬化，肝癌的年发生率为1%～7%。

肝组织炎症坏死的程度和ALT水平是提示慢性丙型肝炎预后的重要标志；肝脏病理学检查是评价丙型肝炎病情及发展的金标准。

4.丁型肝炎　同乙型病毒性肝炎一样，丁型肝炎的发病机制尚未完全阐明。研究认为HDV的复制对肝细胞有直接的致病作用，体外实验表明，高水平表达的HDVAg对培养肝癌细胞有直接的细胞毒作用，且HDV与HBV重叠感染时，常见肝细胞损害加重，并向慢性化发展。最近研究提示，免疫应答可能是HDV导致肝细胞损害的主要原因。因此，从目前的研究结果来看，丁型肝炎的发病机制可能既有HDV的直接致病作用，又有宿主免疫反应的介导因素参与。

5.戊型肝炎　关于戊型肝炎的发病机制目前尚不清楚，可能与甲型肝炎相似，细胞免疫是引起肝细胞损伤的主要原因。动物实验表明，主要为 HEV 诱发的细胞免疫反应介导的肝细胞溶解

（二）病理解剖

1.基本病变　病毒性肝炎以肝损害为主，肝外器官可有一定损害。各型肝炎的基本病理改变表现为肝细胞变性、坏死，同时伴有不同程度的炎症细胞浸润、间质增生和肝细胞再生。肝细胞变性通常表现为气球样变和嗜酸性变。病变早期以气球样变（ballooning degeneration）为主，表现为肝细胞肿胀，胞核浓缩，胞质颜色变浅、透亮，状如气球。一些肝细胞体积缩小，胞核固缩甚至消失，由于核酸含量减少，胞质嗜酸性染色增强，成伊红色圆形小体，称嗜酸性小体（eosinophilic body），也称凋亡小体。

慢性肝炎的肝组织基本病理学特点是：肝纤维化的形成和积累，同时急性肝炎的各种基本病变仍然存在。汇管区炎症细胞浸润是判断炎症活动度的一个重要指标，浸润细胞主要为淋巴细胞，以 $CD8^+$ 或 $CD4^+$ 的 T 细胞为主，其他尚有单核细胞、浆细胞和组织细胞。炎症细胞聚集常引起汇管区扩大，并可破坏界板引起界面肝炎（interface hepatitis），又称碎屑样坏死（piecemeal necrosis，PN）。汇管区炎症及其界面肝炎是慢性乙型肝炎病变活动及进展的特征性病变。小叶内肝细胞变性、坏死，包括融合性坏死和桥形坏死（bridging necrosis，BN）等，随病变加重而日趋显著。肝细胞炎症坏死、汇管区及界面肝炎可导致肝内胶原过度沉积，肝纤维化及纤维间隔形成。如进一步加重，可引起肝小叶结构紊乱，形成假小叶并进展为肝硬化。

2.各临床型肝炎的病理特点

（1）急性肝炎（acute hepatitis）：肝大，肝细胞气球样变和嗜酸性变，形成点、灶状坏死，汇管区炎症细胞浸润，坏死区肝细胞增生，网状支架和胆小管结构正常。黄疸型病变较非黄疸型重，有明显的肝细胞内胆汁淤积。甲型和戊型肝炎，在汇管区可见较多的浆细胞；急性乙型肝炎汇管区炎症不明显；丙型肝炎有滤泡样淋巴细胞聚集和较明显的脂肪变性。

（2）慢性肝炎（chronic hepatitis）：病理诊断主要按炎症活动度和纤维化程度进行分级（G）和分期（S），见表 6－1。

表 6－1　慢性肝炎分级及分期标准

炎症活动度（G）			纤维化程度（S）	
	汇管区及周围	小叶内		
0 级	无炎症	无炎症	0 期	无
1 级	汇管区炎	变性及少数点、灶状坏死	1 期	汇管区纤维化扩大，局限窦周及小叶内纤维化
2 级	轻度 PN	变性，点、灶状坏死或嗜酸小体	2 期	汇管区周围纤维化，纤维间隔形成，小叶结构保留
3 级	中度 PN	变性、融合坏死或见 BN	3 期	纤维间隔伴小叶结构紊乱，无肝硬化
4 级	重度 PN	BN 范围广，累及多个小叶（多小叶坏死）	4 期	早期肝硬化

慢性肝炎病理诊断与临床分型的关系：轻度慢性肝炎，$G_1 \sim G_2$，$S_0 \sim S_2$ 期；中度慢性肝炎，G_3，$S_1 \sim S_3$；重度慢性肝炎，G_4，$S_2 \sim S_4$。

（3）重型肝炎（severe hepatitis）：①急性重型肝炎，发病初肝脏无明显缩小，约 1 周后肝细胞大块坏死或亚大块坏死或桥接坏死，坏死肝细胞占 2/3 以上，周围有中性粒细胞浸润'纤维组织增生，亦无明显的肝细胞再生。肉眼观肝体积明显缩小，由于坏死区充满大量红细胞而

呈红色，残余肝组织淤胆而呈黄绿色，故称之为红色或黄色肝萎缩。②亚急性重型肝炎，肝细胞呈亚大块坏死，坏死面积小于1/2。肝小叶周边可见肝细胞再生，形成再生结节，周围被增生胶原纤维包绕，伴小胆管增生，淤胆明显。肉眼肝脏表面见大小不等的小结节。③慢性重型肝炎，在慢性肝炎或肝硬化病变基础上出现亚大块或大块坏死，大部分病例可见桥接及碎屑状坏死。

(4)肝炎肝硬化(cirrhosis)：①活动性肝硬化，肝硬化伴明显炎症、坏死，假小叶边界不清。②静止性肝硬化，肝硬化结节内炎症轻，假小叶边界清楚。

(5)淤胆型肝炎(cholestatic hepatitis)：除有轻度急性肝炎变化外，还有毛细胆管内胆栓形成，肝细胞内胆色素淤积，出现小点状色素颗粒。严重者肝细胞呈腺管状排列，吞噬细胞肿胀并吞噬胆色素。汇管区扩大和小胆管扩张，中性粒细胞浸润。

(6)慢性无症状携带者(chronic asymptomatic carrier，AsC)：大部分病变轻微，少部分可有慢性肝炎甚至肝硬化的病理改变。一些病例由于病变分布不均匀，取材部位对无症状携带者的病理诊断有一定影响。

四、病理生理

1. 黄疸　以肝细胞性黄疸为主。主要由于肝细胞膜通透性增加及胆红素的摄取、结合、排泄等功能障碍引起；部分病例有不同程度的肝内胆汁淤积。

2. 肝性脑病(hepatic encephalopathy)　发生机制尚未清楚阐明，目前较为认同的有以下几种。

(1)血氨及其他毒性物质的潴积：目前认为是肝性脑病产生的主要原因。大量肝细胞坏死时，肝脏解毒功能降低；肝硬化门一腔静脉短路，均可引起血氨及其他有毒物质，如短链脂肪酸、硫醇、某些有毒氨基酸(如色氨酸、蛋氨酸、苯丙氨酸等)的储积，导致肝性脑病。

(2)支链氨基酸/芳香氨基酸比例失调：重型肝炎时芳香氨基酸(苯丙氨酸、酪氨酸等)显著升高，而支链氨基酸(缬氨酸、亮氨酸、异亮氨酸等)正常或轻度减少；肝硬化时则芳香氨基酸升高，支链氨基酸减少。

(3)假性神经递质假说：肝衰竭时，某些胺类物质(如羟苯乙醇胺)不能被清除，通过血脑屏障取代正常的神经递质，导致肝性脑病。

肝性脑病发生的诱因有：大量利尿引起低钾和低钠血症、消化道大出血、高蛋白饮食、合并感染、使用镇静剂、大量放腹水等。

3. 出血　重型肝炎肝细胞坏死时凝血因子合成减少，肝硬化时脾功能亢进致血小板减少，DIC导致凝血因子和血小板消耗，少数并发血小板减少性紫癜或再生障碍性贫血等因素都可引起出血。

4. 急性肾功能不全　又称肝肾综合征(hepatorenal syndrome)或功能性肾衰竭。重型肝炎或肝硬化时，由于内毒素血症、肾血管收缩、肾缺血、前列腺素 E_2 减少、有效血容量下降等因素导致肾小球滤过率和肾血流量降低，引起急性肾功能不全。

5. 肝肺综合征　重型肝炎和肝硬化患者可出现肺功能损害，临床上表现胸闷、气促、呼吸困难、胸痛、发绀、头昏等症状，严重者可致晕厥与昏迷。肝肺综合征是基础肝病、肺血管扩张和动脉血液氧合障碍的三联症候群，产生的根本原因是肺内毛细血管和小血管异常扩张，出现动一静脉分流，严重影响气体交换功能所致。肝衰竭导致门静脉循环受阻、门一腔静脉分流，使肠道细菌进入肺循环释放内毒素也可能是原因之一。

6. 腹水　重型肝炎和肝硬化时，由于醛固酮分泌过多和利钠激素的减少导致钠潴留，钠潴留是早期腹水产生的主要原因。门静脉高压、低蛋白血症和肝淋巴液生成增多是后期腹水产生的主要原因。

五、临床表现

不同病原类型的病毒性肝炎潜伏期不同，甲型肝炎2～6周，平均4周；乙型肝炎1～6个月，平均3个月；丙型肝炎2周～6个月，平均40d；丁型肝炎4～20周；戊型肝炎2～9周，平均6周。临床上，甲型肝炎、戊型肝炎表现为急性肝炎，乙型肝炎、丙型肝炎及丁型肝炎可转为慢性肝炎；各型肝炎均可能发生肝衰竭。病毒性肝炎的临床类型及其临床表现如下。

（一）急性肝炎

急性肝炎包括急性黄疸型肝炎和急性无黄疸型肝炎。

1. 急性黄疸型肝炎　临床经过的阶段性较为明显，可分为三期。①黄疸前期：甲型肝炎、戊型肝炎起病较急，乙型肝炎、丙型肝炎、丁型肝炎起病相对较缓，仅少数有发热。此期主要症状有全身乏力、食欲减退、恶心、呕吐、厌油、腹胀、肝区痛、尿色加深等，肝功能改变主要为ALT升高，本期持续5～7d。②黄疸期：可总结为“热退黄疸现，自觉症状减”。症状明显好转，发热消退；但尿色加深，巩膜和皮肤出现黄疸，1～3周内黄疸达高峰。部分患者可有皮肤瘙痒等胆汁淤积表现。肝大，质软、边缘锐利，有压痛及叩痛。部分病例有轻度脾大。肝功能检查ALT和胆红素升高，尿胆红素阳性，本期持续2～6周。③恢复期：症状逐渐消失，黄疸消退，肝、脾回缩，肝功能逐渐恢复正常，本期持续1～2个月。总病程2～4个月。

2. 急性无黄疸型肝炎　除无黄疸外，其他临床表现与急性黄疸型肝炎相似。临床上无黄疸型肝炎发病率远高于黄疸型。无黄疸型通常起病较缓慢，症状较轻或没有任何临床症状，易被忽视，病程多在3个月内。

急性丙型肝炎的临床表现一般较轻，多无明显症状，少数病例有低热，血清ALT轻中度升高。无黄疸型肝炎占2/3以上，即使是急性黄疸型病例，黄疸亦属轻度。

急性丁型肝炎可与HBV感染同时发生（同时感染，coinfection）或继发于慢性HBV感染者（重叠感染，superinfection），其临床表现部分取决于与HBV感染的模式。同时感染者临床表现与急性乙型肝炎相似，大多数表现为黄疸型，有时可见双峰型ALT升高，分别表示HBV和HDV感染，预后良好，极少数可发展为重型肝炎。重叠感染者病情常较重，ALT升高可达数月之久，部分可进展为急性重型肝炎，此种类型大多会向慢性化发展。

戊型肝炎与甲型肝炎相似，但黄疸前期较长，平均为10d，症状较重，自觉症状至黄疸出现后4～5d才开始缓解，病程较长。HBV慢性感染者重叠戊型肝炎时病情较重，病死率增高。一般认为戊型肝炎无慢性化过程，也无慢性携带状态，但临床观察、流行病学调查和肝组织检查均发现，3%～10%的急性戊型肝炎患者可有病程超过6个月的迁延现象。

（二）慢性肝炎

甲型肝炎、戊型肝炎不转为慢性肝炎，成年急性乙型肝炎约10%转为慢性肝炎，丙型肝炎超过60%，丁型肝炎约70%转为慢性肝炎。急性肝炎病程超过半年，或原有慢性病原携带史因免疫应答而出现肝炎症状、体征及肝功能异常者；发病日期不明确或虽无肝炎病史，但根据肝组织病理学或根据症状、体征、化验及B超检查综合分析符合慢性肝炎表现者，依据病情轻重可分为轻、中、重三度。其中，慢性乙型肝炎依据 HBeAg 阳性与否可分为 HBeAg 阳性慢性乙型肝炎或 HBeAg 阴性慢性乙型肝炎。

轻度：病情较轻，可反复出现乏力、头晕、食欲有所减退、厌油、尿黄、肝区不适、睡眠欠佳、肝稍大有轻触痛，可有轻度脾大。大部分病例无症状，体征缺如。肝功能指标仅 1 项或 2 项轻度异常。

中度：症状、体征、实验室检查居于轻度和重度之间。

重度：有明显或持续的肝炎症状，如乏力、食欲缺乏、腹胀、尿黄、便溏等，伴肝病面容。肝掌、蜘蛛痣、脾大，ALT 和(或)AST 反复或持续升高，白蛋白降低、丙种球蛋白明显升高。

（三）重型肝炎

病毒性肝炎发生肝衰竭(liver failure)时称为重型肝炎。肝衰竭是指由于大范围的肝细胞坏死，导致严重的肝功能破坏所致的凶险的临床症候群。可由多种病因引起，诱因复杂，是一切肝脏疾病重症化的共同表现。临床表现为从肝病开始的多脏器损害症候群：极度乏力，严重消化道症状；神经、精神症状(嗜睡、性格改变、烦躁不安、昏迷等)；有明显出血现象，凝血酶原时间显著延长及凝血酶原活动度(PTA)$<40\%$；黄疸进行性加深，胆红素每天上升$\geq 17.1\mu mol/L$或大于正常值的 10 倍；可出现中毒性鼓肠和肝肾综合征等；可见扑鼻样震颤及病理反射，肝浊音界进行性缩小；胆酶分离，血氨升高等。

根据病理组织学特征和病情发展速度，可将重型肝炎分为三种亚型。

1. 急性重型肝炎(急性肝衰竭，acute liver failure，ALF)　又称暴发型肝炎(fulminant hepatitis)，特征是起病急骤，常以发病 2 周内出现以Ⅱ度以上肝性脑病为特征的肝衰竭症候群。发病多有诱因。本型病死率高，病程不超过 3 周。

2. 亚急性重型肝炎(亚急性肝衰竭，subacute liver failure，SALF)　又称亚急性肝坏死。起病较急，发病 15d 至 26 周内出现肝衰竭症候群。首先出现Ⅱ度以上肝性脑病者，称脑病型；首先出现腹水及其相关症状(包括胸腔积液等)者，称为腹水型。晚期可有难治性并发症，如脑水肿、消化道大出血、严重感染、电解质紊乱及酸碱平衡失调。白细胞升高，血红蛋白下降，低血糖，低胆固醇，低胆碱酯酶。一旦出现肝肾综合征，预后极差。本型病程较长，常超过 3 周至数月。容易转化为慢性肝炎或肝硬化。

3. 慢性重型肝炎(慢性肝衰竭，chronic liver failure，CLF)　是在肝硬化基础上，肝功能进行性减退导致的以腹水或门静脉高压、凝血功能障碍和肝性脑病等为主要表现的慢性肝功能失代偿。

为便于临床病情判断和预后估计，亚急性重型肝炎和慢性重型肝炎可根据其临床表现分为早、中、晚三期。早期符合 ALF 的基本条件：①严重的全身及消化道症状。②黄疸进行性加深，血清总胆红素(TBil)大于正常上限 10 倍。③PTA$\leq 40\%$或经病理证实为重型肝炎，但无明显肝性脑病，也无腹水。中期除了具备重型肝炎的 3 个基本条件外，出现Ⅱ度以上肝性脑病或明显腹水。晚期有难治性并发症，如肝肾综合征、消化道大出血、严重感染和脑水肿。此期已趋向多器官衰竭。

由于我国重型肝炎的分型与国际尚未接轨，作为重要补充，2006 年我国出台了“肝衰竭诊疗指南”，将肝衰竭分为急性肝衰竭、亚急性肝衰竭、慢加急性肝衰竭(acute on chronic liver failure，ACLF)和慢性肝衰竭(表 6－2)。

表 6－2　肝衰竭分类

分类	定义
急性肝衰竭	急性起病，2 周以内出现Ⅱ度以上肝性脑病为特征的肝衰竭
亚急性肝衰竭	起病较急，15d 至 26 周出现肝衰竭临床表现
慢加急性肝衰竭	在慢性肝病基础上，出现急性肝功能失代偿
慢性肝衰竭	在肝硬化基础上出现慢性肝功能失代偿

（四）淤胆型肝炎

淤胆型肝炎（cholestatic viral hepatitis）是一种特定类型的病毒性肝炎，同时有病毒性肝炎及肝内淤胆的表现。急性淤胆型肝炎起病类似急性黄疸型肝炎，大多数患者可恢复。在慢性肝炎或肝硬化基础上发生上述表现者，为慢性淤胆型肝炎。肝内淤胆表现为梗阻性黄疸，可有皮肤瘙痒和脂肪性腹泻。肝功能检查血清总胆红素明显升高，以直接胆红素为主，γ－谷氨酰转肽酶（γ－GT 或 GGT）、碱性磷酸酶（ALP 或 AKP）、总胆汁酸（TBA）、胆固醇（CHOL）等升高。有黄疸深，消化道症状较轻，ALT，AST 升高不明显，PT 无明显延长等特点。

（五）肝炎肝硬化

由于病毒持续复制、肝炎反复活动而发展为肝硬化。根据是否伴有肝脏炎症情况分为活动性与静止性两型。①活动性肝硬化：同时有慢性肝炎活动及肝硬化的表现，乏力及消化道症状明显，ALT 升高，黄疸持续，白蛋白下降。伴有腹壁、食管静脉曲张，腹水，肝缩小、质地变硬，脾进行性增大，门静脉、脾静脉增宽等门静脉高压征表现。②静止性肝硬化：无肝脏炎症活动的表现，症状轻或无特异性，可有上述体征。

根据肝组织病理及临床表现分为代偿性肝硬化和失代偿性肝硬化。①代偿性肝硬化：指早期肝硬化，属 Child－Pugh A 级。ALB≥35g/L，TBil＜35μmol/L，PTA＞60％。可有门静脉高压征，但无腹水、肝性脑病或上消化道大出血。②失代偿性肝硬化：指中晚期肝硬化，属 Child－Pugh B、C 级。有明显肝功能异常及失代偿征象，如 ALB＜35g/L，A/G＜1.0，TBil＞35μmol/L，PTA＜60％。可有腹水、肝性脑病或门静脉高压引起的食管、胃底静脉曲张或破裂出血。

（六）特殊人群的肝炎

1.小儿病毒性肝炎　小儿急性肝炎多为黄疸型，以甲型肝炎为主。一般起病较急，黄疸前期较短，消化道症状和呼吸道症状较明显，早期易误诊为上呼吸道感染或消化道疾病。肝脾大较显著。黄疸消退较快，病程较短。婴儿肝炎病情常较重，可发展为急性重型肝炎。小儿慢性肝炎以乙型和丙型多见，病情大多较轻。因小儿免疫系统发育不成熟，感染 HBV 后易形成免疫耐受状态，多无症状而成为无症状 HBV 携带者。

2.老年病毒性肝炎　老年急性病毒性肝炎以戊型肝炎较多见，黄疸型为主。老年慢性肝炎较急性者为多，特点是黄疸发生率高，程度较深，持续时间较长，易发生淤胆；并发症较多；肝衰竭发生率高，预后较差。

3.妊娠期合并肝炎　病情常较重，尤其以妊娠后期为严重，产后大出血多见，较易发展为肝衰竭，病死率较高。妊娠合并戊型肝炎时病死率可高达 30％以上。

六、实验室检查

（一）血常规

急性肝炎初期白细胞总数正常或略高，黄疸期白细胞总数正常或稍低，淋巴细胞相对增多，偶可见异型淋巴细胞。重型肝炎时白细胞可升高，红细胞及血红蛋白可下降。肝炎肝硬化伴脾功能亢进者可有血小板、红细胞、白细胞减少的现象。

（二）尿常规

尿胆红素和尿胆原检测有助于黄疸的鉴别诊断。肝细胞性黄疸时两者均阳性，溶血性黄疸以尿胆原为主，梗阻性黄疸以尿胆红素为主。深度黄疸或发热患者，尿中除胆红素阳性外，还可出现少量蛋白质、红细胞、白细胞或管型。

（三）肝功能检查

1. 血清酶测定

(1)谷丙转氨酶(ALT)：在肝细胞损伤时释放入血，是目前临床上反映肝细胞功能的最常用指标。ALT 对肝病诊断的特异性比谷草转氨酶高。急性肝炎时 ALT 明显升高，AST/ALT 常小于 1，黄疸出现后 ALT 开始下降。慢性肝炎和肝硬化时 ALT 轻、中度升高或反复异常，AST/ALT 常大于 1。重型肝炎患者可出现 ALT 快速下降，胆红素不断升高的“胆酶分离”现象，提示肝细胞大量坏死。

(2)谷草转氨酶(AST)：此酶在心肌含量最高，依次为心、肝、骨骼肌、肾和胰腺。在肝脏，AST 80%存在于肝细胞线粒体中，仅 20%在胞质。肝病时血清 AST 升高，提示线粒体损伤，病情易持久且较严重，通常与肝病严重程度呈正相关。急性肝炎时如果 AST 持续处于高水平，则有转为慢性肝炎的可能。

(3)γ一谷氨酰转肽酶(GGT)：肝炎和肝癌患者可显著升高，在胆管炎症、阻塞的情况下更明显。

(4)碱性磷酸酶(ALP 或 AKP)：正常人血清中 ALP 主要来源于肝和骨组织，ALP 测定主要用于肝病和骨病的临床诊断。当肝内或肝外胆汁排泄受阻时，ALP 生成增加而排泄减少，导致血清 ALP 活性升高。儿童生长发育期可明显增加。

2. 血清蛋白　主要由白蛋白(A)和 α_1 球蛋白、α_2 球蛋白、β 球蛋白及 γ 球蛋白组成。前四种主要由肝细胞合成，γ 球蛋白主要由浆细胞合成。白蛋白半衰期较长，约为 21d。急性肝炎时，血清蛋白的质和量可在正常范围内。慢性肝炎中度以上、肝硬化、(亚急性及慢性)重型肝炎时白蛋白下降，γ 球蛋白升高，白/球(A/G)比例下降甚至倒置。

3. 胆红素　急性或慢性黄疸型肝炎时血清胆红素升高，活动性肝硬化时亦可升高，且消退缓慢，重型肝炎常超过 171μmol/L。胆红素含量是反映肝细胞损伤严重程度的重要指标。直接胆红素在总胆红素中的比例尚可反映淤胆的程度。

4. 凝血酶原活动度(PTA)　PTA 高低与肝损伤程度成反比，＜40%是诊断重型肝炎的重要依据，亦是判断重型肝炎预后最敏感的实验室指标。

5. 血氨　肝衰竭时清除氨的能力减退或丧失，导致血氨升高，常见于重型肝炎、肝性脑病患者。

6. 血糖　超过 40%的重型肝炎患者血糖降低。临床上应注意低血糖昏迷与肝性脑病的鉴别。

7.血浆胆固醇　60%～80%的血浆胆固醇来自肝脏。肝细胞严重损伤时，胆固醇在肝内合成减少，故血浆胆固醇明显下降，胆固醇越低，提示病情越重，预后越差。

8.补体　当肝细胞严重损害时，补体合成减少。临床检测 CH_{50} 和 C_3 补体对预后有评估作用。

9.胆汁酸　血清中胆汁酸含量很低，当肝炎活动时胆汁酸升高。由于肝脏对胆红素和胆汁酸的运转系统不同，检测胆汁酸有助于鉴别胆汁淤积和高胆红素血症。

（四）病原学检查

1.甲型肝炎

(1)抗 HAV IgM：是早期诊断甲型肝炎最简便而可靠的血清学标志。在发病后数天即可呈现阳性，3～6 个月转阴。临床上多采用酶联免疫吸附试验(ELISA)检测。

(2)抗 HAV IgG：出现稍晚，于 2 个月达到高峰，持续多年或终身。属于保护性抗体，是具有免疫力的标志。单份抗 HAV IgG 阳性表示曾受 HAV 感染。如果急性期及恢复期双份血清抗 HAV IgG 滴度有 4 倍以上增长，是诊断甲型肝炎的重要依据。

其他检测方法如免疫电镜观察和鉴定 HAV 颗粒，体外细胞培养分离病毒，cDNA－RNA 分子杂交法检测 HAV RNA，反转录聚合酶链反应(RT－PCR)检测 HAV RNA 等，仅用于实验研究。

2.乙型肝炎

(1)HBsAg 与抗－HBs：HBsAg 在感染 HBV 两周后即可呈现阳性。HBsAg 阳性反映现症 HBV 感染。抗－HBs 为保护性抗体，阳性表示对 HBV 有免疫力。少部分病例始终不产生抗－HBs。HBsAg 和抗－HBs 同时阳性可出现在 HBV 感染恢复期，此时 HBsAg 尚未消失，抗－HBs 已产生；另一种情形是 S 基因发生变异，原型抗－HBs 不能将其清除；或抗－HBs 阳性者感染了免疫逃避株等。

(2)HBeAg 与抗－HBe：急性 HBV 感染时 HBeAg 的出现时间略晚于 HBsAg。HBeAg 与 HBV DNA 有良好的相关性，HBeAg 阳性者 90%左右可检测到 HBVDNA，因此，HBeAg 的存在表示病毒复制活跃，且有较强的传染性。HBeAg 消失而产生抗－HBe 称为血清学转换(seroconversion)。抗－HBe 阳转后，病毒复制多处于静止状态，传染性降低。长期抗－HBe 阳性者并不代表病毒复制停止或无传染性，研究显示 20%～50%仍可检测到 HBV DNA。

(3)HBcAg 与抗－HBc：血清中 HBcAg 主要存在于 HBV 完整颗粒(Dane 颗粒)的核心中，游离的极少，常规方法不能检出。抗－HBc IgM 是 HBV 感染后较早出现的抗体，在发病第 1 周即可出现，持续时间差异较大，多数在 6 个月内消失。高滴度的抗－HBc IgM 对诊断急性乙型肝炎或慢性乙型肝炎急性发作有帮助。抗－HBc IgM 的检测受类风湿因子(RF)的影响较大，低滴度的抗－HBc IgM 应注意假阳性。抗－HBc IgG 在血清中可长期存在，高滴度的抗－HBc IgG 表示现症感染，常与 HBsAg 并存；低滴度的抗－HBc IgG 表示过去感染，常与抗－HBs 并存。单一抗－HBc IgG 阳性者可以是过去感染，因其可长期存在；亦可以是低水平感染，特别是高滴度者。

(4)HBV DNA：是病毒复制和传染性的直接标志。目前常用聚合酶链反应(PCR)和分子杂交检测。分子杂交敏感性较低，目前临床已不用于常规检测。PCR 技术灵敏，定性方法对临床诊断有帮助。实时荧光定量技术对于准确判断病毒复制程度、传染性大小、抗病毒药物疗效等有重要意义。在 HBV DNA 检测方面，还有前 C 区变异、基因分型及基因耐药变异位点等检测。基因耐药变异位点检测对核苷类似物抗病毒治疗有重要意义。

(5)组织中 HBV 标志物的检测：可用免疫组织化学方法检测肝组织中 HBsAg 和 HBeAg 的存在及分布，原位杂交或原位 PCR 方法检测组织中 HBV DNA 的存在及分布。对血清中 HBV 标志物阴性患者的诊断有较大意义。

3. 丙型肝炎

(1)抗－HCV IgM 和抗 HCV IgG：HCV 抗体不是保护性抗体，是 HCV 感染的标志。抗－HCV IgM 在发病后即可检测到，一般持续 1～3 个月，因此抗－HCV IgM 阳性提示现症 HCV 感染。抗－HCV IgM 的检测受较多因素的影响，如球蛋白、RF 等，稳定性不如抗－HCV IgG。抗－HCV IgG 阳性提示现症感染或既往感染。

(2)HCV RNA：HCV 在血液中含量很少，常采用巢式(nested)PCR 以提高检出率。HCV RNA 阳性是病毒感染和复制的直接标志。HCV RNA 定量检测有助于了解病毒复制程度、抗病毒治疗的选择及疗效评估等。

(3)HCV 基因分型：HCV RNA 基因分型方法较多，国内外在抗病毒疗效考核研究中，应用 Sim－monds 等 1～6 型分型法最为广泛。HCV RNA 基因分型结果有助于判定治疗的难易程度及制订抗病毒治疗的个体化方案。

4. 丁型肝炎

(1)HDVAg、抗－HDV IgM 及抗－HDV IgG：HDVAg 是 HDV 颗粒内部成分，阳性是诊断急性 HDV 感染的直接证据。在慢性 HDV 感染中，由于有高滴度的抗 HDV，HDVAg 多为阴性。抗－HDV IgM 阳性是现症感染的标志，当感染处于 HDVAg 和抗－HDV IgG 之间的窗口期时，可仅有抗－HDV IgM 阳性。抗－HDV IgG 不是保护性抗体，高滴度抗－HDV IgG 提示感染的持续存在，低滴度提示感染静止或终止。

(2)HDV RNA：血清或肝组织中 HDV RNA 是诊断 HDV 感染最直接的依据。可采用分子杂交和 RT－PCR 方法检测。

5. 戊型肝炎

(1)抗－HEV IgM 和抗－HEV IgG：抗－HEV IgM 在发病初期产生，是近期 HEV 感染的标志，大多数在 3 个月内阴转。抗－HEV IgG 在急性期滴度较高，恢复期则明显下降。如果抗－HEV IgG 滴度较高，或由阴性转为阳性，或由低滴度升为高滴度，或由高滴度降至低滴度甚至阴转，均可诊断为 HEV 感染。抗－HEV IgG 持续时间报道不一，较多认为于发病后 6～12 个月阴转，亦有报道持续几年甚至十多年。少数戊型肝炎患者始终不产生抗－HEV IgM 和抗－HEV IgG，两者均阴性时不能完全排除戊型肝炎。

(2)HEV RNA：采用 RT－PCR 法在粪便和血液标本中检测到 HEVRNA，可明确诊断。

(五)甲胎蛋白

甲胎蛋白(alpha－fetoprotein，AFP)含量的检测是筛选和早期诊断 HCC 的常规方法。肝炎活动和肝细胞修复时 AFP 有不同程度的升高，应动态观察。急性重型肝炎 AFP 升高时，提示有肝细胞再生，对判断预后有帮助。

(六)肝纤维化指标

肝纤维化指标包括透明质酸(HA)、Ⅲ型前胶原肽(PⅢP)、Ⅳ型胶原(CⅣ)、层连蛋白(LN)、脯氨酸羟化酶等，对肝纤维化的诊断有一定参考价值，但缺乏特异性。

（七）影像学检查

B型超声有助于鉴别阻塞性黄疸、脂肪肝及肝内占位性病变，对肝硬化有较高的诊断价值，能反映肝脏表面变化，门静脉、脾静脉直径，脾脏大小，胆囊异常变化，腹水等。在重型肝炎可动态观察肝脏大小变化等。彩色超声尚可观察血流变化。CT、MRI的应用价值基本同B超。肝脏弹性测定（hepatic elastography）对肝纤维化和肝硬化也有辅助诊断价值。

（八）肝组织病理检查

肝组织病理检查对明确诊断、衡量炎症活动度、纤维化程度及评估疗效具有重要价值。还可在肝组织中原位检测病毒抗原或核酸，以助确定诊断。

七、并发症

甲型肝炎与戊型肝炎仅引起急性肝炎，少数可发展为肝衰竭。

慢性肝炎时可出现多个器官损害。肝内并发症多发生于HBV和（或）HCV感染，主要有肝硬化、肝细胞癌、脂肪肝。肝外并发症包括胆道炎症、胰腺炎、糖尿病、甲状腺功能亢进、再生障碍性贫血、溶血性贫血、心肌炎、肾小球肾炎、肾小管性酸中毒等。

各型病毒型肝炎所致肝衰竭时则可发生严重并发症，主要有以下几方面。

（一）肝性脑病

肝功能不全所引起的神经精神症候群，可发生于重型肝炎和肝硬化。常见诱因有上消化道出血、高蛋白饮食、感染、大量排钾利尿、大量放腹水、使用镇静剂等，其发生可能是多因素综合作用的结果。

（二）上消化道出血

病因主要有：①凝血因子和血小板减少。②胃黏膜广泛糜烂和溃疡。③门静脉高压。上消化道出血可诱发肝性脑病、腹水、感染、肝肾综合征等。

（三）肝肾综合征

肝肾综合征（hepatorenal syndrome）往往是严重肝病的终末期表现。约半数病例有出血、放腹水、大量利尿、严重感染等诱因。主要表现为少尿或无尿、氮质血症、电解质平衡失调。

（四）感染

肝衰竭时易发生难于控制的感染，以胆道、腹膜、肺多见，革兰阴性杆菌为主，细菌主要来源于肠道，且肠道中微生态失衡与内源性感染的出现密切相关，应用广谱抗生素后，也可出现真菌感染。

八、诊断

病毒性肝炎的诊断主要依靠临床表现和实验室检查，流行病学资料具有参考意义。

（一）流行病学资料

食物或水引起的流行或暴发，病前是否在肝炎流行区停留，有无进食未煮熟海产如毛蚶、蛤蜊及饮用污染水等，儿童发病多见，以及秋、冬季节为高发，有助于甲型肝炎的诊断。持续水源型暴发流行或中年以上的急性肝炎患者，则应考虑戊型肝炎的可能。输血、不洁注射史，与HBV感染者接触史，家庭成员有无HBV感染者，特别是婴儿母亲是否HBsAg阳性等有助于乙型肝炎的诊断。有输血及血制品、静脉吸毒、血液透析、多个性伴侣、母亲为HCV感染等病史的肝炎患者应怀疑丙型肝炎。丁型肝炎：同乙型肝炎，我国以西南部感染率较高。

（二）临床诊断

1. 急性肝炎　起病较急，常有畏寒、发热、乏力、食欲缺乏、恶心、呕吐等急性感染症状。肝大、质偏软，ALT 显著升高，既往无肝炎病史或病毒携带史。黄疸型肝炎血清胆红素＜17.1μmol/L，尿胆红素阳性。

2. 慢性肝炎　病程超过半年或发病日期不明确而有慢性肝炎症状、体征、实验室检查改变者。常有乏力、厌油、肝区不适等症状，可有肝病面容、肝掌、蜘蛛痣、胸前毛细血管扩张、肝大质偏硬、脾大等体征。根据病情轻重、实验室指标改变等综合评定轻、中、重三度。

3. 重型肝炎（肝衰竭）　主要有肝衰竭症候群表现。急性黄疸型肝炎病情迅速恶化，2 周内出现Ⅱ度以上肝性脑病或其他重型肝炎表现者，为急性肝衰竭；15～26 周出现上述表现者为亚急性肝衰竭；在慢性肝病基础上出现的急性肝功能失代偿为慢加急性（亚急性）肝衰竭。在慢性肝炎或肝硬化基础上出现的渐进性肝衰竭为慢性肝衰竭。

4. 淤胆型肝炎　起病类似急性黄疸型肝炎，黄疸持续时间长、症状轻，有肝内淤胆的表现。

5. 肝炎肝硬化　是慢性肝炎发展的结果，肝组织学表现为弥漫性纤维化及假小叶形成，两者必须同时具备，才能做出肝炎肝硬化的病理诊断。临床上分为如下两种。

（1）代偿期肝硬化：属 Child－Pugh A 级。可有轻度乏力、食欲减退或腹胀症状，ALT 和 AST 可异常，但尚无明显肝衰竭表现。可有门静脉高压征，如脾功能亢进及轻度食管胃底静脉曲张，但无食管胃底静脉曲张破裂出血、腹水和肝性脑病等。

（2）失代偿期肝硬化：一般属 Child－Pugh B、C 级。患者已发生食管胃底静脉曲张破裂出血、肝性脑病、腹水等严重并发症。多有明显的肝功能失代偿，如血清白蛋白＜35g/L，胆红素＞35μmol/L，ALT 和 AST 有不同程度的升高，凝血酶原活动度（PTA）＜60％。

（三）病原学诊断

1. 甲型肝炎　有急性肝炎临床表现，并具备下列任何一项均可确诊为甲型肝炎：抗－HAV IgM 阳性；抗－HAV IgG 急性期阴性，恢复期阳性；粪便中检出 HAV 颗粒或抗原或 HAV RNA。

2. 乙型肝炎　急性乙型肝炎现已少见。慢性 HBV 感染可分为以下几种。

（1）慢性乙型肝炎

1）HBe Ag 阳性慢性乙型肝炎：血清 HBsAg、HBV DNA 和 HBeAg 阳性，抗－HBe 阴性，血清 ALT 持续或反复升高，或肝组织学检查有肝炎病变。

2）HBeAg 阴性慢性乙型肝炎：血清 HBsAg 和 HBV DNA 阳性，HBeAg 持续阴性，抗－HBe 阳性或阴性，血清 ALT 持续或反复异常，或肝组织学检查有肝炎病变。

（2）HBV 携带者

1）慢性 HBV 携带（免疫耐受状态）：血清 HBsAg 和 HBV DNA 阳性，HBeAg 阳性，但 1 年内连续随访 3 次以上，血清 ALT 和 AST 均在正常范围内，肝组织学检查一般无明显异常。

2）非活动性 HBsAg 携带者：血清 HBsAg 阳性、HBeAg 阴性、抗－HBe 阳性或阴性，HBV DNA 检测不到（PCR 法）或低于最低检测限，1 年内连续随访 3 次以上，ALT 均在正常范围，肝组织学检查显示：Knodell 肝炎活动指数（HAI）＜4 或其他的半定量计分系统病变轻微。

(3)隐匿性慢性乙型肝炎：血清 HBsAg 阴性，但血清和(或)肝组织中 HBV DNA 阳性，并有慢性肝炎的临床表现。患者可伴有血清抗－HBs、抗－HBe 和(或)抗－HBc 阳性。另约20%隐匿性慢性乙型肝炎患者除 HBV DNA 阳性外，其余 HBV 血清学标志均为阴性。

3.丙型肝炎　具备急、慢性肝炎临床表现，抗 HCV IgM 和(或)IgG 阳性，同时 HCV RNA 阳性，可诊断为丙型肝炎。无任何症状和体征，肝功能和肝组织学正常者为无症状 HCV 携带者。

4.丁型肝炎　有现症 HBV 感染，同时血清 HDVAg 或抗－HDV IgM 或高滴度抗－HDV IgG 或 HDV RNA 阳性，或肝内 HDVAg 或 HDV RNA 阳性。可诊断为丁型肝炎。低滴度抗－HDV IgG 有可能为过去感染。不具备临床表现，仅血清 HBsAg 和 HDV 血清标志物阳性时，可诊断为无症状 HDV 携带者。

5.戊型肝炎　急性肝炎患者抗－HEV IgG 高滴度，或由阴性转为阳性，或由低滴度到高滴度，或由高滴度到低滴度甚至阴转，或血 HEV RNA 阳性，或粪便 HEV RNA 阳性或检出 HEV 颗粒，均可诊断为戊型肝炎。抗－HEV IgM 阳性可作为诊断参考，但须排除假阳性。

九、鉴别诊断

(一)其他原因引起的黄疸

(1)溶血性黄疸常有药物或感染等诱因，表现为贫血、腰痛、发热、血红蛋白尿、网织红细胞升高，黄疸大多较轻，主要为间接胆红素升高。治疗后(如应用肾上腺皮质激素)黄疸消退快。

(2)肝外梗阻性黄疸常见病因有胆囊炎、胆石症、胰头癌、壶腹周围癌、肝癌、胆管癌和阿米巴脓肿等。有原发病症状、体征，肝功能损害轻，以直接胆红素为主。肝内外胆管扩张。

(二)其他原因引起的肝炎

1.其他病毒所致的肝炎　巨细胞病毒、EB 病毒等感染均可引起肝脏炎症损害。可根据原发病的临床特点和病原学、血清学检查结果进行鉴别。

2.感染中毒性肝炎　如流行性出血热、恙虫病、伤寒、钩端螺旋体病、阿米巴肝病、急性血吸虫病、华支睾吸虫病等。主要根据原发病的临床特点和实验室检查加以鉴别。

3.药物性肝损害　有使用导致肝损害药物的历史，停药后肝功能可逐渐恢复。如为中毒性药物，肝损害与药物剂量及使用时间相关；如为变态反应性药物，可伴有发热、皮疹、关节疼痛等表现。

4.酒精性肝病　有长期大量饮酒的历史，可根据个人史和血清学检查综合判断。

5.自身免疫性肝炎　主要有原发性胆汁性肝硬化(PBC)和自身免疫性肝病。鉴别诊断主要依靠自身抗体的检测和组织病理学检查。

6.脂肪肝及妊娠急性脂肪肝　脂肪肝大多继发于肝炎后或身体肥胖者。血中三酰甘油多增高，B 超有较特异的表现。妊娠急性脂肪肝多发生于妊娠期末 3 个月，是产科急症，以急性腹痛起病，恶心、呕吐，伴有黄疸，肝正常或缩小，约半数伴高血压、蛋白尿等先兆子痫的症状，肝功能检查异常，肝脏 B 超可表现为回声增强。通常根据临床和常规检查可鉴别。

7.肝豆状核变性(Wilson 病)　先天性铜代谢障碍性疾病。血清铜及铜蓝蛋白降低，眼角膜边沿可发现 K－F 环(Kayser－Fleischer ring)。

十、预后

（一）急性肝炎

多数患者在3个月内临床康复甲型肝炎预后良好，病死率约为0.01%；急性乙型肝炎60%～90%可完全康复，10%～40%转为慢性或病毒携带；急性丙型肝炎易转为慢性或病毒携带；急性丁型肝炎重叠HBV感染时约70%转为慢性；戊型肝炎病死率为1%～5%，妊娠晚期合并戊型肝炎病死率较高。

（二）慢性肝炎

轻度慢性肝炎患者一般预后良好；重度慢性肝炎预后较差，约80%五年内发展成肝硬化，少部分可转为HCC。中度慢性肝炎预后居于轻度和重度之间。慢性丙型肝炎预后较慢性乙型肝炎稍好。

（三）重型肝炎

重型肝炎预后不良，病死率为50%～70%。年龄较小、治疗及时、无并发症者病死率较低。急性重型肝炎（肝衰竭）存活者，远期预后较好，多不发展为慢性肝炎和肝硬化；亚急性重型肝炎（肝衰竭）存活者多数转为慢性肝炎或肝炎肝硬化；慢性重型肝炎（肝衰竭）病死率最高，可达80%以上，存活者病情可多次反复。

（四）淤胆型肝炎

急性者预后较好，一般都能康复。慢性者预后较差，容易发展成胆汁性肝硬化。

（五）肝炎肝硬化

代偿性肝硬化可较长时间维持生命。失代偿性肝硬化5年生存率低于20%。

十一、治疗

病毒性肝炎的治疗须根据不同病原、不同临床类型及组织学损害区别对待。各型肝炎的治疗原则均以足够的休息、营养为主，辅以适当药物，避免饮酒、过劳和损害肝脏的药物。

（一）急性肝炎

急性肝炎一般为自限性，多可完全康复。以一般治疗及对症支持治疗为主，急性期应进行隔离，症状明显及有黄疸者应卧床休息，恢复期可逐渐增加活动量，但要避免过劳。饮食宜清淡易消化，适当补充维生素，热量不足者应静脉补充葡萄糖。避免饮酒和应用损害肝脏药物，辅以药物对症及恢复肝功能，药物不宜过多，以免加重肝脏负担。

急性肝炎一般不采用抗病毒治疗，但丙型肝炎例外，急性丙型肝炎易转为慢性，早期应用抗病毒治疗可降低慢性化率。可选用普通干扰素或长效干扰素联合利巴韦林治疗，疗程为24周。

（二）慢性肝炎

根据患者具体情况采用综合性治疗方案，包括合理的休息和营养，心理疏导，改善和恢复肝功能，系统、规范、有效的抗病毒治疗是慢性乙型肝炎及丙型肝炎的重要治疗手段。

1.一般治疗

（1）适当休息：症状明显或病情严重者应强调休息，卧床可增加肝脏血流量，有助恢复。病情轻者以活动后不觉疲乏为度。

（2）合理饮食：适当的高蛋白、高热量、高维生素的易消化食物有利于肝脏修复，不必过分强调高营养，以防发生脂肪肝，避免饮酒。

(3)心理疏导：使患者有正确的疾病观，对肝炎治疗应有耐心和信心。切勿乱投医，以免延误治疗。

2. 常规护肝药物治疗

(1)非特异性护肝药：维生素类、还原型谷胱甘肽、葡醛内酯(肝泰乐)等。

(2)降酶药：五味子类(联苯双酯等)、山豆根类(苦参碱等)，甘草提取物(甘草酸苦等)、垂盆草、齐墩果酸等有降氨基转移酶的作用。部分患者停药后有 ALT 反跳现象，故显效后逐渐减量至停药为宜。

(3)退黄药物：丹参、茵栀黄制剂、门冬氨酸钾镁、前列腺素 E、腺苷蛋氨酸、低分子右旋糖酐、山莨菪碱、苯巴比妥、糖皮质激素等。应用糖皮质激素须慎重，慢性乙型肝炎使用前提是病毒得到有效控制；症状较轻、肝内淤胆严重、其他退黄药物无效、无禁忌证时可选用。

3. 抗病毒治疗　对于慢性乙型肝炎和慢性丙型肝炎，抗病毒治疗是目前最重要的治疗手段。

慢性乙型肝炎的总体治疗目标是：最大限度地长期抑制 HBV，减轻肝细胞炎症坏死及肝纤维化，延缓和减少肝脏失代偿、肝硬化、HCC 及其并发症的发生，从而改善生活质量和延长存活时间。符合适应证者应尽可能进行规范的抗病毒治疗。

抗病毒治疗的一般适应证包括：①慢性乙型肝炎，HBV DNA≥10^5 copies/mL(HBeAg 阴性肝炎者为 HBV DNA≥10^4 copies/mL)。②ALT≥2×ULN。③如 ALT＜2×ULN，但肝组织学显示 Knodell HAI≥4，或≥G2 炎症坏死。④丙型肝炎 HCV RNA 阳性。

抗病毒治疗疗效判断：①完全应答，HBV DNA 或 HCV RNA 阴转，ALT 正常，HBeAg 血清转换。②部分应答，介于完全应答和无应答之间者。③无应答，HBV DNA 或 HCV RNA、ALT、HBeAg 均无应答者。

(1)α 干扰素(IFN－α)：可用于慢性乙型肝炎和丙型肝炎的抗病毒治疗，它主要通过诱导宿主产生细胞因子起作用，在多个环节抑制病毒复制。干扰素的疗效与病例选择有明显关系，以下是有利于干扰素疗效的因素：肝炎处于活动期，ALT 升高；病程短；女性；HBV DNA 滴度低；HCV 非 1b 基因型；组织病理有活动性炎症存在等。

1)IFN－α 治疗慢性乙型肝炎：治疗方案(成年)叙述如下。普通干扰素每次 3～5MU，推荐剂量为每次 5MU，每周 3 次或隔日 1 次，皮下注射或肌内注射，疗程 1 年，根据病情可延长至 2 年。长效干扰素(聚乙二醇化干扰素)每周 1 次，疗程 1 年。长效干扰素治疗慢性乙型肝炎，目前认为其抗病毒效果优于普通干扰素。

有下列情况之一者不宜用 IFN－α：①血清胆红素＞正常值上限的 2 倍。②失代偿期肝硬化。③有自身免疫性疾病。④有重要器官病变(严重心、肾疾病，糖尿病，甲状腺功能亢进或低下及精神异常等)。

IFN－α 的不良反应与处理：①类流感综合征，通常在注射后 2～4h 发生，可给予解热镇痛剂等对症处理，不必停药。②骨髓抑制，表现为粒细胞及血小板计数减少。如中性粒细胞绝对计数≤1.0×10^9/L 和(或)血小板＜50×10^9/L，应降低 IFN－α 剂量；如中性粒细胞绝对计数≤0.75×10^9/L 和(或)血小板＜30×10^9/L，则应考虑停药。③神经精神症状，如焦虑、抑郁、兴奋、易怒、精神病。出现抑郁及精神症状时应会同专科医师有效诊治，否则应及时停药。④失眠、轻度皮疹、脱发，视情况可不停药。出现少见的不良反应如癫痫、肾病综合征、间质性肺炎和心律失常等时，应停药观察。⑤诱发自身免疫性疾病，如甲状腺炎、血小板减少性紫癜、溶血性贫血、风湿性关节炎等，亦应停药。

2）IFN－α 治疗慢性丙型肝炎：目前的研究认为，只要血清 HCVRNA 阳性均应给予 IFN－α 联合利巴韦林治疗。治疗前应进行 HCV 基因分型（1 型和非 1 型）和血中 HCV RNA 定量，以决定抗病毒治疗的疗程和利巴韦林的剂量。已经证实，慢性丙型肝炎治疗最强的疗效预测因子是 HCV 基因型、宿主 IL－28 B 基因多态性和肝纤维化程度。

基本治疗方案：普通 IFN－α 3～5MU/次，3 次/周，或 PEG－IFN－α－2a 135～180μg/次，或 PEG－IFN－α－2b 1.0～1.5μg/(kg·次)，1 次/周；均应联合服用利巴韦林 1.0～1.2g/d。具体疗程须根据 HCV 基因型及治疗过程中的应答情况个体化执行。临床研究证实，长效干扰素联合利巴韦林治疗是丙型肝炎较好的抗病毒治疗方案。一般而言，HCV 基因 1 型者疗程为 48～72 周；基因非 1 型者为 24 周。用药期间应注意干扰素及利巴韦林两者的副作用，以及患者的治疗应答情况。近年来国际上报道小分子直接抗病毒药物特拉普韦（telaprevir）或博赛普韦（boceprevir）与上述干扰素为基础的联合治疗构成三联疗法，取得了更好的疗效；并有无干扰素的联合治疗方案出台，可用于有干扰素禁忌证的患者。但我国尚未批准用于临床。

3）干扰素治疗的监测和随访：由于干扰素的不良反应，治疗开始后的监测与随访是必要的。

治疗前应评估的项目：①生化学指标，包括 ALT、AST、胆红素、白蛋白、肾功能及血糖。②血常规、尿常规及甲状腺功能。③病毒学标志，包括 HBsAg、HBeAg、抗－HBe 和 HBV DNA 的基线状态或水平。④对于中年以上患者，应做心电图检查和测血压。⑤排除自身免疫性疾病。

治疗过程中应检查：①开始治疗后的第 1 个月，应每 1～2 周检查 1 次血常规，以后每月检查 1 次，直至治疗结束。②生化学指标，包括 ALT、AST 等，治疗开始后每月 1 次，连续 3 次，以后随病情改善可每 3 个月 1 次。③病毒学标志，治疗开始后每 3 个月检测 1 次 HBsAg、HBeAg、抗－HBe 和 HBV DNA。④其他，每 3 个月检测 1 次甲状腺功能、血糖和尿常规等指标；如治疗前就已存在甲状腺功能异常，则应每月检查甲状腺功能。⑤应定期评估精神状态，尤其是对有明显抑郁症和有自杀倾向的患者，应立即停药、针对性治疗并密切监护。

治疗结束后，不论有无应答，停药后 6 个月内每 2 个月检测 1 次，以后每 3～6 个月检测 1 次 ALT、AST、HBV 血清标志物和 HBV DNA。如随访中病情有变化，应缩短检测间隔。

（2）核苷（酸）类似物：目前该类药物仅用于慢性乙型肝炎的抗病毒治疗，这些药物大致可分为核苷类似物和核苷酸类似物两类，前者包括拉米夫定（lamivudine）、恩替卡韦（entecavir）、替比夫定（telbivudine）等，后者包括阿德福韦酯（adefovir dipivoxil）、替诺福韦（tenofovir）等。其中，拉米夫定、阿德福韦酯、恩替卡韦、替比夫定已先后在我国上市。核苷（酸）类似物作用于 HBV 的聚合酶区，通过取代病毒复制过程中结构相似的核苷，终止 HBV DNA 链的延长，从而抑制病毒复制。

1）拉米夫定：剂量为每日 100mg，顿服。拉米夫定耐受性良好，毒性作用轻微。随用药时间的延长患者发生病毒耐药变异的比例增高（第 1、第 2、第 3、第 4 年分别约为 14％、38％、49％、66％），从而限制其长期应用。部分病例在发生病毒耐药变异后会出现病情加重，少数甚至发生肝功能失代偿。另外，部分患者在停用本药后，会出现 HBV DNA 和 ALT 水平升高，个别患者甚至发生肝功能失代偿。我国 SFDA 已批准拉米夫定用于肝功能代偿的成年慢性乙型肝炎患者。

2)阿德福韦酯：是 5′一单磷酸脱氧阿糖腺苷的无环类似物。本药对拉米夫定耐药变异的代偿期和失代偿期肝硬化患者均有效。在较大剂量时有一定肾毒性，但每日 10mg 剂量对肾功能影响较小，每日 10mg，治疗 48～96 周，有 2%～3%患者血清肌酐较基线值上升＞0.5mg/dl(44.2μmol/L)，因此，对应用阿德福韦酯治疗者，应定期监测血肌酐和血磷。

阿德福韦酯已获我国 SFDA 批准用于治疗慢性乙型肝炎，其适应证为肝功能代偿的成年慢性乙型肝炎患者。本药适合于需长期用药或已发生拉米夫定耐药者。

3)恩替卡韦：是环戊酰鸟苷类似物，具有很强的抗 HBV 能力，可迅速降低患者 HBV 病毒载量，耐药发生率低。成人每日口服 0.5mg 能有效抑制 HBV DNA 复制。Ⅲ期临床研究表明，对发生 YMDD 变异者将剂量提高至每日 1mg 能有效抑制 HBV DNA 复制。对已发生 YMDD 变异者治疗 1 年时的耐药发生率为 5.8%；对于初始治疗选用恩替卡韦的慢性乙型肝炎患者 3 年累积耐药率约为 1.7%。该药在 2005 年 3 月已获美国 FDA 批准；我国 SFDA 也已批准用于治疗慢性乙型肝炎患者。

4)替比夫定：是胸腺嘧啶核苷类似物，具有较强的抑制 HBV DNA 聚合酶的作用。用于乙型肝炎的剂量为 600mg，每天一次口服。

5)其他药物：正在进行临床试验的有替诺福韦、恩曲他滨、克拉夫定等。其中替诺福韦在国外治疗慢性乙型肝炎已有较多疗效良好的报道，已经被欧洲肝病学会和亚太肝病学会 2012 年发布的临床指南列为一线抗 HBV 药物，但我国尚未批准用于治疗慢性乙型肝炎。

使用核苷(酸)类似物时必须注意：没有适应证不应轻易启动抗病毒治疗，治疗中也不应随意停药，应严格掌握停药指征。在 HBeAg 阳性患者治疗中，如 HBV DNA 和 ALT 复常，HBeAg 转阴但未出现抗－HBe 者，建议继续用药，直至 HBeAg 血清学转换后至少再继续用药 12 个月，总疗程 2 年，经监测 2 次(每次至少间隔 6 个月)，HBeAg 血清学转换并伴有检测不出 HBV DNA(PCR 法)时，可以停药。HBeAg 阴性患者治疗中至少经监测连续 3 次(至少间隔 6 个月)检测不出 HBV DNA，可以考虑停药，疗程 3 年以上。但停药后容易复发。

应用核苷(酸)类似物治疗时的监测和随访如下所述。

治疗前检查项目包括：①生化学指标包括 ALT、AST、胆红素、白蛋白等。②病毒学标志包括 HBeAg、抗－HBe 和 HBV DNA 的基线状态或水平。③根据病情需要，检测血常规、血小板、磷酸肌酸激酶和血肌酐等。另外，有条件的单位治疗前后可行肝穿刺检查。

治疗过程中应对相关指标定期监测和随访，以评价疗效和提高依从性：①生化学指标治疗开始后每月 1 次，连续 3 次，以后随病情改善可每 3 个月 1 次。②病毒学标志治疗开始后每 3 个月检测 1 次 HBsAg、HBeAg、抗－HBe 和 HBV DNA。③根据病情需要，检测血常规、血小板、血清磷酸肌酸激酶和肌酐等指标。

无论治疗前 HBeAg 阳性或阴性患者，于治疗 1 年时仍可检测到 HBV DNA，或 HBV DNA 下降＜2 lg10 者，应改用其他抗病毒药治疗(可先重叠用药 1～3 个月)。但对肝硬化或肝功能失代偿患者，不可轻易停药。

治疗药物的选择和流程：目前国内外公认有效的抗 HBV 药物主要包括干扰素类和核苷(酸)类似物，并各有其优缺点。前者的优点是疗程相对固定，HBeAg 血清学转换率较高，疗效相对持久，无耐药变异；其缺点是需要注射给药，不良反应较明显，不适于肝功能失代偿者。

后者的优点是口服给药，抑制病毒作用强，不良反应少而轻微，可用于肝功能失代偿者，其缺点是疗程相对不固定，HBeAg 血清学转换率低，疗效不够持久，长期应用可产生耐药变异，停药后可出现病情恶化等。临床医生应根据自己的专业知识和临床经验，在综合考虑患者具体病情及其个人意愿的基础上，在中华医学会肝病学分会，中华医学会感染病学分会制定的《慢性乙型肝炎防治指南(2010 年版)》的原则框架下确定个体化的治疗方案。

4. 抗肝纤维化治疗　祖国医学在此方面可能有一定疗效。主要有丹参、冬虫夏草、核仁提取物、γ 干扰素等。丹参抗纤维化作用有较一致共识，研究显示其能提高肝胶原酶活性，抑制Ⅰ、Ⅲ、Ⅳ型胶原合成。γ 干扰素在体外试验中抗纤维化作用明显，有待更多临床病例证实。

（三）重型肝炎(肝衰竭)

重型肝炎(肝衰竭)主要是以支持和对症疗法为主的综合性治疗，为肝细胞再生创造条件，预防和治疗各种并发症。有条件时可采用人工肝支持系统，争取行肝移植治疗。早期防治各种可能的加重因素优于危重时的救治。

1. 一般措施　患者应卧床休息，实施重症监护，密切观察病情，防止院内感染。饮食方面要避免油腻，清淡易消化为宜。热量摄入不足时，应给予以糖类为主的营养支持治疗，以减少蛋白质的分解。补液量为 1500～2000mL/d，注意出入量、电解质及酸碱平衡。尽可能减少饮食中的蛋白质，以控制肠内氨的来源，维持正氮平衡、血容量和胶体渗透压，减少脑水肿和腹水的发生。补充足量维生素 B、维生素 C 及维生素 K。输注新鲜血浆、白蛋白或免疫球蛋白以加强支持治疗。禁用对肝、肾有损害的药物。

2. 促进肝细胞再生

(1)胰高血糖素—胰岛素(G—I)疗法：胰高血糖素 1mg 和胰岛素 10U 加入 10%葡萄糖 500mL 中(胰岛素/葡萄糖为 1/5)，缓慢静脉滴注，1 次/d，疗程 14d。其疗效尚有争议。

(2)前列腺素 E(PGE)：可保护肝细胞，减少肝细胞坏死，改善肝脏的血液循环。静脉滴注 10～20μg/d。

3. 并发症的防治

(1)防治肝性脑病：①减少肠道来源的氨和其他有毒因子。包括低蛋白饮食；保持大便通畅，可口服乳果糖；口服诺氟沙星抑制肠道细菌等措施减少氨的产生和吸收；也可采用乳果糖或弱酸溶液保留灌肠，及时清除肠内含氮物质，使肠内 pH 保持在 5～6 的偏酸环境中，减少氨的形成和吸收，达到降低血氨的目的；在合理应用抗生素的基础上，及时应用微生态制剂，调节肠道微环境，改善肠道菌群失调，减轻内毒素血症。②降低血氨。静脉用乙酸谷酸胺、谷氨酸钠、精氨酸、门冬氨酸钾镁有一定的降血氨作用。③纠正假性神经递质。可用左旋多巴，其在大脑转变为多巴胺后可取代羟苯乙醇胺等假性神经递质，静脉滴注 0.2～0.6g/d；维持支链/芳香氨基酸平衡可用氨基酸制剂。④防治脑水肿。出现脑水肿表现者可用 20%甘露醇和呋塞米(速尿)快速滴注，并注意水电解质平衡。治疗肝性脑病的同时，应积极消除其诱因。

(2)防治消化道大出血：预防出血可使用组胺 H_2 受体阻断剂，如雷尼替丁(ranitidine)、法莫替丁(famotidine)等，或使用质子泵阻滞剂，如奥美拉唑等；补充维生素 K 和维生素 C；输注凝血酶原复合物、新鲜血浆或血液、浓缩血小板、纤维蛋白原等；降低门静脉压力，可用普萘洛尔(心得安)等。出血时可口服凝血酶或去甲肾上腺素或云南白药；也可应用垂体后叶素、reptilase(巴曲酶)、生长抑素、安络血等。必要时在内镜下直接止血(血管套扎，电凝止血，注射硬化剂等)。

(3)防治继发感染:肝衰竭患者极易合并感染,加重病情。须加强护理,严格消毒隔离。感染多发生于胆道、腹腔、呼吸道、泌尿道等。一旦出现感染,应及早应用得力抗菌药物,根据细菌培养结果选择敏感抗生素。有真菌感染时,可选用抗真菌药物。

(4)防治肝肾综合征:主要在于防止诱发因素,避免强烈利尿,谨慎处理腹水,避免损肾药物,避免引起血容量降低的各种因素。肝肾综合征的治疗须针对原发因素,早期可试行扩容治疗,纠正低血容量;使用肾血管活性药物或提高周围血管舒张压的药物如加压素等可能有效;人工肝系统或透析可延长生存时间,条件允许时尽早行肝脏移植,对于既往无肾脏基础疾病者,肝移植后肾功能多能恢复正常。

4.抗病毒治疗　肝衰竭患者 HBV 水平急剧降低,如 HBV DNA$\geqslant 10^4$ 拷贝/mL,则应尽早抗病毒治疗;抗病毒治疗药物选择强效核苷类药物,不得使用干扰素类;抗病毒治疗对患者近期病情改善不明显,但对长期治疗及预后有重要意义。

5.人工肝支持系统　非生物型人工肝支持系统已广泛应用于临床,主要作用是清除患者血中毒性物质及补充生物活性物质,治疗后可使血胆红素明显下降,凝血酶原活动度升高,但部分病例几天后又回复到原水平,须反复使用。非生物型人工肝支持系统对早期重型肝炎有较好疗效,对于晚期重型肝炎亦有助于争取时间让肝细胞再生或为肝移植做准备。临床应用证明,非生物型人工肝支持系统的暂时疗效十分明显,但尚难达到明显降低病死率的目的。生物型人工肝的应用尚有待进一步研究。

6.肝脏移植　随着近年来医学科学技术的发展,肝脏移植技术日益成熟,移植后的近期及远期存活率显著提高。目前已被认为是治疗各种原因所致终末期肝病的唯一有效途径。由于抗病毒药物的进展,乙型肝炎及丙型肝炎病毒感染不再是移植的禁忌证。实践表明,围手术期及术后使用核苷(酸)类似物联合人乙型肝炎免疫球蛋白可有效预防移植肝 HBV 再感染;而对于移植后丙型肝炎的复发,长效干扰素联合利巴韦林的治疗方案仍可较长时间延长移植肝的功能。肝移植适应证:①各种原因所致的肝衰竭,经积极内科治疗疗效欠佳者。②失代偿肝硬化。由于肝移植价格昂贵,供肝来源困难,术后并发症复杂,在一定程度上限制了其广泛应用。

7.肝细胞及肝干细胞移植　肝细胞移植是将正常成年肝细胞、不同发育阶段肝细胞、肝潜能细胞、修饰型肝细胞及相关生长刺激因子,通过不同途径移植到受体适当的部位,使之定居、增殖、重建肝组织结构,以发挥正常肝功能的肝组织工程。移植细胞的种类包括:成体肝细胞、胎肝细胞、异种肝细胞、永生化肝细胞、脐带干细胞、肝干细胞。成体肝细胞是肝细胞移植的一种较好选择,尤其适用于急性肝衰竭的细胞移植,美国 FDA 已批准用于临床。其特点是:分化良好、功能完善,肝脏受损时,一个供体肝脏可给多个受体提供肝细胞。但冷冻复苏后细胞活力下降、供体有限和免疫排斥等问题限制其临床应用。胎肝细胞是肝细胞移植的重要细胞来源,胎肝细胞免疫源性相对较弱,分裂、增生能力较强,移植后细胞数量增加相对较迅速,能抵抗冻存导致的损伤,来源较成人肝细胞容易,但涉及伦理问题,难以推广应用。肝干细胞移植仍需进一步的临床实践和深入的基础研究。

(四)淤胆型肝炎

早期治疗同急性黄疸型肝炎,黄疸持续不退时,在有效抗病毒治疗前提下,可加用泼尼松 40～60mg 口服或静脉滴注地塞米松 10～20mg/d,2 周后如血清胆红素显著下降,则逐步减量。

（五）肝炎肝硬化

参照慢性肝炎和重型肝炎的治疗，有脾功能亢进或门静脉高压明显时可选用手术或介入治疗。有肝炎病毒活动时，应积极进行抗病毒治疗。

（六）慢性乙型肝炎和丙型肝炎病毒携带者

其可照常工作，但应定期检查，随访观察，并动员其做肝穿刺活检，以便进一步确诊和做相应治疗。

十二、预防

（一）对患者和携带者的管理

对急性甲型肝炎和戊型肝炎患者应适当隔离治疗。对急性或慢性乙型、丙型和丁型肝炎患者，可根据其病情，确定是否住院或在家治疗。

（二）切断传播途径

1. 甲型和戊型肝炎　搞好环境卫生和个人卫生，加强粪便、水源管理，做好食品卫生、食具消毒等工作，防止“病从口入”。

2. 乙型、丙型和丁型肝炎　患者用过的医疗器械及用具（如采血针、针灸针、手术器械、划痕针、探针、各种内镜及口腔科钻头等）应严格消毒，尤其应加强对带血污染物的消毒处理。对慢性病毒携带者，除不能献血及从事直接接触食品和保育员工作外，可照常工作和学习，但要加强随访。提倡使用一次性注射用具；各种医疗器械及用具实行一用一消毒的措施。对带血及体液的污染物应严格消毒处理。加强血制品管理，每一个献血员和每一个单元血液都要经过最敏感的方法检测 HBsAg 和抗 HCV，有条件时应同时检测 HBV DNA 和 HCV RNA。采取主动和被动免疫阻断母婴传播。

（三）保护易感人群

1. 甲型肝炎　甲肝疫苗用于预防易感人群感染 HAV。目前，在国内使用的甲肝疫苗有甲肝纯化灭活疫苗和减毒活疫苗两种类型。灭活疫苗的成分是灭活后纯化的全病毒颗粒，而减毒活疫苗的成分以减毒的活病毒为主。减毒活疫苗水针剂具有价格低廉的特点，保护期限可达 5 年以上，但其存在疫苗稳定性差的弱点。冻干减毒活疫苗近年已经问世。灭活疫苗抗体滴度高，保护期可持续 20 年以上，由于病毒被充分灭活，不存在毒力恢复的危险，安全性有充分保障，国外均使用灭活疫苗。接种对象为抗 HAV IgG 阴性者。在接种程序上，减毒活疫苗接种一针，灭活疫苗接种两针（0、6 个月）。于上臂三角肌处皮下注射，一次 1.0mL。甲肝减毒活疫苗应在冷藏条件下运输，2～8℃保存有效期为 5 个月。对近期有与甲型肝炎患者密切接触的易感者，可用人丙种球蛋白进行被动免疫预防注射，时间越早越好，免疫期为 2～3 个月。

2. 乙型肝炎　乙型肝炎疫苗和乙型肝炎免疫球蛋白（HBIG）：接种乙型肝炎疫苗是预防 HBV 感染的最有效方法。易感者均可接种。我国卫生部于 1992 年将乙型肝炎疫苗纳入计划免疫管理，对所有新生儿接种乙型肝炎疫苗，但疫苗及其接种费用需由家长支付；自 2002 年起正式纳入计划免疫，对所有新生儿免费接种乙型肝炎疫苗，但需支付接种费；自 2005 年 6 月 1 日起改为全部免费。因此新生儿应进行普种，与 HBV 感染者密切接触者、医务工作者、同性恋者、静脉药瘾者等高危人群，以及从事托幼保育、食品加工、饮食服务等职业的人群亦是主要的接种对象。

乙型肝炎疫苗全程接种共3针，按照0、1、6个月程序，即接种第1针疫苗后，间隔1个月及6个月注射第2针及第3针疫苗。新生儿接种乙型肝炎疫苗越早越好，要求在出生后24h内接种。接种部位新生儿为大腿前部外侧肌肉内，儿童和成人为上臂三角肌中部肌内注射。单用乙型肝炎疫苗阻断母婴传播的保护率约为87%。

对HBsAg阳性母亲的新生儿，应在出生后24h内尽早注射乙型肝炎免疫球蛋白(HBIG)，最好在出生后12h内，剂量应≥100U，同时在不同部位接种10μg重组酵母或20%中国白鼠卵母细胞(CHO)乙型肝炎疫苗，可显著提高阻断母婴传播的效果。也可在出生后12h内先注射1针HBIG，1个月后再注射第2针HBIG，并同时在不同部位接种一针10μg重组酵母或20μg CHO乙型肝炎疫苗，间隔1个月和6个月分别接种第2针和第3针乙型肝炎疫苗。新生儿在出生12h内注射HBIG和乙型肝炎疫苗后，可接受HBsAg阳性母亲的哺乳。

目前对丙型、丁型、戊型肝炎尚缺乏特异性免疫预防措施。

附：肝纤维化

肝纤维化(hepatic fibrosis)在国际疾病分类(international classification of disease，ICD—10)中列为独立的病名(K74.001)。肝纤维化通常作为一种组织病理学的概念，指肝组织内细胞外基质(ECM)成分过度增生与异常沉积，导致肝脏结构与功能发生异常改变，结构表现为肝窦毛细血管化和肝小叶内及汇管区纤维化；表现为肝功能减退，抑或有门静脉高压等。

一、病因与发病机制

肝纤维化的发生多由于肝炎病毒、乙醇、药物与毒物、血吸虫、代谢与遗传、胆汁淤积、自身免疫性肝病等多种损伤性因素，长期慢性刺激肝脏，损伤与修复反复交替发生，使肝窦内的星状细胞(hepatic stellate cell，HSC)活化，致使ECM发生代谢失衡，生成大于溶解，导致肝脏ECM沉积与肝组织结构重构。肝纤维化进一步发展即为肝硬化。

近20年来，肝纤维化的研究，包括动物试验与临床观察取得了长足进展，改变了既往的观点：①肝纤维化是一种主动性的基质增生的病理过程。②肝星状细胞的活化是主要的病理形成机制。③血清学试验、影像学检查及病理学检查可以明确诊断。④通过治疗，肝纤维化乃至早期肝硬化是可逆的，部分药物可以逆转肝纤维化。

二、诊断

(一)临床表现

肝纤维化患者多数均有原发肝病的基础，临床表现多无特异性，且差异较大。多数有疲倦乏力、消化道症状、肝区不适等。部分患者面色晦暗，或有肝掌、蜘蛛痣等。

(二)实验室检查

实验室检查主要为反映肝脏炎症和纤维化的指标。

1. ECM代谢成分　包括透明质酸(hyaluronic acid，HA)、Ⅲ型前胶原肽或其代谢片段(如P—Ⅲ—P或PCⅢ)、Ⅳ型胶原或其代谢片段(包括Ⅳ—C、Ⅳ—7S、Ⅳ—NC1)及层黏蛋白(laminin，LN)。

2. ECM代谢相关酶及其抑制物　如基质金属蛋白酶组织抑制因子—1(tissue inhibitor of metallo—proteinase—1，TIMP—1)等。

3. 纤维化形成的细胞因子　如转化生长因子 β_1 等。

此外，常规肝脏功能试验中，倾向于 AST/ALT 值、GGT、APRI（AST/血小板值，AST to platelet ratio index，APRI）等数值升高对诊断意义较大。

（三）影像学检查

B 超、CT 和 MRI 合理使用及前后对照对肝纤维化的诊断和治疗效果的评估，均有一定的参考价值。目前认为肝脏弹力测定价值较大，主要方法包括肝纤维扫描（FibroScan）和最近推出的磁共振弹性测定技术（magnetic resonance elastography）。此类技术的优点是能够测定更大范围甚至整个肝脏的弹性情况，弥补了肝活组织检查的局限性。其缺点为肝脂肪沉着、腹水、腹腔炎症时可影响测定结果的准确性。

（四）肝活组织检查

肝组织苏木精—伊红，Masson 三色染色和网状纤维染色，可观看到纤维组织增生程度。

0 期：无纤维化增生。

1 期：汇管区纤维化扩大，局限窦周及小叶内纤维化。

2 期：汇管区周围纤维化，纤维间隔形成，小叶结构尚保留。

3 期：纤维间隔伴小叶结构紊乱，无肝硬化。

4 期：早期肝硬化。

三、治疗

抗肝纤维化近期目标在于抑制肝纤维化进一步发展；远期目标在于逆转肝硬化，改善患者的肝脏功能与结构，延缓肝硬化及其失代偿期发生，改善生活质量，延长患者的生存期。

首先要治疗原发病，去除致病因素。其次要抗肝脏炎症、抑制胶原纤维形成与促进胶原降解等。

抗纤维化的药物可抑制肝脏炎症，抑制肝星状细胞活化、增殖及成纤维作用，增强基质的降解和促进肝星状细胞的凋亡。目前研究初步认定可能有效的药物：①血管紧张素受体拮抗剂，如依贝沙坦（irbesartan）对酒精性肝病、丙肝肝纤维化有一定效果。②过氧化物酶增殖体激活受体激动剂，匹格列酮（抗糖尿病药）可抑制肝星状细胞激活和胶原基因表达。③吡非尼酮已证明对丙型病毒性肝炎有抗纤维化作用。

国内主要应用“肝纤维化的基本证候病机为正虚血瘀”理论。正虚主要表现为气阴两虚，血瘀主要表现为淤血阻络。故其基本治疗方法为益气养阴、活血化瘀。

（景德怀）

第二节　肝硬化性门静脉高压症

肝硬化性门静脉高压症（portal hypertension，PHT）是指各种原因引起肝脏慢性炎症损伤导致肝硬化，进而引起门静脉血流受阻和（或）血流量增加，门静脉压力升高的一组临床症候群。它的病理基础是肝硬化致门静脉压力病理性增加，一般指门脉压梯度（portal pressure gradient，PPG），即门静脉和下腔静脉之间的压力差增加超过正常上限值 5mmHg（正常门静脉压为 5～10mmHg）。肝硬化门静脉高压症是慢性肝病最常见的并发症，主要表现为脾肿大、门腔静脉侧支循环形成和开放、腹水，常伴扩张静脉破裂出血、脾功能亢进、肝功能失代偿、肾功能不全、门一体性脑病和自发性细菌性腹膜炎等。

一、肝硬化性门静脉高压症病因

肝硬化性门静脉高压最常见的病因是肝炎肝硬化和酒精性肝硬化，其次是血吸虫病，其他病因占不到10%。在我国，由于乙肝患者及乙肝病毒携带者众多，乙肝肝硬化成为门静脉高压症最常见的病因，发病率占90%以上。按病理形态分为窦前性、窦性和窦后性三类，有些疾病可同时引起几个不同部位的损害。

1. 肝炎肝硬化　为窦性和窦后性的最常见病因。特别是HBV和HCV的感染，在我国HBV感染导致的肝硬化最为常见，其次为酒精性肝硬化。肝炎病毒的持续感染，如果没有及时抗病毒治疗，最终疾病均进展为肝硬化。当出现肝硬化时，由于肝小叶内增生纤维索和假小叶挤压，使肝窦变窄或闭塞，致使门静脉血不易流入肝小叶的中央静脉或小叶下静脉，血流淤滞，门静脉压增高。同时阻塞的肝窦导致部分压力高的肝动脉血流经小叶间汇管区的动静脉交通支而直接反注入压力低的门静脉小分支，使门静脉压进一步增高。另外，在肝窦阻塞中，肝内淋巴管网同样地被增生纤维索和再生肝细胞结节压迫扭曲，导致肝内淋巴回流受阻，肝内淋巴管网的压力显著增高，也影响门静脉压的增高。

2. 血吸虫病肝硬化　为窦前阻塞的常见病因。血吸虫病在我国长江流域多见，寄生虫卵沉积在小门静脉支引起肉芽肿性反应，致其纤维化和管腔闭合，表现为没有肝细胞损伤的门静脉高压。

3. 急性和暴发性病毒性肝炎　肝炎病毒引起的重型肝炎；由于肝细胞大量破坏，肝内网状支架倒塌，导致门静脉系统严重受压。门静脉高压的严重程度与肝炎的炎症程度密切相关。从组织学角度看，门静脉高压与肝坏死导致的肝窦萎陷和肝内血管床体积减少程度相关。

4. 原发性胆汁性肝硬化或硬化性胆管炎　该病初期门静脉高压的发生与小门静脉受损致窦前性门静脉高压有关，随着疾病的进展，出现门管纤维化，增加了窦性门静脉高压成分。

5. 药物、化学品、乙醇等的毒性作用　许多药物和化学品与非肝硬化性门静脉高压的发生相关，其中以砷最常见，其他如氯乙烯、维生素A、甲磷酸丁二醇二酯、苯丁酸氮芥、硫嘌呤、咪唑硫嘌呤等，它们可以引起很多和特发性门静脉高压症相似的病变。

6. 其他　如肝豆状核变性(Wilson病)、骨髓增生性疾病、结节性再生性增生、孕期急性脂肪肝等也可致肝内性门静脉高压形成。

二、流行病学

在我国，肝硬化门静脉高压症以肝炎后肝硬化、酒精性肝硬化和血吸虫病性肝硬化所致的肝内性为主，其临床流行病学数据较少。1998年，黄筵庭等汇总全国13个省市的24所医院共施行门静脉高压手术的9980例资料，其流行病学资料指出乙型肝炎表面抗原阳性的占71.86%，阴性占28.14%；肝内型占97.06%，其中肝炎性占75.74%，血吸虫病性占15.38%，酒精性占2.97%，胆汁性占1.62%。

肝硬化门静脉高压症患者的临床表现发病率也各不相同，其中食管静脉曲张的发病率很高。当诊断出肝硬化时，约40%的代偿期患者和60%有腹水的患者已有静脉曲张。肝硬化患者食管静脉曲张的发病率每年增加5%。

肝硬化门静脉高压症患者胃静脉曲张的发生率大约为20%，肝硬化患者所有上消化道出血的5%～10%病例来自于胃静脉曲张破裂出血。一项包括117例胃底静脉曲张患者的前瞻性队列研究发现，1年、3年、5年胃底静脉曲张出血的累计比例分别为16%、36%和44%。

关于肝硬化门静脉高压性胃病的流行病学数据各不相同，主要是由于患者处在不同的肝硬化期。在肝硬化早期，门静脉高压性胃病的流行率约为30%，每年发病率约为12%；肝硬化晚期患者的流行率和每年发病率分别高达70%和30%。肝硬化并发上消化道出血者，约10%源于门静脉高压性胃病。

三、病理生理机制

（一）肝硬化门静脉高压症发生机制

门静脉压力与流经肝脏的血流量的阻力直接相关，三者关系如欧姆（Ohm）定律所示：AP＝Q×R，其中AP为PPG，Q为全部门静脉系统内的血流，R为全部门静脉系统的血管阻力。

由该公式可得出，PPG是门静脉血流和血管对血流阻力之间相互作用的结果，门静脉血流的增加或血管阻力的增加或两者均增加可以导致门静脉压力的增高。它很好地解释了肝硬化导致门静脉高压的主要因素是门静脉血流阻力的增加。门静脉血流的增加维持或加重了门静脉高压，其作用在晚期显得尤其重要。

1. 肝硬化门静脉血流的血管阻力增加　门静脉血流阻力增加可发生在门静脉系统的任何部位，是门静脉高压病理生理的主要环节。肝内血管阻力增加原因包括以下几方面：

（1）肝细胞肿胀、假小叶形成、纤维组织增殖等导致肝脏微循环构架扭曲。

（2）肝硬化时，门静脉和肝静脉的大、中分支内可形成血栓，是门静脉高压进一步恶化的重要原因。

（3）肝脏的可收缩组织主动收缩作为一种动力学因素可致肝内血管阻力增加，有研究表明此种因素可占其影响的40%。

肝内血管的阻力受血管收缩因子或舒张因子共同调节。肝血管舒张因子，如一氧化氮的释放减少，血管收缩因子，如内皮素、去甲肾上腺素、垂体后叶加压素等的生成增加，以及肝血管床对内源性血管收缩因子敏感性增加，是肝硬化时肝内动力性阻力增加的原因。

2. 内脏血管舒张　门静脉血流增加是门静脉高压的原因之一，它是引流至门静脉的内脏小动脉明显扩张的结果，是神经、体液和局部机制共同作用的结果。

门静脉高压时，一方面由于肝脏清除率降低；另一方面是由于胰腺A细胞分泌胰高血糖素增加，通过双机制促使内脏血管扩张：舒张血管平滑肌和降低其对内源性血管收缩因子的敏感性。循环中还有其他几种血管舒张因子可能与内脏血管的舒张有关，如胆酸、辣椒素、神经肽、腺苷等。

3. 门一体侧支循环　门静脉侧支循环对晚期门静脉高压的调节起重要作用。此时的侧支循环可以分流门静脉系统约90%的血流。在此种情况下，这些含有大量血管平滑肌的血管，可能由于血管活性物质的作用，导致阻力的增加，从而影响整个门静脉血流的阻力和门静脉压力。调控侧支循环阻力的因素目前还不是很清楚。

4. 血浆容量增加和高动力循环　内脏血管的扩张常伴有典型的外周血管扩张和体循环高动力综合征，它以动脉压和外周阻力降低、血容量和心排血量增加为特征。血容量的增加是保持心脏指数增加的一个必不可少的环节，但又使门静脉高压加重。

(二)肝硬化门静脉高压症所致脾大和脾功能亢进、腹水、侧支循环开放等临床表现的发生机制

1. 脾大的发生机制

(1)脾动脉扩张:由于脾动脉扩张,血流量增加,脾静脉输出血流阻力增加和门静脉压力逆传到脾,使脾脏发生被动性充血肿大,脾组织和脾内纤维组织增生,导致脾大。

(2)脾脏单核/巨噬细胞增生:肠道抗原物质经门一体侧支循环进入体循环,被脾脏识别、摄取,或经脾静脉直接逆流入脾,抗原刺激脾脏单核/巨噬细胞增生,形成脾大、脾功能亢进。

2. 腹水发生机制　腹水发生的机制比较复杂,主要有以下几种学说。

(1)经典学说:又称充盈不足学说。该学说于1960年提出,认为肝硬化门静脉血经肝血窦流入下腔静脉通路受阻,肝内血流阻滞,肝血窦和腹腔内脏血管压力增加、淋巴液产生增多、漏入腹腔,有效循环血容量不足,又导致继发性肾素一血管紧张素一醛固酮产生过多,作用于肾小管,造成水钠潴留,维持或加重腹水。

(2)泛溢学说:Lieberman等于1969年提出。与经典学说相反,认为门静脉高压激活了肝血窦周围丰富的神经纤维和压力感受器,通过肝肾神经反射弧,使肾小管对钠的重吸收增加,导致钠水潴留,又使全身血容量增加30%,血浆内液体则从内脏血管床泛溢出来而形成腹水。即先有钠水潴留,继之产生腹水。

(3)外周动脉扩张学说:Schrier等于1988年提出。该学说认为肝硬化形成后,先是内脏小动脉扩张,继之体循环动脉扩张,结果导致有效动脉容量不足,从而激活神经、内分泌因子,导致钠水潴留,形成腹水。

(4)选择性肝肾假说:Wong等于1997年提出。该学说将肝硬化腹水发展分成了腹水前期、反应性腹水期、顽固性腹水期和肝肾综合征期4个阶段。每个阶段腹水形成的主导机制不同。腹水前期由于肾脏对钠的处置障碍,过量摄入钠盐可引起钠水潴留。反应性腹水期肾脏钠水潴留明显增加而使总血容量扩张,外周动脉扩张,导致腹水形成。顽固性腹水期,肝病严重,明显的钠水潴留,RAA系统和交感神经系统活性亢进,外周血管对血管活性物质反应性降低。但肾脏血管对血管收缩剂非常敏感,肾脏对钠重吸收进一步增加而排泌减少,抵抗利尿剂和利钠因子的作用。肝肾综合征期由于外周动脉进一步扩张而出现低血压,致有效循环血容量不足,血管收缩物质合成增加,特别是血浆内皮素水平增加,导致选择性肾脏低灌注、严重钠水潴留和肾衰竭。此外,低蛋白血症、感染等因素也参与腹水的形成。

3. 门静脉侧支循环形成机制　解释静脉曲张破裂的原因有两种学说一爆裂学说和侵蚀学说,多数学者支持爆裂学说。

爆裂学说:认为出血的主要原因是门静脉压力升高引起的曲张静脉内的压力过高。许多研究表明,在HVPG达到12mmHg阈值前从无发生静脉曲张出血,从而支持该假说。内镜测量技术应用以来,观察到的结果也支持静脉曲张破裂的原因为静脉曲张内部压力增加所致。

静脉曲张的压力、大小和壁的厚度可被归纳为一个壁张力的概念。Frank修改了Laplace定律

$$WT=(P_i-P_e)\times r/w$$

其中,WT为曲张静脉壁张力,P_i为曲张静脉内压力,P_e为食管腔内压力,r为曲张静脉半径,w为曲张静脉壁的厚度。这几种决定曲张静脉壁张力的因素是相互关联的,曲张静脉

的压力增加直接增加了壁的张力，也增加了血管的直径，同时降低了壁的厚度。

同时门静脉压力和血流不是恒定的，可受生理性刺激而产生明显变化。餐后、饮酒、锻炼及其他引起腹内压增加的状况均可使门静脉压力突然增高，增加了曲张静脉出血的风险。同时门静脉压力存在昼夜变化，夜间升高，下午和傍晚降低，因此出血多发生在午夜。

侵蚀学说：由于局部黏膜淤血，营养不良，黏膜糜烂，在外来机械性压力作用下，使变薄、变脆的曲张静脉壁受到外部损伤破裂出血。

4.门静脉高压性胃病机制

研究发现门静脉高压性胃病的发生与门静脉压力梯度增加、肝血流减少、肝窦阻力增加有关。其发病机制较为复杂，可有多种因素。

(1)血流动力学改变：由于门静脉高压，胃黏膜和黏膜下毛细血管扩张，胃血管动静脉短路开放，血管被动淤血和主动充血，血液淤滞，发生微循环障碍，黏膜缺血缺氧并有代谢紊乱。

(2)血管活性物质的影响：一氧化氮是门静脉高压时引起循环内脏充血的重要递质，引起胃肠道血管平滑肌松弛，血管扩张，加重了黏膜下血管淤血，造成黏膜微循环障碍。前列腺素等也有扩血管作用。而血管局部对去甲肾上腺素等内源性血管收缩剂敏感性下降，加重淤血。

(3)内毒素血症：门静脉高压时，肠道细菌产生的内毒素不能经肝脏灭活而进入体循环，形成内毒素血症，激活激肽系统使组织缺血、缺氧，引起胃黏膜糜烂。

(4)幽门螺杆菌(Hp)感染：门静脉高压常合并 Hp 感染而加重胃黏膜损害。

(5)胃黏膜屏障破坏：由于胃黏膜缺血、缺氧造成代谢紊乱，能量缺乏，H^+ 逆向扩散增加，黏液的生成和分泌受损，屏障作用破坏。另外门静脉血内促胃酸分泌物质(组胺、5—羟色胺等)经门一体分流直接进入体循环，使胃酸分泌增加，引起胃黏膜糜烂和溃疡。

(6)胆汁反流：肝硬化常有高促胃液素血症，抑制胆囊素和促胰液素对幽门括约肌和 Oddi 括约肌的调节，使之松弛，胆汁和胰液反流到胃，加重或引起胃黏膜损伤。

(7)肝功能不全：不仅使组胺等灭活减少，增加胃酸分泌，引起胃黏膜病变；而且使患者对各种致病因子的抵抗力及应激能力减弱，促发“应激性溃疡”。

四、临床表现

引起肝硬化门静脉高压症的病因很多，因此临床表现较为复杂。但其均是在肝脏原有病变基础上发展到一定程度所致，因此门静脉高压症除其特征性表现外，还应包括肝脏原发疾病的表现，而且原发疾病的特殊表现有助于病因诊断。

(一)一般性表现

症状：食欲减退、恶心、呕吐；体重减轻；虚弱无力；腹泻或便秘；腹痛、腹胀；反流性食管炎；黏膜、皮下出血等。

体征：面色晦暗、贫血状慢性病容；黄疸；发热；水肿；肝大；腹外疝；肝掌、蜘蛛痣及毛细血管扩张；男性睾丸发育和睾丸萎缩；女性性腺变化。

(二)特征性表现

肝硬化门静脉高压症可引起脾大和脾功能亢进、腹水、侧支循环开放等临床表现，多数患者根据临床表现即可做出肝硬化门静脉高压症的诊断。

1.脾大、脾功能亢进　门静脉高压时，脾静脉血液回流受阻，造成慢性淤血而发生阻塞性淤血性脾大。同时脾脏长期淤血可造成脾内纤维组织增生和脾髓细胞再生，引起脾脏破坏血细胞的功能增强，出现脾功能亢进，表现为白细胞减少、增生性贫血和血小板降低。患者易并发贫血、发热、感染及出血倾向，有脾周围炎时脾脏可有触痛。

脾大是本病的主要临床表现之一，也是临床最早发现的体征。脾大被认为是诊断门静脉高压症的必备条件，如果患者临床不能触及脾脏，B超或X线检查也不能显示脾大，则本病诊断依据不充分。

一般情况下，门静脉高压往往伴有脾大、脾功能亢进，但三者之间缺乏相关性，不成比例。脾脏的大小、活动度、质地与病程、病因相关。如大结节性肝硬化者比小结节性肝硬化者脾大明显，血吸虫性肝硬化比酒精性肝硬化者脾大更为突出。

2.腹水　正常人腹腔内仅有少量液体，多＜200mL，起润滑作用。门静脉高压时，腹水形成的速度超过重吸收的速度，常伴发腹水，其腹水量多超过500mL，多为1～4L，最多时可达30L。

腹水可突然或逐渐发生。前者常有诱因，如上消化道大出血、感染、酗酒等或应用对肝脏有损害的药物。此时肝功能多迅速恶化，血浆白蛋白明显下降。去除诱因后，腹水较易消除。后者常无明显诱因，先有间歇性腹胀，数月后发现腹水并持续增加，这种腹水如果原发病得不到根本治疗很难消除，也称之为难治性腹水。

腹水发生后，除有肝功能减退及门静脉高压所致的全身症状外，尚有其他表现：如腹胀感、食欲缺乏、尿少，甚至因过度腹胀引起腹肌疼痛或呼吸困难，心功能障碍及活动受限。腹水相关体征：腹水较多时，直立位时腹部饱满，仰卧时呈蛙状腹，脐至剑突距离增大，脐至耻骨联合距离缩短；腹壁可有妊娠样白纹，甚或紫纹；腹壁、下肢或全身性凹陷性水肿，甚或阴囊水肿；腹壁变薄，血管显露或怒张，可并发脐疝、股疝、切口疝、膈疝甚或胸腔积液。

3.门一体侧支循环的形成　门一体侧支循环的建立和开放是门静脉高压的独特表现，它不仅是诊断肝硬化门静脉高压的重要依据，而且具有重要的临床意义。

(1)出血：是门一体侧支循环形成静脉曲张后破裂引起的，是严重的并发症。其中最常见、最严重的是食管胃底静脉曲张破裂出血，可引起呕血、黑便及休克、肝性脑病等临床表现。其次是直肠静脉丛曲张形成痔核。痔核破裂可导致便血及慢性失血性贫血等临床表现。其他部位出血临床较少见，如腹腔出血、腹膜后出血、阴道出血或血尿等引起相应的临床表现，但临床上不易查明出血的来源及性质。

(2)肝硬化门一体分流性脑病：肝硬化门静脉高压时，肠道产生的毒性物质未经肝脏代谢，而经肝外门一体侧支循环分流直接进入体循环，引起自发性门一体分流性脑病，是肝性脑病的一种类型。是一种以代谢紊乱为基础，以意识改变和障碍或昏迷为主要临床表现的中枢神经系统功能紊乱的综合病症。患者大多在摄入大量蛋白质后出现神经精神症状，限制蛋白质摄入病情常可自行缓解。

(3)腹壁和脐周静脉曲张：门静脉高压时脐静脉重新开放，与副脐静脉、腹壁静脉等连接，在脐周腹壁形成迂曲的静脉。腹壁静脉曲张一般出现于脐上部，而后扩展到脐周、脐下和下胸部。体检时可发现脐周静脉显著扩张，以脐为中心向四周辐射，脐以上的曲张静脉血流方向向上，脐以下血流方向向下。严重者在脐周出现一团状曲张静脉，形成“海蛇头”，听诊时可闻及静脉“嘤嘤”声，按压脾脏时可有增强。此体征对门静脉高压有确诊意义。

4.肝硬化门静脉高压性胃肠血管病 指长期门静脉高压所导致的胃肠黏膜血管病变，其发病部位依次为胃、小肠、大肠和直肠。根据其发病部位分为以下几种：

(1)门静脉高压性胃病：门静脉高压患者常发生胃黏膜炎症、糜烂和溃疡，患者胃肠症状明显，有食欲减退、腹胀和嗳气，上腹部不适或疼痛均无特异性，溃疡形成后也不出现典型的消化性溃疡症状，诊断只有依靠内镜检查。

(2)门静脉高压性肠病：指在门静脉高压基础上发生的肠黏膜下毛细血管扩张、淤血、血流量增加，动一静脉短路及毛细血管内皮和黏膜上皮细胞超微结构改变。其临床有门静脉高压的表现，并常伴有下消化道急、慢性出血的潜在因素。

五、辅助检查

(一)实验室检查

1.血常规 血红蛋白降低、血细胞比容降低通常提东持续失血或贫血；全血细胞减少提示脾功能亢进。

2.凝血功能 凝血酶原时间延长或国际标准化比值(INR)延长提示肝脏合成功能障碍，严重肝细胞损伤。

3.肝功能 谷丙转氨酶(ALT)和谷草转氨酶(AST)升高提示肝细胞损伤；血清胆红素升高程度与肝脏功能受损程度相关；白蛋白水平降低，球蛋白水平增高，甚至两者的比例倒置；碱性磷酸酶及转肽酶与胆管受损、胆汁淤积相关。

肝炎后肝硬化患者，HBV 或 HCV 常为阳性；肝功能检验并进行分级(表 6—3，表 6—4)，可评价肝硬化的程度和肝储备功能。

表 6—3 肝功能 Child—Pugh 分级

项目	A	B	C
胆红素(μmol/L)	<34.2	34.2～51.3	>51.3
白蛋白(g/L)	>35	30～35	<30
腹水	无	易控制	难控制
中枢神经症状	无	轻度	重度
营养状况	佳	良好	差

表 6—4 肝功能 Child—Pugh 评分

项目	分数		
	1	2	3
胆红素(μmol/L)	<34.2	34.2～51.3	>51.3
白蛋白(g/L)	>35	28～35	<28
凝血酶原时间(延长秒数)	1～3	4～6	>6
腹水	无	易控制	难控制
肝性脑病	无	轻度	重度

注：肝功能 Child—Pugh 评分，A 级为 5～6 分；B 级为 7～9 分；C 级为 10～15 分。

4.血清学标志物 病毒性肝炎抗原、抗体检测，病毒 DNA、RNA 水平检测，以及抗核抗体、抗线粒体抗体、抗胰蛋白酶水平等为找出门静脉高压症的病因提供线索。

（二）其他检查

1.超声检查　超声检查费用低、精确度高，是一种首选的初步检查手段。将超声实时成像、二维超声和彩色多普勒血流成像相结合，无需任何造影剂就可以显示门静脉系统及其主要侧支循环血管，对其形态学及门静脉高压时门静脉血流流速、流量与方向进行评价和测定。门静脉高压时常显示：①门静脉及其分支扩张，正常人门静脉主干内径为0.6～1.0cm，当门静脉内径≥1.4cm时，提示门静脉高压。②脾静脉和肠系膜上静脉在门静脉高压时常增宽。③门一体侧支静脉（胃左静脉、脐静脉）显示扩大。超声检查对造成门静脉高压的部位进行定位具有重要意义，根据阻塞部位，可将其分为肝前型、肝内型和肝后型3种。

2.内镜检查

（1）传统电子内境：上消化道内镜检查对怀疑门静脉高压的患者是必需的，其可清晰地显示食管静脉曲张程度、范围及特点，同时能显示是否有胃底血管曲张及门静脉高压性胃病。内镜下食管静脉曲张出血的危险征象有：①静脉曲张程度在Ⅲ级以上，直径≥5mm者。②静脉呈现紫蓝色。③红色征，如红肿斑、樱桃红斑、血泡样斑等。上消化道内镜检查同时也可行食管静脉曲张出血预防性治疗，上消化道出血发生时，急诊内境检查可以明确出血原因。

（2）超声内镜：与传统内镜检查相比，并不能得到更多有关门静脉高压并发症风险的重要预后信息，但其有3个优点。①能检出食管静脉曲张程度，特别是胃底静脉，其检出率优于传统内镜。②可显示门静脉高压性胃病时胃壁内小静脉扩张的特征。③内镜下硬化剂栓塞或结扎治疗根除曲张静脉后评估再发生的风险。在后一种情况，当发生明显扩张的食管周围静脉或在胃食管交界部下方发现明显的通畅的穿透交通静脉时，存在静脉曲张再发的高风险。

3.上消化道造影　通常用于不能进行内镜检查的患者。门静脉高压时，其可显示主动脉弓以下食管黏膜呈虫蚀样或串珠样充盈缺损，而在食管蠕动时上述现象消失，以此区别食管癌。对疑似患者，检查时做Valsalva动作或注射654－2可提高检出率。

4.CT　对肝硬化门静脉高压的诊断均有十分重要的意义。CT扫描不仅可清晰显示肝脏的外形及轮廓变化，还可准确测定肝脏、脾脏容积，显示腹水等并发症征象。CT扫描图像可清晰显示肝内血管变化，提示门静脉系统有无扩张、血栓及各侧支血管的形态变化，对脐静脉和腹膜后静脉曲张的检出率（97%、100%）甚至高于静脉血管造影（17%，30%）。

5.MRI　可以同CT一样清晰显示肝脏外形、腹水、脾大、门静脉及其属支情况，另外，由于成像参数多，能更准确地反映门静脉侧支循环情况。通过MRI血管造影（MRA），可以更清晰地了解肝内外门静脉血管变化。

6.血管造影检查　肝硬化门静脉高压症时，通过经皮肝穿刺门静脉造影术可显示门静脉肝内分支变细、变形、狭窄、僵直、血管稀少，造影剂不能到达肝脏周边，肝影变小。严重时表现为脾静脉增粗、扭曲，脾脏影像增大及门静脉的侧支开放。因为有创伤，限制了其日常应用。

7.门静脉血流动力学检查

（1）压力测定：门静脉压力的测量对于门静脉高压来说是最重要的血流动力学指标。近年来证实，PPG增加超过阈值具有临床意义，并可决定门静脉高压并发症的发生。PPG超过阈值10mmHg可出现静脉曲张，超过阈值12mmHg出现并发症（静脉曲张出血、腹水、门静脉高压性胃病），PPG为6～10mmHg时，处于门静脉高压的亚临床期。

直接测量：经皮经肝或经颈静脉门静脉导管术是直接测量门静脉压力的方法。直接测量门静脉压是窦前性门静脉高压的首选检测方法。但此法操作难度大，或需在手术下进行，不易广泛推广。

间接测量：肝静脉导管术可以测量肝静脉楔压（edged hepatic venous pressure，WHVP）和自由肝静脉压（free hepatic venous pressure，FHVP），两者之差为肝静脉压力差（hepatic venous pressure gradient，HVPG），是首选的估计门静脉压力的技术。其在酒精性肝硬化和病毒性肝硬化时能精准地反映门静脉的压力。其局限性在于不能反映窦前性门静脉高压（如门静脉血栓、特发性门静脉高压等）时门静脉的压力，此时需应用直接测量法。

曲张静脉压力的测量：曲张的食管静脉压力可以通过内境下曲张静脉直接穿刺，或内镜压敏测量器，或连接内镜前端的可充放气气囊进行测量。前者有引起静脉曲张破裂出血的风险，只能在内境下硬化剂注射治疗时才可以使用。后两者可以无创地测量曲张静脉压力。通过对肝硬化患者进行的曲张静脉压力测量研究显示：曲张静脉的压力明显低于门静脉压力，这是因为向曲张静脉供血的侧支血管内门脉侧支血流存在阻力。因此，曲张静脉压力不能用于估计门静脉压力。但测量曲张静脉的压力却可以较好地估计出血的风险，评估药物治疗后产生的曲张静脉压力变化。研究证实：降低门静脉压力的药物可以引起同等甚至更为明显的曲张静脉压力降低。

（2）肝血流量测定：肝动脉和门静脉血流测定，目前多采用多普勒测定法，与门静脉压相比其准确性约为 88.3%，可用以识别药物反应的好坏。此外，它还有助于手术适应证及手术方式的选择。

（3）奇静脉血流测定：此技术基于一个事实，即多数胃食管的侧支（包括胃底食管曲张静脉）引流入奇静脉系统。因此，门静脉高压患者的奇静脉血流增加，也反映了侧支循环血流流入奇静脉。奇静脉血流测定为观察门静脉高压药物疗效的最佳手段，适宜于连续测定，患者易于耐受，重复性好。

8. 肝组织活检　肝脏组织变化是诊断肝硬化的“金标准”。经皮细针穿刺或腹腔镜直视下活检、剖腹探查或经静脉活检等获得活检标本进行组织学检查对于诊断肝硬化有重要意义。

六、诊断

肝硬化门静脉高压症的确诊需通过测量门静脉和下腔静脉之间的压力差（门静脉压力梯度，portal pressure gradient，PPG），其超过正常上限 5mmHg 即可诊断门静脉高压。临床上通常可以根据患者临床表现，如脾大、脾功能亢进，食管静脉曲张伴或不伴上消化道出血，腹水等，结合相应的辅助检查综合判断。除确诊为肝硬化门静脉高压症外，还需进一步判定造成门静脉高压的原发病因，评估患者门静脉高压的严重程度、肝脏病变的性肝硬化门静脉高压症是肝硬化发展至一定程度后必然出现的结果。起初可能无任何症状，但肝硬化门静脉高压发展到一定的阶段可因食管胃底静脉曲张破裂，引起上消化道大出血，促发肝性脑质、肝脏病变的严重程度等。

七、鉴别诊断

肝硬化门静脉高压症为多种原因引起的临床症候群，除对肝硬化的病因鉴别外，主要是针对其特征性临床表现如脾大、消化道出血及腹水的鉴别。

（一）脾大的鉴别

许多疾病特别是血液及淋巴系统疾病及某些传染病均可以引起脾大，需与继发于门静脉高压的脾大相鉴别，如淋巴瘤、白血病、遗传性球形细胞增多症、自身免疫性溶血性贫血、特发性血小板减少性紫癜、传染性单核细胞增多症、伤寒等。结合患者病史、临床表现及相关实验室检查不难做出鉴别。

（二）上消化道出血的鉴别

当食管静脉曲张破裂出血时，应与胃十二指肠溃疡、糜烂性胃炎、胃癌和呕吐源性食管黏膜破裂等相鉴别。详细询问病史，全面查体和实验室检查，包括血常规、肝功能、血氨测定等。胃十二指肠溃疡出血，一般有溃疡病史，脾不大，肝功能正常，在大出血之后一般不出现黄疸、腹水，这些都有助于鉴别。另外，行X线钡餐、纤维胃镜检查等可做出诊断。

（三）腹水的鉴别

腹水形成的病因多样，许多疾病包括黏液水肿、卵巢肿瘤、肾脏等疾病导致的低蛋白血症所致的腹水。恶性肿瘤、感染等均可形成腹水，需与门静脉高压形成的腹水相鉴别。结合病史，临床表现，实验室检查如血常规、肝功能、肿瘤标志物，腹部影像学检查等一般不难鉴别。

八、治疗

肝硬化门静脉高压症是肝硬化发展至一定程度后必然出现的结果。起初可能无任何症状，但肝硬化门静脉高压发展到一定的阶段可因食管胃底静脉曲张破裂，引起上消化道大出血，促发肝性脑病、肝肾综合征、腹水、水电解质及酸碱平衡紊乱等一系列并发症，是造成肝硬化患者全身代谢和血流动力学紊乱的重要原因。因此，对肝硬化门静脉高压症的治疗主要涉及尽早的病因治疗，门静脉高压形成后的一般对症治疗、预防并发症治疗，以及并发症出现后的治疗。

（一）病因治疗

针对导致门静脉高压发生的原发病病因进行治疗是非常重要的。如病毒性肝炎应尽早适时进行抗病毒治疗，血吸虫患者抗血吸虫治疗，酒精性肝病禁止饮酒，Budd－Chiari 综合征进行手术治疗等。尽早消除或控制病因，是减少门静脉高压发生的根本措施。

（二）一般治疗

在进行病因治疗的同时，给予患者适当的饮食及综合治疗可以稳定病情，减少并发症的发生。

1.休息　肝硬化门静脉高压患者在肝功能代偿期病情轻微时，可适当参加一般工作。病情较重或近期曾有消化道大出血等并发症史者应停止工作，卧床休息。休息有利于肝脏微循环的改善，促进肝细胞再生修复，减轻肝损害。

2.饮食　门静脉高压患者整个胃肠道功能受到影响，食管胃底静脉曲张，因此应给予高热量、易消化的软食，避免坚硬粗糙、辛辣食物对食管胃黏膜造成的损伤，严禁饮酒。对于出现并发症或进食不足者，给予静脉高营养。

3.对症支持治疗　中草药护肝、抗纤维化治疗缺乏循证医学证据。门静脉高压患者因消化道症状进食不足或上消化道出血不能进食者，给予静脉营养支持；低蛋白血症者静脉补充白蛋白、输注新鲜血浆等。

（三）降低门静脉压的药物治疗

1.血管扩张药物　能降低门静脉压力的血管扩张药物有：硝酸酯类，α－肾上腺素能调节剂，肾素—血管紧张素系统拮抗剂，钙通道阻滞药及硝普钠等。

（1）硝酸酯类：硝酸酯类血管扩张药，如硝酸甘油、二硝酸异山梨醇和硝酸异山梨醇酯，通过释放一氧化氮（NO）可以在肝硬化中代偿 NO 的缺乏进而减少肝内血管阻力，降低门静脉高压。硝酸酯类降门静脉压力作用因剂量不同而异，长期服用可产生耐受。大剂量可使门静脉系统和门—体侧支血管扩张，肝内和侧支血管阻力减小，从而门静脉压力降低；小剂量时，静脉扩张，心脏负荷减轻，心排血量减少，同时也反射性地引起内脏血管收缩，使得门静脉血流减少，压力降低。异山梨醇—5—单硝酸酯是硝酸异山梨醇酯的活性代谢产物，预防出血的疗效与普萘洛尔相似，但不能改善初次预防者的生存期，仅作为不适宜使用普萘洛尔患者的替代药物。有静脉、门静脉和口服给药三种途径。有研究证实，这三种给药途径中口服比静脉实用，与门静脉内给药有相同效果。患者初始应用可出现头痛和直立性低血压（一般 3～4d 后可消失），故建议首剂应在晚上睡前以 20mg 开始，逐渐加至 20～40mg，每日 2 次的维持剂量，可明显减少患者的不耐受。这类血管扩张药对于晚期肝硬化患者可能是危险的。因为这些药物通过加强已经存在的外周血管扩张，进一步降低动脉血压，激活内源性血管活性系统，导致水钠潴留、腹水和肾功能损伤。但有研究显示，代偿性肝硬化患者联合应用 β 受体阻滞剂和硝酸酯类药物长期治疗是安全的。因为 β 受体阻滞剂可产生轻微的全身循环血管收缩和对肾素释放的抑制，对抗了硝酸酯类药物对体循环和肾脏的副作用。

“肝选择性”NO 供体 Urso—NO 目前正在研究之中。研究显示，这种治疗方法可在几周之内明显降低门静脉压。

（2）α 肾上腺素能调节剂：哌唑嗪为选择性突触后 α_1 受体阻断剂，可直接作用于门静脉血管床的 α_1 受体使之扩张，降低肝内血管和门—体侧支循环阻力，且能阻断去甲肾上腺素对肝静脉和窦后括约肌的收缩作用，降低肝流出道阻力。口服哌唑嗪 8 周后，肝静脉压力梯度下降 17%，而心排血量降低不明显。部分患者可有“首剂现象”综合征，表现为头痛、眩晕、心悸、出汗、恶心、腹泻、直立性低血压等。因此，首次宜小剂量睡前给药，哌唑嗪首次 0.5mg 口服，2 次/d，逐渐加量，可达 20～30mg/d。长期应用哌唑嗪可使动脉压和全身血管阻力明显降低，使内源性血管活性系统活化，导致血容量增加、钠潴留、腹水产生。但研究数据显示，哌唑嗪对全身循环和肾功能的副作用可能被 β 受体阻滞剂普萘洛尔的联合应用所减弱。

可乐定是中枢性 α_1 肾上腺素能受体激动剂。通过刺激节前 α_1 肾上腺素能受体而减少交感神经冲动的发放，降低儿茶酚胺水平，降低交感神经活性。在系统循环中，可乐定降低心率、心脏指数和动脉压，在内脏循环中，它通过减少门静脉和肝血管阻力及内脏血流来降低 HVPG。使用可乐定后动脉血压会降低，但肝血流、肝功能保持不变，肾脏功能及钠代谢也无影响？小剂量长期应用安全有效。用法：从 0.075mg/d 开始，逐日增加 0.075mg/d，最大剂量可达到 0.3～0.45mg/d。副作用：口、眼、鼻干燥，心率减慢，乏力等。停药时不可骤停，以免导致反跳及交感神经活动亢进。

（3）肾素—血管紧张素系统拮抗剂：肾素—血管紧张素系统的激活见于肝硬化患者，已发现肝硬化患者中 HVPG 与血清肾素活性有直接联系。血管紧张素转换酶抑制剂（angiotensin conversion enzyme inhibitor，ACEI）能抑制血管紧张素转换酶，减少血管紧张素Ⅱ的生成，使肝硬化时的高水平的血管紧张素Ⅱ下降，松弛血管平滑肌，舒张血管，降低肝内血管阻力，同时因血浆醛固酮降低，排钠利尿，减少血容量，降低门静脉压力。但该药在降低 HVPG 的同时，对动脉血压影响较大，因此并不作为降低门静脉高压的首选治疗药物。但有研究显示，血管紧张素转换酶抑制剂卡托普利能显著降低肝硬化大鼠肝的纤维化，提示该药可能在疾病早期防治肝纤维化的进展中起作用。

(4)钙通道阻滞剂：能阻滞细胞膜上的钙通道，松弛肌成纤维细胞，降低肝内阻力，进而降低门静脉压力。常用于治疗门静脉高压的钙通道阻滞剂有维拉帕米(verapamil，异搏定)、硝苯地平(nifedipine，心痛定)、桂利嗪(cinnarizine，脑益嗪)和粉防己碱(tetrandrine，汉防己甲素)。研究证明：此类药物治疗门静脉高压，不仅能减少门静脉、肠系膜上静脉、脾静脉的血流量，还可有效降低食管曲张静脉与门静脉压力，其中以粉防己碱为最佳。用法：维拉帕米120mg/d，硝苯地平30～60mg/d，桂利嗪75～150mg/d，粉防己碱150mg/d。钙通道阻滞剂都有不同程度的肝脏"首过效应"，应注意患者的肝功能改变。

(5)硝普钠(sodium nitroprusside)：可直接松弛小动、静脉平滑肌，舒张血管，有明显的降低门静脉压的作用。

2. 血管收缩药物　可以直接或间接地引起内脏动脉血管收缩，减少内脏血流，进而减少门静脉血流以降低门静脉压力及侧支血流。常用药物有血管升压素及其衍生物、生长抑素及其类似物、β受体阻滞剂等。

(1)血管升压素及其衍生物：血管升压素的主要作用机制是通过和分布于血管平滑肌上的V_1受体结合，直接收缩内脏小动脉和毛细血管前括约肌，增加毛细血管前/后阻力值，使内脏血流量减少；收缩肝动脉，使肝窦内压下降，明显降低胃左静脉和食管曲张静脉的血流；动脉压升高反射性引起心率减慢，心排血量减少。血管升压素还能增加下段食管括约肌张力，使食管下段静脉丛收缩，导致曲张静脉血流量减少，但对肝窦和窦后血管阻力无影响。

由于血管升压素可使全身血管收缩，故可引起高血压、脑血管意外、心律失常、心肌缺血甚至心肌梗死、心力衰竭，另外还可产生缺血性腹痛和痉挛性腹泻、胸痛。在25%的病例中，血管升压素的治疗因这些并发症而必须停止。但血管升压素和硝酸酯类联合应用能增强门静脉压力的降低，减弱血管升压素的全身副作用。

特利加压素是血管升压素的类似物，静脉注射后，通过组织肽酶对三甘氨酸基的催化裂解，缓慢转变成具有生物活性的血管升压素。因为这一过程是缓慢连续进行的，所以一次静脉注射后的作用时间比血管升压素长10倍，与相应剂量的血管升压素持续静脉滴注所产生的效果相同，有较高的局部浓度，血清水平较低，从而降低了毒性。用法为首剂静脉注射2mg，以后每4～6h静脉注射1mg，连续使用24～36h。

(2)生长抑素及其类似物：生长抑素降低门静脉压力、预防和治疗食管静脉曲张出血的作用机制叙述如下。①选择性地收缩内脏血管平滑肌，使门静脉血流减少，门静脉压力降低。②减少肝动脉血流量，明显降低肝内血管阻力。③增加食管下段括约肌的压力，使食管曲张静脉血流量减少。④抑制胃泌素、胃酸分泌，防止胃酸及其反流对血凝块中纤维蛋白的溶解作用。

生长抑素对全身血流动力学影响较小，故全身不良反应少见。研究显示生长抑素控制出血效果好于血管升压素，控制急性静脉出血的效果与气囊压迫治疗、内镜下硬化剂治疗和特利加压素相同，而且不良反应发生率明显低于后者。用法：首次250μg静脉注射，然后以250μg/h的速度持续静脉滴注，连续应用24～48h甚至更长时间。

(3)非选择性β受体阻滞剂：降低门静脉压力主要作用机制叙述如下。①阻滞心脏β受体，减慢心率、减弱心肌收缩力、减少心排血量，进而使门静脉血流量减少。②阻滞内脏血管

床的 β_1 受体,使与之相抗衡的 α 受体相对兴奋,引起内脏血管收缩,进一步减少门脉血流量。这个双重作用亦解释了为什么心脏特异性 β 受体阻滞剂减少门静脉压的效果比非选择性 β 受体阻滞剂的效果差。主要代表药物是普萘洛尔(心得安),是目前研究最多、最深入、临床应用最广的预防复发性出血的药物。研究显示,非选择性 β 受体阻断剂组出血的相对危险比安慰剂组降低了 45%,病死率降低了 20%。

普萘洛尔对肝功能 Child—Pugh 分级 A 级或 B 级者效果好,而 Child—Pugh C 级患者应慎用或禁用。心得安主要在肝脏中代谢。用药应从小剂量开始,一般口服 10～20mg,每日 2 次。服药期间定期监测心率和血压,根据用药后的反应逐步增加剂量,一般可隔 1～3d 增加原剂量的 50%,使之达到有效的阻滞 β 受体的水平,然后用此剂量长期维持服用。如无意外不得随意减量或停药。普萘洛尔用量个体差异较大,小则 20mg/d,大则可达 160mg/d 以上。判断剂量是否适量的方法有:①超声多普勒测定门静脉和门一体侧支循环,如胃左静脉血流方向和速度是评价门静脉高压程度准确、可靠而又方便实用的无创伤方法。②休息时心率较治疗前减慢 25%,此法简便易行,目前常用,但心率改变仅代表 β_1 受体阻滞作用,不能反映 β_2 受体阻滞水平,故欠全面。近年有人提出了持续、长期、终身治疗的概念及方案。非选择性 β 受体阻断剂的保护作用停药后即消失,发生静脉出血的危险增加,因此需要终身用药。

普萘洛尔治疗门静脉高压症时,少数患者出现恶心、呕吐、嗜睡、乏力、眩晕、心率减慢、血压下降、精神抑郁、支气管痉挛等,偶有发热、血小板和粒细胞减少,较严重者有引起血氨升高的报道。机制为心得安减少门脉血流,患者肝动脉血流不能代偿性增加,肝血流灌注锐减,肝功能受损,血氨代谢障碍。长期服用普萘洛尔的患者如果突然中断治疗,可因体内 β 受体对肾上腺素能刺激超敏感,而发生 β 受体阻滞剂撤停综合征,如致命性心律失常、门静脉压力急剧增高所致的食管静脉出血。

3. 其他

(1)5—羟色胺受体拮抗剂:内源性 5—羟色胺是由小肠黏膜嗜铬细胞合成与释放的血管活性物质,能引起静脉收缩,在维持门静脉高压中具有一定的作用。5—羟色胺受体措抗剂理论上可通过降低肝内血管和门侧血管阻力而降低门静脉压力。该类药物主要有酮色林(ketanserin)和利坦色林(ritanserin)。用法:酮色林 20～40mg,2 次/d;利坦色林 0.08mg/(kg·d)。酮色林副作用大,严重者可引起门一体脑病、直立性低血压、心律失常、QT 间期时间延长等,其在肝功能差的病例中更为明显,应用时宜从小量开始。

(2)利尿剂:常用呋塞米及螺内酯,可通过降低有效血容量并降低已增高的心排血量,反射性引起内脏血管收缩,也可激活血管活性物质,减少内脏血流量,而降低门静脉及奇静脉压。

(3)促胃肠动力药:促胃肠动力药如甲氧氯普胺(胃复安,20mg)、多潘立酮(吗丁啉,10mg)可选择性地增加食管下端括约肌的张力和收缩食管平滑肌,减少曲张静脉血液回流,控制并减少食管胃底静脉破裂出血。

(4)己酮可可碱:由于门静脉血管阻力与其血液黏度成正比,己酮可可碱可通过改善红细胞变形能力,降低血黏度,从而降低肝血管阻力及门静脉压力。本药可望成为治疗本症的一种新方法。

总之,降低门静脉压力的药物种类繁多,不仅作用机制不同,而且同一种类的不同药物其半衰期也不一致,因此临床上常将作用迅速、半衰期短的药物用于治疗急性食管胃底静脉破裂出血，而半衰期长的药物用于预防出血。如血管升压素及其衍生物、生长抑素及其类似物、有机硝酸酯类、α受体拮抗药及硝普钠等用于门静脉高压伴上消化道出血的治疗，其余用于预防出血。由于门静脉高压发病机制复杂，单一用药很少使门静脉压力降低20%以上，且易出现毒性作用，因此常采用不同作用的药物联合应用，不仅可以增强降低门静脉压的作用，而且可减少药物的毒性作用，是今后药物治疗的方向。

(四)肝硬化门静脉高压症相关急性出血的干预治疗

1.肝硬化食管静脉曲张首次出血的预防(一级预防)　对Child－Pugh B级和C级、肝静脉压力梯度＞1.60kPa(12mmHg)、内镜显不曲张静脉粗大、表面呈红色征的中度、重度食管静脉曲张的患者应视为出血的高危人群，应给予一级预防治疗。内镜显示无静脉曲张的患者应每2～3年进行内镜普查，暂不需要进行一级预防。一级预防治疗包括药物、内镜和手术治疗，其中手术预防出血已很少采用。

(1)药物治疗

1)非选择性β受体阻滞剂：是预防性药物治疗的首选，其在预防曲张静脉出血中的作用迄今至少有9个随机对照实验比较。其中有2年随访研究结果显示，非选择性β受体阻断剂组出血的相对危险比安慰剂组降低了45%，病死率降低20%。对这些研究的亚组分析显示，非选择性β受体阻滞剂对不伴有腹水的中、重度静脉曲张患者效果较好，对轻度静脉曲张患者效果不明显。

使用非选择性β受体阻滞剂的最常见禁忌证包括：中到重度充血性心力衰竭、活动期的阻塞性肺疾病、主动脉瓣膜病及其他使用非选择性β受体阻滞剂后会加重的心脏疾病、房室传导阻滞、外周动脉供血不足。窦性心动过缓和胰岛素依赖性糖尿病为相对禁忌证。因为上述禁忌证的存在，大约15%的患者在临床实践中不能使用非选择性β受体阻滞剂。治疗中常见的副作用为疲乏、气短、睡眠紊乱等，通常比较轻微，因副作用需要终止治疗的不到5%。

普萘洛尔和纳多洛尔是门静脉高压药物治疗中使用最广的非选择性β受体阻滞剂。普萘洛尔的初始使用剂量为10～20mg，2次/d，服用2周后逐渐增至最大剂量160mg，2次/d。在临床实践中，剂量应根据经验逐渐增加，直至静息心率基础值降低25%，但不能低于55次/min治疗。纳多洛尔的使用剂量为20mg/d，每2～3d逐渐增加，最大耐受剂量为160mg。非选择性β受体阻断剂的保护作用停药后即消失，发生静脉出血的危险增加，因此需要终身用药。

2)硝酸酯类：通过NO介导的静脉舒张和肝窦阻力下降来降低门静脉压力。血管舒张剂可能影响肾功能，不应该作为单一药物治疗门静脉高压。硝酸酯类药物与非选择性β受体阻滞剂联合使用，可使门静脉压力下降程度比单一使用其中一种药物更大，且减少了全身副作用。使用硝酸酯类药物的主要副作用为头痛(约20%发生率)和低血压，副作用常与治疗剂量相关。硝酸异山梨酸酯的使用剂量为10mg，2次/d，每隔一天药物剂量增加，可增加至40mg，2次/d，但是通常10～20mg，2次/d，可被患者更好地耐受，全身副作用小，仍可实现肝内和侧支循环血管的舒张。

3)腺素能调节剂：哌唑嗪是α_1肾上腺素能受体阻断剂，能够明显降低肝硬化患者的肝血管阻力，从而降低HVPG。有研究显示当其与非选择性β受体阻滞剂联合使用时，其降低门静脉压力的作用比硝酸酯类药与非选择性β受体阻滞剂联用更明显，但是其明显的降低动脉压、体液滞留和右房压升高等不良反应限制其应用。可乐定是中枢性的α_2肾上腺素能受体激动剂，通过减少门静脉血流和降低门静脉阻力从而降低门静脉压，其降低 HVPG 的作用比普萘洛尔略强，但目前在预防曲张静脉出血的作用尚少报道。

研究显示，当 HVPG 或静脉曲张压的基线值下降 20%以上，或 HVPG 减至 12mmHg 以下时，出血的危险实际上就消失了。但是即使未达到上述目标时，也并不意味着出血就会发生。事实上，约 60%接受β受体阻滞剂预防性治疗但并未达到上述目标的患者并未发生出血。因此，在预防首次曲张静脉出血时，并不需要对药物治疗反应的血流动力学实施监测。

综上所述，对于肝硬化食管静脉曲张有高危出血风险的患者，应考虑预防出血的治疗。首选的治疗是使用非选择性β受体阻滞剂，对于没有禁忌证的患者应长期用药。对于有禁忌证、不能耐受非选择性β受体阻断剂或者对药物治疗无效者，可以考虑内镜下治疗。

（2）内镜治疗

1）硬化剂治疗：内镜下曲张静脉的硬化治疗（esophageal variceal sclerotherapy，EVS）是将一种可导致血管中血栓形成和引起周围组织炎症的物质注射入曲张静脉的腔内（血管内硬化剂治疗）或曲张静脉周围组织（血管外硬化剂治疗），以消除静脉曲张的治疗方法。常用的硬化剂有 5%鱼肝油酸钠、5%油酸氨基乙醇、1.5%～2%乙氧硬化醇、1.5%十四烷基磺酸钠、95%乙醇等。无论是在有效率还是并发症方面，这些硬化剂无显著差别。

硬化剂治疗的副作用相对较多，一些轻微的并发症，如短时低热、胸骨后疼痛、短暂的吞咽困难和无症状的胸膜渗出均很常见，常发生于治疗的 24～48h 内，并不需要特殊治疗。90%的患者在注射后 24～48h 内发生食管溃疡，大多数病例很快愈合，但 20%的患者发生出血，0.5%的患者局部溃疡扩展，在 5～7d 后穿孔，可发生吸入性肺炎和纵隔炎。另外，也有门静脉血栓、癫痫发作、脓毒症的报道。总之，治疗相关的死亡率大约为 1%。当活动性出血患者在紧急情况下进行此操作时，并发症发生率和死亡率都相对较高。

2）组织黏合剂治疗：将组织黏合剂（N－丁基－2－氯丙烯盐酸）注射入曲张静脉，形成坚固的管型堵塞注射的血管，2～3 周后，黏膜坏死脱落，铸型脱入胃肠腔。继发的溃疡通常迅速愈合。亦有因组织黏合剂在循环系统中播散造成肺栓塞和脑血管意外的报道。

3）内镜下套扎术：内镜下食管静脉曲张套扎术（endoscopic esophageal varix ligation，EV）原理为用特制的弹性橡皮圈将曲张的静脉进行套扎，从而使被结扎的曲张静脉纤维化、闭塞，预防和减少再出血。方法有外套管单发皮圈结扎和多发皮圈结扎。目前尚缺乏有力的循证医学证据支持把内镜下食管静脉曲张套扎术作为一线的预防性治疗措施。

总之，内镜预防肝硬化食管静脉曲张破裂出血仅用于有禁忌证或不能耐受β受体阻滞剂的患者，且其确切疗效尚存在争议。

2. 肝硬化急性食管静脉曲张出血的治疗

（1）一般处理：对于急性食管静脉曲张破裂出血的患者，首要的是进行复苏治疗并维持血流动力学的稳定，防治并发症，包括吸入性肺炎、肝性脑病、低氧血症、电解质紊乱、腹水、肾衰竭等，另外，抗生素的预防性使用是治疗肝硬化患者急性胃肠道出血的一项重要措施。

（2）药物治疗：目的是降低门静脉压力和（或）诱发血管收缩使曲张静脉出血减少。

1）血管升压素：通过引起内脏血管收缩，有效地减少门静脉血流和降低门静脉压力。它可以明显地控制曲张静脉出血，但死亡率并没有降低。且血管升压素会明显地引起全身系统血管收缩，出现多种严重症状，20%病例被迫停药。若将硝酸甘油与血管升压素联合使用可明显地减少副作用。

2)特利加压素:相对于血管升压素,其不良反应发生率低。其在控制肝硬化急性静脉曲张出血方面总有效率为75%~80%。同时,特利加压素对肾功能有保护作用,能防止晚期肝硬化曲张静脉出血的患者发生肝肾综合征。

特利加压素通过快速静脉注射给药,剂量为每4~6h 2mg,给药48h。在初步地控制出血后(24h内无出血),剂量可减半,维持5d,以预防早期再出血。

3)生长抑素及奥曲肽:作用机制尚未被完全阐明,可能是通过阻断胰高血糖素的舒张血管作用达到减少门静脉血流的目的。其他可能的因素包括减少循环血量、防止餐后内脏血管充血及增加内脏血管张力等。研究显示生长抑素控制出血效果好于血管升压素,而且不良反应发生率明显低于后者,但对死亡率无明显影响。总体上看,生长抑素类药物的优势在于禁忌证和不良反应很少,使用比较安全。

(3)内镜治疗:肝硬化食管静脉曲张急诊内镜下注射硬化剂治疗能使80%~90%的患者止血,但与血管活性药物比较,它仅比血管升压素能更好地控制出血,而与特利加压素、生长抑素或奥曲肽相比,控制出血、早期再出血的效果和死亡率均相同。由于使用药物与硬化剂注射效果相同且不良反应发生率更低,内镜下治疗只用于药物治疗失败的病例,必要时可暂时使用球囊压迫止血,之后再考虑内镜治疗或者经颈静脉肝内门体分流术。

(4)气囊压迫:通过对静脉曲张出血部位的直接压迫来止血。80%~90%病例的出血能得到控制,但是在气囊放松后会有50%的病例发生再出血。研究显示,气囊压迫比血管升压素有效,但与特利加压素、生长抑素、奥曲肽、硬化剂注射相比有相同疗效。应用此法的并发症常见,且可以是致死性的,包括吸入性肺炎、巨大食管溃疡、气管破裂、气道阻塞。由于并发症常见且较为严重,再出血发生率高,因此气囊压迫仅适用于其他治疗措施控制出血无效时暂时控制静脉曲张出血,且需由有经验及技术熟练的医生在ICU病房里进行。

(5)经颈静脉肝内门体分流术(transjugular intra hepatic portasystemic shunt,TIPS):主要操作步骤是先经颈静脉插管至肝右静脉或肝中静脉,再经肝静脉穿刺门静脉,置导丝于门静脉内并扩张肝内通道,然后将支架装置安放于肝实质内通道中,气囊扩张通道并用支架维持通道开放,从而在肝实质内建立肝静脉和门静脉主要分支之间的分流通道,用以降低门静脉压力,控制和预防门静脉高压及其并发症。但近几年研究报道显示,TIPS与内镜治疗相比,尽管再出血率低,但肝性脑病发生率高,病死率相近。因此,一般将TIPS作为内镜治疗或药物治疗失败的急性静脉曲张出血的治疗方法。

总之,当推测可能有曲张静脉出血时,应尽快在内镜证实前用药。特利加压素可减少死亡率,是首选治疗,生长抑素可作为特利加压素替代药。若有条件,应由有经验的内镜专家操作内镜下硬化剂注射术或套扎术。当药物和内镜治疗失败时,TIPS可被用于急救手段。在Child-Pugh A级或B级患者,外科手术可代替TIPS。

3.肝硬化食管静脉曲张再次出血的预防(二级预防)　首次肝硬化食管静脉曲张出血存活的患者,存在再出血的高风险(1~2年内有60%的再出血发生率),其中50%以上的再出血发生于首次出血后10d内,尤其是最初72h内。首次出血后一年的死亡率可高达70%,主要的死亡原因包括反复出血、肝衰竭和继发感染。因此需采取积极治疗措施防止再出血。

(1)药物治疗:非选择性β受体阻滞剂不仅可以有效预防肝硬化静脉曲张患者首次出血,而且可以明显降低早期再出血的风险并改善生存率,应尽早使用。

对于预防再出血的药物治疗,应该通过测量HVPG来监测药物治疗的血流动力学反应,并且随治疗持续重复测量。治疗的血流动力学目标是HVPG降低至12mmHg以下或降低HVPG基础值的20%，研究显示，达到该目标为肝硬化食管静脉曲张再出血提供了有效防护。

(2)内镜治疗：内镜下硬化注射法或套扎术能明显减少食管静脉曲张再出血和死亡的危险，且后者相比更有效，不良反应更轻。

内镜下硬化剂注射或套扎术与β受体阻滞剂联合治疗相比于它们单独使用，可显著减少再出血的危险性，但死亡率无差别。因此，当患者采取两种单一治疗还出血时，应推荐首选内镜下治疗与β受体阻滞剂联合应用。

(3)TIPS：在预防食管静脉曲张再出血方面和外科分流术相比无显著差别，但TIPS会同时增加肝性脑病的发生率。

综上所述，对于首次出血后生存的患者，应该首选β受体阻滞剂预防治疗，不能耐受或有禁忌证的应用内镜治疗，首选为内镜下套扎术。若使用β受体阻滞剂后还出血的患者，推荐β受体阻滞剂与内镜下治疗联合应用。对于已采用β受体阻滞剂与内镜联合治疗仍有严重或重复出血的患者，应采，取TIPS(尤其是等待肝移植患者)或外科分流手术作为"挽救"措施。

4.肝硬化胃静脉曲张的治疗　肝硬化胃底静脉曲张破裂出血的治疗及再出血的预防，除非选择性β受体阻滞剂治疗外，其他方法的选择仍存在争议。目前倾向于选择内镜下硬化剂注射法和(或)静脉内注射组织黏合剂治疗。

(五)肝硬化门静脉高压性胃病的治疗

不需要对肝硬化门静脉高压性胃病的出血采取一级预防。门静脉高压性胃病急性出血时应该首先使用治疗静脉张出血的血管活动药物，对于再出血的预防，仍然以选择β受体阻滞剂为基础。

(六)肝硬化门静脉高压症腹水的治疗

严重的门静脉高压是肝硬化患者形成腹水的主要原因。适当限钠(90mmol/d)，口服螺内酯和呋塞米是腹水治疗的基础，中等量腹水一般适用上述药物治疗。对于肝硬化引起的张力性腹水，应给予治疗性放腹水结合静脉内输注白蛋白(每去除1L腹水补8g白蛋白)治疗。如有腹水的自发感染(自发性细菌性腹膜炎)，第三代头孢菌素是首选的抗生素。

九、预后

肝硬化门静脉高压一旦形成后，其预后主要取决于并发症发生的频率及严重性，包括胃食管静脉曲张破裂和门静脉高压性胃病导致的上消化道出血、腹水、肾功能不全、肝性脑病等，这些并发症是主要的死因。

十、预防

肝硬化门静脉高压症早期可无任何症状，通常需要体检发现。因此，早期发现肝硬化门静脉高压症，并给予早期病因治疗是避免或延迟门静脉高压形成至关重要的方法。另外，定期的内镜检查，及尽早的药物预防治疗是肝硬化门静脉高压形成后避免严重并发症出现的重要干预措施。

(景德怀)

第三节 非肝硬化性门静脉高压症

门静脉主干是由肠系膜上、下静脉和脾静脉汇合而成，其左、右两干分别进入左、右肝后逐渐分支并与肝动脉小分支的血流汇合于肝小叶内的肝窦(肝的毛细血管网)，然后汇入肝小叶的中央静脉，再汇入小叶下静脉、肝静脉，最后汇入下腔静脉。门静脉系统解剖学特点有三：一是位于两个毛细血管网之间，一端是胃、肠、脾、胰的毛细血管网，另一端是肝小叶内的肝窦；二是与肝动脉的小分支血流不但汇合于肝小叶内的肝窦，还在肝小叶间汇管区借着无数的动静脉间的小交通支相互沟通；三是与腔静脉系之间存在四个交通支，即胃底一食管下段交通支、直肠下端一肛管交通支、前腹壁交通支和腹膜后交通支。门静脉压力(PVP)通常与血流量和阻力成正比。正常门静脉血流量为1000～1200mL/min，PVP为5～10mmHg(7～14cmH_2O)。

门静脉高压症(portal hypertension，PH)并非独立的疾病，而是多种原因引起门静脉系统血流和(或)阻力增加、PVP明显增高(≥25mmHg或30cmH_2O)，进而导致脾大和脾功能亢进、食管胃底静脉曲张和呕血、腹水等为主要表现的临床综合征。根据病变所累及的部位和血流动力学特点，可将门静脉高压症简单地分为肝(窦)前性、肝(窦)内性、肝(窦)后性三大类。根据肝脏病理组织学特征和肝功能储备状况，又可将门静脉高压症分为肝硬化性门静脉高压症(cirrhotic portal hypertension，CPH)与非肝硬化性门静脉高压症(noncirrhotic portal hypertension，NCPH)两类。肝硬化性门静脉高压症占门静脉高压症的80%以上，以肝硬化、肝功能损害与门静脉高压相关表现为特征；非肝硬化性门静脉高压症的特点是无肝硬化，肝功能储备相对较好，但门静脉高压相关表现突出，通过适当的内外科治疗，多数患者预后较好。本节内容主要介绍非肝硬化性门静脉高压症。

一、病因与分类

(一)肝前性非肝硬化性门静脉高压症

1.脾静脉阻塞(splenic vein occlusions，SVO)

多种原因引起单纯性脾静脉梗阻导致门静脉脾胃区压力超过正常，又称脾胃区门静脉高压或左侧门静脉高压，占门静脉高压各种病因的5%，常见于年轻人。脾静脉全长几乎均位于胰腺之后，胰腺的慢性炎症、囊肿或肿瘤均可导致脾静脉受压和腐蚀，使血管痉挛、内膜损害及血流障碍，导致血栓形成，所以慢性胰腺炎和肿瘤是SVO的主要病因。其他疾病包括脐静脉闭塞后遗症、腹腔内淋巴瘤、脓肿、穿透性溃疡、游动脾、脾动脉瘤压迫脾静脉、门腔分流术后及腹膜后纤维化、肾脏肿瘤和腹部外伤等。

2.门静脉血栓形成(portal vein thrombosis，PVT) 尸检时发现PVT发病率为0.05%～0.5%，为西方国家肝外门静脉高压的首要原因。PVT病因较复杂，儿童以感染最常见，约占50%，尤其是脐带感染。成人常见原因有肿瘤直接侵袭或外在压迫、血液高凝状态、感染或炎症等，80%以上的肿瘤为胰腺癌和原发性肝癌。抗磷脂抗体综合征、口服避孕药、妊娠和凝血因子Ⅴ突变、蛋白C及蛋白S缺乏等血液系统疾病均可导致高凝状态，引起PVT。在无肝硬化和肿瘤的患者中，25%为败血症，包括化脓性门静脉炎、胆道感染、憩室炎、坏死性胰腺炎和阿米巴肝脓肿等。另有报道 PVT 与先天性畸形包括室间隔缺损、房间隔缺损、下腔静脉畸形和胆管畸形等有关，推测门静脉可能亦有先天畸形。

3. 骨髓增生性疾病(myeloproliferative disease，MPD)　包括骨髓纤维化、真性红细胞增多症、原发性血小板增多症和慢性粒细胞性白血病，常引起门静脉高压。3%～12%的 PVT 患者为显性 MPD，还有一部分不明原因的 PVT 患者有潜在的 MPD。骨髓纤维化是原因不明的骨髓弥漫性纤维组织增生，17%～25%的骨髓纤维化患者合并门静脉高压，其产生原因有二：其一是脾脏的髓外造血，导致脾静脉的血流量增加，形成高动力循环；其二是形成门静脉或脾静脉血栓。

(二)肝内性非肝硬化性门静脉高压症

1. 非肝硬化性肝脏实质病变　急性酒精性肝炎，急性重型肝炎，急性脂肪肝，急性肝衰竭；病毒、酒精、砷、氯乙烯、铜盐中毒所致的慢性肝病；血吸虫病、结节病、结核病、淀粉样变性、肝脏良恶性结节、多囊肝；AIH、PBC、PSC、Wilson 病、血色病、α_1 抗胰蛋白酶－AT)缺乏、胰腺囊性纤维化。

2. 特发性非肝硬化性门静脉高压症　本病是一种原因不明，有脾大、贫血和门静脉高压，但无肝硬化和肝外门脉梗阻的疾病，并已排除血吸虫病、血液病、门静脉和肝静脉阻塞及先天性肝纤维化，可能与门静脉炎症或自身免疫病有关。其主要病理变化是门脉中等大小的分支严重狭窄或消失，并有纤维化，各分支可见血栓和血管周围纤维化，汇管区肝实质萎缩，但无肝细胞变性或坏死，且肝小叶结构正常，汇管区肝静脉分支亦有狭窄和减少。

3. 窦周纤维化和先天性肝纤维化　窦周纤维化是胶原纤维在 Disse 间隙沉积，可导致门静脉高压。常与一些化疗药物、维生素 A 或无机砷剂激活贮脂细胞，使胶原合成增加有关，也可以是肝紫癜病或肝窦扩张的后果。

(三)肝后性非肝硬化性门静脉高压症

1. 下腔静脉、肝静脉、肝小静脉病变　肝静脉血栓形成、下腔静脉血栓形成、肝窦阻塞综合征(SOS)、Budd－Chiari 综合征(BCS)、肝小静脉阻塞疾病(VOD)。

2. 心脏疾病　心肌病、心瓣膜病、缩窄性心包炎等。

二、发病机制

有关非肝硬化性门静脉高压症产生的学说很多，最经典的学说主要有前向与后向学说。

1. 前向学说(forward flow theory)　机体处于高动力循环状态，表现为全身血管阻力降低、平均动脉压(MAP)降低、血浆容量增加、内脏血流增加、心排血量增加。导致产生高动力循环状态的原因有：循环中胆酸、胰高糖素、降钙素基因相关肽(CRGP)等扩血管物质增加；血管内皮产生一氧化氮(NO)、前列腺素 I_2(PGI_2)等扩血管物质增加；血管对缩血管物质如去甲肾上腺素等反应性降低。

2. 后向学说(backward flow theory)　主要因为门静脉系统阻力增加，又因引起血管阻力增加的部位不同将其分为以下三种形式。①肝前性：因门静脉阻塞所致。②肝后性：因肝静脉阻塞所致。③肝内性：为多因素所致，最常见有解剖因素(纤维化、结节形成、肝窦毛细血管化等)和功能因素(星状细胞活化、局部 NO 合成减少、内皮素 1 增加等)。

三、诊断与治疗

(一)门静脉高压症的临床诊断思维

1.注意病史采集　任何现代化的辅助检查也无法取代详细的病史采集。既往有无肝硬化、慢性肝炎相关的临床表现;有无消化道出血史及出血的次数、日期、出血量;以往内镜检查结果;既往史中还要注意酗酒、输血、乙肝、丙肝、腹腔感染、新生儿感染或其他感染、口服避孕药、骨髓增殖性疾病等。

2.重视体格检查　肝细胞衰竭的征象如神智状况、全身皮肤黏膜有无瘀点瘀斑、牙龈有无出血等;腹部检查注意腹壁静脉显露的部位、程度、血流方向,脾脏大小,肝脏大小和质地,有无腹水;下肢有无水肿;直肠检查等。尽可能多地发现对诊断有价值的体征。

3.针对性给予辅助检查　根据对其详细病史的采集及周密体检,掌握患者病情特征,给予进行有针对性的辅助检查。例如,实验室检查:生化、免疫、病毒、血液学;上消化道内镜检查;肝活检病理检查;肝脏影像学:肝静脉造影、选择性内脏动脉造影、US、CT、MRI。并且要给辅助科室提供较为详细的临床资料,注意与检验、病理、影像学等科室医师沟通,这样才能够使得更多的原因不明的门静脉高压患者得到明确诊断。

4.门静脉高压的常见原因

(1)肝前性:脾大、肝功能受损不明显,多见于门静脉与脾静脉血栓形成、海绵状变性,特发性门静脉高压,先天性肝纤维化。

(2)肝内性:肝功能受损明显,多见于各种肝硬化(病毒及非病毒)。

(3)肝后性:肝大、肝功能受损明显,多见于 Budd－Chiari 综合征、肝静脉系统血栓形成、肝小静脉阻塞性疾病(VOD)。

5.门静脉高压伴明显肝功能异常

(1)胆系疾病:如胆道闭锁、家族性淤胆综合征、硬化性胆管炎、特发性新生儿肝炎、长期静脉营养所致的肝硬化。

(2)肝实质疾病:如 Wilson 病、α_1－AT 缺乏、自身免疫性肝炎、病毒性肝炎、囊性纤维化、围生期血色病、铁累积性疾病。

(3)肝静脉流出道梗阻:如 Budd－Chiari 综合征、VOD。

6.门静脉高压无明显肝功能异常　①先天性肝纤维化。②门静脉梗阻:门静脉海绵状变性、门静脉先天性异常。③小血管发育异常。④脾血管异常。

(二)几种非肝硬化性门静脉高压症的诊断与治疗

1.先天性肝纤维化(congenital hepatic fibrosis,CHF)　是一组少见的常染色体隐性遗传性疾病,临床以门静脉高压和肝功能正常为特点,多合并常染色体隐性遗传性多囊肾和(或)肝内、外胆管发育异常,常与交通性海绵状胆管扩张(Caroli 病)伴发存在。根据不同临床表现分为四种类型:门静脉高压型、胆管炎型、门静脉高压合并胆管炎型和无症状型。由于该病缺乏特异性临床表现,常被误诊为继发性肝硬化。

流行病学特点:发病年龄较轻,男性略多于女性,家族中可有相似病例。

临床特点:主要为门静脉高压症的表现,如肝脾大,与门脉性肝硬化不同的是肝大而硬,脾大合并脾功能亢进相对较少,食管胃底静脉曲张或破裂出血,腹水等。当合并 Caroli 病或肾脏病变时,可表现为胆管感染、尿路感染及肾衰竭。触诊时肝脏质地硬,表面平滑或有小结节，肝脏边缘可不规则，提示肝硬化，但肝功能检查往往正常或轻微异常，提示肝脏合成、储备功能正常，与严重的门静脉高压不平行。在该病的终末期，可表现为高胆红素血症，凝血酶原时间延长。

病理特点：肝组织活检是诊断 CHF 的金标准，其特征性改变为汇管区纤维组织明显增生，纤维间隔内可见形态各异、增生程度不同的小胆管，肝细胞板排列基本正常，肝小叶结构基本完整，不形成典型的假小叶结构。汇管区无明显炎性细胞浸润，在伴发胆管炎时，可见急、慢性炎症细胞浸润。

治疗与预后：单纯的 CHF 预后相对较好，即使出血和门体静脉分流后，也很少出现肝性脑病，病变较一般肝硬化进展慢。CHF 尚无根治的办法，一般以对症及支持疗法为主，疾病晚期可行肝移植。

总之对于临床上以不明原因的肝脾大、门静脉高压就诊而肝功能相对正常的患者，应考虑到 CHF 的可能。对于家属中有相似病例的患者更应高度怀疑 CHF，必要时行肝组织活检以明确诊断。

2. 特发性门静脉高压（idiopathic noncirrhotic portal hypertension，INCPH）　是一种病因未明的以长期的肝内窦前性门静脉压增高为特征性表现的综合征，在我国较少见。临床表现为门静脉高压、脾大、脾功能亢进、食管胃底静脉曲张、反复上消化道出血、全血细胞减少，而肝功能基本正常。与其他原因所致的肝硬化门静脉高压临床表现相似，容易误诊。

发病原因：IPH 的发病原因目前未明，有人认为慢性砷、铜中毒及细胞毒性药物如硫唑嘌呤等免疫抑制剂的应用及长期接触聚乙烯原料可以引起本病，也有人认为全身或腹腔感染与本病有一定关系，有人观察到 IPH 患者的免疫球蛋白水平增高，自身抗体及 T 细胞活性增高，因此认为持续的免疫异常或自身免疫反应可能在其发病中起重要作用。

临床特点：主要表现为脾大、脾功能亢进、食管胃底静脉曲张、反复上消化道出血、全血细胞减少。

IPH 肝脏没有特异的组织学改变。组织学检查发现不仅在不同时期有差异，在同一肝脏的不同位置也有不同。主要表现为门静脉周围纤维化，无明显炎症细胞浸润，肝外和肝内门静脉分支广泛硬化，可见血栓形成，门静脉末梢支管壁纤维化伴显著管腔狭窄，细小的门静脉支闭塞消失，血管中层和内膜纤维增厚，弹性纤维显著增多，而肝脏大小形态基本正常。组织学无肝细胞变性或坏死，肝小叶结构正常，无假小叶形成。

诊断要点：目前 IPH 尚无统一诊断标准。较多见的诊断建议有以下 2 种。

（1）Hillaire 等的诊断标准：①有门静脉高压症的表现，如食管静脉曲张，脾功能亢进，腹水或肝静脉压逐步升高。②多普勒超声提示典型的肝静脉和门静脉表现。③肝活检提示没有肝硬化。④排除已知的导致肝硬化的疾病，如慢性病毒性肝炎、酒精性肝病、非酒精性脂肪性肝病、肥胖、血吸虫病、自生免疫性肝炎或 Willson 病。⑤排除慢性维生素 A 摄取异常，职业性接触有毒物质。

（2）日本 IPH 研究委员会制订的诊断要点：①不明原因的脾大、贫血、门静脉高压，可除外肝硬化、血液疾病、肝胆系统的寄生虫病、肝静脉和门静脉阻塞及肝纤维化等，也就是说，IPH 的临床诊断可通过排除以上疾病而确立。②1 种以上血液成分减少。③肝功能正常或接近正常。④X 线证实有上消化道静脉曲张。⑤超声、CT 或脾脏同位素检查提示肝表面非肝硬化表现，脾大。⑥肝静脉楔压（WHVP）正常或轻度升高，脉压＞20mmHg。⑦肝活检显示门静脉纤维化,但无肝硬化。并非必须具备以上每一条标准才能诊断,但是必须确有门静脉高压并且可绝对排除肝硬化和其他原因引起的非肝硬化性门静脉高压才可诊断。

治疗与预后:IPH 患者因无肝硬化,其远期预后好于肝硬化门静脉高压。本病主要死因是食管胃底静脉曲张破裂出血,因此治疗出血和预防复发是关键问题。对急性出血病例内镜下曲张静脉套扎术及内镜下硬化剂治疗非常有效,控制急性出血成功率大于 95%。亦可选择介入治疗,如脾栓塞术及经颈静脉肝内门体分流术。外科治疗是内镜治疗无效、脾功能亢进伴自发性出血患者的有效选择。IPH 患者存活曲线几乎与相同年龄及同性别的普通人口类似,急性出血后病死率明显低于肝硬化患者。在成功处理胃食管静脉曲张后,2 年及 5 年存活率接近 100%。

IPH 无慢性肝炎史,血清学病毒标志物阴性,肝功能多正常或接近正常,需与先天性肝纤维化、肝静脉阻塞等疾病鉴别。其组织学无假小叶形成及活动性炎症,汇管区纤维组织增生,围绕胆管形成同心板层状纤维化:门静脉末支管壁纤维化及不全闭塞,此种改变被认为是 IPH 的特征性改变。

3.肝窦阻塞综合征(sinusoidal obstruction syndrome,SOS)　1920 年 Willmot 和 Robertson 描述了一种新的肝脏疾病,其最主要的组织学特点是中央静脉阻塞,临床表现为疼痛性肝大、腹水及黄疸等,严重者可进展为非门脉性肝硬化。1954 年被 Bras 命名为肝小静脉闭塞症(HVOD)。但随后的研究表明,本病的发展可以没有小静脉的参与,并且发生最早、最根本的病理改变是肝窦阻塞。因此 Deleve 等建议将本病更名为肝窦阻塞综合征。

病因:①摄食吡咯双烷生物碱,如野百合碱(土三七)中毒。②肝脏放疗及联合使用白消胺和环磷酰胺。③长期应用抗肿瘤化疗药物和免疫抑制剂,如硫唑嘌呤、6-巯基鸟嘌呤等,目前认为有 20 多种免疫抑制剂和化疗药物可导致 SOS。

临床表现:酷似布加综合征,患者主诉上腹疼痛,腹胀,并迅速出现腹水,肝大,有触痛。临床分为 3 期:①急性期,患者表现为肝脾大,伴有明显肝损害,可出现黄疸。②亚急性期,以肝大和腹水为主要表现,可有肝功能损害。③慢性期,肝硬化表现,以门静脉高压为主。

影像学检查:CT 对 SOS 诊断有重要价值。平扫表现为肝大,密度降低,呈“地图状”,腹水;增强扫描:动脉期显示肝动脉增粗、扭曲,肝脏不均匀强化;门静脉期呈“地图状”改变,肝静脉显示不清,下腔静脉、门静脉周围“晕征”或“轨道征”;延迟期肝内仍有斑片影,“地图状”低密度区仍存在。

病理改变:肝窦内皮的完整性破坏,肝窦流出道阻塞,窦周纤维化,小叶中心静脉纤维变性闭塞。疾病的不同时期有着不同的病理改变,急性期表现为中央静脉周围肝窦淤血伴肝细胞坏死;亚急性期为肝窦扩张淤血,肝细胞出血性坏死,中央静脉纤维化;慢性期为肝硬化改变。肝组织活检虽然是诊断 SOS 的金标准,但值得注意的是,SOS 的异常病理表现是局灶性的,尤其是在疾病的早期阶段,容易导致假阴性结果。

目前认为肝窦内皮细胞损害所致的肝窦流出道阻塞,进而产生肝内窦性急性门静脉高压症是本病的主要发病机制,肝细胞由于淤血、缺氧而发生变性、坏死,造成肝功能损害。中央静脉等小静脉的内皮细胞也可受累而致管壁水肿、纤维化等病变,参与门静脉高压(窦后性)的形成与发展。因此,SOS 在本质上属于肝微循环障碍性疾病,肝实质细胞的损害主要是继发性改变。

治疗与预后:2009 年美国肝脏病研究协会(American Association for the Study of Liver

Diseases，AASLD)“肝脏血管疾病诊疗指南”推荐意见为针对 SOS 患者的液体潴留，可根据需要应用利尿剂、穿刺放液、血液滤过及血液透析等对症治疗。目前尚无随机对照临床试验证实去纤维蛋白多核苷酸对于治疗已确诊的 SOS 的疗效及安全性，因此无法给出明确推荐意见。对于因预后良好的疾病而接受造血干细胞移植的 SOS 患者来说，可考虑进行肝脏移植。经颈静脉肝内门体分流术及组织纤维蛋白溶酶原激活剂不推荐用于治疗 SOS。轻症 SOS 预后较好，但严重 SOS 的死亡率较高。最常见的死亡原因是心肺或肾衰竭。

附：SOS 诊断标准

移植后 21d 内出现下列 3 项临床症状中的 2 项或 2 项以上：黄疸（血清胆红素＞2mg/d 或者 34.2μmol/L）；肝大伴肝区疼痛；腹水或者体重增加基础体重的 2%～5%以上。

4. 巴德－吉亚利综合征（Budd－Chiari syndrome）　也称布－加综合征，是指由肝静脉或其开口以上的下腔静脉阻塞引起的以门静脉高压或门静脉和下腔静脉高压为特征的一组临床综合征。按病变部位的不同分为三型：A 型为局限性下腔静脉阻塞；B 型为下腔静脉长段狭窄或阻塞；C 型为肝静脉阻塞。

发病原因：最常见者为肝静脉开口以上的下腔静脉隔膜和肝内静脉血栓形成。在中国、日本、印度和南非大多由肝静脉以上的下腔静脉隔膜（大多属先天性）引起，少数由肝静脉隔膜引起；欧美则多由肝静脉血栓形成所致，与高凝状态，如真性红细胞增多症、抗凝血酶Ⅲ缺乏、高磷脂综合征等有关。

病理与病理生理：BCS 的主要病理生理变化为肝静脉回流障碍、压力明显升高，致肝中央静脉和肝静脉窦扩张、淤血。在肝静脉回流受阻而侧支代偿不足的情况下，血浆渗入肝淋巴间隙，淋巴液通过肝包膜漏入腹腔，形成顽固性腹水。由于肝脏充血，压力增高，导致肝脾大、食管和胃底静脉曲张等门静脉高压的表现。胃肠道淤血肿胀，遂引起腹胀、消化吸收不良、贫血和低蛋白血症。下腔静脉阻塞引起双下肢、会阴部肿胀和胸、腰、背部静脉曲张，这种静脉曲张既明显且范围广泛。此外尚可致肾静脉回流受阻，导致肾功能不全。由于血液游滞在下半躯体，回心血量明显减少，心脏缩小。患者常有心悸，轻微活动即可引起心悸、气短等心功能不全症状。

患者的肝功能常相对较好，与其由充血肿胀而非肝实质受损有关，因而如在早期恢复肝静脉回流可使病变回逆。但若不予解决，日久后肝内纤维组织不断增生，最终也可继发至严重的肝硬化，少数尚可形成肝癌，后者尤以南非多见。

起病特点：以男性多见，男女比例约为 2∶1。发病年龄则视病因而异，因先天性发育异常者，发病较早，以 20～40 岁多见。发病的早晚与参加重体力劳动及其程度和时间长短有关。因后天原因致病者，则发病年龄较晚。

症状体征：单纯的肝静脉阻塞者，以门静脉高压症状为主。合并下腔静脉阻塞者，则另有下腔静脉高压的临床表现，包括双下肢静脉曲张、色素沉着，甚至形成经久不愈的溃疡，严重者双小腿或靴区皮肤呈老树皮样改变。胸、腹壁及腰背部静脉扩张、扭曲。腰背部静脉曲张和脐下曲张静脉血流向上，是本病的特征之一。晚期患者由于腹水严重，蛋白不断丢失，更兼消化吸收功能低下，形成消耗状态：骨瘦如柴，腹大如鼓，可称为“蜘蛛人”的体态，患者常死于严重营养不良、上消化道出血或肝肾衰竭。

诊断与鉴别诊断：门静脉高压表现并伴有胸、腹壁，特别是腰背部及双下肢肿胀或静脉曲张者，应高度怀疑为本病。进一步明确诊断可借助辅助检查。辅助检查很容易发现肝静脉或其开口以上的下腔静脉阻塞。下腔静脉和(或)肝静脉造影为诊断此病的金标准。此外，尚需明确该病的原发病因，如某种高凝状态。诊断本病的最好方法仍为腔静脉造影。经股静脉颈静脉做单向或双向插管造影，可清晰地显示病变的部位、长度、类型、范围及测定病变两端下腔静脉的压力差，对治疗具有指导意义。经皮肝穿刺行肝静脉造影，可显示肝静脉有无扩张状况、阻塞。CT 和 MRI 亦是较为准确的诊断方法，尤其是 MRA 检查核磁血管造影可观察门静脉系统和下腔静脉。右心衰竭、结核性腹膜炎和癌肿引起的腹水为本病重点需鉴别的疾病。

治疗与预后：近年来，随着有关知识的推广和各种介入方法的涌现，大多数病例可获早期诊治，疗效较好，但复发仍难避免。主要分为保守治疗与手术治疗。微创治疗为治疗局限性或早期病变的主流。保守治疗对急性血栓形成病例及对某些病因所致者治疗有效，包括溶栓、类固醇、针对病因的治疗、中医中药和对症治疗(如保肝、利尿)。手术治疗分为传统的手术治疗和微创的介入治疗，根据不同病型采用不同的方法。目前首选介入法或介入与手术联合法。

由急性肝、腔静脉血栓引起者，可用纤溶疗法，将诊断时所插入的下腔静脉或肝静脉导管保留，经其进行纤溶疗法常获显效。对 A 型病变首选球囊扩张和支架疗法；失败时可取经右心房和经股静脉的病变穿破和球囊扩张法或根治性矫正术式。对 B 型病变可酌情选用下腔静脉一右心房、肠系膜上静脉一右心房、脾静脉一右心房和肠系膜上一颈内静脉转流术。C 型病变可采用诸种门体分流术(TIPS)。肝移植术只用于晚期病例。

5. 骨髓增生性疾病(myeloproliferative disease，MPD)　包括原发性骨髓纤维化(PMF)、真性红细胞增多症、原发性血小板增多症和慢性粒细胞白血病，常引起门静脉高压。3%～12%的门静脉血栓形成(PVT)患者为显性 MPD，还有一部分不明原因的 PVT 患者有潜在的 MPD。

PMF 是一种造血干细胞克隆性增殖所致的骨髓增殖性肿瘤，表现为不同程度的血细胞减少和(或)细胞增多，外周血出现幼红、幼粒细胞，骨髓纤维化和髓外造血。17%～25%的骨纤维化患者合并门静脉高压。其产生原因：一是脾脏的髓外造血，导致脾静脉血流量增加，形成高动力循环；其二是形成门静脉或脾静脉血栓。PMF 合并门静脉高压常有以下特点：①肝功能基本正常，即使有腹水，患者白蛋白仍正常。②外周血象表现可为白细胞及血小板增高(脾大伴有白细胞及血小板增高是骨髓纤维化与肝硬化脾功能亢进的重要鉴别要点)，血红蛋白降低，可见幼稚细胞。③骨髓穿刺及活检有干抽、纤维化及泪滴状细胞。值得注意的是，约有 20%的骨髓纤维化可合并肝硬化，而肝炎后肝硬化又可合并骨髓纤维化。这两者与单纯性骨髓纤维化引起门静脉高压的鉴别点主要依靠肝组织病理学、骨髓组织病理学的检查。脾穿刺可发现髓样化生，可见到各阶段的粒细胞、有核红细胞、巨核细胞及正常的脾淋巴细胞，这也利于鉴别。另外，前两者都会出现肝功能损害的表现也是最基本的临床鉴别指标。

处于纤维化前状态的 PMF 患者和无症状的纤维化 PMF 患者生存期较长，所以治疗大多针对有症状者。目前，PMF 的治疗多是姑息的，通常所用药物并不直接针对细胞学和遗传学的根本病因。虽然骨髓纤维化门静脉高压患者有脾大，但不到万不得已临床不选择脾切除，因为脾脏是代偿性造血器官。此外，虽然切脾可以不同程度地改善其门静脉高压、贫血、血小板减少，可围手术期有 25%患者出现出血和血栓，6.7%的患者死亡。脾切除的长期并发症主要包括：白细胞增多、血小板增多和肝大加速（可通过术后药物治疗控制）。因此，建议选择安全的对症治疗，如消化道出血可行曲张静脉内镜下止血、介入治疗或断流术。早期骨髓纤维化可进行化疗，化疗的目的在于纠正白细胞减少、阻止脾大或减少髓外造血器官的体积，但不能改变 PMF 的自然病程。故此，一旦有门静脉高压后其化疗的意义不大。异基因干细胞移植是目前唯一具有潜在治愈 PMF 能力的治疗手段。由于移植本身的高风险，因此，要严格参照其分期及预后选择异基因干细胞移植治疗病例。

除 PMF 外，慢性粒细胞性白血病、真性红细胞增多症、海蓝组织细胞增多症、系统性肥大细胞增多症都可以引起门静脉高压。

6.血色病（hemochromatosis）　为一种罕见的先天性代谢缺陷病，由于过多的铁质沉着在脏器组织所致，引起不同程度的基质细胞破坏、纤维组织增生及脏器功能障碍，临床表现有肝硬化、糖尿病、皮肤色素沉着、内分泌紊乱、心脏和关节病变。

只有当血色病患者体内铁储积量达 25～50g 时才出现临床症状，故出现症状的平均年龄为 50 岁，由于血色病所致的早期临床表现往往被忽视，通常拖延 4～5 年后才能确立诊断。本病男性多见，且发病年龄较女性早。血色病肝大的发生先于肝硬化，其肿大程度与铁质沉积程度有关，血色病非肝硬化患者 69%有肝大，肝硬化患者中 90%肝大，提示铁沉积本身对肝脏病变起主要作用。肝硬化形成后，多出现肝功能不全和门静脉高压及肝硬化其他非特异性表现（性欲减退、闭经、男性乳房发育）。在肝硬化基础上易发生肝癌，血色病肝硬化的癌发生率高于正常人的 200 倍，主要是原发性肝细胞癌，大部分起源于肝内胆管，肝外癌发生率不高。

病理：最突出的病理变化是各脏器实质细胞内有不等量的含铁色素（含铁血黄素、铁蛋白）及非含铁色素（脂褐素和黑色素）的沉着，并伴有纤维化。

肝含铁量常 50～100 倍于正常肝含铁量的上限，最明显异常是肝细胞内有含铁血黄素颗粒。主要分布在小胆管周边，晚期胆管上皮细胞、库普弗细胞和巨噬细胞都有铁质沉着，非特异性的变化有脂肪变性和空泡变性。几乎所有有症状患者都存在肝纤维化或肝硬化，纤维间隔宽窄不一，纤维束起源于门静脉周围，然后延伸，包绕一个或数个小时，其形态变化类似慢性胆管部分梗阻。结节内铁质沉积常是在肝细胞内，而不累及纤维组织，提示结节的形成是纤维组织的包绕，而不是存活干细胞的增生所致。

对临床症状明显的患者诊断不难，如患者有以下表现，应进一步做活检确诊。①血清铁增高。②转铁蛋白饱和度增高（达 50%～60%时高度怀疑；转铁蛋白饱和度＝血清铁/转铁蛋白或总铁结合力）。③血清铁蛋白增高。

本病应早期诊断、早期治疗。因已有肝硬化的血色病患者，预后差，寿命缩短，并发肝癌的概率高；而肝硬化前期的患者，如能及时将储存的过多铁排尽，则不影响寿命，且不会发生肝癌。

最根本的有效治疗方法是放血疗法，以去除体内过量的铁（每 500mL 血含铁约 250mg）。静脉放血后，患者全身症状减轻，体重增加，皮肤色素沉着和肝脾大减轻。对心力衰竭患者，可注射铁螯合剂，待心脏功能好转后，再用放血疗法。对于肝硬化腹水、门静脉高压、糖尿病和心力衰竭、性功能不全者，应对症治疗。

（韩东升）

第四节 肝衰竭

肝脏是人体最大的实质性腺体器官(约占成人体重的 1/50),具有很大的储备能力和再生能力,是人体新陈代谢的枢纽,是维持生命的重要器官之一。肝脏的生理功能极为复杂和重要:营养物质和能量的代谢储存、胆汁的形成、水和电解质的代谢、酶系统的调节、凝血机制等均与肝脏有关;肝脏通过氧化、还原、结合、水解和脱氨,对药物或有毒物质进行解毒和排泄;肝脏网状内皮细胞能通过吞噬、隔离、消除或改造抗原而参与人体免疫调节;肝脏是除肌肉外产生热量最多的器官;肝脏还参与循环调节。

肝衰竭(liver failure,LF)并非独立的疾病,而是多种因素引起的严重肝脏损害导致肝脏合成、解毒、排泄和生物转化等功能发生严重障碍或失代偿,出现以凝血机制障碍和黄疸、肝性脑病、腹水等为主要表现的临床综合征。根据病理组织学特征和病情发展速度,肝衰竭可被分为急性肝衰竭(acute liver failure,ALF)、亚急性肝衰竭(subacute liver failure,SALF)、慢加急性肝衰竭(acute－on－chronic liver failure,ACLF)和慢性肝衰竭(chronic liver failure,CLF)四类。亚急性肝衰竭与慢加急性肝衰竭又可根据临床表现的严重程度分为早期、中期和晚期。肝移植是目前唯一被认为治疗有效的方法,但因 HF 病情的迅速进展及肝源的短缺限制了肝移植的临床应用;生物人工肝支持治疗仍然是一种无法实现的梦想;在通过严密的肝功能监测及时发现早期肝细胞基本功能改变及肝细胞损伤,并尽早去除损肝因素的同时,尽快阻断肝细胞坏死和促进肝细胞再生以保持正常的肝细胞功能,成为当前内科治疗 HF 的关键环节。

一、病因与发病机制

文献报道大约 85%HF 患者可以找到病因,约 15%的患者发生 HF 的原因不清,部分临床病例可以是多种因素同时致病。在欧美发达国家,药物是引起急性、亚急性肝衰竭的主要原因,酒精性肝损害常导致慢性肝衰竭。在发展中国家,尤其是在中国,引起肝衰竭的主要病因是肝炎病毒(主要是乙型肝炎病毒),其次是药物及肝毒性物质(如乙醇、毒蕈、化学制剂等)。脓毒症、缺血缺氧、药物与有毒物质中毒、创伤与手术打击,以及急性妊娠脂肪肝等是非感染科重症患者急性肝衰竭的常见病因˄儿童肝衰竭还可见于遗传代谢性疾病。

(一)脓毒症

脓毒症(sepsis)是由病毒、细菌、真菌及寄生虫等感染引起的全身炎症反应综合征(systemic inflammatory response syndrome,SIRS)。在脓毒症过程中,肝脏作为全身物质能量代谢的中心而成为最易受损的靶器官之一,肝衰竭可发生在脓毒症的任何阶段。α 肿瘤坏死因子(TNF－α)在脓毒症级联反应和脓毒症性肝损伤的发病机制中占有重要地位。

(二)缺血缺氧

肝脏缺血缺氧导致能量代谢障碍,钠－钾泵正常功能不能维持,使肝细胞不完整及功能受损;缺血再灌注损伤时产生大量氧自由基也可引起肝功能损害。缺血缺氧性肝衰竭的原因包括以下几方面:

1. 各种原因所致的休克或严重的低心排血量导致的缺血。

2. 充血型心力衰竭。

3. 急性进行性肝豆状核变性(Wilson 病)伴血管内溶血。

4. 急性闭塞性肝静脉内腔炎(Budd－Chiari 综合征)，肝静脉突然闭塞引起肝脏淤血性坏死。

5. 施行肝动脉栓塞和(或)化疗。

(三)药物性肝损害

肝脏是药物在体内代谢的最主要场所，很多药物在体内发挥防治疾病作用的同时会不可避免地影响到肝脏的结构与功能，导致各种类型的药物性肝损害，危重患者尤为如此。在已上市应用的化学性或生物性药物中，有 1100 种以上的药物具有潜在的肝毒性，很多药物的赋形剂、中草药及保健药亦有导致肝损伤的可能。

1. 发病机制　各种药物所致的肝衰竭的发病机制和个体易感性差异很大，但发病类型可归纳为剂量依赖性肝损伤和特异质性肝损伤两种。前者主要是药物的直接毒性所致，属于 A 型药物不良反应，与药物过量或体内蓄积中毒有关，具有剂量依赖性、可预测性、潜伏期短的药物反应特点，如对乙酰氨基酚(扑热息痛)、环磷酰胺、白消安、四氯化碳等所致的中毒性肝损伤。药物所致的特异质性肝损伤属于 B 型药物不良反应，取决于机体对药物的反应而不是给药剂量或药物及其代谢物的化学结构，具有非剂量依赖性、不可预测性等特异质性药物反应特征，很难在其他种属的动物中复制出来以进行实验研究，是当代药物性肝损伤临床研究的热点和难点问题。

2. 病理学特征　根据肝损害的病理学特征，药物性肝损害一般可分为三种类型。

(1)细胞中毒型肝损害，如肝细胞坏死、急性脂肪性变。

(2)肝内胆汁淤积性肝损害，此型可进一步分为肝细胞－毛细胆管型胆汁淤积和毛细胆管型胆汁淤积。

(3)混合型肝损害，该型具有胆汁淤积和肝细胞中毒性损害的双重特征，又可进一步分为混合性肝细胞－毛细胆管型和混合性肝细胞型。

(四)有毒物质中毒

1. 毒蕈中毒　是一种常见的食物中毒，多发于夏秋季节。我国已发现的毒蕈有 190 多种，其中能置人于死地的有 30 多种。已知的毒蕈毒素有 150 余种，一种毒蕈可含多种毒素，不同种类的毒蕈可含有相同的毒素，因此毒蕈中毒的临床表现极为复杂。根据毒蕈毒素所引起的脏器损害及患者的临床症状可将毒蕈中毒分为胃肠型、神经精神型、溶血型和肝损伤型四型，其中肝损伤型最为凶险，致死率高达 40%左右。肝损伤型毒蕈中毒多因误食毒伞、白毒伞、鳞柄毒伞等所引起，其所含毒素包括毒伞毒素及鬼笔毒素两大类，共 11 种。鬼笔毒素作用快，主要作用于肝脏。毒伞毒素作用较迟缓，但毒性较鬼笔毒素大 20 倍，能直接作用于细胞核，抑制 RNA 聚合酶，并能显著减少肝糖原而导致肝细胞迅速坏死。

2. 化学毒物中毒　随着现代化学工业的发展，化学性亲肝毒物(如磷、砷、四氯化碳等)所致的中毒性肝衰竭也日渐增多。化学毒物主要是通过细胞毒作用导致中毒性肝衰竭。

(五)创伤与手术

文献报道创伤后急性肝损伤的发病率为 2%～47%。机体在遭受严重创伤打击后，由于补体激活、炎症介质释放、毒素吸收及创伤失血性休克和缺血再灌注损伤等一系列病理生理变化，导致全身多脏器功能损害。肝脏是体内最大的代谢器官，是各种重要脏器中最先受损且程度最为严重的靶器官之一。麻醉和手术期间，机体因受疾病、麻醉手术、药物及应激反应等诸多因素的打击，使肝功能发生暂时性低下，这些改变一般是可逆的，随着体内麻醉药物的代谢排泄、外科操作因素的消除和原发疾病的控制，肝功能可逐渐恢复到术前水平，但是发生与麻醉和手术相关的持续性肝损害亦并非罕见。

（六）急性妊娠脂肪肝

急性妊娠脂肪肝（acute fatty liver of pregnan，AFLP）是妊娠 35 周以后发生的以肝细胞广泛脂肪浸润、肝衰竭和肝性脑病为特征的临床综合征，发病率约为 1/130000 孕妇，孕妇及胎儿病死率分别达 33.3％和 66.7％，预后较差，以初产妇和双胎妊娠多见。目前认为妊娠后体内性激素水平的变化与本病有直接关系，孕妇体内雌激素、生长激素、儿茶酚胺等水平升高，加之妊娠末期孕妇处于应激状态，使脂肪动员和脂肪酸进入肝脏增加，肝内三酰甘油合成增多，糖原储备减少，均有利于脂肪在肝细胞内沉积。而且妊娠晚期存在不同程度的蛋白质代谢紊乱，部分氨基酸和脂蛋白缺乏，均可促进肝细胞脂肪变性和脂肪沉积，导致肝衰竭。

（七）肝移植及部分肝叶切除

肝移植早期部分患者可发生肝衰竭，主要与下列因素有关：①移植肝脏的储备功能极差。②急性移植物排斥反应。③肝动脉血栓形成伴或不伴门静脉或肝静脉血栓。手术切除正常肝脏的 70％～80％可以导致肝衰竭。

（八）其他

高热可以导致肝衰竭。文献报道高热 41℃持续 6h 肝脏即可出现形态学改变，主要发病机制为肝脏循环功能障碍、弥散性血管内凝血（disseminated intravascular coagulation，DIC）及高热对肝细胞的直接毒性作用。肝脏重度幼稚细胞浸润导致的肝衰竭在重症患者偶也可见到。

肝衰竭的发病机制复杂，不同原因引发的肝衰竭其机制各不相同，但总的来说可以归纳为原发性损害（损肝因素对肝脏的直接损伤效应）与继发性损害（细胞因子与炎症介质对肝脏的间接损伤效应）两个方面。肝细胞急剧坏死的同时肝细胞的再生能力不足以进行代偿是肝衰竭发生的基础。肝细胞通过凋亡和坏死两条途径发生死亡，凋亡的特征是细胞核和胞质的固缩、细胞膜的完整性未受破坏或细胞内容物未释放出来，因而无明显的继发性炎症。坏死的特征则是 ATP 的耗竭、细胞肿胀和随之而来的细胞裂解、细胞内容物的释放及继发性炎症。

二、分类与分期

（一）分类

根据病理组织学特征和病情发展速度，肝衰竭可分为急性肝衰竭、亚急性肝衰竭、慢加急性肝衰竭和慢性肝衰竭四类。

1. 急性肝衰竭（ALF）　起病急，各种损肝因素（如严重感染、创伤、休克、药物与毒物等）直接或间接作用于原无肝病或虽有肝病但已长期无症状者的肝脏，2 周内出现以肝细胞广泛坏死或脂肪浸润而肝细胞再生能力不足以进行代偿进而导致肝细胞合成、解毒和生物转化、转运和排泄等功能障碍为共同病理生理特征，以进行性黄疸、出血、Ⅱ度及以上肝性脑病（按Ⅳ度分类法划分）和肾衰竭等为主要临床表现的一组临床综合征。急性肝损伤（acute liver injury，ALI）为 ALF 的早期表现，两者是一个连续渐进的病理生理过程，若在 ALI 阶段及时采取措施消除损肝因素，则可限制肝细胞损害的程度和范围；若已发生的损害无限制地加重与扩散，则将导致肝细胞广泛坏死，肝细胞功能急剧减退直至衰竭，一旦出现肝性脑病(hepatic encephalopathy，HE)或多器官功能障碍综合征(multiple organ dysfunction syndrome，MODS)则预后凶险。

2. 亚急性肝衰竭(SALF)　起病较急，发病第15d～26周内出现肝衰竭症候群。

3. 慢加急性(亚急性)肝衰竭(ACLF)　是在慢性肝病基础上出现的急性肝功能失代偿。

4. 慢性肝衰竭(CLF)　是在肝硬化基础上，肝功能进行性减退导致的以腹水或门静脉高压、凝血功能障碍和肝性脑病等为主要表现的慢性肝功能失代偿。

(二)分期

根据临床表现的严重程度，亚急性肝衰竭和慢加急性(亚急性)肝衰竭可分为早期、中期和晚期。

1. 早期

(1)极度乏力，并有明显厌食、呕吐和腹胀等严重消化道症状。

(2)黄疸进行性加深(血清总胆红素≥171μmol/L或每日上升≥17.1μmol/L)。

(3)有出血倾向，30%＜凝血酶原活动度(prothrombin activity，PTA)≤40%。

(4)未出现肝性脑病或明显腹水。

2. 中期　在肝衰竭早期表现基础上，病情进一步发展，出现以下两条之一者。

(1)出现Ⅱ度以下肝性脑病和(或)明显腹水。

(2)出血倾向明显(出血点或瘀斑)，且20%＜PTA≤30%。

3. 晚期　在肝衰竭中期表现基础上，病情进一步加重，出现以下三条之一者。

(1)有难治性并发症，如肝肾综合征、上消化道大出血、严重感染和难以纠正的电解质紊乱等。

(2)出现Ⅲ度以上肝性脑病。

(3)有严重出血倾向(注射部位瘀斑等)，PTA≤20%。

三、临床表现

肝衰竭不仅仅累及肝脏，还会引起多器官损害的复杂过程，导致肝衰竭临床表现也复杂多样，除了原发疾病的相关症状体征外，尚可出现以下临床表现与并发症。

(一)全身症状

全身症状包括体质极度虚弱、全身情况极差、高度乏力、发热。

(二)消化道症状

消化道症状包括恶心、呕吐、腹胀、顽固性呃逆、肠麻痹；黄疸，浓茶色尿、黄疸进行性加重，肝脏改变、肝功能异常，肝脏进行性缩小、ALT明显增高、胆－酶分离。

(三)肝臭

肝臭是含硫氨基酸，在肠道经细菌分解生成硫醇，当肝衰竭时不能经肝脏代谢而从呼气中呼出产生的气味。

(四)凝血机制异常

凝血机制异常几乎见于所有的病例，出血发生在口腔、鼻、消化道和颅内，常常发展至DIC。

(五)肝性脑病

肝性脑病(hepatic encephalopathy，HE)是由于肝功能严重减退导致毒性代谢产物在血循环内堆积引起意识障碍、智能改变和神经肌肉功能损害的一组临床综合征。根据临床表现和脑电图特征，可以将 HE 分为四期五级。

Ⅰ期(前驱期)：以性格改变和行为异常为主。精神症状有欣快激动或淡漠少言，衣冠不整或随地便溺，应答尚准确，但吐词不清且较缓慢，睡眠时间颠倒；神经症状有扑翼样震颤(+)；肌张力、反射及脑电图正常。此期历时数日或数周，有时症状不明显，易被忽视。此期相当于Ⅰ级 HE。

Ⅱ期(昏迷前期)：以精神错乱，睡眠障碍，行为异常为主。精神症状有定向力障碍，定时力障碍，计数与书写困难，吐词不清，举止反常，多有睡眠时间倒错，昼睡夜醒，甚至有幻觉、恐惧和狂躁；神经症状有扑翼样震颤(+)，肌张力增强，腱反射亢进，踝阵挛，Babinski 征阳性；脑电图异常。此期相当于Ⅱ级 HE。

Ⅲ期(昏睡期)：以昏睡和精神错乱为主。精神症状有昏睡，能唤醒，醒时尚能应答问话，但常有神志不清和幻觉，躁动；神经症状有扑翼样震颤(+)，肌张力增强，四肢被动运动常有抵抗，锥体束征呈阳性；脑电图异常。此期相当于Ⅲ级 HE。

Ⅳ期(昏迷期)：神志完全丧失，不能唤醒。浅昏迷时相当于Ⅳ级 HE，对疼痛刺激和不适体位尚有反应，肌张力及腱反射仍亢进，由于不能配合，扑翼样震颤不能引出，脑电图异常；深昏迷时相当于Ⅴ级 HE，各种反射消失，肌张力降低，瞳孔常散大，可出现阵发性惊厥、抽搐、踝阵挛和换气过度，可出现脑波变慢、变低，直至平坦。

(六)肝一肾综合征

肝一肾综合征(hepato－renal syndrome，HRS)是在肝衰竭的基础上出现以肾功能损害、动脉循环和内源性血管活性系统活性明显异常为特征的临床综合征。在肾内表现为肾血管显著收缩导致的肾小球滤过率(GFR)降低，在肾外则表现为因动脉舒张占主导地位的总的体循环血管阻力和动脉压下降。因肾脏无器质性病变，故又称功能性肾衰竭(FRF)。主要诊断标准包括：①进行性肝衰竭伴门静脉高压。②肾小球滤过率降低，血尿素氮、肌酐升高。③排除低血容量休克、药物性肾中毒、细菌性感染、肾小球肾炎等其他原因引起的肾衰竭。④停用利尿剂和扩张血容量后，肾功能无显著改善。⑤超声波检查无尿路梗阻和肾实质性病变。次要诊断标准包括：①尿量＜500mL/d。②尿钠＜10mmol/L。③尿渗透压＞血浆渗透压。④尿红细胞＜50 个/HP，尿蛋白＜500mg/24h。⑤血钠＜130mmol/L。临床上根据肾衰竭的程度和速度将 HRS 分为两型：Ⅰ型，患者在 2 周内迅速出现肾衰竭，血清肌酐大于 2210μmol/L，同时肌酐清除率低于 20mL/min，预后极差；Ⅱ型，血清肌酐大于 1326μmol/L，或肌酐清除率低于 40mL/min，肾功能进展缓慢，预后相对较好。

(七)脑水肿

肝性脑病死亡病例尸检可见到不同程度的脑水肿。因其与 HE 的临床表现常有重叠而易漏诊。肝性脑病合并脑水肿时烦躁与肌张力增强较单纯肝性脑病多见，可作为早期诊断参考，若出现瞳孔、呼吸改变及抽搐或癫痫发作，提示脑疝形成，是肝衰竭的主要死亡原因之一。脑水肿的发生除与谷氨酰胺渗透性溶质增多，Na^+-K^+-ATP 酶抑制等引起星状胶质细胞肿胀和颅内压升高外，尚与内毒素、细胞因子所致的血脑屏障通透性增高、血流动力学改变导致脑血流灌注不足等因素有关。

(八)循环功能障碍

肝衰竭患者存在高动力循环，表现为心排血量增高和外周血管阻力降低，系周围动脉扩张所致。这种低外周阻力性高动力循环是一种脆性循环,血流动力学极不稳定,极易演变成低动力循环。临床可以出现低血压甚至休克,还可以出现心悸、心绞痛、心力衰竭、心律失常及心电图显示心肌缺血改变等一系列肝一心综合征表现。

(九)肝一肺综合征

肝一肺综合征(hepatopulmonary syndrome,HPS)是在肝衰竭基础上出现的肺内血管扩张、气体交换障碍、动脉血氧合作用异常,进而导致氧分压(PaO_2)降低、肺泡一动脉血氧分压差($AaDO_2$)升高,以劳力性低氧血症、直立性低氧、低碳酸血症、高动力循环为特征,而肺容积与肺通气分布正常的一种临床综合征。肝病、动脉低氧血症和肺内血管扩张被称为 HPS 三联征。迄今为止 HPS 的发病机制尚未阐明,可能为通气不足、弥散障碍、通气/血流比例失调、氧合血红蛋白亲和力下降等因素共同作用的结果。由于 HPS 常见于各种原因所致的肝硬化,因此目前临床上多根据以下两点作为诊断依据:①肝硬化病史。②$PaO_2<60mmHg$,直立性低氧试验仰卧位改站立位时 PaO_2 降低 10%视为有诊断意义。另有学者对 HPS 提出如下诊断标准:①有慢性肝病(酒精性肝硬化、坏死性肝硬化、原发性胆汁性肝硬化、慢性肝炎等),肝功能障碍不一定很严重。②没有原发性心肺疾病,胸部 X 线片正常,或肺间质有结节状阴影。③肺气体交换异常,有或无低氧血症,$AaDO_2>15mmHg$。④对比增强超声心动描记和(或)肺灌注扫描、肺血管造影证明肺血管扩张和(或)肺内血管短路。患者直立缺氧、气短等临床表现是重要参考指标。

30%以上的肝衰竭患者发生急性呼吸窘迫综合征(acute respiratory distress syndrome,ARDS)。推荐的 ARDS 柏林诊断标准为:①急性起病(已知临床发病或呼吸症状新发或加重后 1 周内)。②无法用心力衰竭或体液超负荷完全解释的呼吸衰竭。③X 线或 CT 扫描示双肺致密影,并且用胸腔积液、肺叶/肺塌陷或结节不能完全解释。④氧合障碍:轻度,$PaO_2/FiO_2=201\sim300mmHg$(PEEP 或 $CPAP\leqslant5cmH_2O$);中度,$PaO_2/FiO_2=10\sim200mmHg$($PEEP\geqslant5cmH_2O$);重度,$PaO_2/FiO_2\leqslant100mmHg$($PEEP\geqslant10cmH_2O$),如果海拔高于1000m,校正因子应计算为 $PaO_2/FiO_2\times$(大气压力/760)。

(十)电解质与酸碱代谢失衡

低钾常见,后期有高钠血症、低钠低氯血症、低镁血症、低钙血症、低磷血症。常见低钾低氯性碱中毒。HE 时多已出现呼吸性碱中毒。低血压及肾功能不全时可出现代谢性酸中毒。

(十一)低血糖

肝衰竭患者由于肝糖原储备耗竭、残存肝糖原分解及糖异生功能衰竭,导致 40%以上的病例发生空腹低血糖,并可发生低血糖昏迷,后者常被误认为 HE。

(十二)胰腺损伤

尸体解剖证明大约 30%的肝衰竭患者发生胰腺水肿、出血和脂肪坏死;临床有 10%~15%的肝衰竭患者并发重症急性胰腺炎。主要与胰腺缺血缺氧及 SIRS 等相关。

(十三)感染

由于肝脏单核巨噬细胞系统清除肠源性内毒素的功能急剧障碍,63%~100%的肝衰竭患者将会发生内毒素血症并继而加重肝损害。此外,由于肝脏库普弗细胞清除肠源性大肠杆菌能力下降及中性粒细胞功能和补体系统功能减退,导致患者经常继发原发性腹膜炎及胆道、肠道、呼吸道和泌尿系感染。

（十四）多器官功能障碍综合征

多种损肝因素引发的肝衰竭既可以导致MODS，又可以是MODS在肝脏的表现，一旦出现MODS则预后凶险。肝衰竭进展为MODS可能与肝衰竭导致毒素大量蓄积、内毒素—细胞因子轴损伤和血流动力学紊乱等因素有关。

四、肝功能监测

肝功能监测项目繁多，有狭义与广义之分。狭义的肝功能监测是指反映肝细胞合成、代谢、转运和排泄等基本功能及肝细胞损伤的检查，又称之为常规肝功能监测。广义的肝功能监测除此之外，还包括病史与体检，以及反映炎症、纤维化、病因和形态学改变方面的检查。肝脏的形态学监测包括超声、放射学检查（CT及MRI）、肝血管与胆道造影、核素显像、腹腔镜检查、肝组织活检和病理学检查等，然而肝脏在形态发生变化之前常已出现肝细胞合成、代谢、转运和排泄等基本功能改变及肝细胞损伤，因而狭义的肝功能监测能更及时地反映肝脏的状况。

（一）常规肝功能监测

1.肝细胞损伤监测

（1）血清氨基转移酶及其同工酶：严重创伤、烧伤、休克、感染、大手术等可以通过缺血缺氧、内毒素与细菌移位、免疫炎症失控等机制导致患者肝细胞损伤与肝功能障碍。血清氨基转移酶（transaminase）是肝细胞膜通透性变化或肝细胞破坏程度的敏感监测指标，因为整个肝脏内氨基转移酶的含量约为血中含量的100倍，如果释放的酶全部保持活性，只要1%的肝细胞坏死便足以使血清中酶活性增加1倍；同时，肝细胞内氨基转移酶浓度比血清浓度高1000～5000倍，在肝细胞膜损伤致通透性增加时，即使无坏死，细胞内氨基转移酶也可由于此种浓度差而泄漏入血中。

血清氨基转移酶有数十种，临床用于监测肝细胞损伤的主要是谷氨酸丙酮酸氨基转移酶（glutamic－pyruvic transaminase，GPT）或谷丙转氨酶（ALT）和谷氨酸草酰乙酸氨基转移酶（glutamic－oxaloacetic transaminase，GOT）或谷草转氨酶（AST）。许多脏器和组织均含有这两种氨基转移酶，其分布次序大致叙述如下。ALT：肝＞肾＞心＞肌肉；AST：心＞肝＞肌肉＞肾；肝内AST的绝对值超过ALT。血清ALT参考值：紫外线法ALT成人8～40U/L（37℃），儿童＜30U/L（37℃）。

临床评价中的注意事项：①许多肝外疾病均可导致ALT活力升高。②虽然酶活性水平反映肝坏死程度，但与病理改变之间不一定相关。酶活性下降可以是疾病恢复的表现，也可提示预后严重（如肝细胞大量坏死无能力产生氨基转移酶，血清中ALT可轻度升高，而黄疸升高明显，呈酶—胆分离现象）。③酒精性肝病时ALT无明显升高，此与酒精导致吡哆醇缺乏有关。④急性胆道梗阻早期酶活性可升高至正常的8倍以上，但不论梗阻有无消除，24～72h内均可降至正常或接近正常水平。⑤约20%的氨基转移酶升高一时找不到原因，应检查有无血红蛋白病、Wilson病、α_1抗胰蛋白酶缺乏性肝病及某些非肝性疾病（如乳糜泻、Addison病、神经性厌食、肌炎或过度运动后肌肉损伤）。

血清AST/ALT值（De Ritis值）：正常血清中该值平均为1.15。ALT主要分布在肝细胞的胞质水溶相中；AST主要分布在线粒体中，少数分布在胞质水溶相中。细胞通透性增加时，从细胞内逸出的主要为ALT，而肝细胞严重变性坏死时，线粒体内AST就释放出来，导致 AST/ALT 值升高。

ALT 同工酶：根据 ALT 分子质量大小和所带电荷的不同，用聚丙烯酰胺凝胶电泳可将 ALT 分为胞质 ALT（ALTs）和线粒体 ALT（ALTm）。正常人血清中主要为 ALTs，而 ALTm 含量甚微。当组织细胞严重受损时，尤其是肝细胞严重损伤时，线粒体中的 ALTm 大量释放入血，使血液中的 ALTm 含量明显升高，ALTs/ALTm 值缩小［正常人比值为 8∶(0.5～1)］。

AST 同工酶：AST 主要存在于心、肝、骨骼、肾等器官，有两种同工酶，分别位于肝细胞线粒体内（ASTm）和细胞质基质内（ASTs）。细胞病变较轻时细胞质基质内的 ASTs 和 ALT 释放入血，但 ASTm 仍然保存。当肝细胞严重损伤时，线粒体中的 ASTm 大量释放入血，使血液中的 ASTm 含量明显升高，坏死早期血清中 ASTm 水平与坏死程度成正比。

（2）乳酸脱氢酶及其同工酶：乳酸脱氢酶（lactate dehydrogenase，LDH）是一种糖酵解酶，广泛存在于人体组织内。正常人血清 $LDH_2>LDH_1>LDH_3>LDH_4>LDH_5$，肝病时其同工酶 LDH_5 增加为主，且 $LDH_5>LDH_4$，反映肝损害往往比氨基转移酶还敏感；心肌病变时 LDH_1 增加为主，且 $LDH_1>LDH_2$；肺梗死时 LDH_3 增加为主。

2.肝脏合成功能监测　主要用于反映病理状态下患者的有效肝细胞总数或肝脏储备功能，常用的监测项目有血清蛋白质、凝血因子和有关凝血试验、脂质和脂蛋白代谢产物、蛋白质代谢产物、卵磷脂胆固醇酰基转移酶及胆碱酯酶活性等。

（1）血清蛋白质测定

1）血清总蛋白质、白蛋白与球蛋白：血清总蛋白质参考值为 60～80g/L，白蛋白 35～55g/L，白球蛋白比值(1.5～2.5)∶1。肝脏是合成白蛋白的唯一场所，如能除外其他因素，血清白蛋白下降通常反映肝细胞对其合成减少。需要注意的是，白蛋白体内半寿期长达 21d，即使白蛋白合成完全停止，8d 后也仅减少 25%，所以肝损害后白蛋白的降低常在病后 1 周才能显示出来。以下原因也可导致血清白蛋白水平降低。①血管外池扩充：成人体内可交换性白蛋白约为 50%，其中 40%分布于血管内，60%分布于各器官组织和组织液中（血管外池）。②合成白蛋白的原料氨基酸（尤其是色氨酸）供应不足：见于摄取过少或消化吸收障碍时。③白蛋白降解代谢增加：脓毒症时尤为明显。④异常途径丢失：某些疾病导致白蛋白从肾脏、胃肠道、皮肤及浆膜腔丢失增加。⑤高 γ 球蛋白血症可增加血浆总渗透压而抑制白蛋白合成。⑥白蛋白水平还受营养状态、甲状腺素、糖皮质激素、血浆胶体渗透压和饮酒等诸多因素影响。

2）血清球蛋白：血清蛋白电泳除了显示白蛋白和前白蛋白之外，还显示 α_1、α_2、β 和 γ 球蛋白。

3）前白蛋白（prealbumin，PA）：在肝脏合成，正常人血清含量为 280～350mg/L，体内半衰期为 1.9d，远比白蛋白为短，因此，能更敏感地反映肝实质的损害。PA 下降与肝细胞损害程度一致。值得注意的是，营养不良时 PA 也会降低。

（2）凝血因子测定和有关凝血试验肝脏在凝血机制中占有极其重要的地位。它合成除组织因子、Ca^{2+} 和因子Ⅷa 链以外的所有凝血因子、多种凝血抑制物质和纤维溶解物质；肝脏内的巨噬细胞系统能够迅速清除血液循环中活化的凝血因子及其衍生物。肝细胞严重损害和坏死必然导致凝血障碍和临床出血。

凝血酶原时间（PT）试验可以反映凝血因子Ⅰ、Ⅱ、Ⅴ、Ⅶ、Ⅹ的活性，而不受因子Ⅷ、Ⅸ、Ⅺ、Ⅻ和血小板的影响。PT 有三种表达方法：①PT 延长的秒数，同时检查正常对照值。正常

PT 为 12～16s，比对照延长或缩短 3s 为异常。②国际正常化比值（international normahized ration，INR），通过一定的校正系数计算患者 PT 与正常对照者 PT 的比值，＞1.2 为异常。肝衰竭者 INR≥1.5。③凝血酶原活动度（PTA）按下式计算，PTA＝（正常对照 PT 秒数－8.7）÷（患者实测 PT 秒数－8.7）×100%。正常情况下 PTA 值为 80%～100%，肝衰竭者 PTA ≤40%。

部分凝血活酶时间（APTT）为内源性凝血系统的过筛实验，在血样中加入特殊物质（如白陶土）以激活内源性凝血系统并测定血液凝固时间。正常值为 25～37s，若延长，提示内源性凝血系统中凝血因子的活性均低于正常水平的 25%。肝细胞损害时 APTT 延长者占 95.4%；APTT 缩短见于严重肝损伤所致 DIC 的高凝期。

凝血酶时间（TT）测定凝血因子Ⅰ转化成纤维蛋白的速率，正常值为 12～20s。严重肝细胞损伤致凝血因子Ⅰ严重减少（＜75mg/dl）时 TT 延长。

（3）脂质和脂蛋白代谢产物：血浆中脂质包括游离胆固醇、胆固醇酯、磷脂、三酰甘油和游离脂肪酸等。肝细胞损伤与胆道疾病时必然影响到脂质代谢的正常进行，监测血清脂质和脂蛋白的变化可反映肝胆系统功能状况。

（4）血清胆碱酯酶：胆碱酯酶（cholinesterase，ChE）分为两种，一种为乙酰胆碱酯酶，存在于中枢神经灰质、交感神经节、运动终板、红细胞等处，主要作用于乙酰胆碱；另一种为假性胆碱酯酶，存在于肝、胰、子宫、中枢神经白质等处，是血清中固有的酶，测肝功能者即指此。ChE 由肝脏生成后分泌入血，反映肝实质合成蛋白的能力，与血清白蛋白的降低大致平行，但能更敏感地反映病情变化。随着病情好转，ChE 迅速上升，而白蛋白恢复较慢。脂肪肝 ChE 往往上升，多伴有高脂蛋白血症，反映肝脂质代谢异常，可能与肝脏代偿性合成、分泌增加有关。在营养不良、感染、贫血性疾病、有机磷中毒时 ChE 也下降，应注意判别。

（5）血氨（blood ammonia）：生理情况下体内氨主要在肝内经鸟氨酸循环合成尿素，再由小便排出体外。血氨升高的主要机制有两方面：①肝细胞损害致鸟氨酸－瓜氨酸－精氨酸循环障碍，氨移除减少。②门静脉高压致门－体静脉短路，门静脉内氨逃脱肝的解毒直接进入体循环。正常值随测定方法而异：纳氏试剂显色法的参考值为 6～35μmol/L（10～60μg/dl）；酚次氨盐酸法参考值为 27～81.6μmol/L（46～139μg/dl）。血氨＞118μmol/L（200μg/dl）者常伴有不同程度的意识障碍，意识障碍的程度与血氨浓度成正比，提示氨中毒为此类肝性脑病的主要原因，故又谓之为“氨性肝性脑病”。肝衰竭患者尽管肝脏清除氨的能力衰减，但往往在血氨尚未明显升高时即已陷入深度昏迷，提示此类肝性脑病与血氨浓度无关，故又谓之为“非氨性肝性脑病”，其发病可能与神经介质失常及内环境紊乱等密切相关，因此，血氨测定不能作为判断此类肝性脑病的主要依据。

3.肝脏排泄功能监测　肝细胞每天分泌 600～1000mL 的胆汁，主要成分为胆色素和胆汁酸。临床主要通过监测血清胆红素与胆汁酸水平及色素（吲哚氰绿等）廓清试验来反应肝脏的排泄功能。

（1）血清胆红素成分测定：血清胆红素水平取决于胆红素生成和清除两种因素。需要注意的是，胆红素每日生成量略低于 50mg，而正常肝脏处理胆红素的储备能力很大，每天能处理胆红素 1500mg，因此，血清胆红素成分测定并非肝功能的敏感试验；同时，除了溶血和肝胆疾病可影响血清胆红素浓度外，某些肝外因素（如剧烈运动、饮酒、妊娠、口服避孕药和苯巴比妥等）也可影响血清胆红素的测定结果。

（2）血清胆汁酸测定：胆汁酸（bile acid，BA）是由肝排泄的主要有机阴离子，由胆固醇在肝细胞微粒体上经多个酶的作用转化而成。正常情况下肝脏合成胆汁酸的速度不高，成年人每日合成400～600mg，并根据每日从粪便中丢失的胆汁酸的量加以调整，新生儿每日约合成胆汁酸23mg。肝脏每天经胆道排泌胆汁酸约30g，其中约95%在回肠末端被重吸收，经门静脉输送到肝脏，肝细胞能摄取门静脉血中90%～95%的胆汁酸，再分泌到胆汁。正常人胆汁酸贮池只有3～5g，故每日肠肝循环进行6～10次。胆汁酸在周围血中的浓度很低，肝损害时由于功能性肝细胞减少或有门体循环短路导致肝脏摄取胆汁酸减少和周围血中胆汁酸水平升高，故测定血清胆汁酸含量可反映肝功能状况。由于餐后2h是肝脏排泌功能的最大负荷，故肝功能障碍患者餐后2h血清胆汁酸升高比空腹时更明显。

（3）吲哚氰绿（靛青绿，indocyanine green，ICG）测定：ICG是一种外源性无毒的水溶性阴离子复合物，经静脉注射后迅速与血浆蛋白结合，随血流进入肝脏并被肝细胞迅速摄取，通过ATP依赖传输系统，不代谢，不经肝脏内再循环，经胆汁排至肠道而排出体外。正常状态下，5min左右97%ICG经肝脏清除。由于ICG的吸收与清除按照一级动力模式进行，通过肝血流摄取及胆汁排泄途径，肝细胞的数量与功能及肝血流量（70%来自门静脉，25%～30%来自肝动脉血）均可直接影响ICG的吸收与排泄，因此理论上ICG清除试验应当是评价肝功能最好的直接指标。如今使用的染料密度分析仪（density dye graph，DDG）使得过去复杂不便的ICG廓清试验演变成为一种简便、连续的动态床边监测。

4.胆汁淤积监测　肝内、外胆汁淤积时，除了内源性的胆红素、胆汁酸和胆固醇代谢异常外，还存在一些血清酶试验异常。

（1）血清碱性磷酸酶（serum alkaine phosphatase，ALP）：是一组同工酶，广泛分布于人体的骨、肝、肠和胎盘等组织内，在小儿主要来自于骨，成人主要来自于肝，妊娠期出现在胎盘中。ALP由肝细胞合成分泌，自胆道排泄。在胆汁淤积、肝内炎症和癌症时，肝细胞过度制造ALP，经淋巴道和肝窦进入血流使血清ALP升高。采用磷酸苯二納法，参考值＜13金－阿单位（King Armstrong）。血清ALP反映肝细胞损害并不敏感，因为在严重肝损害时可能由于以下原因导致血清ALP无明显升高：①肝细胞内ALP浓度与血清相比仅高5～10倍，远较氨基转移酶为少。②肝细胞内ALP与脂性膜紧密结合，不易释放。③肝内ALP主要位于胆管区，远离肝窦，进入胆汁的量多于进入血清中的量。

（2）γ－谷氨酰转肽酶（γ－glutamyl transpeptidase，GGT）：为一种膜接合酶，广泛分布于人体组织中，肾内最多，其次为胰和肝；胚胎期则以肝内最多。正常人血清GGT主要来自肝脏，肝内GGT主要分布于肝细胞质和肝内胆管上皮中。GGT由肝细胞线粒体产生，从胆道排泄。对硝基苯胺法测定正常参考值＜40U/L。肝衰竭患者累及胆管导致胆汁淤积时GGT可以明显升高。

5.肝免疫防御功能监测　在肝实质细胞损害的同时，网状内皮系统也遭受损害，其吞噬、杀灭细菌及对细菌毒素解毒功能均受到抑制。加上肝细胞受损，球蛋白、白蛋白合成功能受到影响，致使免疫功能减退。血清γ球蛋白、免疫球蛋白（immuno－globulin，IG）、补体和當试验（limulus lysate test，LLT）可以反映肝免疫防御功能变化。

（二）肝血流量监测

血流动力学监测属于整体循环监测，有时并不能反映局部循环状态。特别是胃肠道对缺血变化非常敏感，在整体循环出现异常前即可能已存在局部的灌注损害。因此，直接监测肝血流量较整体循环监测更敏感和精确，在某些 AHI/肝衰竭的高危患者是必要的。

1. 直接测量法　利用各种血流量计，分别测定肝动脉、肝静脉的血流量。这种方法测得的结果比较可靠。但是，由于需要开腹和进行有创插管，因此，只限于术中和动物实验使用。

2. 间接测量法　采用同位素标记的胶体物质，如^{32}P标记的铬磷酸、^{198}Au或^{131}I标记的人体白蛋白经静脉注射，然后测定外周静脉血的放射性强度。该方法的优点是无需肝静脉插管。不足之处在于这些物质大约有 10%被骨髓或其他组织摄取。尤其是肝硬化患者，肝细胞对这些物质的摄取率变化很大，且因人而异，故会影响数值的可靠性和结果判断。

3. 核医学微电脑技术　是将同位素标记的^{99m}Tc－disofenin 注入体内，然后将肝扫描图像连续输入微电脑中，经数学处理，计算出该化合物进出肝脏的时间差－平均运行时间(MTT)。该方法的最大优点就是能反映出尚未发生明显病理改变的轻度肝缺血，是目前认为肝缺血时较敏感、迅速、又易推广的指标。

(三)肝脏的形态学监测

肝脏的形态学监测包括超声、放射学检查(CT 及磁共振成像)、肝血管与胆道造影、核素显像、腹腔镜检查、肝组织活检和病理学检查等，其意义主要体现在以下几方面：

(1)确定肝内占位性病变如肝肿瘤、肝脓肿和囊肿的有无、大小、位置与性质。

(2)鉴别右上腹肿块的来源。

(3)了解肝的结构和其他病变，如门静脉高压的原因及其侧支循环形成的情况。

普通 X 线检查价值有限。CT 和 B 超可以在无损伤的情况下查知肝内的结构并显示病变，已成为首选检查方法。肝动脉造影对诊断肝占位性病变和血管病变有较大价值，常在 B 超和 CT 不能确诊的情况下，或在介入治疗前施行。

五、诊断

肝衰竭不是一个独立的临床诊断，而是一种功能判断，在临床实际应用中，完整的诊断应包括病因、临床类型及分期。肝衰竭的临床诊断需要依据病史、临床表现和辅助检查等综合分析而确定。组织病理学检查在肝衰竭的诊断、分类及预后判定上具有重要价值，但由于肝衰竭患者的凝血功能严重降低，实施肝穿刺具有一定的风险，在临床工作中应特别注意。

(一)急性肝衰竭

急性起病，各种损肝因素(如严重感染、创伤、休克、药物与毒物等)直接或间接作用于原无肝病或虽有肝病但已长期无症状者的肝脏，2 周内出现Ⅱ度及以上肝性脑病(按Ⅳ度分类法划分)并有以下表现者：

1. 极度乏力，并有明显厌食、腹胀、恶心、呕吐等严重消化道症状。

2. 短期内黄疸进行性加深。

3. 出血倾向明显，PTA≤40%，且排除其他原因。

4. 肝脏进行性缩小。

5. 组织病理学表现　肝细胞呈一次性坏死，坏死面积≥肝实质的 2/3；或亚大块坏死，或桥接坏死，伴存活肝细胞严重变性，肝窦网状支架不塌陷或非完全性塌陷。

(二)亚急性肝衰竭

起病较急，病程第 15d～26 周出现以下表现者：

1. 极度乏力，有明显的消化道症状。

2. 黄疸迅速加深，血清总胆红素大于正常值上限10倍或每日上升≥17.1μmol/L。

3. 伴或不伴有肝性脑病。

4. 凝血酶原时间明显延长，PTA≤40%（或INR≥1.5）并排除其他原因者。

5. 组织病理学表现　肝组织呈新旧不等的亚大块坏死或桥接坏死；较陈旧的坏死区网状纤维塌陷，或有胶原纤维沉积；残留肝细胞有程度不等的再生，并可见细、小胆管增生和胆汁淤积。

（三）慢加急性（亚急性）肝衰竭

在慢性肝病基础上，短期内（通常在4周内）发生急性或亚急性肝功能失代偿的临床症候群，表现为以下几方面：

1. 极度乏力，有明显的消化道症状。

2. 黄疸迅速加深，血清总胆红素大于正常值上限10倍或每日上升≥17.1mmol/L。

3. 出血倾向，PTA≤40%（或INR≥1.5）并排除其他原因者。

4. 失代偿性腹水。

5. 伴或不伴肝性脑病。

6. 组织病理学表现　在慢性肝病病理损害的基础上，发生新的程度不等的肝细胞坏死性病变。

（四）慢性肝衰竭

在肝硬化基础上，肝功能进行性减退和失代偿。

1. 血清总胆红素明显升高。

2. 白蛋白明显降低。

3. 出血倾向明显，PTA≤40%（或INR≥1.5）并排除其他原因者。

4. 有腹水或门静脉高压等表现。

5. 肝性脑病。

6. 组织病理学表现　主要为弥漫性肝纤维化及异常结节形成，可伴有分布不均的肝细胞坏死。

六、治疗

肝移植是目前唯一被认为治疗有效的方法，但因病情的迅速进展及肝源的短缺，限制了肝移植的临床应用；生物人工肝支持治疗现在仍然是一种无法实现的梦想。内科治疗也缺乏特效药物和手段，原则上强调早期诊断、早期治疗，针对不同病因采取相应的综合治疗措施，并积极防治各种并发症。在通过严密的肝功能监测及时发现早期肝细胞基本功能改变及肝细胞损伤并尽早去除损肝因素的同时，尽快阻断肝细胞坏死和促进肝细胞再生以保持正常的肝细胞功能，成为当前内科治疗肝衰竭的关键环节。

（一）重症监护与一般治疗

对于确诊的肝衰竭患者，尽早转入重症监护病房（ICU）中密切观察生命体征、肝肾功能、电解质及凝血酶原时间等指标。维持稳定的呼吸、循环功能与内稳态。若无禁忌，主张肠内营养支持；若不能应用肠道营养，应给予肠外营养。补充维生素，维持水电解质平衡。可应用肠道微生态调节剂、乳果糖或拉克替醇以减少肠道细菌移位或内毒素血症。酌情选用改善微循环药物、抗氧化剂（如还原型谷胱甘肽）及乌司他丁等治疗。要避免诱发因素，阻止疾病进一步恶化。

(二)针对不同基础病因的治疗

1.病毒性肝炎　对病毒性肝炎肝衰竭的病因学治疗，目前主要针对 HBV 感染所致的患者。对 HBV DNA 阳性的肝衰竭患者，不论其检测出的 HBV DNA 滴度高低，建议立即使用核苷(酸)类药物抗病毒治疗，应注意晚期肝衰竭患者因残存肝细胞过少、再生能力严重受损，抗病毒治疗似难以改善肝衰竭的结局。在我国上市的核苷(酸)类药物中，拉米夫定、恩替卡韦、替比夫定、阿德福韦酯等均可有效降低 HBVDNA 水平，降低肝衰竭患者的病死率。其中前三种更加强效快速，而阿德福韦酯则较为慢速，但对于高病毒载量且过去有过核苷(酸)类药耐药者，阿德福韦酯则为不可或缺的药物。今后，随着替诺福韦的上市，将可增加一种良好选择。考虑到慢性 HBV 相关肝衰竭常为终身用药，应坚持足够的疗程，避免病情好转后过早停药导致复发；应注意后续治疗中病毒耐药变异，并做出及时处理。对免疫抑制剂所致 HBV 再激活者应以预防为主，放宽核苷(酸)类药物的适应证(HBV 血清学标志物阳性即可)。甲型、戊型病毒性肝炎引起的急性肝衰竭，目前尚未证明病毒特异性治疗有效。对确定或疑似疱疹病毒或水痘一带状疱疹病毒感染引发的急性肝衰竭患者，可使用阿昔洛韦(5～10mg/kg 体重，每 8h 静脉滴注一次)治疗，并应考虑进行肝移植。

2.醋氨酚中毒　醋氨酚过量摄入是由于自杀或治疗疼痛服药过量所致。治疗首选 N－乙酰半胱氨酸(N－acetylcysteine，NAC)口服或静脉给药，NAC 是谷胱甘肽的前体，可作为自由基消除剂发挥作用，对醋氨酚中毒具有解毒作用。NAC 对颅内压(ICP)无直接影响，但通过增加脑血流和提高组织氧消耗可减轻脑水肿。一般主张在给予 NAC 之前先给活性炭(通常给予 1g/kg 体重，口服)，活性炭并不降低 NAC 的吸收而影响 NAC 的疗效。NAC 应尽可能早期给予，但在摄入醋氨酚 48h 或以上仍可能有效。

3.非醋氨酚中毒

(1)毒蕈中毒：明确或怀疑蘑菇中毒导致的肝衰竭患者应给予青霉素 G 和水飞蓟宾；肝移植是挽救毒蕈中毒所致肝衰竭患者生命的唯一方法。

(2)其他药物中毒：一旦确定为药物性肝中毒导致的肝衰竭，应立即停用所有的可疑药物，并进行必要的支持和对症治疗。

4.Budd－Chiari 综合征　若能排除潜在的恶性疾病，肝静脉血栓合并肝衰竭是肝移植的适应证。

5.妊娠期急性脂肪肝　建议产科医师会诊，尽快终止妊娠。

6.Wilson 病　唯一有效的治疗方法是肝移植，否则几乎无一例外地死亡。因此，对于可能是 Wilson 病导致的肝衰竭的患者必须立即将其列入肝移植名单准备肝移植。

7.自身免疫性肝炎　一旦怀疑自身免疫性肝炎是肝衰竭的病因，主张做肝穿刺活检确定诊断。诊断明确立即给予糖皮质激素治疗(口服泼尼松，40～60mg/d)。即使正在激素治疗期，对自身免疫性肝炎所致肝衰竭也应列入肝移植的候选名单。

(三)针对并发症的治疗

1.肝性脑病

(1)去除诱因，如严重感染、出血及电解质紊乱等。

(2)限制蛋白饮食。

(3)应用乳果糖或拉克替醇，口服或高位灌肠，可酸化肠道，促进氨的排出，调节微生态，减少肠源性毒素吸收。

(4)视患者的电解质和酸碱平衡情况酌情选用精氨酸、鸟氨酸—门冬氨酸等降氨药物。

(5)对慢性肝衰竭或慢加急性肝衰竭患者可酌情使用支链氨基酸或支链氨基酸与精氨酸混合制剂以纠正氨基酸失衡。

(6)对Ⅲ度以上的肝性脑病建议气管插管。

(7)抽搐患者可酌情使用半衰期短的苯妥英或苯二氮草类镇静药物，但不推荐预防用药。

(8)人工肝支持治疗。

2. 脑水肿

(1)有颅内压增高者，给予甘露醇 0.5～1.0g/kg。

(2)袢利尿剂，一般选用呋塞米，可与渗透性脱水剂交替使用。

(3)人工肝支持治疗。

(4)不推荐肾上腺皮质激素用于控制颅内高压。

(5)急性肝衰竭患者使用低温疗法可防止脑水肿，降低颅内压。

3. 肝—肾综合征

(1)血管收缩剂与白蛋白联合应用：HRS 发病的主要起因是门静脉高压引起的内脏血管扩张，因此人们尝试用血管收缩剂，包括垂体加压素类似物(特利加压素和鸟氨酸加压素)、生长抑素类似物(奥曲肽)和 α_1 受体激动剂(去甲肾上腺素和甲氧胺福林)等治疗 HRS，并取得明显的效果。另外，血管收缩剂与白蛋白联合应用对 HRS 治疗作用明显优于单用血管收缩剂，因其作用可靠，故国际腹水俱乐部将血管收缩剂，尤其是特利加压素与白蛋白联合应用推荐为Ⅰ型 HRS 的一线治疗方法。

尽管特利加压素疗效显著，但其价格昂贵，不能为许多国家和地区所接受，这在很大程度上限制了其应用，而去甲肾上腺素正好弥补了这些缺点。研究显示：去甲肾上腺素对Ⅰ型 HRS 患者的有效率与特利加压素类似(75%和 80%)，在去甲肾上腺素有效的Ⅰ型 HRS 病例中，成功过渡至肝移植的患者高达 83%，尽管这项研究中病情轻的Ⅰ型 HRS 患者比例较大，但研究结果清晰地表明治疗Ⅰ型 HRS 时，去甲肾上腺素是特利加压素可靠的替代药物。研究还发现去甲肾上腺素对相对高肌酐清除率和平均动脉压、低血清肾素水平的Ⅰ型 HRS 疗效较好。但是，由于该研究系非双盲试验，故其结论尚不肯定，而且去甲肾上腺素对心脏的副作用不能忽视，因此今后仍需设计大规模、多中心、随机和双盲试验以进一步验证比较去甲肾上腺素与特利加压素对Ⅰ型 HRS 的治疗效果。

也有学者发现口服甲氧胺福林与皮下注射奥曲肽联合治疗对Ⅰ型 HRS 也有一定作用，尽管疗效不如上述两者显著，但甲氧胺福林和奥曲肽使用方便，尤其适用于门诊患者。

(2)经颈静脉肝内门体分流：研究表明，经颈静脉肝内门体分流(TIPS)可以直接降低门静脉压力，改善Ⅰ型 HRS 患者的肾功能，减少腹水，延长患者的生存期，并且获得疗效后 HRS 较少复发。另外，如果继血管收缩药和白蛋白之后再用 TIPS 治疗，Ⅰ型 HRS 患者有望获得长期的治疗效果。然而由于多数 HRS 患者有 TIPS 的禁忌证，如肝功能差、胆红素过高、有肝性脑病等，因此限制了 TIPS 在Ⅰ型 HRS 治疗中的应用，目前仅作为二线治疗。TIPS 治疗对Ⅱ型 HRS 患者的腹水和血肌酐具有较好的改善作用，但对 HRS 的逆转率、患者生存率及成功过渡至肝移植的治疗效果尚不能肯定。然而，难治性腹水是Ⅱ型 HRS 的主要表现，目前有充分的证据表明 TIPS 比大量放腹水更能提高难治性腹水患者的生存率，并减少 HRS 等并发症的发生率，因此可推测 TIPS 对Ⅱ型 HRS 有直接或间接的治疗意义。

(3)肝移植：是迄今为止能够彻底治愈 HRS 的唯一方法，没有肝移植的 HRS 病程短，预后极差，因此所有 HRS 患者一经诊断，需尽早评估肝移植的可能性，并应优先接受供肝。移植前经特利加压素与白蛋白联合治疗的 HRS 患者肝移植的预后明显好于不用特利加压素与白蛋白联合治疗者，与无 HRS 的肝硬化患者几乎无差异。由于免疫抑制剂环孢素或他克莫司对肾脏具有一定的损伤作用，因此推荐在移植 48～72h 后、肾功能部分恢复时开始应用。

肝移植后，部分Ⅰ型 HRS 患者肾功能仍未完全恢复，甚或有严重肾衰竭，对此需要肝肾联合移植。但是目前还不能准确判定哪些Ⅰ型 HRS 患者需要肝肾联合移植。

虽然肝移植疗效肯定，但临床上Ⅰ型 HRS 常存在肝移植的禁忌证，如肝功能极差或合并感染等，另外Ⅰ型 HRS 的病程仅 2 周，没有足够的时间等待供肝，且手术费用高昂，并非每例患者都能承受，因此仍需寻找其他替代治疗方案。

(4)其他治疗：近年新兴的体外蛋白透析技术(extracorporeal albumin dialysis，ECAD)可以吸附胆红素、胆汁酸、芳香族氨基酸和细胞因子等与蛋白质结合的物质，对 HRS 治疗后，肾功能可获改善，但这项技术方兴未艾，尚需进一步积累经验。

常规的肾脏替代治疗(血液透析和血液滤过等)不能改善患者预后，但可以控制 HRS 的某些并发症，如容量超负荷、酸中毒、高钾血症和尿毒症，提供患者等待肝移植的时机。

多巴胺、前列腺素(如米索前列醇)等在肾内发挥扩张血管作用，抵消肾血管收缩，理论上这类药物对 HRS 具有一定的治疗作用，但未能获得临床试验的证实。

4. 感染　肝衰竭患者常见感染包括自发性腹膜炎、肺部感染和败血症等，感染的常见病原体为大肠埃希菌等革兰阴性杆菌、葡萄球菌、肺炎链球菌、厌氧菌、肠球菌等细菌及假丝酵母菌等真菌。

(1)推荐常规进行血液和其他体液的病原学检测。

(2)除了慢性肝衰竭时可酌情口服喹诺酮类作为肠道感染的预防以外，一般不推荐常规预防性使用抗菌药物。

(3)一旦出现感染，应首先根据经验选择抗菌药物，并及时根据培养及药敏试验结果调整用药。使用强效或联合抗菌药物、激素等治疗时，应同时注意防治真菌二重感染。

5. 低钠血症及顽固性腹水　低钠血症是失代偿肝硬化的常见并发症，而低钠血症、顽固性腹水与急性肾损伤等并发症常见相互关联及连续发展。从源头上处理低钠血症是预防后续并发症的关键措施。水钠潴留所致稀释性低钠血症是其常见原因，而现有的利尿剂均导致血钠排出，且临床上传统的补钠方法不仅疗效不佳，反而易导致脑桥髓鞘溶解症。托伐普坦(tolvaptan)作为精氨酸加压素 V_2 受体阻滞剂，可通过选择性阻断集合管主细胞 V_2 受体，促进自由水的排泄，已成为治疗低钠血症及顽固性腹水的新途径。

6. 出血

(1)推荐常规预防性使用 H_2 受体阻滞剂或质子泵抑制剂。

(2)对门静脉高压性出血患者，为降低门静脉压力，首选生长抑素类似物，也可使用垂体后叶素(或联合应用硝酸酯类药物)；食管胃底静脉曲张所致出血者可用三腔两囊管压迫止血；或行内镜下硬化剂注射或套扎治疗止血；可行介入治疗，如 TIPS。

(3)对显著凝血障碍患者，可给予新鲜血浆、凝血酶原复合物和纤维蛋白原等补充凝血因子，血小板显著减少者可输注血小板；对弥散性血管内凝血(DIC)者可酌情给予小剂量低分子肝素或普通肝素，对有纤溶亢进证据者可应用氨甲环酸或止血芳酸等抗纤溶药物。

(4)肝衰竭患者常合并维生素K缺乏，故推荐常规使用维生素K 5～10mg。

7. 肝一肺综合征

(1)氧疗：病情较轻者吸氧有效，对 PaO_2＜60mmHg者应长期低流量给氧，但HPS严重的低氧血症，说明肺病理分流量较大，一般吸氧难以奏效。

(2)药物治疗：目的是阻滞循环中的血管活性物质，常用药物有如下几种。①前列腺素合成抑制剂：常用吲哚美辛，此药可减少前列腺素的合成，改善肺血管扩张所致的低氧血症。用法为75mg/d，6d为1个疗程，但治疗效果并不确切。②阿米三嗪：可促进实验动脉及慢性阻塞性肺疾病患者缺氧性肺血管收缩，改善V/Q比例。用法为50～100mg，每日2次，疗程3～5周，可使20%患者的 PaO_2 获明显改善。③奥曲肽：为生长抑素类似物，可阻断神经肽对肺血管的扩张，减少肺内动一静脉分流量，这可能与抑制高血糖素与减轻肺血管扩张有关。关于生长抑素类似物在HPS治疗中的作用，专家对此评价不一，有待进一步研究。④其他药物：他莫昔芬（雌激素拮抗剂）及异丙肾上腺素、氨茶碱、普萘洛尔等均有学者试用，但未取得肯定效果。

（四）控制肝细胞坏死，促进肝细胞再生

目前已知能够促进肝细胞生长的因子多达20余种，如促肝细胞生长因子（HGF）、表皮生长因子（EGF）和血小板生长因子（PLGF）等。其中，主要的是HGF，为胎肝、再生肝和乳幼动物的肝脏提取物，能改变肝细胞膜离子转运机制，调节细胞内cAMP的水平，促进肝细胞DNA合成，抑制TNF活性，并能增加肝细胞摄取氨基酸的量，为修复肝细胞提供能源和原料，保护肝细胞，在AHI/肝衰竭治疗中越早使用效果越好。

前列腺素 E_1（PGE_1）作为一种改善肝脏血流的药物已在动物实验研究中证明可以促进肝细胞再生，防止实验性肝损伤，对肝细胞膜具有“稳定”和“加固”作用。

（五）肝脏辅助装置

1. 定义　肝脏辅助装置是借助体外机械、化学或生物性装置暂时及部分替代肝脏功能，从而协助治疗肝功能不全、肝衰竭或相关疾病的方法，因其以体外支持和功能替代为主，故又称人工肝支持系统（artificial liver support system，ALSS）。

2. 分类　根据辅助装置中有无接种肝细胞可以分为三大类。

(1)无细胞去毒辅助装置：为非生物人工肝支持系统，能全面清除蛋白结合毒素及水溶性毒素、降低颅内压、改善肾功能，有助于脑水肿、肝肾综合征及多器官衰竭的防治。又分为开环和闭环两种，开环系统包括单遍白蛋白透析系统和血浆交换系统，闭环系统包括普罗米修斯（Prometheus）白蛋白透析系统和分子吸附再循环系统（MARS）。开环和闭环系统均存在一些限制，包括清除率的热力学极限、开环系统的非选择性丢失、闭环系统的总清除率与有效灌注时间的平衡极限等。

(2)以细胞为基础的生物人工肝支持系统：肝脏辅助装置中接种了人类或其他哺乳动物的肝细胞，兼具代谢支持和去毒功能。目前已有8种以细胞为基础的生物人工肝系统进行了临床评估，包括ELAD系统（Vital Therapies）、HepatAssist系统（Arbios公司，以前为Circe公司）、MELS（Charite医学中心）、BLSS（Excorp Medical）、AMCBAL（阿姆斯特丹医学中心）、RFB（意大利）、TECA－HALSS及HBAL（中国）。这些系统在细胞来源和用量、血浆或全血的应用、灌注率、治疗所需时间（持续或间断）等方面各不相同。细胞量为每柱100～

600g，流速为20～200mL/min。每种以细胞为基础的生物人工肝系统均存在相应优点和缺点。所有系统看来都安全，但没有任何一种系统被FDA批准在美国应用。最近的一个Meta分析包括了目前所有类型的肝脏辅助装置，结果发现生物人工肝支持系统对肝衰竭治疗无显著疗效。

(3)混合型人工肝支持系统：由生物与非生物部分结合组成的具有两者功能的人工肝支持系统。

3.用途　人工肝的用途归纳起来主要有以下几个方面。

(1)通过人工肝支持，为肝衰竭时的肝细胞再生创造时间，使可逆性肝损伤患者肝功能得到恢复，从而避免肝移植。

(2)为肝移植创造条件，是重型肝炎肝移植的桥梁，还可协助治疗肝移植后的最初无功能状态。

(3)作为辅助措施有助于行肝极量切除术，或作为肝脏特殊或应激情况下的辅助治疗手段。通过人工肝辅助治疗，期望在内环境改善情况下肝脏能够自发恢复(spontaneous recovery)，或为肝移植和其他特效治疗进行准备。

4.模式

(1)血液灌注：指患者在全身肝素化后，血流被引入装有固态吸附剂的灌流柱，用以清除血中某些外源性或内源性毒物，血液净化后再输回体内，起到解毒作用的一种治疗方法。吸附剂主要是活性炭与树脂。活性炭能吸附甲硫氨酸、硫酸、脂肪酸、酚类及某些中分子物质；树脂是网状结构的离子聚合物，能吸附不能被活性炭清除的氨，且能清除血中游离脂肪酸等。

(2)血液透析：肝性脑病的中毒因子可能为中分子物质，而聚丙烯腈薄膜具有清除中分子物质的作用，特别是未与蛋白质结合的多数氨基酸，在透析前后进行分析比较，绝大多数氨基酸如酪氨酸、苯丙氨酸、蛋氨酸等皆明显降低。

(3)血浆分离：将患者血液引入血浆分离器，分离出血浆，用健康人血浆进行置换，或分离出的血浆直接通过吸附装置，经吸附后输回体内。

(4)血液/血浆灌流：血液灌流的确切含义是血液吸附，即溶解在血液的物质被吸附到具有丰富表面积的固态物质上借以从血液中清除毒物。血液灌流设备主要由血液灌注机、附件(动脉和静脉管路等)及血液灌流器组成。常用的灌流器有活性炭和合成树脂两种。目前血液灌流作为人工肝的方法之一主要用于伴有肝性脑病、败血症、胆汁淤积及瘙痒等患者。血液灌流技术的缺点是不能有效地吸附小分子毒物，活性炭对与白蛋白结合的毒素吸附能力也很差。由于使用非特异性的吸附剂，故除了毒性物质被清除外，也清除一些肝细胞生长因子和激素。如果吸附剂的生物相容性差，还可能激活补体系统而引起系统炎性反应。

(5)血浆置换：为一种常用的人工肝技术。经典的方法是将患者的血液抽出来，分离血浆和细胞成分，弃去血浆，把细胞成分及所补充白蛋白、血浆及平衡液等回输体内，以达到清除致病介质的治疗目的。现代技术不但可以分离全血浆，尚可分离出某一类或某一种血浆成分从而能够选择性或特异性地清除致病介质，进一步提高疗效，减少并发症。

(6)连续性血液净化：急性肝衰竭、肝肾综合征、全身炎性反应综合征、多器官功能障碍综合征等都有成功应用的报道。临床治疗重症患者，尤其是血流动力学不稳定和严重高分解代谢的患者，通常首选此项治疗。它可控制水电解质和酸碱平衡，维持内稳态，并保证输入大量液体的需要，以摄入足量的蛋白质和热能。

(7)分子吸附再循环系统(molecular adsorbent recirculating system，MARS)：由白蛋白再循环系统、活性炭、树脂和透析等方法组成，包括血液循环、白蛋白循环和透析循环三个循环，能清除脂溶性、水溶性及与白蛋白结合的大、中、小分子质量的毒素，同时对水电解质和酸碱失衡有较好的调节作用。MARS 的优点在于中间蛋白、血浆不与活性炭及阴离子树脂接触，不会发生凝血因子和蛋白质的吸附与破坏，不会丢失肝细胞生长因子及其他营养成分，具有血流动力学稳定、持续去除中小分子毒素及纠正电解质紊乱的优点。主要用于改善肝衰竭时肝性脑病的脑功能、改善血流动力学及肝脏的合成功能，对于肝肾综合征有较好的治疗效果。

(8)生物型人工肝：一般专指人工培养的肝细胞为基础构件的体外生物反应系统。它不仅具有肝脏的特异性解毒功能，而且具有更高的效能，如参与能量代谢，具有生物合成转化功能，分泌促肝细胞生长活性物质等。目前的生物人工肝一般先用活性炭吸附或血浆置换去除患者血浆中的部分毒性物质，再与反应器中的肝细胞进行物质交换。这种把非生物型与生物型人工肝结合的装置称为混合型人工肝。

理想的肝脏辅助装置应具备解毒、代谢和合成功能，即应可执行肝脏的所有功能，这一设想是合理的，但是实现这一设想却很困难，有可能是一种无法实现的梦想。迄今为止，世界上所有肝脏辅助装置都还处于临床试验阶段，其对肝衰竭患者的益处尚未得到设计精良且大规模的 RCT 验证，因此还不能作为肝衰竭治疗的标准方案。

5. 适应证、禁忌证与并发症

(1)适应证：①各种原因引起的肝衰竭早中期，INR 为 1.5～2.5 和血小板$>50\times10^9$/L 的患者为宜；晚期肝衰竭患者亦可进行治疗，但并发症多见，治疗风险大，临床医生应评估风险及利益后做出治疗决定；未达到肝衰竭诊断标准，但有肝衰竭倾向者，亦可考虑早期干预。②晚期肝衰竭肝移植术前等待供体、肝移植术后排异反应、移植肝无功能期的患者。

(2)相对禁忌证：①严重活动性出血或并发 DIC 者。②对治疗过程中所用血制品或药品如血浆、肝素和鱼精蛋白等高度过敏者。③循环功能衰竭者。④心脑梗死非稳定期者。⑤妊娠晚期。

(3)并发症：人工肝支持系统治疗的并发症有出血、凝血、低血压、继发感染、过敏反应、低血钙、失衡综合征等，需要在人工肝支持系统治疗前充分评估并预防并发症的发生，在人工肝支持系统治疗中和治疗后要严密观察并发症，随着人工肝技术的发展，并发症发生率将进一步下降。

(景德怀)

第五节　酒精性肝病

酒精性肝病(alcoholic liver disease，ALD)是由于长期大量饮酒导致肝细胞的变性和坏死，由此引起的脂肪肝，进而可发展成酒精性肝炎、肝纤维化和肝硬化，甚至肝癌。严重酗酒时可诱发广泛肝细胞坏死，甚至肝衰竭。据估计全球有 1500 万～2000 万人酗酒，这些人中有 10%～20%的人有不同程度的酒精性肝病。我国尚缺乏酒精性肝病的全国性大规模流行病学调查资料，但地区性流行病学调查显示我国饮酒人群和酒精性肝病的患病率有上升趋势。

华北地区流行病学调查显示，从 20 世纪 80 年代初到 90 年代初，嗜酒者在一般人群中的比例从 0.21%升至 14.3%；21 世纪初，南方及中西部省份流行病学调查显示饮酒人群增至30.9%～43.4%。饮酒人群中一部分嗜酒者或饮酒过量的人群出现酒精相关健康问题，其中酒精性肝病是酒精所致的最常见的脏器损害。21 世纪初，南方及中西部省份酒精性肝病流行病学调查资料显示，成人群体酒精性肝病患病率为 4.3%～6.5%。酒精性肝病占同期肝病住院患者的比例在不断上升，从 1991 年的 4.2%增至 19%年的 21.3%；酒精性肝硬化在肝硬化的病因构成比从 1999 年的 10.8%上升到 2003 年的 24.0%。酒精所致的肝脏损害已经在中国成为一个不可忽视的问题。

一、发病原因

影响酒精性肝损伤进展或加重的因素较多，目前国内外研究已经发现的危险因素主要包括：饮酒量、饮酒年限、酒精饮料品种、饮酒方式、性别、种族、肥胖、肝炎病毒感染、遗传因素、营养状况等。

(一)饮酒量或饮酒年限

达到一定饮酒量或饮酒年限，就会大大增加肝损害风险。然而，由于个体差异较大，也有研究显示饮酒与肝损害的剂量效应关系并不十分明确。

(二)酒精饮料品种及饮酒方式

不同的酒精饮料对肝脏所造成的损害也有差异。饮酒方式也是酒精性肝损伤的一个危险因素，空腹饮酒较伴有进餐的饮酒方式更易造成肝损伤。

(三)性别

女性对酒精介导的肝毒性更敏感，与男性相比，更小剂量和更短的饮酒期限就可能出现更重的酒精性肝病。饮用同等量的酒精饮料，男女血液中酒精水平明显有差异。

(四)种族和遗传

汉族人群的酒精性肝病易感基因乙醇脱氢酶(ADH)2、ADH3 和乙醛脱氢酶(ALDH)2 的等位基因频率及基因型分布不同于西方国家，可能是中国嗜酒人群和酒精性肝病的发病率低于西方国家的原因之一。并不是所有的饮酒者都会出现酒精性肝病，只是发生在一小部分人群中，表明同一地区群体之间还存在着个体差异。

(五)营养状况

酒精性肝病病死率的上升与营养不良的程度相关。维生素 A 的缺少或维生素 E 水平的下降，也可能加重肝脏损害。富含多不饱和脂肪酸的饮食可促使酒精性肝病的进展，而饱和脂肪酸对酒精性肝病起到保护作用。肥胖或体重超重可增加酒精性肝病进展的风险。

(六)肝炎病毒感染者

肝炎病毒感染与酒精对肝脏损害起协同作用，在肝炎病毒感染基础上饮酒，或在酒精性肝病基础上并发 HBV 或 HCV 感染，都可加速肝脏疾病的发生和发展。

二、发病机制

ALD 主要是酒精进入肝细胞后经过 AND 代谢为乙醛，再通过 ALDH 代谢为乙酸，进入三羧酸循环，酒精及其衍生物的代谢过程中直接或间接诱导的炎症反应、氧化应激、肠源内毒素、炎症介质和营养失衡等多种因素相互作用结果。

（一）肝细胞代谢紊乱

酒精代谢过程中还原型辅酶Ⅰ/辅酶Ⅰ（$NADH/NAD^+$）比例增加，肝内氧化还原状态异常，抑制三羧酸循环，使脂代谢紊乱。

（二）氧化应激和脂质过氧化作用

酒精在代谢过程中，产生过多的氧化应激产物，通过脂质过氧化反应，影响细胞线粒体及细胞膜功能，对 ALD 的发生和发展起着关键作用。

（三）免疫和炎症损伤

酒精代谢产物乙醛与多种蛋白形成的乙醛复合物具有很强的免疫原性，刺激机体产生抗体引起免疫损伤，导致包括蛋白酶在内的重要蛋白质及 DNA 的损伤。ALD 时肠道屏障功能受损引起肠源性内毒素血症，内毒素与脂多糖结合蛋白结合，形成脂多糖结合蛋白复合物，增加炎性细胞因子的转录与释放，炎症因子产生放大炎症效应，刺激星状细胞向成纤维细胞转化，导致肝纤维化的发生。

（四）二次打击学说

酒精因素作为初次打击，通过氧化应激促使反应性氧化物增加，而诱发肝脏脂肪聚集。在氧化应激相关的脂质过氧化及炎性细胞因子作用下，使脂肪变的肝细胞发生第二次打击，导致脂肪肝发生炎症、坏死和纤维化。

三、病理

酒精性肝病病理学改变主要为大疱性或大疱性为主伴小疱性的混合性肝细胞脂肪变性。依据病变肝组织是否伴有炎症反应和纤维化，可分为单纯性脂肪肝、酒精性肝炎、肝纤维化和肝硬化。酒精性肝病的病理学诊断报告应包括肝脂肪变程度（$F_{0\sim4}$）、炎症程度（$G_{0\sim4}$）、肝纤维化分级（$S_{0\sim4}$）。

（一）单纯性脂肪肝

依据脂肪变性肝细胞占肝组织切片的比例，以及肝细胞脂肪变性占据所获取肝组织标本量的范围将肝脂肪变程度分为 4 度（$F_{0\sim4}$）：F_0，＜5％肝细胞脂肪变；F_3，5％～33％肝细胞脂肪变；F_2，33％～66％肝细胞脂肪变；F_3，66％～75％肝细胞脂肪变；F_4，75％以上肝细胞脂肪变。

（二）酒精性肝炎和肝纤维化

酒精性肝炎时肝脂肪变程度与单纯性脂肪肝一致，分为 4 度（$F_{0\sim4}$），依据炎症程度分为 4 级（$G_{0\sim4}$）：G_0，无炎症；G_1，腺泡 3 带呈现少数气球样肝细胞，腺泡内散在个别点灶状坏死和中央静脉周围炎；G_2，腺泡 3 带明显气球样肝细胞，腺泡内点灶状坏死增多，出现 Mallory 小体，门管区轻至中度炎症；G_3，腺泡 3 带广泛的气球样肝细胞，腺泡内点灶状坏死明显，出现 Mallory 小体和凋亡小体，门管区中度炎症伴或不伴门管区周围炎症；G_4，融合性坏死和（或）桥接坏死。

依据纤维化的范围和形态，肝纤维化分为 4 期（$S_{0\sim4}$）：S_0，无纤维化；S_1，腺泡 3 带局灶性或广泛的窦周/细胞周纤维化和中央静脉周围纤维化；S_2，纤维化扩展到门管区，中央静脉周围硬化性玻璃样坏死，局灶性或广泛的门管区星芒状纤维化；S_3，腺泡内广泛纤维化，局灶性或广泛的桥接纤维化；S_4，肝硬化。

酒精性肝病的病理学诊断报告需包括肝脂肪变程度($F_{0\sim4}$)、炎症程度($G_{0\sim4}$)和肝纤维化分级($S_{0\sim4}$)。

(三)肝硬化

肝小叶结构完全毁损,代之以假小叶形成和广泛纤维化,为小结节性肝硬化。根据纤维间隔有否界面性肝炎,分为活动性肝硬化和静止性肝硬化。

四、诊断

(一)病因诊断

有长期饮酒史,一般超过5年,折合酒精量男性≥40g/d,女性≥20g/d;或2周内有大量饮酒史,折合酒精量>80g/d。但应注意性别、遗传易感性等因素的影响。酒精量(g)换算公式=饮酒量(mL)×酒精含量(%)×0.8。

(二)临床症状及体征

临床症状为非特异性,可无症状,或有右上腹胀痛、食欲缺乏、乏力、体重减轻、黄疸等;随着病情加重,可有神经精神症状、蜘蛛痣和肝掌等表现。

(三)实验室检查

血清谷草转氨酶(AST)、谷丙转氨酶(ALT)、γ-谷氨酰转移酶(GGT)、总胆红素(TBil)、凝血酶原时间(PT),平均红细胞容积(MCV)和缺糖转铁蛋白(CDT)等指标升高。其中AST/ALT>2、GGT升高、MCV升高为酒精性肝病的特点,而CDT测定虽然较特异,但临床未常规开展。禁酒后这些指标可明显下降,通常4周内基本恢复正常(但GGT恢复较慢),有助于诊断。

(四)影像学检查

1.超声显像诊断

(1)肝脏B超影像:用于反映肝脏脂肪浸润的分布类型,粗略判断弥漫性脂肪肝的程度,提示是否存在肝硬化,但其不能区分单纯性脂肪肝与脂肪性肝炎,且难以检出<33%的肝细胞脂肪变。

具备以下三项腹部超声表现中的两项者为弥漫性脂肪肝:①肝脏近场回声弥漫性增强,回声强于肾脏。②肝脏远场回声逐渐衰减。③肝内管道结构显示不清。

(2)FibroScan:是目前全球最先进且唯一可实现对肝脏硬度及脂肪变进行无创定量检测的设备,大大提高了患者肝纤维化、肝硬化、脂肪肝的检出率。其原理是利用振动控制的瞬时弹性成像技术(VCTE)来评估肝脏的硬度值及利用受控衰减参数理论(CAP)来评估肝组织的脂肪变数值。弹性数值越大,表示肝组织硬度值越大。CAP越大,表示脂肪变数值越大。为肝纤维化、脂肪肝的早期诊断、早期治疗和预防提供了可能。FibroScan适用于各种慢性肝病包括病毒性肝炎、酒精性肝炎及自身免疫性肝病等所导致的肝纤维化、肝硬化和脂肪肝的检查。

FibroScan能够快速对肝脏硬度值、脂肪变数值做出诊断,精确度高、重复性好,完全避免了肝穿刺带来的创伤。FibroScan对纤维化各期的分级诊断准确性皆在85%以上。

2.CT影像学诊断　弥漫性肝脏密度降低,肝脏与脾脏的CT值之比≤1.0。弥漫性肝脏密度降低,肝/脾CT值≤1.0、但大于0.7者为轻度;肝/脾CT值≤0.7、但>0.5者为中度;肝/脾CT值≤0.5者为重度。

（五）病理诊断标准

肝穿活组织检查是确诊酒精性肝病及了解分期、分级的可靠方法。酒精性肝病病理学改变主要为大疱性或大疱性为主伴小疱性的混合性肝细胞脂肪变性。

依据病变肝组织是否伴有炎症反应和纤维化，可分为单纯性脂肪肝、酒精性肝炎、肝纤维化和肝硬化。酒精性肝病的病理学诊断报告应包括肝脂肪变程度（$F_{0\sim4}$）、炎症程度（$G_{0\sim4}$）和肝纤维化分级（$S_{0\sim4}$），见表 6－5。

表 6－5　酒精性肝病病理分级与分期

分级	脂肪变（F）	炎症（G）	纤维化（S）
0	＜5％	无炎症	无纤维化
1	5％～33％	腺泡 3 带呈现少数气球样肝细胞，腺泡内散在个别点灶状坏死和中央静脉周围炎	腺泡 3 带局灶性或广泛的窦周/细胞周纤维化和中央静脉周围纤维化
2	33％～66％	腺泡 3 带明显气球样肝细胞，腺泡内点灶状坏死增多，出现 Mallory 小体，门管区轻至中度炎症	纤维化扩展到门管区，中央静脉周围硬化性玻璃样坏死，局灶性广泛的门管区星芒状纤维化
3	66％～75％	腺泡 3 带广泛的气球样肝细胞，腺泡内点灶状坏死明显，出现 Mallory 小体和凋亡小体，门管区中度炎症伴或不伴门管区周围炎症	腺泡内广泛纤维化，局灶性或广泛的桥接纤维化
4	75％以上	融合性坏死和（或）桥接坏死	肝硬化

（六）酒精性肝病临床分型

1. 轻症酒精性肝病　肝脏生物化学指标、影像学和组织病理学检查基本正常或轻微异常。

2. 酒精性脂肪肝　影像学诊断符合脂肪肝标准，血清 ALT、AST 或 GGT 可轻微异常。

3. 酒精性肝炎　是短期内肝细胞大量坏死引起的一组临床病理综合征，可发生于有或无肝硬化的基础上，主要表现为血清 ALT、AST 升高和血清 TBil 明显增高，可伴有发热、外周血中性粒细胞升高。重症酒精性肝炎是指酒精性肝炎患者出现肝衰竭的表现，如凝血机制障碍、黄疸、肝性脑病、急性肾衰竭、上消化道出血等，常伴有内毒素血症。

4. 酒精性肝硬化　有肝硬化的临床表现和血清生物化学指标的改变。

五、鉴别诊断

排除嗜肝病毒现症感染，以及药物、中毒性肝损伤和自身免疫性肝病等。

六、治疗

酒精性肝病的治疗原则是：戒酒和营养支持，减轻酒精性肝病的严重程度；改善已存在的继发性营养不良和对症治疗酒精性肝硬化及其并发症。

1. 戒酒　是治疗酒精性肝病的最重要的措施，戒酒过程中应注意防治戒断综合征。

2. 营养支持　酒精性肝病患者需良好的营养支持，应在戒酒的基础上提供高蛋白、低脂饮食，并注意补充维生素 B、维生素 C、维生素 K 及叶酸。

3. 药物治疗

（1）糖皮质激素：可改善重症酒精性肝炎（有脑病者或 Maddrey 指数＞32）患者的生存率。

但感染、急性胃肠出血、肾功能不全、胰腺炎、未控制的糖尿病者不适合应用。

(2)美他多辛 0.5g,一日 2 次,可加速酒精从血清中清除,有助于改善酒精中毒症状和行为异常,可用于酒精中毒有行为异常者。

(3)抗炎保肝药物

1)腺苷蛋氨酸 500～1000mg/d,静脉滴注、肌内注射或口服。腺苷蛋氨酸治疗可以改善酒精性肝病患者的临床症状和生物化学指标。

2)多烯磷脂酰胆碱口服 456mg,每日 3 次,严重者可静脉滴注 465～930mg/d。多烯磷脂酰胆碱对酒精性肝病患者有防止组织学恶化的趋势。

3)还原型谷胱甘肽 400mg,每日 3 次,或静脉注射 1200mg/d,严重者可 2400mg/d。

4)甘草酸制剂。

5)水飞蓟宾类。

6)双环醇 25mg,每日 3 次。

水飞蓟宾类、多烯磷脂酰胆碱和还原型谷胱甘肽等药物有不同程度的抗氧化、抗炎、保护肝细胞膜及细胞器等作用,临床应用可改善肝脏生物化学指标。但不宜同时应用多种抗炎保肝药物,以免加重肝脏负担及因药物间相互作用而引起不良反应。

(4)酒精性肝病患者肝脏常伴有肝纤维化的病理改变,故应重视抗肝纤维化治疗。目前有多种抗肝纤维化中成药或方剂,如安络化纤胶囊等。

(5)积极处理酒精性肝硬化的并发症(如门静脉高压、食管胃底静脉曲张、自发性细菌性腹膜炎、肝性脑病和肝细胞肝癌等)。

(6)严重酒精性肝硬化患者可考虑肝移植,但要求患者肝移植前戒酒 3～6 个月,并且无其他脏器的严重酒精性损害。

七、预后

评价酒精性肝病严重程度的指标:有多种方法用于评价酒精性肝病的严重程度及近期存活率,有 Child－Pugh 积分系统,凝血酶原时间－血清胆红素判别函数(Maddrey 判别函数,Maddrey discriminant function,MDF),终期肝病模型(MELD)评分系统。其中,Maddrey 判别函数有较高价值。

1. Maddrey 判别函数(MDF)　4.6×(患者凝血酶原时间－对照值)＋血清胆红素(mg/dl),指数＞32,近期死亡率为 50%。

2. 终期肝病模型(MELD)评分系统　可用于预测酒精性肝病死亡率。其计算公式:R＝0.378log[胆红素(mg/dl)]＋1.12log(INR)＋0.95log[肌酐(mg/dl)]＋0.64(病因:胆汁性或酒精性 0,其他 1)。R＞11 有预测价值,越高,其风险越大,生存率越低。后为计算方便,Kamath 等将公式改良为 R＝3.8log[胆红素(mg/dl)]＋11.2log(INR)＋9.6log[肌酐(mg/dl)]＋6.4(病因:胆汁性或酒精性 0,其他 1)。

MELD 分级中使用的血清肌酐、胆红素、INR 等指标,容易受非肝病因素的影响,这将直接影响判断真实的肝病病情,并指出为了避免肝外因素造成的血清肌酐波动影响 MELD 分级的准确性,在利用 MELD 分级判断病情时,应在患者血流动力学稳定和充分补液的基础上使用。如使用血清肌酐清除率代替血清肌酐,将能使 MELD 分级更准确地反映肝功能变化;

凝血酶原活性(PTA)较 INR 变化更小,如使用 PTA 代替 INR,可能使 MELD 分级具有更好的统一性。

(韩东升)

第六节 非酒精性脂肪性肝病

非酒精性脂肪性肝病(nonalcoholic fatty liver disease,NAFLD)是一种与胰岛素抵抗(IR)和遗传易感密切相关的代谢应激性肝脏损伤,由多种原因所致的病变主体在肝小叶,以肝细胞弥漫性脂肪变性为主,且无过量饮酒的临床病理综合征。包括非酒精性单纯性脂肪肝(nonalcoholic simple fatty liver,NAFL)、非酒精性脂肪性肝炎(nonalcoholic steatohepatilis,NASH)及其相关肝硬化和肝细胞癌(hepatocellularcarcinoma,HCG)。

按照病因,其可分为原发性和继发性两类。原发性 NAFLD 是由于肥胖和代谢紊乱所致,需排除其他慢性肝病(病毒性肝炎、自身免疫性肝病等)。继发性 NAFLD 较少见,与胰岛素抵抗(insulin resistance,IR)和代谢综合征(metabolism syndrome,MetS)无关,由多种疾病(如血色病、Wilson 病、低 β 脂蛋白血症等)或药物(皮质类固醇、雌激素等)、手术后(如空回肠旁路手术、广泛小肠切除术等)所致,少量饮酒(日均酒精摄入量女性 20g,男性 30g)对敏感个体可致脂肪肝。

1842 年 Bowman 首先提出"脂肪肝"的概念,随着 B 超和 CT 检查的普及,1980 年和 1986 年 Ludwig 和 Schaffner 等相继提出 NASH 和 NAFLD 的概念,使脂肪肝成为独立的临床病理综合征。但当时未引起重视,直到 1998 年 Day 等报道 15%~50%NASH 患者发生不同程度肝纤维化,NAFLD 方得到极大关注。

随着肥胖及相关代谢紊乱的增多,NAFLD 发病率不断攀高,在西方发达国家,NAFLD 是引起肝功能异常和慢性肝病的最常见原因,在我国有望成为慢性肝病的首要病因。NAFLD 在种族、性别和年龄等方面存在差异。NAFLD 患病率随年龄增加而增高,40~65 岁男性和 50~60 岁女性患病率最高。发达国家普通成人 NAFLD 患病率为 20%~33%,我国成人 NAFLD 患病率为 12%~16%。

NAFLD 患病率有低龄化趋势。儿童 NAFLD 主要与肥胖症和 IR 有关,与成人相比,儿童 NAFLD 中 NASH 比例偏高,儿童 NASH 汇管区病变较小叶内严重,进展为肝硬化更快。西方发达国家儿童 NAFLD 患病率至少为 1%~2%,肥胖儿童 NAFLD 患病率高达 22.5%~52.8%。我国肥胖儿童 NAFLD 可达 60%以上。

NAFLD 的死因主要为代谢综合征相关恶性肿瘤、动脉硬化性心血管事件及肝硬化,而 NASH 的主要死因依次为肝硬化、肿瘤和心血管疾病。

一、病因和发病机制

目前尚不明确。一般认为它是一种遗传一环境一代谢应激相关性疾病,可能主要与遗传易感性、胰岛素抵抗、氧化应激、脂质代谢紊乱及脂肪细胞因子所致肝损伤等多种因素有关。"二次打击"学说:初次打击为由各种原因引起的胰岛素抵抗,引起外周脂肪组织降解,形成过多的 FFA,肝细胞对脂肪酸摄入增加,导致肝细胞脂肪沉积和脂肪变。肝细胞脂肪沉积和脂肪变作为"初次打击",使肝脏对炎症反应和各种损伤因素的易感性增高,而氧化应激和脂质过氧化、内质网应激、细胞因子的释放、线粒体功能异常等因素形成“二次打击”，诱导肝脏炎症反应、肝细胞变性坏死和肝纤维化的发生。

（一）IR 引起 NAFLD 的主要原因是脂质过多和高胰岛素血症

IR 时脂蛋白脂酶活性及脂肪合成能力减弱，可导致脂肪组织分解释放游离脂肪酸（FFA）增多，并进入肝脏组织，同时进食后的脂质也以脂肪酸的形式被肝脏摄取，使肝脏三酰甘油（TG）的合成明显增多，TG 在微粒体转运蛋白（MTP）催化的反应中，与载脂蛋白 B100（ApoB－100）结合转化为极低密度脂蛋白（VLDL）。当 TG 的形成超过其输出及 VLDL 的合成障碍时，就会影响 TG 转运出肝，TG 便蓄积在肝内，形成脂肪肝。脂肪储存过多的肝脏，血脂代谢紊乱导致细胞膜结构、功能异常，肝细胞表面胰岛素受体数目减少且出现受体缺陷，从而使肝细胞对胰岛素的敏感性、反应性降低。多数报道认为，高三酰甘油血症的 FFA 增多，干扰了胰岛素在周围组织中与受体结合，使胰岛素作用下降，并产生 IR。增多的 FFA 又可通过抑制胰岛素的信号转导，减少胰岛素的清除，加重 IR。而高胰岛素血症通过增加糖降解，增加脂肪酸的合成，又可减少 ApoB－100 的合成，增加脂类物质在肝脏的蓄积。以上因素综合作用造成了 NAFLD 患者出现 IR，IR 又通过上述机制诱发 NAFLD，而形成 IR 和 AFLD之间的恶性循环。胰岛素抵抗的诱导因子包括：高糖血症和高胰岛素血症、游离脂肪酸、氧化应激、内质网应激、脂肪细胞因子（如瘦素和脂联素、IL－6 和 TNF－α 等）。

（二）肠源性内毒素与 NAFLD/NASH

正常肠道菌群及其代谢产物与 NAFLD 的发病密切相关。肠菌过度增殖或有益菌减少可能参与脂肪变炎症的进展过程，最主要的肠源性信号来自内毒素。

（三）脂肪细胞因子

脂肪分泌一些蛋白，包括细胞因子、激素样因子如瘦素和脂联素、IL－6 和 TNF－α、抵抗素和内脏脂肪素；随着瘦素、脂联素、抵抗素等多种脂肪因子被发现，以瘦素、抵抗素为代表的多数脂肪因子均可作用于胰岛素信号通路，并通过不同靶位，影响肝脏糖脂代谢，促进脂肪肝形成。相反，脂联素则通过与肝内受体结合抑制游离脂肪酸的摄取，促进后者氧化和脂质输出，从而抑制脂肪在肝脏堆积并提高胰岛素敏感性，因此对 NAFLD 发生起保护作用。

（四）内质网应激

内质网应激（ERS）细胞应付各种应激时的一种普遍生物学现象，积聚在内质网部位的非折叠或错误折叠蛋白引发适应性反应以缓解 ERS 即非折叠蛋白反应（UPR）。具有促进脂质合成的作用。

（五）氧应激及脂质过氧化损伤与 NAFLD

氧应激与脂质过氧化是非酒精性脂肪肝受到第二次打击进一步发展的重要因素。在肝脏中 FFA 可能是氧化应激和随后产生脂质过氧化的根源。外源性高脂饮食使血清 FFA 增加，肝对 FFA 摄取的增加使线粒体 β 氧化速度代偿性加快，进而增加了反应性氧化物（ROS）的产出。当肝细胞内 ROS 的产生及其作用超过抗氧化系统清除能力时便产生氧应激。ROS 刺激花生四烯酸的代谢，产生白三稀等类脂质，触发链式过氧化反应产生脂质过氧化物（LPO）如丙二醛（MDA）和 4－羟基壬醇烯酸（HNE）。LPO 能趋化中性粒细胞（炎症坏死）、刺激肝星状细胞（纤维化）和上调转化生长因子（transforming growth factor，TGF－β），这些物质又可改变线粒体 DNA，也能与线粒体蛋白反应抑制氧化呼吸链上的电子传递，进一步使 ROS、脂质过氧化产物的产生增加，受到损害的线粒体能产生氧应激，而氧应激又加剧线粒体的损害作用，形成一个恶性循环。氧应激/脂质过氧化发生可直接损伤生物膜，引起线粒体跨膜电位的丧失，导致线粒体肿胀、破裂，最终导致细胞坏死。同时 MDA 释放增多，MDA 可吸引炎性细胞浸润肝组织，并导致细胞蛋白质形成交链聚合，造成肝脏生化和结构的破坏。星状细胞增加胶原蛋白的合成而导致肝纤维化。

二、病理

NAFLD 病理特征为肝腺泡 3 区大疱性或以大疱为主的混合性肝细胞脂肪变，伴或不伴有肝细胞气球样变、小叶内混合性炎症细胞浸润及窦周纤维化。

在 NAFLD 早期，肝组织学检查仅仅示肝细胞明显的脂肪变性，此即为单纯性脂肪肝；在脂肪变性的基础上出现肝细胞气球样变和小叶内混合性炎症细胞浸润，则为脂肪性肝炎，可伴或不伴有糖原核、Mallory 小体、肝细胞点状坏死及肝纤维化；晚期，脂肪性肝炎因细胞周围纤维化和中央静脉周围纤维化进展，桥接纤维化形成，导致肝小叶结构改建、假小叶及再生结节形成，最终发生脂肪性肝硬化。

非酒精性脂肪性肝炎患者肝组织学改变叙述如下。

1. 必备表现

(1)肝脂肪变性，大疱性及小疱性，常见于肝腺泡 3 区。

(2)小叶内炎症，小叶内多形核细胞和单核细胞浸润。

(3)肝细胞气球样变，常邻近于脂肪变肝细胞的周围。

2. 常见但非诊断必备的表现

(1)肝腺泡 3 区窦周纤维化。

(2)肝腺泡 1 区肝细胞内糖原核蓄积。

(3)小叶内脂性肉芽肿，大小不一，通常较小。

(4)偶见嗜酸颗粒或过碘酸希夫染色阳性库普弗细胞。

(5)脂肪囊肿。

3. 可能存在但非诊断必备的表现

(1)在气球样变的肝细胞内出现 Mallory－Denk 小体：常见于 NASH 肝腺泡 3 区，形态通常不典型，需要免疫染色(泛素、p62、角蛋白 7/18/19)。

(2)门管周围轻度肝细胞沉积或窦内皮细胞里含有散在的铁颗粒。

(3)肝细胞内巨大线粒体。

4. 不常见于 NASH，应考虑其他原因相关肝损伤

(1)轻度大疱性肝脂肪变或非条带状分布。

(2)小疱性或者主要表现为小疱性的肝脂肪变。

(3)硬化性透明坏死，门静脉阻塞性损伤，静脉周围纤维化，静脉硬化。

(4)门静脉炎症浸润比小叶内炎症严重，结节样淋巴细胞聚集，门静脉周围纤维化较肝腺泡 3 区窦周纤维化严重，门静脉－门静脉桥接纤维化而没有并发窦周纤维化。

(5)小叶结构紊乱，明显的炎症或合并桥接纤维化。

(6)急性胆汁淤积：胆栓。

(7)慢性胆汁淤积伴或不伴严重的胆管损伤、胆管缺失、胆管增生；铜在门静脉周围肝细胞内蓄积。

(8)过碘酸希夫染色门静脉周围肝细胞内 α_1 抗胰蛋白酶染色呈球状。

(9)肝细胞内明显的球状铁颗粒蓄积,特别是从肝腺泡1区到3区渐次减少。

儿童NAFLD病理表现与成人不同,肝细胞气球样变、腺泡3区的纤维化和肝小叶炎症等成人NASH的典型特征在儿童并不常见。儿童NASH汇管区病变(炎症和纤维化)通常较小叶内严重。儿童NASH分两型:1型NASH,病理特征与成人相似,约占17%;2型NASH,为大疱脂肪变伴门管区炎症(通常为淋巴细胞)、无或极轻微的气球样变、伴或不伴门管区纤维化,见于51%的患儿;另外32%为混合性。

三、临床表现

(一)症状

本病起病隐匿,症状不典型,可有乏力、食欲减退、腹胀、肝区隐痛等表现,肝脾大等非特异性症状及体征。可有体重超重和(或)内脏性肥胖、空腹血糖增高、血脂紊乱、高血压等代谢综合征相关症状。儿童NAFLD表现与成人相似,大部分儿童超重或肥胖,通常有NAFLDJR或糖尿病病史,患儿可并发睡眠呼吸暂停综合征、甲状腺功能低下和IR相关的临床疾病,黑棘皮病的发生率高达30%~50%,约1/4的肥胖NAFLD儿童患有糖代谢异常。

(二)体征

肝大为NAFLD的常见体征,发生率可高达75%以上,多为轻至中度肝大,表面光滑,边缘钝,质地正常或稍硬,无触痛,门静脉高压症等慢性肝病的体征相对较少,脾大一般不超过25%。

四、实验室及其他检查

(一)血清学指标

1.肝功能　谷丙转氨酶(ALT)和谷草转氨酶(AST)视脂肪侵蚀的程度、范围和病因而定,轻度脂肪肝时血清ALT和AST多数正常,中重度脂肪肝由于脂肪囊肿的破裂及肥大的脂肪细胞压迫胆道,可出现血清氨基转移酶增高,一般不超过参考值上限的2~4倍。随着脂肪肝的好转,ALT和AST也逐渐降至正常,若持续增高和明显增高提示出现脂肪性肝炎,非酒精脂肪性肝炎血清AST/ALT多<1。血清ALP也可增高。肝硬化时,可出现血清ALB下降、A/G值下降等。而球蛋白比例增高。血清TBA增高是反映肝脏代谢功能下降较灵敏的指标。

2.γ—谷氨酰转移酶(GGT)各种脂肪肝患者血清GGT可轻度增高或正常,阳性率约为63%,血清GGT增高可能是脂肪肝唯一的异常检验指标,除外饮酒因素和药物影响之后,血清ALT正常而GGT轻度增高,常要考虑非酒精性单纯性脂肪肝的可能。

3.ALP　有时可增高,且随着脂肪肝的好转,ALP也逐渐降至正常。脂肪肝时血清胆碱酯酶(SChE)常增高;无论脂肪肝的原因如何,SChE增高均与肝内脂肪化程度相关。SChE活性高者多伴有高脂蛋白血症,在反映肝脂类代谢异常及脂肪肝严重程度方面,SChE活性增高可能较其他任何一项生化检验均敏感。这与肝实质损害时因肝蛋白质合成功能下降导致的血清SChE活性下降不同,NAFLD时常导致SChE降低。

4.凝血功能障碍　严重非酒精性脂肪性肝病患者常出现凝血因子减少,表现为PT、APTT延长等。

5. 血清肝纤维化标志物　血清 PCⅢ、CⅣ、LamP1 和 HA 的浓度与肝脏纤维化程度密切相关，可作为慢性肝病肝脏纤维化的诊断依据。这些纤维化指标的血清浓度在单纯性脂肪肝时多在正常范围，脂肪性肝纤维化时多增高，脂肪性肝硬化时显著增高；因此，血清纤维化指标测定有助于确定 NAFLD 的分期，推测 NAFLD 的预后。

6. 血常规　肝硬化、脾功能亢进时有三系细胞减少。

7. 血清脂联素、瘦素　血清脂联素降低，瘦素增高。

8. 血脂、血糖、尿酸测定。

（二）影像学检查

1. B 超

(1)肝区近场回声弥漫性增强(强于肾脏和脾脏)，远场回声逐渐衰减。

(2)肝内管道结构显示不清。

(3)肝脏轻至中度肿大，边缘角圆钝。

(4)彩色多普勒血流显像提示肝内血流信号减少或不易显示，但肝内血管走向正常。

(5)肝右叶包膜及横膈回声显示不清或不完整。

具备上述第 1 项及第 2～4 项中一项者为轻度脂肪肝；具备上述第 1 项及第 2～4 项中两项者为中度脂肪肝；具备上述第 1 项及第 2～4 项中两项和第 5 项者为重度脂肪肝。

2. CT　弥漫性肝脏密度降低，肝/脾 CT 值≤1.0 但>0.7 者为轻度；肝/脾 CT 值≤0.7 但>0.5 者为中度；肝/脾 CT 值≤0.5 者为重度。

3. 瞬时弹性成像技术(HbroScan)　测量肝脏硬度，对明显肝纤维化(>F_2)的 NAFLD 患者特异性和敏感性可达到 75%和 91%，但不能评估气球样变和坏死性炎症，受操作者的影响较大。

4. MRI 和磁共振波谱分析　量化脂肪变的严重程度，提供脂肪储存部位信息。

5. 肝脏穿刺肝活体组织检查　肝活检和组织学检查是诊断和判断肝组织炎症、坏死和纤维化的唯一可靠方法，是进行分期与分级敏感和特异的检查手段，有助于了解预后。

五、诊断

（一）诊断标准

1. 临床诊断　中华医学会肝脏病学分会脂肪肝和酒精性肝病学组 2010 年修订的“非酒精性脂肪性肝病诊疗指南”的诊断标准叙述如下。非酒精性脂肪性肝病的诊断需具备以下 3 项条件：①无饮酒史或饮酒含酒精量每周小于 140g(女性<70g)。②除外病毒性肝炎、药物性肝病、全胃肠外营养、肝豆状核变性等可导致脂肪肝的特定疾病。③肝活检组织学改变符合脂肪性肝病的病理学诊断标准。

鉴于肝组织学诊断难以获得，NAFLD 定义：肝脏影像学表现符合弥漫性脂肪肝的诊断标准，且无其他原因可供解释和(或)有代谢综合征相关组分的患者出现不明原因的血清 ALT 和(或)AST、CGT 持续增高半年以上。减肥和改善 IR 后，异常酶谱和影像学脂肪肝改善甚至恢复正常者可明确 NAFLD 的诊断。

2. 病理学诊断　NAFLD 病理特征为肝腺泡 3 区大疱性或以大疱为主的混合性肝细胞脂肪变，伴或不伴有肝细胞气球样变、小叶内混合性炎症细胞浸润及窦周纤维化。与成人不同，儿童 NASH 汇管区病变(炎症和纤维化)通常较小叶内严重。推荐 NAFLD 的病理学诊断和临床疗效评估参照美国国立卫生研究院 NASH 临床研究网病理工作组指南，常规进行 NAFLD 活动度积分(NAFLD activity score，NAS)和肝纤维化分期。

NAS 积分(0～8 分)：①肝细胞脂肪变。0 分，<5%；1 分，5%～33%；2 分，34%～66%；3 分，>66%。②小叶内炎症(20 倍镜计数坏死灶)。0 分，无；1 分，<2 个；2 分，2～4 个；3 分，>4 个。③肝细胞气球样变。0 分，无；1 分，少见；2 分，多见。NAS 为半定量评分系统而非诊断程序，NAS<3 分可排除 NASH，NAS>4 分则可诊断 NASH，介于两者之间者为 NASH 可能。规定不伴有小叶内炎症、气球样变和纤维化，但肝脂肪变>33%者为 NAFL，脂肪变达不到此程度者仅称为肝细胞脂肪变。

肝纤维化分期(0～4)：0，无纤维化；1a，肝腺泡 3 区轻度窦周纤维化；1b，肝腺泡 3 区中度窦周纤维化；1c，仅有门静脉周围纤维化；2，腺泡 3 区窦周纤维化合并门静脉周围纤维化；3，桥接纤维化；4，高度可疑或确诊肝硬化，包括 NASH 合并肝硬化、脂肪性肝硬化及隐源件肝硬化(因为肝脂肪变和炎症随着肝纤维化进展而减轻)。不要轻易将没有脂肪性肝炎组织学特征的隐源性肝硬化归因于 NAFLD，必须寻找有无其他可能导致肝硬化的原因。

3. 影像学诊断　规定具备以下三项腹部超声表现中的两项者为弥漫性脂肪肝：①肝脏近场回声弥漫性增强(“明亮肝”)，回声强于肾脏。②肝内管道结构显示不清。③肝脏远场回声逐渐衰减。CT 诊断脂肪肝的依据为肝脏密度普遍降低，肝/脾 CT 值<1.0。其中，肝/脾 CT 值<1.0 但>0.7 者为轻度，≤0.7 但>0.5 者为中度，≤0.5 者为重度脂肪肝。

4. 代谢综合征的诊断　推荐代谢综合征组分的诊断采用改良的 2005 年国际糖尿病联盟标准，符合以下五项条件中三项者诊断为代谢综合征。①肥胖症：腰围>90cm(男性)，>80cm(女性)，和(或)BMI>25kg/m²。②三酰甘油增高：血清 TG≥1.7mmol/L，或已诊断为高三酰甘油血症。③HDL－C 降低：HDL－C<1.03mmol/L(男性)，<1.29mmol/L(女性)。④血压增高：动脉血压≥130/85mmHg(1mmHg＝0.133kPa)或已诊断为高血压。⑤空腹血浆葡萄糖(FPG)增高：FPG≥5.6mmol/L 或已诊断为 2 型糖尿病。

(二)排除标准

1. 在将影像学或病理学脂肪肝归结于 NAFLD 之前，需除外酒精性肝病(ALD)、慢性丙型肝炎、自身免疫性肝病、肝豆状核变性等可导致脂肪肝的特定肝病；除外药物(他莫昔芬、胺碘酮、丙戊酸钠、甲氨蝶呤、糖皮质激素等)、全胃肠外营养、炎症性肠病、甲状腺功能减退症、库欣综合征、β 脂蛋白缺乏症及一些与 IR 相关的综合征(脂质萎缩性糖尿病、Mauriac 综合征)等可导致脂肪肝的特殊情况。

2. 在将血清氨基转移酶和(或)GGT 增高归结于 NAFLD 之前，需除外病毒性肝炎、ALD、自身免疫性肝病、肝豆状核变性、α_1 抗胰蛋白酶缺乏症等其他类型的肝病；除外肝脏恶性肿瘤、感染和胆道疾病，以及正在服用或近期内曾经服用可导致肝脏酶谱升高的中西药物者。

3. 对于无过量饮酒史的慢性 HBV 及非基因 3 型 HCV 感染患者，并存的弥漫性脂肪肝通常属于 NAFLD 范畴。对于血清氨基转移酶持续异常的 HBsAg 阳性患者，若其血清 HBVDNA 载量低于 10^4 拷贝/mL，且存在代谢危险因素，则氨基转移酶异常更有可能是由 NAFLD 所致。

4. 每周饮用酒精介于少量(男性<140g/周，女性<70g/周)和过量(男性>280g/周，女性>140g/周)之间的患者，其血清酶学异常和脂肪肝的原因通常难以确定，处理这类患者时需考虑酒精滥用和代谢因素并存的可能。同样，对于代谢综合征合并嗜肝病毒现症感染和（或）酒精滥用者，需警惕病毒性肝炎与脂肪性肝病及 ALD 与 NAFLD 并存的可能。

（三）病情评估

1. 对于存在代谢危险因素（内脏性肥胖、2 型糖尿病、血脂紊乱、高血压、代谢综合征，以及近期体重增加或急剧下降）的患者，除需评估心、脑、肾等器官有无损伤外，建议常规检测肝功能和进行上腹部超声检查。

2. 对于无症状性肝大、血清肝脏酶谱异常和（或）影像学检查提示弥漫性脂肪肝的患者，建议进一步询问病史并做相关检查，明确有无其他损肝因素、是否存在 NAFLD 并寻找潜在的代谢因素。除详细采集包括近期体重和腰围变化、饮酒史、药物与肝毒物质接触史及糖尿病和冠状动脉粥样硬化性心脏病（冠心病）家族史外，常规检查项目包括以下几方面。

（1）人体学指标（身高、体重、腰围）和动脉血压。

（2）全血细胞计数。

（3）血清酶学指标，如 ALT、AST、GGT 和碱性磷酸酶（反映胆汁淤积）。

（4）HBsAg（阳性者检测 HBV DNA）、抗 HCV（阳性者检测 HCVRNA）、抗核抗体。

（5）包括 TG、HDL－C、LDL－C 的血脂谱。

（6）FPG 和糖化血红蛋白：如果 FPG≥5.6mmol/L 且无糖尿病病史者则做葡萄糖糖耐量试验（OGTT）。

3. 对于临床诊断的 NAFLD 患者，可供选择的参考指标包括以下几方面。

（1）根据 FPG 和空腹胰岛素计算稳态模型评估 IR 指数。根据 OGTT 判断餐后血糖调节能力和胰岛素敏感性。

（2）全血黏度、超敏 C 反应蛋白、尿酸及尿微量白蛋白等检测代谢综合征有关组分。

（3）血清总胆红素、白蛋白及凝血酶原时间反映肝脏功能储备，疑似肝硬化的患者行胃镜筛查食管胃底静脉曲张，并检测甲胎蛋白筛查肝癌。

（4）颈部血管彩色多普勒超声检测动脉粥样硬化。

（5）肝脏超声检查结论不清，特别是不能除外恶性肿瘤时，行 CT 和 MRI 检查。

（6）相关检查明确有无铁负荷过重、睡眠呼吸暂停综合征、多囊卵巢综合征、甲状腺功能减退症、腺垂体功能减退症等情况。

（7）尽管肝活检至今仍是区分 NAFL 与 NASH 及判断 NAFLD 分级和分期的唯一方法，但是 NAFLD 的临床诊断通常无需肝活检证实。

4. 建议肝活检组织学评估主要用于以下几方面。

（1）经常规检查和诊断性治疗仍未能明确诊断的患者。

（2）有进展性肝纤维化但缺乏临床或影像学肝硬化证据者。

（3）入选药物临床试验和诊断试验的患者。

（4）由于其他目的而行腹腔镜检查（如胆囊切除术、胃捆扎术）的患者。

（5）患者强烈要求了解肝病的性质及其预后。肝活检的费用和风险应与活检结果对估计预后和指导治疗的价值相权衡，肝组织学评估要考虑标本和读片者误差等因素。

六、鉴别诊断

注意与酒精性肝病、自身免疫性肝病、遗传性血色病、药物及中毒性肝病、肝豆状核变性等相鉴别。

七、治疗

治疗原则：首要目标为改善胰岛素抵抗，防治代谢综合征及其相关终末期器官病变，从而改善患者生活质量和延长存活时间；次要目标为减少肝脏脂肪沉积，并避免因"二次打击"而导致 NASH 和肝功能失代偿，NASH 患者则需阻止肝病进展，减少或防止肝硬化、肝癌及其并发症的发生。

(一)非药物治疗

健康宣传教育，改变生活方式。通过健康宣教纠正不良生活方式和行为。

控制体重，减少腰围。体重下降≥7%的患者，单纯性脂肪肝、小叶炎症、气球样变性均有显著改善。

饮食治疗：参照代谢综合征的治疗意见，推荐中等程度的热量限制，肥胖成人每日摄入量需减少 2092～4184kJ(500～1000kcal)；改变饮食组分，建议低糖低脂的平衡饮食，减少含蔗糖饮料及饱和脂肪和反式脂肪的摄入，并增加膳食的纤维含量。

体育锻炼：建议中等量有氧运动，每周 4 次以上，每次有氧运动 30～45min 以上，累计锻炼时间每周至少 150min。

(二)药物治疗

1.降脂药物　NAFLD 患者他汀类药物起始治疗的指征：控制饮食、增加运动 3～6 个月后血脂未达到指标(TC>6.46mmol/L，LDL－C>4.16mmol/L，HDL－C<0.9mmol/L，TG>2.26mmol/L)。用药过程注意监测肝功能。

2.保肝抗炎药物防治肝炎和纤维化　保肝抗炎药物在 NAFLD 防治中的作用和地位至今仍有争论，目前并无足够证据推荐 NAFLD/NASH 患者常规使用这类药物。在基础治疗的前提下，保肝抗炎药物作为辅助治疗主要用于：①肝组织学确诊的 NASH 患者。②临床特征、实验室改变及影像学检查等提示可能存在明显肝损伤和(或)进展性肝纤维化者，如合并血清氨基转移酶增高、代谢综合征、2 型糖尿病的 NAFLD 患者。③拟用其他药物因有可能诱发肝损伤而影响基础治疗方案实施者，或基础治疗过程中出现血清氨基转移酶增高者。④合并嗜肝病毒现症感染或其他肝病者。建议根据疾病活动度和病期及药物效能与价格，合理选用多烯磷脂酰胆碱、水飞蓟宾、甘草酸制剂、双环醇、维生素 E、S 腺苷蛋氨酸和还原型谷胱甘肽等 1～2 种中西药物，疗程通常需要 6～12 个月及以上。

3.其他药物　①白黎芦醇(resveratrol)在高脂饮食诱导的 NAFLD 小鼠中可降低 IL－6、TNF－α，NF－κB mRNA 在肝脏的表达，降低血胆固醇、三酰甘油和氨基转移酶。②部分血管紧张素转化酶抑制剂和血管紧张素Ⅰ型受体阻断剂可改善胰岛素抵抗和肝纤维化。③内消旋二氢愈疮木脂酸(MDGA)在高脂饮食诱导的 NAFLD 小鼠中选择性抑制肝 X 受体(LXR)，减轻肝脏脂肪变性。④改变肠道菌群增殖，恢复肠道微生态平衡可能防治 NAFLD：益生菌减轻炎症、调节免疫以阻止 NAFL 向 NASH 进展或延缓 NASH 的肝病进展。⑤胰高血糖素样多肽改善 IR 和肝脂肪变。

(三)积极处理肝硬化的并发症

根据临床需要采取相关措施，防治肝硬化门静脉高压和肝衰竭的并发症。NASH 并肝衰竭、失代偿期肝硬化及 NAFLD 并发肝细胞癌患者可考虑肝移植手术治疗。肝移植术前应全面评估代谢危险因素及其并发症，术后仍需加强代谢综合征组分的治疗，以减少 NAFLD 复发和提高患者的生存率。

（四）监测与随访

1. 通过健康宣教加强自我监督，设置能让患者针对自己的饮食、运动、体重、腰围及与生活质量相关观察指标进行自我记录的图表，以供医患之间交流及完善个体化的饮食和锻炼计划。

2. 疗效判断需综合评估代谢综合征各组分、血清酶谱和肝脏影像学的变化并监测不良反应，以便及时启动和调整药物治疗方案；动态肝组织学检查仅用下临床试验和某些特殊目的的患者。

3. 推荐 NAFLD 患者每半年测量体重、腰围、血压、肝功能、血脂和血糖，每年做包括肝脏、胆囊和脾脏在内的上腹部超声检查。建议根据患者实际情况并参照有关诊疗指南，筛查恶性肿瘤、代谢综合征相关终末期器官病变及肝硬化的并发症（如肝癌和食管胃底静脉曲张）。

八、预后

NAFLD 患者肝病进展速度主要取决于初次肝活组织检查组织学类型。NAFL 进展很慢，随访 10～20 年肝硬化发生率低，为 0.6%～3%，而 NASH 患者 10～15 年内肝硬化发生率高达 15%～25%0 年龄＞50 岁、肥胖（特别是内脏性肥胖）、高血压、2 型糖尿病、ALT 增高、AST 与 ALT 比值＞1 及血小板计数减少等指标是 NASH 和进展性肝纤维化的危险因素。在 NAFLD 漫长病程中，NASH 为 NAFL 发生肝硬化的必经阶段。与慢性丙型肝炎和酒精性肝炎相比，NASH 患者肝纤维化进展相对缓慢，失代偿期肝硬化和肝细胞癌通常发生于老年人。

（韩东升）

第七节　肝豆状核变性

肝豆状核变性（hepatolenticular degeneration，HLD）又称威尔逊病（WD），由 Wilson 首先报道和描述，是一种常染色体隐性遗传的铜代谢障碍疾病。临床上表现为进行性加重的椎体外系症状、肝硬化、精神症状、肾功能损害及角膜色素环（K－F 环）等，关键在于早期诊断、早期治疗，晚期或不恰当治疗可致残甚至死亡。世界范围发病率为 1/10 万～1/3 万，基因携带者为 1/90，在中国人群中的发病率较高，且越来越多见。

一、病因及发病机制

本病属于常染色体隐性遗传性铜代谢异常疾病，致病基因 ATP7B 定位于染色体13q14.3 上，编码一种铜转运 P 型 ATP 酶。虽然 ATP7B 可在包括脑在内的多种组织表达，但是主要表达于肝细胞，临床上多数患者广泛的铜蓄积几乎完全是肝细胞 ATP7B 功能损害引起，因为 HLD 患者在肝移植后铜蓄积可完全逆转。ATP7B 蛋白质缺乏或功能降低可致铜蓝蛋白生物合成和肝细胞向胆汁排铜的减少引起肝铜的蓄积和肝脏损伤，最终铜释放到血流中，沉积在其他各种器官内，特别是脑、肾和角膜之中，伴随细胞内持续的铜蓄积，铜平衡受损，最终导致组织铜的过量引起各脏器细胞损伤。铜蓄积引起细胞损伤的机制尚不清楚。

二、病理

1.肝脏　光学显微镜下最早可观察到的病变是汇管区肝细胞核的糖原样变性和中度脂肪浸润肝细胞线粒体在大小和形状上有明显的不一致性，如基质密度增加。正常靠近的内外线粒体膜分离，嵴间空间增大，基质中出现一些空泡和晶体包涵体或致密包涵体。

在肝豆状核变性脂肪变性中观察到的脂滴中，1%～2%为具有酸性磷酸酶活性的脂质溶酶体脂滴。这些超微结构的异常，特别是线粒体和脂肪变性，常发展为纤维化，最终导致硬化。偶尔，在窦状隙可发现胶原纤维和基膜物质，也可见到肝细胞异常分离和假性腺体的形成。

从脂肪浸润到硬化，病理改变与其他原因导致的慢性活动性肝炎难以区别，均有单核细胞浸润（大多数是淋巴和浆细胞），超越界板的碎屑坏死，肝实质细胞的塌陷，桥接状肝细胞坏死及纤维化等，进展为大结节性肝硬化，或者迅速发展为难治性急性重型肝炎。向肝硬化进展的过程中常伴有轻微的肝实质炎性细胞浸润或细胞坏死。组织学表现为大结节性肝硬化或小结节一大结节性混合性肝硬化，胆管增生和不同程度的圆形细胞浸润。

2.神经系统　神经系统的病理变化是在豆状核、尾状核和大脑皮质。表现为神经元变性和数目的减少，星形细胞显著增加，局部发生软化或空洞形成。

3.角膜　角膜后弹力层切片可见金属色铜颗粒。

三、临床表现

出现症状时的平均年龄为10～13岁，在多数WD患者早期临床主要表现为肝脏症状与神经精神症状两大方面。晚期可出现肾、骨关节和肌肉损害等症状。

（一）肝脏症状

本病通常5～10岁发病。由于肝脏内铜离子沉积达超饱和，引起急性肝衰竭。临床表现为全身倦怠、嗜睡、食欲缺乏、恶心呕吐、腹部膨胀及高度黄疸，病情迅速恶化，多于1周至1个月死亡，往往在其同胞被确诊为肝豆状核变性后，回顾病史时方考虑本病的可能。

半数患者在5～10岁内出现一过性黄疸、短期谷丙转氨酶增高和（或）轻度腹水，不久迅速恢复。数年后当神经症状出现时，肝脏可轻度肿大或不能扪及，肝功能轻度损害或正常范围，但B超检查已有不同程度损害。

少儿期缓慢进行性食欲缺乏、轻度黄疸、肝大和腹水，酷似肝硬化的表现。经数月至数年，消化道症状迁延不愈或日益加重，而渐渐出现震颤、肌僵直等神经症状。神经症状一旦出现，肝症状迅速恶化，多于几周至2～3个月内陷人肝性脑病。因此，对原因不明的肝硬化患儿应排除本病。

部分青少年患者可表现缓慢进行性脾大，并引致贫血、白细胞或血小板减少等脾功能亢进征象，一般在脾切除和（或）门静脉分流术后不久出现神经症状并迅速恶化，常于短期内死亡；少数患者因食管静脉破裂致上消化道出血而迅速促发神经症状。

（二）神经精神症状

震颤：早期常限于上肢，渐延及全身。多表现为快速、节律性、似扑翼样震颤，可并有运动时加重的意向性震颤。

发音障碍与吞咽困难：多见于儿童期发病的 HLD 说话缓慢似吟诗，或音调平坦似念经，也可有含糊不清、暴发性或震颤性语言。吞咽困难多发生于晚期患者。

肌张力改变：大多数患者肌张力呈齿轮样、铅管样增高，往往引致动作迟缓、面部表情减少、写字困难、步行障碍等。少数舞蹈型患者伴肌张力减退。

精神症状：早期患者智能多无明显变化，但急性起病的儿童较早发生智力减退；大多数肝豆状核变性具有性格改变，如自制力减退、情绪不稳、易激动等；重症可出现抑郁、狂躁、幻觉、妄想、冲动等，可引起伤人自伤行为。少数患者以精神症状为首发症状，易被误诊为精神分裂症。

（三）肾脏表现

本病可出现氨基酸尿、高钙尿、肾性糖尿等，造成肾小管性酸中毒。

（四）血液系统表现

血液系统表现包括溶血性贫血、脾大、脾破裂、脾功能亢进（贫血、白细胞或血小板减少）。

（五）眼部表现

眼部可见角膜色素环，肉眼或裂隙灯在角膜后弹力层周边部可见棕色 K－F 环。

四、临床分型

Wilson 病根据临床表现分为肝型、脑型、其他型和混合型。脑型另分为帕金森综合征亚型和运动障碍亚型。

1. 肝型　表现为急性或慢性肝炎、肝硬化（代偿或失代偿）或严重肝功能损害。

2. 脑型　以神经、精神症状表现为主，多数在儿童、青少年或青年起病，同胞中常有相同患者。起病隐匿，病程进展缓慢。最初的症状可能为学业下降，继而出现运动障碍，表现为扭转痉挛、手足徐动、舞蹈症状、步态异常、共济失调等。还可表现为动作缓慢、流涎、构音困难、声音低沉、吞咽障碍等。

3. 其他类型　以肾脏、骨骼和关节及肌肉损害或溶血性贫血为主。

4. 混合型　以上各型的组合。

这种分型不仅突出了主要受损器官，更重要的是能够帮助临床医师选择恰当的治疗措施。

五、辅助检查

1. 铜蓝蛋白测定　血清铜蓝蛋白正常参考值为 200～500mg/L，＜200mg/L 为异常；血清铜蓝蛋白＜80mg/L 是诊断 Wilson 病的强有力证据。Wilson 病患者血清铜蓝蛋白水平与病情严重程度和驱铜治疗效果无明显相关性。多数患者经驱铜治疗后，血清铜蓝蛋白水平无明显改变，但症状与体征改善。因此，血清铜蓝蛋白仅作为诊断指标，不作为监测疗效的指标。

2. 血清铜测定　血清铜总量可能下降。

3. 24h 尿铜测定　24h 尿铜亦是诊断 Wilson 病的重要指标之一。国内指南规定，24h 尿铜正常参考值为＜100μg，≥100μg 为异常。另外 24h 尿铜作为监测病情、调整药物剂量的依据亦十分重要。

4. 肝铜测定　肝铜＞250μg/g 肝组织（干重）是诊断 Wilson 病的强有力证据。

5. 角膜 K—F 环检查　角膜 K—F 环是诊断 Wilson 病的金标准之一。可疑 Wilson 病患者须经裂隙灯检查证实角膜 K—F 环阳性。有神经症状明显但角膜 K—F 环阴性者，不能排除 Wilson 病。<7 岁的 Wilson 病患儿很少出现角膜 K—F 环。

6. 基因诊断　ATP7B 基因检测是诊断本病的直接证据。

7. 影像学检查

（1）肝豆状核变性的肝脏 B 超检查：有其特殊的声像图，并将肝实质的声像图按肝损害的不同程度依次分为光点闪烁型、岩层征型、树枝状光带型和结节型，对肝豆状核变性具有特征性诊断价值。对尚未出现神经症状的肝豆状核变性肝硬化者（结节型）与慢性肝炎肝硬化者有鉴别价值。可评估脾脏大小、形态，可显示胆结石、肾结石、肾钙质沉着。

（2）食管钡剂造影摄片：脾门静脉造影或动脉造影，可对疑有门静脉高压临床表现的肝豆状核变性患者进一步确诊。

（3）骨关节 X 线检查

1）骨关节 X 线改变是本病潜在的诊断指标。临床上难以确诊的病例，不管有无骨关节症状，都可利用该检查帮助诊断。

2）在儿童、少年期出现不明原因的病理性骨折，或 X 线照片发现腕、膝关节异常，要考虑到患肝豆状核变性的可能性。

3）通过先证者做家系调查时可作为判断是否为症状前或症状早期患者的辅助方法。

（4）颅脑　CT MRI

颅脑 CT：无症状的肝豆状核变性及无脑症状的肝型肝豆状核变性患者颅脑 CT 扫描以脑萎缩为多见，而脑型肝豆状核变性则以基底核区对称性低密度影为特征。因此，CT 扫描对不典型的潜伏型、肝型及脑型肝豆状核变性患者都有辅助诊断价值。

颅脑 MRI：可显示出比 CT 更为清晰的颅内异常表现，侵犯基底核神经核团时均表现为双侧对称性，且为豆状核、尾状核头部的大部分受累，而丘脑则为局部受累。脑干病灶则以脑桥和中脑病变为主，少见小脑病灶。因而，对称性基底核异常信号同时伴有脑干病灶是肝豆状核变性的影像特征之一。

8. 电生理检查

（1）脑电图：以脑症状为主的脑型肝豆状核变性患者脑电图多正常或轻度异常；以肝脏损害为主的腹型或肝型肝豆状核变性患者的脑电图多为中度、重度异常。脑电图检查有助于对有癫痫发作的肝豆状核变性进行诊断。

（2）脑干听觉诱发电位（BAEP）：肝豆状核变性患者可出现 BAEP 异常，有一定的辅助诊断价值。

9. 心理测试及 IQ 检测　对精神障碍型肝豆状核变性或呈现精神症状的其他类型肝豆状核变性，可通过心理测试以区别属于行为障碍或器质性精神病。IQ 检测能了解患者智能障碍的程度。

10. 其他检查　腹腔镜检查可看到肝脏硬化结节，有助于直接了解肝豆状核变性患者肝脏损害的程度。

六、诊断

有家族遗传史、父母是近亲婚配、同胞有肝豆状核变性患者或死于原因不明的肝病者。

表现为缓慢进行性震颤、肌僵直、构语障碍等锥体外系症状、体征及肝症状即可诊断。40 岁以下起病的不明原因的慢性活动性肝病、肝硬化、溶血性贫血者均应做血清铜蓝蛋白和 ATP7B 基因的筛查，除外本病的可能。若肉眼或裂隙灯证实有角膜 K－F 环，血清铜蓝蛋白降低或 24h 尿排铜量增高，诊断可以确立。

慢性不明原因的肝炎、肝硬化，血清铜蓝蛋白降低（CP）$<$80mg/L，24h 尿铜$\geqslant$100μg，肝铜$>$250μg/g 肝组织（干重），是诊断本病的强烈证据。

基因诊断是本病的直接证据，有家属史者诊断较易，无家属史者应做 ATP7B 基因突变检查。

七、鉴别诊断

（1）本病应与慢性活动性肝炎、慢性胆汁淤滞综合征或门静脉性肝硬化等肝病鉴别。但无血清铜降低、尿铜增高、血清铜蓝蛋白和铜氧化酶显著降低等铜代谢异常，亦无角膜 K－F 环。

（2）帕金森病：无铜代谢异常及角膜 K－F 环，可与肝豆状核变性区别。

八、并发症

肝豆状核变性患者免疫功能部分低下，部分患者有假性延髓麻痹的症状，如吞咽困难、饮水反呛等，特别是长期卧床的患者更容易患坠积性肺炎、尿路感染与褥疮。有锥体外系症状的患者，行走困难、易跌倒而出现骨折。

肝豆状核变性患者在肝硬化失代偿期有门静脉高压合并食管胃底静脉曲张者，易出现急性上消化道出血，甚至发生出血性休克；少数肝脏的解毒能力下降，易出现肝性脑病、肝肾综合征等；亦有患者由于脑部损害而合并癫痫发作。

九、治疗

（一）饮食治疗

1. 避免高铜饮食　每日食物中含铜量不应$>$1mg，不宜进食动物内脏、鱼虾海鲜和坚果等含铜量高的食物。

2. 适宜的低铜饮食　如精面、精白米、新鲜青菜、苹果、梨、鱼类、猪肉、鸡鸭肉等。

3. 勿用铜制的食具

（二）驱铜及阻止铜吸收的药物治疗

药物治疗的目的是促进体内铜离子排泄、减少其吸收。这是一个需要长期维持的生理、生化代谢过程，因此，患者需要终身治疗（成功施行肝脏移植手术者则无需终身服药）。

1. D－青霉胺　应施行个体化方案，剂量 0. 75～1. 0g，自小剂量开始给药，最大可达 2. 0g。检测 24h 尿铜（1 次/周），当其水平开始下降时，再缓慢增加 D－青霉胺剂量，防止肝脏等组织中沉积的铜一次动员过多，导致脑组织中铜离子水平短暂性升高。另外，对于已经发生面部或手足畸形的患者，不推荐应用 D－青霉胺治疗，因 D－青霉胺可能使其症状加重，甚至完全不能发声。应用 D－青霉胺过程中，建议每以 24h 尿铜作为调整药物剂量的依据，若多次检测 24h 尿铜均为 200～500μg，且患者症状稳定，可适当减少 D－青霉胺剂量或转为间歇给药，如服药 2 周停药 2 周，或服药 10d 停药 10d。

2. 二巯丙磺酸钠(DMPS) 剂量2.5～5mg/kg，每天1次，用药3d停4d为1个疗程，一般3～5个疗程。

3. 二巯丁二酸 成人1次0.5g，一天3次，连用3d为1个疗程，停药4d再用；或每次0.5g，每天2次，隔天服药，共10d，停药5d再用。一般2～3个疗程即可。

儿童每次口服10mg/kg或350mg/m^2，每8h1次，连用5d，然后改为每12h1次，连用2周，共19d为1个疗程。

4. 依地酸二钠钙 每天0.5～1g溶于5%～10%葡萄糖溶液250～500mL中，静脉滴注，3d为1个疗程，间歇4d后进行第二疗程。一般用2～4个疗程。肌内注射，每次0.25～0.5g，每天1次，加2%普鲁卡因2mL(先做普鲁卡因皮试)。

小儿：静脉滴注，每次12.5～25mg/kg，每天2次，每天最大剂量不超过1g，疗程同上。

5. 锌制剂等药物 可减少铜离子吸收。硫酸锌10～300mg，每天3次，葡萄糖酸锌500mg，每天3次。

(三)对症治疗

苯海索(安坦)开始时每天1～2mg；逐日递增至每天5～10mg，分次服用。用于帕金森病，改善流涎有效，缓解僵直等。

(四)肝脏移植

肝脏移植常采用原位肝脏移植或亲属活体肝脏移植，肝型中的暴发性肝衰竭(伴或不伴溶血性贫血)的患者，应首选肝脏移植治疗以挽救生命，驱铜治疗已不是首选，但术后仍需药物治疗。

(五)Wilson病妊娠患者的治疗原则

国内指南建议：Wilson病妊娠患者在整个妊娠期应继续服药，最好应用锌制剂治疗。

(六)Wilson病的终身治疗原则

药物治疗的目的是促进体内铜离子排泄、减少其吸收。这是一个需要长期维持的生理、生化代谢过程，因此，患者需要终身治疗(成功施行肝脏移植手术者则无需终身服药)。临床上，不少患者经治疗后病情好转即自行停药，这样不但使新摄入的铜离子沉积于器官或组织，而且使已经与铜离子结合的复合物解离出游离铜离子而产生毒性作用，症状再次加重。发生这种情况，必须立即重新开始药物治疗。对于初诊患者尤其应强调终身治疗的重要性，当然终身治疗不是每天都要服药，症状稳定者可间歇给药。临床上，Wilson病治疗的最大问题是患者依从性差。由于各种现实问题，如对长期服药的厌烦、对药物不良反应的担心、症状好转后的侥幸心理、购药困难(一般只能在大城市的某些医院才能购到D－青霉胺)或经济困难等因素，使得许多患者依从性差，导致病情进展，最后病残，甚至死亡。因此，临床医师应尽可能给予患者用药指导和监督。

十、预后

肝豆状核变性患者出现并发症往往病情加重，如不及时、准确地处理，部分患者预后较无并发症的患者差。

十一、预防

对患者的家庭成员测定血清铜蓝蛋白、血清铜、尿铜及体外培养皮肤纤维细胞的含铜量，有助于发现肝豆状核变性症状前纯合子及杂合子，并给予尽早治疗。杂合子应禁忌与杂合子结婚，以免其子代发生纯合子。产前检查如发现为纯合子，应终止妊娠。

（韩东升）

第八节　药物性肝病

药物性肝病（drug－induced liver disease，DILD）也称药物性肝炎、药物性肝损害，是指在药物治疗过程中受药物及其代谢产物引起的肝细胞毒性损害或肝脏对药物及其代谢产物的过敏反应所致的肝脏疾病，重者可致药物性肝衰竭（drug－induced liver failure，DILF），出现肝性脑病和凝血障碍等临床危象，甚至死亡。近年来新药品种的不断研发与应用，有超过1000种药物可引发DILD，几乎遍及各类药物，加上不正确使用和滥用，发病率在逐渐增高，药物性肝病成为当今临床上的常见病和药物不良反应。尽管临床上DILD的发病屡见不鲜，越来越受到人们的关注，但引起临床的重视还不够。

DILD的发病率仅次于病毒性肝炎、脂肪性肝病，是临床不明原因肝病的常见原因。据统计，药物引起的消化道不良反应占全部药物不良反应的20％～40％，DILD在药物不良反应中的发生率仅次于皮肤黏膜损害和药物热。在全球所有药物不良反应中，DILD发生率为3％～9％。我国门诊的DILD发病率为0.1％，约占急性肝炎住院患者的10％，占慢性肝炎的1/4～2/3。在氨基转移酶升高的成人中10％～50％是由药物引起的。资料统计1994—2006年DILD病例的年发病例数在逐年增加。2000—2006年国内16家大型医院急性DILD和急性重症DILD多中心回顾性病例调查结果显示，我国急性DILD和急性重症DILD住院病例数有逐年增加趋势，病死率和恶化出院率较高。但实际上的DILD发病例数远比报道的病例数多，亚临床型DILD的发生率远比有症状或黄疸表现者为高。有统计在服用处方药物的人群中估计每年10000～100000例中就有1例DILD患者，甚至高达14/100000。老年人DILD的发病率比中青年人高，可达20％或40％以上。在美国DILD占住院肝病患者的2％～5％，占成人肝病患者的10％。冰岛2013年公布该国25万成人中，2年确诊96例DILD，推算年发病率为19/10万。

随着DILD发病率的增加，DILF发病率亦随之增加，据报道发病率为14/10万。在各种原因导致的急性肝衰竭（ALF）中，药物所致居第三位。据报道在418例DILD中发生肝衰竭81例，占19.4％，其中急性肝衰竭28例，占6.7％，亚急性肝衰竭43例，占10.3％，慢性肝衰竭10例，占2.4％。20％～30％的暴发性肝衰竭与药物有关；有50％以上为中草药所致。在欧美国家，DILD占ALF病因的30％～40％。根据美国多中心ALF研究学组（ALFSG）从来自25个研究单位的统计资料显示，一半以上的ALF由DILD引起；其中3/4的DILD由对乙酰氨基酚引起。新加坡国立大学及国立大学医院学者报告，在1992—2008年收治的ALF中，HBV感染引起者占44.5％，DILD引起者占36.6％，其中中药引起者占DILD的42％。据世界卫生组织统计，DILD已上升为全球死亡原因的第五位死因。国内文献统计DILD的死亡率在3.21％甚至达6.90％。药物性ALF预后差，病死率为40％，甚至高达50％以上。

一、病因和发病机制

(一)病因

临床上 DILD 的发病率在逐渐增高,究其原因与不合理用药有关,包括临床上药物滥用、误用、长期过量用药等。不同种类的损肝药物比例国内外报道不一致,20 世纪 60～70 年代,最常见损肝药物是抗感染药物,占 1/4～1/3,其次为抗肿瘤药、抗结核药、心血管药、镇静及解热镇痛药等。目前国内报道多以抗结核药为主,资料统计 696 例 DILD 的损肝药依次是抗结核药(42.11%)、中草药(17%)、抗生素(8.91%)、抗肿瘤药(7.33%)和抗甲亢药(4.59%)。在国内 2003—2007 年文献资料共统计 12527 例 DILD 病例,前五类损肝药为抗结核药(43.78%)、中药(16.17%)、抗微生物药(12.60%)、甲亢用药(5.60%)及抗肿瘤药(5.11%)。也有报道中草药居损肝药物的首位,在 2001—2011 年 9355 例 DILD 患者中,前五位的损肝药是:中草药 1979 例(21.15%)、抗结核药 1898 例(20.29%)、抗微生物药 1135 例(12.13%)、解热镇痛药 740 例(7.91%)、抗肿瘤药 662 例(7.07%)。在亚洲,因各种传统滋补药引起的 DILD 所占比例较大,远高于欧洲国家。西方如法国最常见于抗感染药,占 25%;西班牙报道抗生素为主,其中阿莫西林占 12.8%。

抗结核药是目前 DILD 的主要病因,已成为损肝药之首,与近年来结核病发病率回升,广泛应用含异烟肼、利福平、吡嗪酰胺的化疗方案有关,也与药物质量低劣有关。有文献报道 1994—2003 年抗结核药致 208 例 DILD 病例中,前 4 年 DILD 发病率在 1%以下,后 6 年发病率达 4.01%。

既往认为安全无毒或毒性少的中草药也是主要的损肝药,文献报道约有 100 多种中草药和 30 余种中成药可引起肝损害。常见损肝单味中药如雷公藤、黄独、何首乌、斑蝥、蜈蚣粉、苍耳子等。金不换和大白屈菜可引起免疫原性急性肝炎;麻黄、大柴胡汤等可诱发自身免疫性肝炎;石蚕属和并头草属植物通过 CYP3A4 氧化转换可造成线粒体损伤。近来国外文献报道认为白藓皮、牡丹皮、黄芩、柴胡及小柴胡汤等中草药均可能具有肝损害作用。常见损肝中成药如壮骨关节丸、消核片、消遥丸、消银片、消癖宁、华佗再造丸、大活络丹、小柴胡汤等;中草药汤剂或民间草药汤剂引起肝损害也逐渐增多,甚至成为主要的损肝中草药,原因与中草药的过度使用、滥用和民间偏方的使用等有关,当前应用中草药、植物性药及其制剂治疗疾病在国内外相当普遍,草药的应用比 10 年前增加了 5 倍。草药的潜在肝毒性有不同的机制,如吡咯双烷生物碱可以引起直接的、剂量依赖性肝毒性,导致典型的肝窦阻塞综合征,后期可出现肝纤维化或肝硬化。

有报道在 120 例 DILF 中 61 例(50.83%)由中草药引起。另一文献报道 141 例 DILF 患者中,损肝药物首位为中药(中药汤剂 50 例,占 35.5%;中成药 30 例,占 21.3%)。在对国内近 20 年报道的 2747 例中药不良反应的统计中发现,主要器官损害以肝脏最多。因此临床医师对中草药的肝毒性应有正确认识。

同时,国外也越来越关注中草药引起的 DILD,新加坡的一项研究把中药列为首位原因,日本也越来越重视传统中草药(汉方药)与 DILD 的关系,据有汉方医专家出诊的富山医科药科大学和汉药诊疗部门诊调研统计,汉方药导致肝损害的发生率为 0.1%。另据之后对小柴胡汤售后调查,其肝损害发生率为 0.64%。到目前为止,已有大量关于小柴胡汤、柴苓汤、大柴胡汤、半夏泻心汤、柴胡桂枝汤、柴胡桂枝干姜汤和温清饮等引致肝损害的报道。通过对其共有的生药分析发现，可能含有郁金的汉方药的肝损害发生率较高。近年研究汉方药引起肝损害中的89％含有郁金。现知，小柴胡汤等柴胡方剂中也含有郁金。冰岛2013年公布DILD16％由草药和营养保健品引起。

某些治疗肝病药物也可引起DILD，如乙肝抗病毒药物干扰素，国外报道应用干扰素治疗2490例慢性肝炎，8例出现致命性肝功能恶化，其中5例肝衰竭，可能对肝细胞有直接毒性作用，使肝细胞溶解坏死，其实是干扰素治疗效应的一部分。近来发现联苯双酯在治疗肝炎中可加重肝损害，引起谷丙转氨酶（ALT）、谷草转氨酶（AST）升高及黄疸。有学者报道40例服用小柴胡汤治疗者，9例出现氨基转移酶升高及黄疸，肝活检证实为急性肝损害，停药后恢复，其中4例再次用药后，重现肝损害，说明小柴胡汤确能诱发急性肝炎。还有20％～30％的肝病患者在采用中药治疗，因此在治疗肝病中，病情在加重，无其他原因解释者应注意这种因素的存在。

（二）发病机制

DILD的发病机制尚未完全明确，目前认为与年龄性别、营养状态、肝脏及肝外疾病、慢性酒精滥用、药物相互作用等有关，与遗传也有关，包括细胞色素P450（cytochrome P450，CYP450）的缺陷乙酰化作用和磺化氧化作用异常、谷胱甘肽合成酶缺陷、谷胱甘肽S—转移酶缺陷、免疫系统遗传变异等。DILD可区分为可预测性和不可预测性两种，可预测性主要是药物的直接毒性作用所致，临床上直接肝细胞毒性药物引起的肝损害比例下降，大多数DILD系不可预测性。

中毒性肝损害具有可预测性，直接损害为其药物多属于原浆毒性，对肝细胞及细胞器无选择性。药物本身含有的及其通过CYP450代谢产生的毒性产物，如亲电子基、氧自由基等有害活性物质，通常可经过还原型谷胱甘肽（glutathione GSH）结合、环氧化物水解及苯醌降解而失活。当反应代谢物不是这些酶的底物时，则逃脱失活过程，或当数量巨大失活过程不能代偿，都对细胞产生损伤。毒性代谢产物具有改变各种细胞大分子功能的潜力，可导致组织坏死、细胞凋亡、化学致癌性、超敏性、复制受损及异质性毒性。

间接损害主要通过药物对肝细胞正常代谢的干扰，继之发生结构的改变而致。根据其干扰代谢的环节不同，可分为细胞毒型和胆汁淤积型。①细胞毒型：药物选择性地干扰肝细胞的某个环节，最终影响蛋白质的合成，导致肝细胞脂肪变性或坏死，如四环素、甲氨蝶呤、硫唑嘌呤等。②胆汁淤积型：此型又分为两类，单纯淤胆（毛细胆管型）和淤胆伴有肝细胞损伤与炎症（肝细胞毛细胆管型）。前者的典型药物有甲睾类同化激素与口服避孕药。后者典型药物为氯丙嗪。

免疫介导性肝损害，又称药物介导的过敏性肝炎。其药物分子质量小，无抗原性，故不直接激发机体的免疫应答。但是，某些特异质的个体将这种药物与肝脏内特异性蛋白结合，形成一种特殊抗原或半抗原，诱导免疫应答，导致抗体形成（抗体介导的细胞毒性作用）或T细胞介导的细胞溶解作用，引发炎症反应和肝脏中毒，导致肝损害。还可能激发体液免疫，形成机体的自身抗体或激发细胞免疫，释放淋巴因子，终致免疫性肝细胞损伤。也可能通过两种激发途径共同作用，导致肝损害。

依其发生机制又可分：代谢异常和过敏反应两类，即为代谢特异体质（metabolic idiosyncrasy）和过敏特异体质（hypersensitive idiosyncrasy）。

代谢特异体质：在正常人的安全剂量下，对代谢特异体质的患者却可能有强烈肝毒性。

如乙酰转移酶 2 的慢性乙酰化状态是抗结核药引起 DILD 的明显易患因素。细胞色素 P4502E1 的基因多态性也与抗结核药引起的 DILD 有关。

过敏特异体质:特异体质患者用药后经免疫反应致病。首次用药后 1～5 周发病,再次用药后迅即发病。

免疫介导性肝损害有以下特点:①不可预测性。②仅发生在某些人或人群(特异体质),或有家族集聚现象。③与用药剂量和疗程无关。④在实验动物模型上常无法复制。⑤具有免疫异常的指征。⑥可有肝外组织器官损害的表现。

DILD 的相关影响因素叙述如下。

1.药物相互作用　药物可由不同途径产生肝毒性。酶的诱导可增加某种药物的毒性代谢产物,如利福平和异烟肼合用时,前者加速了异烟肼向毒性代谢产物的转换;苯巴比妥的酶诱导可因同样机制来加速抗抑郁药的肝毒性。

2.个体因素　遗传性特异质体质可使某些人对一些药物的敏感性增加,因此过敏体质或有药物过敏史的患者,更易发生 DILD。

3.基础疾病的因素　有肝病或有累及肝的疾病时滥用、长期用药易发生 DILD。结核病伴 HBV 携带者在抗结核治疗时发生 DILD 概率比正常人高 3 倍以上;伴脂肪性肝病者在抗结核治疗时发生 DILD 的概率也明显增高。甲亢可促进卤烷性肝炎,HIV 可加重磺胺的肝毒性。

4.年龄与性别的因素　老年人好发 DILD,与微粒体酶系统活性降低,肝肾功能减退有关。新生儿肝内药代谢酶系统发育不全,丙戊酸和水杨酸盐易引起的肝损害,特别是水杨酸盐常诱导小囊泡性脂肪肝和 Reye 综合征。女性易出现甲基多巴和呋喃妥因引起的肝毒性,而男性易出现硫唑嘌呤诱导的肝损伤。

5.疗程与剂量的因素　对肝有直接毒性的药物与剂量有关。剂量越大、疗程越长,肝损害越重。如四氯化碳、中药黄药子,多数患者服黄药子总量达 500～1500g 后才发病。

6.慢性酒精滥用　可造成酒精性肝损害,也促进对乙酰氨基酚性肝毒性,与 CYP450 的诱导,由 CYP2E1 形成的毒性代谢产物及因 GSH 缺陷降低了对这些代谢产物的抵抗力,增加机体对药物毒性的敏感性。

7.妊娠因素　妊娠期使用四环素者易诱导严重肝炎或肝脂肪变性。动物实验中,孕鼠对乙酰氨基酚肝毒性更为敏感。

8.营养状况　可多方面影响造成肝损害,例如,肥胖可促进氟烷的肝毒性;营养不良可消耗肝细胞 GSH,可促进对乙酰氨基酚性肝炎,也增加其他肝损害的机会。

二、病理

DILD 的组织改变复杂多样,有肝细胞变性、坏死,炎性细胞浸润,胆汁淤积与胆色素沉积,以及纤维组织和胆管增生等。尽管某些药物可引起一定的病理特征,但通常并不能依据组织学的变化来确定损肝药物,也不能依据组织学的变化来判断肝脏的生化学指标。根据损肝药种类、剂量、持续时间和活检的时间关系及个体反应性不同,组织学变化可能有很大差异,多为非特异性病理变化,有时可以某一种组织病变为突出表现。

(一)肝炎

1.急性肝炎　轻者见散在嗜酸小体、点状坏死和轻度炎症细胞浸润。重者类似病毒性肝炎，两者常难鉴别，但如门静脉区有较多嗜酸性细胞浸润或肉芽肿，胆管损害而缺乏炎症表现时要注意药物损伤的可能。特别是小叶内肝细胞坏死显著而门静脉区缺乏炎症时药物损害可能性更大。

重度损伤造成融合坏死，呈带状分布，时伴桥状坏死，可波及全小叶。坏死区出现吞噬色素的库普弗细胞和其他单核细胞的集簇，门静脉区炎症反应轻。增生的细胆管常伴有中性粒细胞浸润。残存肝细胞脂肪变和再生性变化。

2. 慢性肝炎　多呈慢性活动性肝炎表现，肝小叶界板碎屑坏死，门静脉区周围纤维化，有时形成纤维性间隔。

（二）胆汁淤积

轻度仅单纯毛细胆管性胆汁淤积，多核肝细胞为其特征。常在小叶中心到中间带，重度可累及全小叶。伴肝细胞损伤和炎症细胞浸润时为胆汁淤积性肝炎，有肝细胞气球样肿大、灶状坏死和门静脉区轻中度单核细胞浸润，常见嗜酸性细胞。

细胆管可增生和闭塞，可合并小叶间急性胆管炎。有报告药物可引起非炎症性胆管变性，表现为胆管上皮细胞浓染缩小，细胞质明显嗜酸性和核浓缩，而胆管上皮内无，或仅有很轻炎症细胞浸润。慢性胆汁淤积可见 Mallory 小体，门静脉区和门静脉区周围纤维化，多数病例小叶间胆管进行性破坏和消失，表现为肝动脉支旁或门静脉区内失去伴行胆管，一般胆管数减少 50%可认为胆管减少。重者常可见架桥坏死和肝硬化。

（三）脂肪性变

脂肪性变可分为大泡型和小泡型两种，前者是单一脂滴充满肝细胞质，核挤在一边。常见原因为酒精，在全胃肠外营养的 DILD 者可见。脂肪肝还有肝细胞肿大，Mallory 小体和炎症细胞浸润，可有各种程度的中心静脉周围性、细胞周围性和门静脉区周围性纤维化，和酒精肝相似，但本病 Mallory 小体在门静脉周围区比中心区多见。

（四）肉芽肿

多数药物可引起肝肉芽肿，如别嘌呤和卡马西平等。肉芽肿为非干酪性，于门静脉区或小叶内，形态多种，伴有嗜酸性细胞浸润往往暗示药物性。

（五）纤维化和肝硬化

纤维化为普遍病变，发展成肝硬化者多数从慢性活动性肝炎、慢性胆汁淤积和脂肪肝发展而来，但很少见。

（六）血管病变

血管病变可损伤肝血管系任何一级水平，如肝静脉闭塞症，组织学以终末肝静脉支的纤维性闭塞和静脉流出路闭塞为特征，初起急性，以后呈慢性化。主要是用有毒性的吡咯定生物碱植物药或免疫抑制剂和抗肿瘤药。肝紫斑病特征是肝窦明显扩张，被血液充满，肝细胞束萎缩，呈血管瘤样病变。

（七）肝肿瘤

多种药物可引起肝肿瘤。肝细胞腺瘤和避孕药有关，危险性随使用期延长而增加，长期使用雄激素也可发生。肝细胞癌和上述药也有关，但其病因作用还有争论。推测和药物有关的还有胆管细胞癌和血管肉瘤。

三、临床表现

（一）潜伏期

DILD多有一定的潜伏期，用药2周内发病者占50%～70%；8周内者达80%～90%；3个月以内者很少。资料统计696例DILD病例1个月内发病的有416例(59.8%)，2个月内发病的有473例(68.0%)，3个月内发病的有514例(73.6%)，1～2个月内发病者占大多数。也有长达数年的报道。

（二）症状和体征

DILD临床表现复杂而无特征性，轻到无症状，重到发生伴有肝性脑病、凝血功能障碍的ALF。不同药物引起的DILD的临床表现和类型也不同，如异烟肼、氟烷和对乙酰氨基酚，引起肝细胞坏死为主，类似病毒性肝炎；大剂量四环素、皮质激素、门冬酰胺酶可致脂肪肝；睾酮、氯丙嗪等可引起肝内淤胆，类似于淤胆性肝炎或肝外梗阻；雷公藤引起轻度ALT增高；酒精性肝炎以ALT增高为主，慢性酒精中毒可致肝硬化；联苯双酯主要为AST增高为主；克银丸或消银片与中药黄独可引起重肝甚至死亡。还有一些药物可诱发肝肿瘤，如达那唑可诱发原发性肝细胞癌，一般在用药后3年或更长时间出现。

免疫介导性肝损害发病的潜伏期较长，急性期类似病毒性肝炎，80%～90%在用药8周内发病，有乏力、厌食、恶心、尿色深、肝大压痛，可有发热、皮疹、嗜酸粒细胞增多，氨基转移酶、胆红素升高，凝血酶原时间延长。

文献报道7606例DILD的表现有乏力、恶心、纳差、呕吐、中上腹不适、发热、皮肤巩膜黄染、皮疹，最常见的是皮肤黄染，其次为乏力、恶心、纳差。另有报道141例DILF患者的常见症状有乏力(87.9%)、食欲减退(79.4%)、恶心(51.8%)、发热(36.9%)、腹胀(31.2%)、厌油(21.3%)、呕吐(17.0%)和皮肤瘙痒(8.5%)；其中29例(20.6%)出现自身抗体阳性；最常见的并发症为胸腔积液、腹水、电解质紊乱和肝性脑病。但不是所有患者都出现症状，文献报道亚临床型的无症状者约有10.14%，甚至达41.2%。

大多数DILD表现与实验室检查无特殊性，临床诊断困难。不同药物引起肝损害的组织学、临床表现和实验室检查有所不同，据此来确定损肝药也比较困难，特别是在联合或复杂用药的情况下更难。在临床中由于DILD病变轻微，呈隐匿性经过，不易早期发现；原有肝病叠加DILD时容易误认为肝病复发；原有疾病并发肝损害，容易掩盖或混淆DILD的表现；在同时应用数种药物治疗者，诊断具有一定难度。有些DILD发病时间差异大，临床表现与用药的关系也比较隐蔽。目前大多数医师对肝病的诊断重点在常见的病毒性肝炎或所谓的病因未定的病毒性肝炎上。有资料提示，本病最初被诊断为DILD的仅有20.4%，而诊断为急性病毒性肝炎者达57.30%。因此对不明原因的肝病、不典型的肝病，应想到DILD的可能。实际上，仅有组织学和(或)生化改变而无临床表现的亚临床型DILD发生率远比有症状表现者为高，因此它是临床上一个值得重视的医源性疾病。

（三）临床分型

DILD按临床特征可分为急性和慢性两型，按医学科学国际组织委员会规定：肝功能损害持续时间不超过3个月者为急性肝损害；超过3个月者为慢性肝损害。我国以第一次发病，肝功能异常持续半年以内的为急性肝损害，两次以上发病或肝功能异常持续半年以上者为慢性肝损害。其中又分为肝细胞型、肝淤胆型、混合型、胆红素代谢障碍型和肿瘤型。

文献报道8552例DILD的临床分型为肝细胞型5005例(62.73%)、胆汁淤积型2039例(23.84%)，混合型1508例(17.63%)，统计显示以肝细胞型最多。

从现有资料和研究结果来看，DILD大致可做如下分类(表6—6)。

表6—6　DILD的分类

分类	相关药物举例
急性药物性肝病	
急性肝细胞性损伤	氟烷、对乙酰氨基酚、四环素等
急性胆汁淤积性损伤	
单纯性	同化激素、甾体类避孕药
炎症性	氯霉素、红霉素酯
混合性肝细胞胆汁淤积性损伤	异烟肼、环氟拉嗪
亚临床性肝损伤	
亚急性药物性肝损伤	辛可芬、异丙异烟肼、甲基多巴等
慢性药物性肝病	
慢性肝实质损伤	
慢性肝炎	
Ⅰ型	氯美辛、呋喃妥因、甲基多巴、二甲基四环素、酚丁
Ⅱ型	替尼酸、肼屈嗪、氟烷
Ⅲ型	苯壬四烯酯、磺胺药
Ⅳ型	对乙酰氨基酚、阿司匹林、异烟肼
脂肪变性	2—丙基戊酸钠
磷脂沉积症	哌克昔林、胺碘酮、己烷雌酚
肝纤维化和肝硬化	甲氨蝶呤
慢性肝内胆汁淤积	有机砷、氯丙嗪
胆管硬化	5—氟去氧尿苷、甲醛
血管病变	
肝静脉血栓	甾体类避孕药
静脉闭塞性疾病	吡咯双烷生物碱、乌拉坦等
紫癜性肝病	同化激素、甾体类避孕药
非肝硬化性门静脉高压	化疗药、免疫抑制剂、无机砷
肿瘤	甾体类避孕药

四、实验室及其他检查

(一)实验室检查

肝损害的传统血清指标有 ALT、AST、ALP、GGT 和总胆红素。新型血清指标有苹果酸脱氢酶(malate dehydrogenase,MDH)、嘌呤核苷磷酸化酶(purine nucleoside phosphorylase,PNP)、对氧磷酶－1(paraoxonase－1,PON－1)和总胆酸等。肝脏再生指标有甲胎蛋白、维生素 A 结合蛋白和钙调蛋白等。多种指标的联合应用可能对肝损害的诊断和预后评估有一定的价值。

研究人员运用蛋白质组学等方法,对 19 种与肝毒性损伤可能相关的生物标志物进行严格评价后,发现 MDH、PNP 和 PON－1 是最有可能成为肝毒性早期诊断的生物标志物。

1. 血清酶学检测　肝损害时 ALT 和 AST 可通过被破坏的肝细胞膜渗漏入血,通过这些酶含量变化可判断损害程度。

ALT 与 AST 能直接反应肝细胞损害及程度,有助于观察、判断预后及观察疗效;ALT/AST 值可判断肝损害的程度:急性肝损害 ALT＞AST;严重肝损害 AST＞ALT,说明线粒体有损害;如出现胆酶分离,则预后较差。

2. 胆碱酯酶(ChE)　重肝该酶活性下降,说明肝细胞损害严重,胆碱酯酶减少,肝储备功能差、预后差。

3. 碱性磷酸酶(ALP 或 AKP)　产于胆管上皮细胞中,胆汁淤积或梗阻性黄疸时升高,严重肝细胞损害时下降、胆红素升高,则预后差。

4. 血清胆红素　检测总胆红素(total bilirubin,TBil)、直接胆红素(direct bilirubin,DBil)和间接胆红素(indirect bilirubin,IBil),有助于判断黄疸的性质,胆汁酸在胆汁淤积时升高。

5. 脂肪代谢测定　胆固醇在胆汁淤积时升高,严重肝细胞坏死时明显下降,与胆碱酯酶降低时意义相同。

6. 凝血功能　主要包括凝血酶原时间(PT)、凝血酶原活动度(PTA)、国际标准化比值(international normalized ratio,INR)、纤维蛋白原(fibrinogen,FIB)。其中 PT、PTA 是肝衰竭诊断和预后判断的重要指标。

7. 血常规　外周血象显示白细胞总数和嗜酸粒细胞增多,后者增加 10%以上者占 15%～30%,肝淤胆型较多见。

DILD 时 ALT 和 AST 增高,TBil 增高和 PT 延长与肝受损程度有关。ALP 和白蛋白影响小,常规 DILD 的实验室检查虽无特殊性,但对诊断、判断病情和指导治疗在临床上起着重要的作用。

(二)病理检查

DILD 的病理表现复杂多样,肝活检对肝病患者在诊断和鉴别诊断,特别是除外 DILD 方面具有积极的意义(表 6－7)。

表 6－7　DILD 组织学分类

分类	代表表现
肝炎样改变	急性：有或无传染性单核细胞增多症样炎症
	慢性：以碎肩样坏死为特征
融合坏死	带状坏死
	多小叶坏死
胆汁淤积	急性(有或无胆管病变)
	慢性
脂肪变性	巨泡型
	微泡型
	混合性
肉芽肿	纤维化或肝硬化
血管病变	Budel－Chari 综合征
	肝内肝静脉硬化症
	肝紫斑病
	肝窦扩张
	肝静脉闭塞症
新生物	肝细胞腺病
	肝细胞癌
	胆管细胞癌
	血管肉瘤
其他	毛玻璃样肝细胞
	色素沉着

五、诊断与鉴别诊断

目前对于 DILD 尚无特异性诊断试验，也没有一种可靠的方法能从患者所接受的治疗药物中分辨出损肝的药物，所以必须仔细询问用药史，依据其与发病时间和临床表现并排除其他因素进行综合判断。但有些患者不能提供详细用药史，所以 DILD 的误诊或漏诊率很高。

从可疑损肝药治疗到发病多在 1 周到 3 个月，停药后症状在几天内消失，而氨基转移酶在一周内下降超过 50％以上，对诊断非常有帮助；再次给药致肝损害是诊断 DILD 的重要标准，但不可故意重新给予可疑损肝药，因有时会引起肝衰竭。长期以来，对 DILD 诊断一直存在困惑，目前尚无统一、公认的标准，下面介绍几种常用的诊断标准。

(一)通用诊断标准

我国 2007 年前常采用的诊断标准(通用诊断标准)包括：①用药后多在 1～4 周内出现肝损害的表现，少数潜伏期可达数月或更长时间。②部分患者初发症状有发热、皮疹、瘙痒等。③周围血嗜酸粒细胞大于 $0.06\times10^9/L$。④巨噬细胞或淋巴母细胞转化试验(＋)。⑤有肝实质细胞损害或肝内胆汁淤积的临床征象和(或)病理表现。⑥HBsAg、乙型肝炎病毒核心抗体、抗甲型肝炎病毒抗体(IgM 型)、抗丙型肝炎病毒抗体、抗丁型肝炎病毒抗体、抗戊型肝炎病毒抗体均(一)。⑦偶然再次给予相同药后又发生肝损害。

具有①,再加上②~⑦中的任何2条,即可诊断为DILD。

(二)Maria评分标准

临床至今确实没有一个很好的确诊方法和非常规范可靠的诊断标准。1997年Maria等在Hepa—tology上发表了改良的新诊断标准表:Maria评分标准。该标准在用药与肝损害的时间关系、肝外症状和该药物致肝损害的报告统计情况等项目各自量化评分,以期进一步提高诊断的准确性和可操作性(表6—8)。

表6—8 DILD的诊断标准(Maria评分)

内容	分数
(1)用药与临床症状出现的时间关系	
1)用药至症状出现或检查异常时间	
4d~8周(再用药时4d以内)	3
4d以内或8周以后	1
2)从停药至症状出现时间	
0~7d	3
8~15d	0
>16d	—3
3)停药至检查正常的时间	
胆汁淤积<6个月或肝细胞损伤<2个月	3
肝细胞损伤>2个月	0
(2)除外其他原因	
病毒性肝炎(HAV、HBV、HCV、CMY和EBV)、酒精性肝炎、阻塞性黄疸、其他(妊娠、血压低下)	
完全除外	3
部分除外	—1
可能有其他原因	—1
可疑其他原因	—3
(3)肝外症状	
出疹、发热、关节痛、内细胞减少、嗜酸细胞增多(>6%)	
4项以上阳性	3
2~3项阳性	2
1项阳性	1
无	0
(4)有意或无意再用药	
出现症状	3
无症状或未再给药	0
(5)所用药物有肝损害报告	
有	2
无(上市5年内)	0
无(上市5年以上)	—3

注:最后判断,>17分者,确定;14~17分者,可能性大;10~13分者,可能;6~9分者,可能性小;<6分者除外。

（三）Dan 诊断标准

通用诊断标准和 Maria 评分标准在我国 DILD 临床诊断应用中显示了较好的一致性，但其敏感性和特异性有待提高，根据我国具体情况，全国肝病协作组建议使用 Dan 等提出的 DILD 诊断标准，也称 Dan 诊断标准。

1. 诊断标准符合以下（1）＋（2）＋（3），或前 3 项中有 2 项符合，加上（4），均可确诊为 DILD。

（1）有与 DILD 发病规律相一致的潜伏期，初次给药后出现肝损害的潜伏期为 5～90d（提示），有特异质反应者可小于 5d，慢代谢药物导致肝损害的潜伏期可大于 90d（可疑）。停药后出现肝细胞损伤的潜伏期≤15d，出现胆汁淤积性肝损害潜伏期≥30d（可疑）。

（2）有停药后异常肝脏生化指标迅速恢复的临床过程，血清谷丙转氨酶在 8d 内下降大于 50%（高度提示），或 30 天内下降為 50%（提示），胆汁淤积性的碱性磷酸酶或总胆红素 180 天内下降＞50%（提示）。

（3）能排除其他原因或疾病的肝损害，若有病毒性肝炎标志物阳性但服药前肝功能正常。

（4）再次给药后迅速激发肝损害，肝酶活性水平至少升高至正常上限的 2 倍以上。但不可故意重新给予可疑损肝药物，以免引起严重肝损害甚至肝衰竭。

2. 排除标准

（1）不符合 DILD 的常见潜伏期，即用药前已出现肝损害，或停药后发生肝损害间期大于 15d，发生胆汁淤积性或混合性肝损伤＞30d（除慢代谢药物外）。

（2）停药后肝功能异常升高的指标不能迅速恢复，肝细胞性，血清 ALT 峰值水平在 30d 内下降＜50%；胆汁淤积性，血清 ALP 或 TBil 峰值水平在 180d 内下降＜50%。

（3）有导致肝损害的其他病因或疾病的临床证据，服药前有肝功能异常。如具备（3）项，且具备（1）、（2）中的 1 项，则认为药物与肝损害无相关性，可临床排除 DILD。

3. 疑似病例

（1）用药与肝损害之间存在合理的时序关系，但同时存在可能导致肝损害的其他病因或疾病状态。

（2）用药与发生肝损害的时序关系（即首剂用药至发生肝损害的时间一般在 5～90d 内；停药后肝功能异常指标一般迅速恢复；再次服用该药后又出现肝功能指标明显异常）没有达到相关的评价标准，但也没有导致肝损害的其他病因或疾病的临床证据。

在确诊与排除之间，诊断 DILD 会出现一种“中间状态”，难以判断。如用药与肝损害之间虽存在合理的时间关系，但同时存在可能导致肝损害的其他病因或疾病状态，用药与发生肝损害的时间关系也难以评价，与此同时也找不到导致肝损害的其他病因或疾病的临床证据。

（四）DDW 诊断标准

Maria 评分表简单易行，但对长潜伏期、胆汁淤积型，停药后演变为慢性和死亡者与 Danan 评分表一级不符合达 47%，二级不符合达 31%。目前欧美倾向于 1993 年改良 Danan 评分表，在此基础上 2004 年 DDW 日本会议提出新的诊断标准（表 6—9）。

表 6－9　DILD 诊断标准(2004,DDW Japan)

	肝细胞型		胆汁淤积或混合型		评价
(1)服药至发病时间	首次用药再次用药	再次用药再次用药	首次用药再次用药	再次用药再次用药	
用药中发病	5～90d	1～15d	5～90d	1～90d	2
	＜5d 或＞90d	＞15d	＜5d 或＞90d	＞90d	1
停药后发病	≤15d	≤15d	≤30d	≤30d	1
(2)病程	ALT 峰值与 ALT 正常上限之间的差值		ALP 峰值与正常上限的差值		
停药后	8d 内降低＞50％		不适用		
	30d 内降低＞50％		180d 内下降≥50％		2
	不适用		180d 内下降＜50％		1
	无相关资料或在 30 天内下降＞50％		不变、上升或无资料		0
	30d 后下降＜50％或再升高		不适用		－2
继续用药或不明					
(3)危险因子	饮酒		饮酒或妊娠		1
	无饮酒		无饮酒和妊娠		0
(4)药物以外原因	所有原因,包括 1)和 2)完全排除				2
1)近期有 HAV、HBV 或 HCV 感染;胆道疾患、酗酒和急性循环衰竭	所有原因排除				
	4～5 个原因排除		1		1
	少于 3 个原因被排除		0		0
	非药物原因高度可能性				－2
2)近期有提示巨细胞、病毒、EB 病毒感染。病毒 HAV Ig、HBsAg、抗 HCV、抗－CMV－IgM、IgM－EBVCA 抗体判断					－3

（续表）

	肝细胞型		胆汁淤积或混合型		评价
(5)药物既往肝损伤报道	曾有报道或药物反应在产品介绍中已标明				1
	无				0
(6)嗜酸性细胞					
	嗜酸性细胞>6%				1
	嗜酸性细胞<6%或未检测				0
(7)DLST*					
	DLST(+)				2
	DLST 可疑(+)				1
	DLST(−)或未检测				0
(8)偶然再用药反应					
单用该药	ALT 升高倍增	ALP(或 TBil#)倍增			3
与首次损伤时合并用药	ALT 升高倍增	ALP(或 TBil)倍增			1
一起给药					
与首次损伤时同样条件下给药	ALT 升高仍在正常范围	ALP(或 TBil)仍在正常范围			−2
未再用药或不明					0

注：最后判断，在 2 可能性低；3、4 有可能；≥5 可能性大。

* 药物淋巴细胞刺激试验；# 总胆红素。

六、治疗

（一）治疗要点

治疗原则应为维护肝细胞功能的稳定性，减少肝细胞组织的炎症程度；应密切观察和监测肝功能等指标，特别是 ALF，对肝损害进行系统性生物化学评估，选择抗氧化剂、保护性物质的前体、阻止损伤发生中的干预剂或膜损伤的修复剂。

1. 一般疗法

(1)服药 6h 内可通过洗胃、导泻（硫酸镁）、吸附（活性炭）等清除胃肠残余的药物。必要时可血液透析、渗透性利尿以促进药物的排泄。

(2)维持水、电解质、酸碱平衡：每日热量应维持 1500～2000kcal，可输注高渗糖液配制的能量合剂和脂肪乳以维持正氮平衡。在无额外液体丧失情况下，每日输液量为前 1d 尿量加 500～700mL，监测和纠正电解质紊乱与酸碱平衡失调。

(3)能量合剂：由 ATP、辅酶 A、细胞色素 c、门冬氨酸钾镁（或 10%氯化钾）、肌苷及维生素 C 组成，有助于肝细胞的修复和肝毒物的解毒。对急性药物性肝损害，在应用 GSH 基础上静脉滴注维生素 C3～5g/d，轻者口服即可。

（4）新鲜冻干血浆：重者可酌情适量输注新鲜冻干血浆，可纠正凝血机制障碍。

2. 治疗原发病　如抗甲亢药引起的肝损害，应及时更换其他药物继续治疗甲亢。

（二）病因治疗

最关键的方法是立即停药和防止重新应用损肝药或可疑损肝药，避免同时使用多种药物和不必要的药物，轻者在停药或脱离暴露后，口服保肝药，多短期内康复，对重者或肝衰竭，应按肝衰竭处理。防止重新给予损肝药和有相关化学结构的药物之间的交叉毒性反应；避免激发试验，因为再次的肝损害可能比第一次刺激后的肝损害更严重，尤其是免疫性肝损害。

停药原则：①无症状，仅单项氨基转移酶轻度增高时可在护肝观察下继续用药。②单项氨基转移酶增高超过正常上限的 3 倍者，轻度黄疸时（25. 65（μmol/L）应复查，如继续增高应停药。③症状明显、出现黄疸、重症肝炎、过敏性反应、氨基转移酶超过正常上限的 5 倍时立即停药。

（三）药物治疗

1. 保护肝细胞

（1）多烯磷脂酸胆碱（polyenylphosphtidylcholine）：含有人体内不能合成的必需磷脂，可稳定肝细胞膜性结构、抑制细胞凋亡，保护和修复细胞膜系统，能明显减轻中毒性肝损害的组织学变化并改善其肝功能。是目前治疗 DILD 的常用药；轻症患者经口服途径给药，重症患者经静脉滴注。

（2）甘草酸制剂：主要为甘草酸二胺，具有抗炎和抗脂质过氧化、调节免疫和稳定溶酶体等作用，药理实验证明能减轻四氯化碳、硫代乙酰胺和半乳糖胺所致的肝损害，减轻肝细胞的变性、坏死及炎性细胞的浸润，阻止 ALT 的升高，目前第四代制剂是异甘草酸镁，因此可用于 DILD。

（3）N－乙酰半胱氨酸：对于对乙酰氨基酚过量的患者有特殊疗效，通常 N－乙酰半胱氨酸应在 8h 内给药，最迟不超过 36h。

2. 治疗肝内胆汁淤积

（1）腺苷蛋氨酸（ademetionine）：可通过转甲基作用，增加膜磷脂的生物合成和膜流动性，并增加 Na^+-K^+-ATP 酶活性，加快胆酸的转运，通过转硫基作用，增加生成细胞内 GSH 和半胱氨酸，生成的牛磺酸可与胆酸结合，增加其可溶性，可防治肝内胆汁淤积。每天 1～2g，静脉滴注 2 周，后改为每天 1. 6g 分 2 次口服，一般 4～8 周。

（2）熊去氧胆酸（ursodeoxycholic acid，UDCA）：对药物所致的肝内胆汁淤积，首选 UDCA，机制叙述如下。①能在回肠内竞争性地吸收，减少肠肝循环池中疏水性胆汁酸在该肠段的吸收。②被吸收后由肝细胞摄取再分泌至胆小管中，与其中碳酸的氢离子结合，促进胆汁分泌，减少胆栓形成。③口服后在血中的含量增加 10～20 倍，占总胆汁酸盐成分的 40%～50%，而疏水性胆汁酸盐的含量相应减少，减少胆汁淤积引起的肝损害。剂量为 0. 25g，每日 2～3 次口服。

（3）前列腺素 E（prostaglandin E，PGE）：近 20 年来有不少关于 PGE 保护肝细胞的实验与临床研究报道。它作为一种抗氧化剂可用于 DILD 的辅助治疗，有人观察了 PGE 治疗 HBV 与药物引起肝衰竭的疗效，结果提示早期治疗有效。用法：200mg/d，静脉滴注。

（4）消胆胺（考来烯胺），又名胆酪胺，胆汁淤积至皮肤瘙痒时可选用，为一种阴离子交换树脂，与胆酸结合能减轻症状。开始剂量为 4～5g/次，每日 3 次口服，症状缓解后可减至 4g/d。

(5)肾上腺皮质激素：它具有解毒、抗炎、利胆及抗过敏作用，对 DILD 的治疗有一定的疗效。但对轻、中度者一般不用激素；ALF 并发脑水肿时，可用激素突击治疗。免疫特异质性介导的肝内胆汁淤积，如氯丙嗪所致者，激素的疗效尚难肯定。类似自身免疫性肝炎的，激素能改善全身症状及血清病样综合征，但不能缩短病程及提高生存率。肝肉芽肿与超敏反应有关，激素能抑制其免疫反应，改善症状和肝功能，并促使肉芽肿消散，如泼尼松 30mg/d，短程治疗。

3. 特殊解毒剂　还原型谷胱甘肽(glutathione，GHS)是由谷氨酸、半胱氨酸、甘氨酸组成的三肽，含有活性的 SH 基键；含 α—谷氨酸胺键，能维持膜完整性和正常细胞膜骨架，并参与转运氨基酸功能；含有甘氨酸和半胱氨酸残基而参与胆酸代谢；含活性巯基能和脂质过氧化物反应抑制自由基形成和(或)自由基直接结合，使有毒或有潜在毒性的药物在肝内转化为水溶性的代谢产物与 GSH 结合而被解毒，还能起抗过敏作用。方法：还原型谷胱甘肽针 1.2g/d，静脉滴注。

七、预防及宣教

目前，由于新药品种的大量应用，人类面临肝毒性药物的危害也在增加，且难于预测其潜在毒性。这些新药在动物实验中只是排除明显可能的肝毒性，如果动物实验能予通过，检测临床效果和进行毒力试验必须进行渐进的、大范围的Ⅰ期、Ⅱ期和Ⅲ期的临床研究。通常这过程可筛选剔除可能潜在的肝毒性制剂，但是尚不能排除药物导致的特异质肝损害。因此，在各期临床研究后仍会有相关的 DILD 发生，所以在药物上市后，临床仍应系统观察。

要熟悉药物的适应性和毒性作用，注意个体的差异，注意询问既往用药史和过敏史，对过敏体质者应特别谨慎；对年老体弱、妊娠妇女、儿童、肝肾功能不全者应慎重用药；要按照药物的说明书结合临床规范应用；避免饮酒后服药和与苯巴比妥或氯丙嗪类药物同时服用；能单用药者一定要单用，对患有肝病者要避免用药的盲目性和肝毒性药物，有肝毒性的药物要尽量慎用或不用；应监测肝功能，早期发现，及时处理，避免肝损害的发生及发展。

抗结核药是临床常用的药物，并且都在联合使用，应重视它的肝毒性，积极加强监测。中草药化学成分复杂，其有效性和安全性常基于经验，缺乏临床对照试验和药理学研究，因此，它的安全性规范和管理监控的加强迫在眉睫。抗生素导致 DILD 在逐年增加，与其广泛使用甚至滥用有关，据报道，我国医院抗生素使用率平均为 67%～82%，已引起相关部门的重视，遏制其滥用是当务之急。解热镇痛药多数为 OTC 药物，它引起的 DILD 已造成严重后果，人们需要用药时，应按 OTC 药物管理方法，在医师指导下应用。在目前社会上有些减肥药的成分值得注意，一些广告宣传和标榜只含中草药成分的减肥药和减肥茶，可能内含有麻黄、酚氟拉明或氟特拉明等损肝药；营养保健品的无序应用也是 DILD 的原因之一。

八、预后

国内文献统计了 9325 例 DILD 患者的预后，其中治愈和好转的为 8654 例(92.80%)，无效 239 例(2.56%)，自动出院及恶化 131 例(1.40%)，死亡 299 例(3.21%)。另一文献共记录 8748 例 DILD 患者的预后，其中治愈好转 8144 例(95.23%)，未愈及死亡 604 例(6.90%)。

因此,DILD 如能早诊断、早停药、早治疗,大多预后良好。因此提高公众及临床医师对 DILD 的认识和警惕性,对于防治 DILD 具有重要意义。

(韩东升)

第九节 中毒性肝病

蕈俗称蘑菇,是一类高等真菌食物,鲜美可口,营养丰富,具有很高的食用价值,有些还有药用价值;毒蕈即毒蘑菇、毒菌,种类繁多。毒蕈中毒(mushroom poisoning)常由采食毒性较小的,但烹调不当的蕈类或误食外观与无毒蕈相似的毒蕈所致。因毒蕈和可食蕈类往往混生,形态相似,辨别困难,误将野生毒蕈当作可食用蕈来食用是毒蕈中毒的主要原因,此类食物中毒事件比较常见,属于真菌性食物中毒,病死率较高,引起了社会的广泛关注。2004～2011 年,通过突发公共卫生事件管理信息系统共报告符合真菌性食物中毒判定标准的食用蘑菇中毒病例 2856 例,死亡 606 例,病死率为 21.2%,在我国毒蕈中毒高发省份是云南、广西、四川、贵州,6～9 月份是高发期,所致死亡人数占各类食物中毒事件总死亡人数的 50.0%以上。毒蕈中毒中以中毒性肝炎型最为凶险,发病率占毒蕈中毒的 9.26%,如不积极治疗,容易发展为多器官功能衰竭(MODS)而死亡,死亡率约为 40%,甚至达 50%～90%。

一、病因和发病机制

世界上约有毒蕈 200 多种,在我国发现有 190 余种,能致死的达 30 多种。引起中毒的常见毒蕈是:①白毒伞(Amanita vema),又名致命白毒伞、白罗伞、白鹅膏、白帽菌、致命鹅膏菌。②毒伞(Amanita),又名绿帽菌。③鹿花蕈(Gyromitra esculenta)。④褐鳞环柄链(Lepiota helveola),又名褐鳞小伞、褐鳞小伞菌。⑤秋盗孢伞(Galerina autumnalis),又名焦脚菌等 10 多种。

引起肝损害的常见毒蕈有:①白毒伞。②毒伞。③鳞柄白毒伞(Amanita virosa),又名毒鹅膏。④包脚黑褶伞(Clarkinda pequinii),又名包脚黑伞。⑤褐鳞小伞,又名褐鳞环柄菇、褐鳞小伞菌。⑥秋生盔孢伞。

毒蕈所含的毒素及量不一,毒素成分和种类比较复杂,毒素有 150 多种,大致分三类:①毒蕈碱,类似乙酰胆碱的生物碱,其可兴奋副交感神经,表现为流涎、流泪、大汗、瞳孔缩小、恶心、呕吐、腹痛、腹泻、虚脱;中枢神经受累可出现瞳孔扩大、强直痉挛、烦躁不安、幻觉、谵妄等精神症状;有时能引起肺水肿。②毒蕈毒素(95%毒蕈中毒由此毒素引起),此为肽类毒素,毒性很强,主要引起心肝肾脑等实质细胞的变性坏死,重度中毒时可致死亡。亦可损伤血管的内皮细胞。③毒蕈溶血素,此类毒素可引起红细胞溶解。表现出黄疸、贫血及血红蛋白尿等溶血现象。

常见的毒素有毒肽(鬼笔毒肽 phallotoxin)、毒伞肽(毒伞毒素 amatoxin)、毒蕈碱(muscarine)、光盖伞素(psilocybin)、鹿花毒素(gyromitra toxin)等。中毒性肝炎型毒蕈中毒的毒素由原浆毒素所引起,原浆毒素主要为鹅膏多肽毒素,其致人中毒的毒素为 α—鹅膏毒肽。鹅膏菌多肽毒素按其氨基酸的组成和结构分为鹅膏多肽、鬼笔毒肽和毒伞毒素三类。鬼笔毒素作用快,主要作用于肝细胞内质网,降低蛋白质的合成和转运,下调肝细胞的解毒功能,影响 P450 氧化酶活化;毒伞毒素作用较迟缓,但毒性较鬼笔毒素大 20 倍,能直接作用于细胞核,有可能抑制 RNA 聚合酶，并能显著减少肝糖原而导致肝细胞迅速坏死。毒蕈毒素可单独或联合作用，一种毒蕈含有数种毒素，或一种毒素含于数种毒蕈中，几种毒素可同时存在，有的相互拮抗，有的相互协同，引起中毒的机制和临床表现也比较复杂，毒素可通过下列机制造成肝脏损伤。

（一）直接抑制

真核细胞 RNA 聚合酶 2 的活性实验证实：大剂量鹅膏多肽使肝细胞坏死，其机制是鹅膏多肽毒素特异性抑制 RNA 多聚酶 2 的 SB2 亚单位，阻止其翻译延长。同时可抑制 RNA 多聚酶 3，导致 rRNA、mRNA. tRNA 形成受阻，细胞生存所需的蛋白质合成被抑制，引起细胞变性、坏死。并对细胞中的其他蛋白质有束缚作用。此外，毒素能明显减少肝糖原的合成，导致细胞迅速死亡。

（二）间接免疫作用

小剂量鹅膏多肽毒素是一种免疫刺激剂。一方面，它能刺激 T 淋巴细胞、巨噬细胞，使 TNF 产生增加，同时使中毒的肝细胞对 TNF 敏感。另一方面，鹅膏多肽毒素使机体对内源性和外源性脂多糖敏感，中毒使脂多糖比较容易从肠道吸收，脂多糖刺激肝细胞分泌 TNF，而肝脏是巨噬细胞聚集的主要脏器。所以鹅膏多肽毒素主要引起肝细胞的损害。

（三）自由基损伤

TNF 可迅速导致中性粒细胞聚集、脱颗粒和呼吸暴发，产生大量自由基。自由基对肝细胞的毒性作用主要通过两种方式：活化分子氧，产生超氧离子（O_2^-），使内质网膜上的多价不饱和脂肪酸发生脂质过氧化，从而破坏肝细胞内膜性结构，导致肝损害。自由基和膜蛋白、酶蛋白结合，使肝细胞内抗氧化物和蛋白含量降低，从而影响物质在肝细胞内的代谢。

二、病理

毒蕈中毒时数种毒素的相互作用，使组织学改变出现了多样性，如毒伞肽作用于肝细胞核，引起肝细胞浑浊肿胀，脂肪变性、坏死，为肝小叶周边直至中心出血性坏死，如大片坏死则肝索支架塌陷、肝窦扩张，呈急性或亚急性重型肝炎。毒伞肽作用于细胞内质网，形态学改变特征是早期可见小空疱，晚期可见巨大腔隙充满于内质网内。中毒时肝脏实质充血、水肿，肝细胞变性、坏死，肝内网状内皮系增生及炎细胞浸润致肝内纤维结缔组织增生，脂肪堆积、浸润等。

应用毒伞肽给小白鼠注射，一般 2～4h 内死亡，病理解剖发现小白鼠中毒 1～2h 后肝脏大量集血，肝重可达原来的 2 倍以上，窦状隙附近细胞内大量液泡化。肝部驻留大量血液使循环系统的血量减少至原来的 35%～40%，小白鼠因循环衰竭而死亡。同时伴随其他症状，如糖原衰竭，ATP 含量减少，蛋白质合成减少，细胞质中 Ca^{2+} 浓度增加。

文献报道 1 例白毒伞中毒死亡者做肝穿刺细胞活检，表现为肝细胞普遍疏松、水肿、气球样变，少数肝细胞脂肪样变，可见点状坏死及小灶性炎细胞浸润，毛细胆管及肝细胞淤胆现象明显。

三、临床表现

按各种毒蕈中毒的主要临床表现，其大致分为四型。

（一）胃肠炎型

本型由误食毒粉褶菌（Rhedophyllus sinatus）、毒红菇（Russla emetica）、虎斑磨（Tricholomatigrinum)，红网牛肝菌(Boletus luridus)及墨汁鬼伞(Caprinus atramenlarius)等毒蕈所引起，潜伏期为0.5～6h，表现为剧烈腹泻、腹痛等，中毒的毒素尚未明了，经适当的对症处理中毒者即可迅速康复，死亡率甚低。

(二)神经精神型

本型由误食毒蝇伞(Amanita muscaria)、豹斑毒伞(Amanitapantherina)等毒蕈所引起，其毒素为类似乙酰胆碱的毒蕈碱，潜伏期为1～6h，临床表现除肠胃炎的症状外，尚有副交感神经兴奋症状，如多汗、流涎、流泪、脉搏缓慢、瞳孔缩小等，用阿托品类药物治疗效果甚佳，少数病情病重者可有谵妄、幻觉、呼吸抑制等表现，个别病例可因此而死亡。

由误食角鳞灰伞菌(Amanita spissacea)及臭黄菇(Russula foetens)等引起者除肠胃炎症状外，可有头晕、精神错乱、昏睡等症状，即使不治疗1h至2d亦可康复，死亡率甚低。

由误食牛肝蕈(Bolets)引起者除肠胃炎等症状外，多有幻觉(矮小幻视)、谵妄等症状，部分病例有迫害妄想等类似精神分裂症的表现，经过适当治疗也可康复，死亡率亦低。

(三)溶血型

本型因误食鹿花蕈等引起，其毒素为鹿花蕈素，潜伏期为6～12h，临床表现除肠胃炎症状外，并有溶血表现，可引起贫血、肝脾大，此型中毒对中枢神经系统亦常有影响，可有头痛等症状，给予肾上腺皮质激素及输血等治疗多可康复，死亡率不高。

这三种类型中毒病情较轻，不引起脏器功能损伤，预后较好。

(四)中毒性肝炎型

本型由误食白毒伞、毒伞、鳞柄白毒伞、包脚黑褶伞、褐鳞环柄菇、秋盔孢伞等引起，其毒素损肝程度与摄入毒蕈的量和时间长短有关，急性中毒15h后有轻至中度肝功能异常，中毒至48～60h肝功能损害进一步加重，有可能抑制RNA聚合酶，并能显著减少肝糖原而导致肝细胞迅速坏死。

本型典型表现为中毒后恶心、呕吐等消化道症状，并加重伴黄疸、肝大，重者胆红素进行性升高、酶胆分离、凝血酶原时间延长，出现肝性脑病和凝血障碍。部分患者中毒后有1～2d的假愈期，而后再次出现明显消化道症状，如能积极有效治疗，2～4周后渐趋恢复，重者死亡。此型最为严重，病情凶险，短时间内引发肝衰竭，甚至MODS，死亡率甚高。

此型中毒的临床经过可分为5期，因毒素的质与量的不同，以及患者的机体状况不同，其分期可无明显界限，有些患者可不经过3、4期，直接进入5期(恢复期)，有些患者在胃肠炎期即可同时表现出内脏损害的症状。

1.潜伏期　为1～30h，一般为6h，最短者5min(捕蝇蕈、斑毒蕈)，最长者为24d(毒伞、白毒伞等含有的非环肽类毒素)。

2.胃肠炎期　潜伏期后即进入此期，表现为恶心、呕吐、腹痛、腹泻，少数出现类似霍乱症状，迅速死亡，此期可持续1d左右。

3.假愈期　有部分患者经过胃肠炎期后，胃肠道症状缓解，患者并无明显症状，或仅有乏力、不思饮食。此时毒素侵袭实质脏器，轻症者可进入恢复期，但此期不易被人们重视，往往失去治疗机会，患者则进入脏器损害期，此期持续1～2d，应引起医务人员及患者的高度警惕。

4.脏器损害期　患者的心、肝、肾、脑等脏器受损，表现为黄疸、肝大、肝坏死、中毒后2～

3d 肝功能异常并进一步加重、谷丙转氨酶(ALT)和谷草转氨酶(AST)明显升高,往往大于 1000U/L,高峰持续时间平均为 5d、凝血障碍;血糖下降;少尿、无尿、蛋白尿、管型尿、肾功能异常;心律失常,心肌酶升高,心功能不全;溶血;神经精神症状等。重者出现 MODS,此期持续约 1 周。

5. 恢复期　经积极治疗一般在 2～3 周进入此期,各项症状、体征及理化检查结果逐渐恢复正常。

四、实验室及其他检查

(一)实验室检查

1. 血清酶学检测　肝损害时主要的血清酶可通过损伤的肝细胞膜渗漏入外周血。主要有 ALT、AST,通过检测血中血清酶的含量变化可判断肝损害的程度,并有助于观察疗效和判断预后。有研究显示,肝酶升高对预后有指导意义,肝酶升高者病死率高,病程长。如出现胆红素升高而血清酶下降,即临床上的胆酶分离现象,则预后差。

2. 血清胆红素　检测总胆红素(TBil)、直接胆红素(DBil)和间接胆红素(IBil),有助于判断黄疸的性质,是肝衰竭诊断的重要指标。总胆汁酸(TBA)在胆汁淤积时升高,也是判断毒蕈中毒损害的敏感指标。

3. 碱性磷酸酶(ALP 或 AKP)　此酶产于胆管上皮细胞中,胆汁淤积或梗阻性黄疸时升高,严重肝细胞损害时,此酶下降、胆红素升高,则预后差。

4. 胆碱酯酶(ChE)　重症肝炎该酶活性下降说明肝细胞损害严重,该酶减少肝储备功能差、预后差。

5. 凝血功能　主要包括凝血酶原时间(PT)、由 PT 计算得到的凝血酶原活动度(PTA)、国际标准化比值(INR)、纤维蛋白原(FIB)、活化部分凝血酶原时间(APTT)、血浆凝血酶时间(TT)。其中,PT、PTA 是肝衰竭诊断和预后判断的重要指标。

对于中毒性肝炎型毒蕈中毒,有研究表明毒覃中蕈患者预后与 PTA 呈正相关,而与 ALT、AST、TBil 升高水平呈负相关。较高的 ALT、AST、TBil 水平提示肝细胞受损严重,存在肝衰竭可能。而较低或正常的水平预示着较好的临床转归。因此早期(尤其是前 72h 内)连续监测患者肝、肾、出凝血功能等对毒蕈中毒的严重程度具有重要的判断价值,对其预后评估有非常重要的临床意义。

有研究发现,TBA、PT 及 AST 是判断毒蕈中毒肝衰竭程度的最敏感指标,提出 TBA≥50μmol/L、PT≥40s 或 AST≥800U/L,均提示肝功能已严重破坏,死亡风险增加。另有学者认为,PT 及 ALT 可能是更好的预后指标。

(二)病理检查

在病理尸检下可见肝脏显著缩小,切面呈槟榔状,显微镜下可见肝细胞大片坏死,肝细胞索支架塌陷,肝小叶结构破坏,肝窦扩张,星形细胞增生,或有肝细胞脂肪变性。

(三)超声检查

超声显像检查发现肝大,肝内回声降低、密集、增粗,分布欠均匀,出现局限性回声减低区或回声增高区。肝内胆管胆汁淤积致超声显像胆小管管壁回声增强、增粗,胆囊壁毛糙、增厚，甚至呈双线。

五、诊断与鉴别诊断

毒蕈中毒的临床表现虽各不相同，但起病时多有吐泻症状，如不注意询问食蕈史常易被误诊为肠胃炎、细菌性痢疾或一般食物中毒等。故当遇到此类症状的患者时，尤在夏秋季节呈一户或数户同时发病时，应考虑到毒蕈中毒的可能性。如有食用野蕈史，结合临床症状诊断不难确定。如能从现场觅得鲜蕈加以鉴定，或用以饲养动物证实其毒性则诊断更加完善。

鉴别诊断：临床上对于有不洁饮食史的患者或食用过蕈类食物而出现剧烈腹泻、腹痛、恶心、呕吐等消化道症状者应与急性胃肠炎、细菌性痢疾或其他急性中毒相鉴别。

六、治疗

（一）治疗要点

对于中毒性肝炎型毒蕈中毒的治疗，主要采取综合治疗措施，包括及时、彻底洗胃以排除尚未吸收的毒物；适当补充蛋白质，摄入充足的热量，补充多种足量的维生素，以利于肝细胞修复与再生，促进病情恢复。

在救治上，首先应尽快判定和明确中毒类型与毒素种类，掌握不同类型毒蕈中毒的治疗原则，进行特异的解毒治疗，是毒蕈中毒治疗的关键。对于胃肠炎型和神经精神型甚至溶血型中毒患者，一般无需特殊治疗，预后较佳；对于中毒性肝炎型毒蕈中毒，病情危重凶险，如不积极治疗，死亡率甚高。

（二）病因治疗

1. 清除肠道毒素，阻止毒素吸收催吐：刺激咽喉部引起呕吐，或用催吐药物。催吐后立即用 1∶(1500～2000)高锰酸钾或 1%～4%鞣酸溶液、浓茶等反复洗胃，洗胃后灌入药用炭，以吸附胃内残存毒物。然后再灌入硫酸钠或硫酸镁 20～30g 导泻，亦可口服蓖麻油 15～30mL。尤其对误食毒伞、白毒伞等毒蕈者，其发病时当已距中毒 6h 以上，但仍宜给予洗胃、导泻等，可用微温盐水做高位结肠灌洗。如患者已有严重的呕吐和腹泻，则不必导泻。中毒后 6h 以内效果最佳。但有报道在中毒 36h 后的十二指肠液中仍发现毒素存在，且有 60%的毒素进行肝肠循环，所以对较晚期的患者仍需清除胃肠道毒素。

2. 对症治疗　包括对肝脏损害、溶血症状、有神经精神症状、中毒性心肌炎、中毒性脑炎、脑水肿、呼吸衰竭和循环衰竭等症状的处理。

（三）药物治疗

1. 阿托品应用　如有毒蕈碱样症状时，应立即皮下或肌内注射阿托品。如同时有阿托品样症状者，应慎用或不用阿托品。山莨菪碱应用：据报道显示，山莨菪碱对有毒蕈碱样表现的神经精神型中毒有较明显的治疗效果。可根据病情轻重，采用 0.5～1mg 皮下注射，每 0.5～6h 一次。必要时可加大剂量或改用静脉注射。阿托品尚可用于缓解腹痛、吐泻等胃肠道症状。对因中毒性心肌炎而致房室传导阻滞亦有作用。

2. 巯基解毒药应用　巯基解毒药可能与某些毒素如毒伞肽相结合，保护体内含巯基酶的活性，使其毒力减弱；对于有肝脏损害的毒蕈如白毒伞蕈等，阿托品常不奏效。此药与毒素分子结合，打断分子中的巯醚键，可使其毒力下降，但应注意其肝毒性作用。常用的有以下两种药物。

(1)二巯丁二钠(Na_2－DMS)0.5～1g 稀释后静脉注射，每 6h1 次，首剂加倍，症状缓解后改为每日注射 2 次，5～7d 为 1 个疗程。

(2)二巯丙磺钠 5%溶液 5mL 肌内注射，每 6h1 次，症状缓解后改为每日注射 2 次，5～7d 为 1 个疗程。

3. 有条件时可给予抗蕈毒血清　白毒伞、毒伞等毒性很强的毒蕈中毒，可酌情使用抗蕈毒血清 40mL 肌内注射，注射前应做皮内过敏试验。

4. 肾上腺皮质激素　如氢化可的松、地塞米松等可用于严重毒蕈中毒，特别是马鞍蕈中毒引起的溶血性反应，以及其他毒蕈中毒引起的中毒性心肌炎、中毒性脑炎、肝损害和出血倾向等。

5. 保肝治疗　还原型谷胱甘肽(GHS)是由谷氨酸、半胱氨酸、甘氨酸组成的三肽，能通过纠正乙酰胆碱、胆碱酯酶的不平衡状态，起到抗过敏反应、减轻肝内胆汁淤积和肝细胞损害的作用。还原型谷胱甘肽，1.2g/d，静脉滴注。草酸制剂主要为甘草酸二胺，具有类似皮质激素的作用，药理实验证明能减轻四氯化碳、硫代乙酰胺和半乳糖胺所致的急性肝损害，因此可用于保肝治疗。能量合剂由 ATP、辅酶 A、细胞色素 c、门冬氨酸钾镁、肌苷及维生素 C 等组成，有助于肝细胞的修复，增强肝细胞对肝毒物的解毒作用。

重视假愈期的治疗，假愈期实为内脏损害已经开始，这期间积极的护肝治疗可使部分轻度患者由此进入恢复期。

6. 血液净化治疗　重度毒蕈中毒一旦合并 MODS 者，病死率极高，一个约 50g(1 两)的白毒伞所含毒素量足以毒死一个 50kg 的成年人，对误食致死量毒蕈的患者，最好在 24h 内进行血液净化治疗。血液净化治疗是一种行之有效的方法，国内外均报道，采用连续性肾脏替代治疗加血液灌流治疗较单纯血液灌流治疗能够有效降低患者的 CRP、TNF、IL－6、IL－1、IL－10 及干扰素水平，阻止由于炎性介质激发的“瀑布效应”从而有利于缓解全身炎性反应综合征的临床症状，阻断全身炎性反应向 MODS 的发展，缓解脏器功能，改善毒蕈中毒所致的 MODS，降低病死率。连续性肾脏替代治疗能够替代肾脏清除肌酐等成分，对肌酐和尿酸这类小分子毒物有着更高的清除率，而且还能清除分子毒物，有效地维持了体内内环境的稳定，从而为治疗提供了宝贵的时机。血液透析是一种清除炎症因子，保护脏器功能的有效手段。

(四)预防

1. 应加强宣传科学普及教育和预防，毒蕈种类繁多，其外表特点难以掌握和鉴别，我们应通过科普教育，使群众能识别毒蕈而避免采食，掌握常见毒蕈的识别方法，一般而言，凡色彩鲜艳，有疣、斑、沟裂，生泡流浆，有蕈环、蕈托及奇形怪状的野蕈皆不能食用，有部分毒蕈包括剧毒的毒伞、白毒伞等皆与可食蕈极为相似，故如无充分把握，仍以不随便采食野蕈为宜，或提倡不食用野蘑菇。可选择当地确认无毒的蘑菇和田园中生产的蘑菇食用。

各地卫生部门应宣传毒蕈中毒自救措施，提高公众的自我保护能力，对当地野生蕈种开展调查，制定可食蕈和毒蕈图谱，并结合当地的气候特点与公众采食野生植物和蘑菇的习惯，在毒蕈中毒高发季节前及时预警。

2. 对同食毒蕈而未发病者，应密切观察，随时进行抢救治疗。

3. 重视早期洗胃、导泻，观察肝功能、凝血酶原时间变化以判断预后，在护肝等综合治疗基础上早期进行血液净化治疗。

4. 注重临床分型，不同的中毒类型其临床表现、危重程度、治疗重点不尽相同，应予以针对性的治疗。

七、预后

毒蕈中毒的预后取决于毒蕈的种类、毒素的性质及进食量等。儿童及老人对中毒的耐受力较低，预后较差。一般说来，肠胃炎型、神经精神型及溶血型中毒病情较轻，不引起脏器功能损伤，如能积极治疗死亡率不高，预后较好，唯中毒性肝炎型毒蕈中毒病情危重，常在短时间内引发 MODS 而危及生命，死亡率高。

（段军）

第七章　感染性胃肠炎与食物中毒

第一节　细菌性食物中毒

细菌性食物中毒是由于进食被细菌或细菌毒素污染的食物而引起的急性感染中毒性疾病多急性起病，潜伏期短，易集体发病。根据临床表现的不同，分为胃肠型食物中毒和神经型食物中毒两大类。

一、胃肠型食物中毒

胃肠型食物中毒较常见，以夏秋季多发，起病急，常集体发病，临床表现以恶心、呕吐、腹痛、腹泻等急性胃肠炎症状为主。

（一）病原学

引起胃肠型食物中毒的细菌很多，常见的有以下几种。

1. 沙门菌属　沙门菌属为革兰染色阴性杆菌，是引起细菌性食物中毒的最常见病因之一。其中以鼠伤寒沙门菌、肠炎沙门菌和猪霍乱沙门菌最为多见，在多种家畜、家禽、飞鸟、鼠类等动物的肠腔中能查到此类细菌。细菌可由粪便排出，污染饮水、食物等，以肉、蛋及乳制品更易被污染，人进食后造成感染，该类细菌对外界的抵抗力较强，在水和土壤中能存活数月，粪便中能存活1～2个月，在适宜温度（22～30℃）下可在食物中大量繁殖。不耐热，55℃经1h或60℃经10～20min即被灭活。

2. 副溶血性弧菌　副溶血性弧菌为革兰染色阴性杆菌或稍弯曲弧菌，嗜盐畏酸，在无盐培养基上不能生长，于3.0%～3.5%食盐水中繁殖迅速，在低于0.5%或高于8%盐水中停止生长。广泛存在于海水中，带鱼、黄鱼、乌贼、海蟹等海产品及腌制食品中带菌率极高，在抹布和砧板上能生存1个月以上；对酸、热极为敏感，在食醋中1～3min即死亡，56℃经5～10mim、90℃经1min可被灭活。

3. 金黄色葡萄球菌　引起本病的细菌为金黄色葡萄球菌中某些能产生肠毒素的菌株，革兰染色阳性，广泛分布于自然界，人和动物有较高的带菌率。健康人的皮肤、鼻腔、咽喉部及各种皮肤化脓性病灶中常带有产肠毒素的菌株，可污染淀粉类食物、乳类、鱼、肉、蛋类等。被污染食物在室温20～22℃搁置5h，病菌即可大量繁殖产生肠毒素。此毒素耐高温，加热煮沸30min仍能致病；耐酸，能抵抗胃蛋白酶和胰蛋白酶的消化。

4. 变形杆菌　变形杆菌为革兰染色阴性杆菌，依生化反应的不同，可分为普通变形杆菌、奇异变形杆菌、产黏变形杆菌和潘氏变形杆菌4种，前3种能引起食物中毒。该菌为条件致病菌，存在于正常人与动物肠道中，粪便中常携带变形杆菌，也可在腐败食物及垃圾中检出，对外界的适应力强，营养要求低，生长繁殖较迅速。在夏季，被污染食物放置数小时后即可产生足量细菌，人体摄入后即可引起食物中毒。

5. 蜡样芽孢杆菌　蜡样芽孢杆菌为革气染色阳性芽孢杆菌，其芽孢能耐高温，可在110℃

存活 1～4d。该菌在自然界分布较广，污水、垃圾、土壤、人和动物的粪便、昆虫及食品等均可检出。致病食物（主要为含淀粉类食物，如酒酿、隔夜剩饭、面包等）由于存放较久或加热不足，细菌大量繁殖，产生毒素而引起中毒。亦有因为饮水机污染引起中毒的报道。

（二）发病机制

病原菌在污染的食物中大量繁殖，并产生肠毒素或内毒素。进食污染食物后发病与否及病情轻重与所摄入细菌和毒素量的多少及人体抵抗力的强弱有关。主要致病因素如下。

1.肠毒素　上述细菌大多数能产生肠毒素或类似的毒素，可通过肠黏膜上皮细胞中环磷酸腺苷（cAMP）或环磷酸乌苷（cGMP）的介导，促进肠液与氯离子的分泌，抑制上皮细胞对钠和水的吸收，导致腹泻。

2.内毒素　细菌菌体裂解后释放的内毒素，可引起发热、胃肠黏膜炎症，使消化道蠕动加快，产生呕吐、腹泻等症状。

3.侵袭性损害　有些病原菌（如沙门菌、副溶血性弧菌、变形杆菌等）能侵袭肠黏膜上皮细胞，引起黏膜充血、水肿，上皮细胞变性、坏死并可形成溃疡，出现黏液或脓血便。

4.过敏反应　变形杆菌能产生组氨酸脱羧酶，使蛋白质中的组氨酸脱羧产生组胺，引起过敏反应。

（三）流行病学

1.传染源　被致病菌感染的人或动物为本病主要传染源。

2.传播途径　通过进食被细菌或细菌毒素污染的食物传播。

3.易感人群　人群普遍易感，各年龄组均可患病，病后通常不产生明显免疫力，可重复感染。

4.流行特征　多发生于夏秋季，与此时气温较高，有利于细菌在食物中大量繁殖有关。发病突然，病例集中，可集体发病，亦可散发。同批发病者有进食共同的可疑食物史，病情轻重与进食量有关，未食者不发病，停止食用可疑食物后流行迅速停止。

（四）临床表现

本病潜伏期短，常在进食后数小时发病。临床表现大致相似，起病急，主要症状为恶心、呕吐、腹痛、腹泻等。腹痛多为上中腹部持续或阵发性绞痛。常先吐后泻，呕吐物多为进食的食物，葡萄球菌、蜡样芽孢杆菌食物中毒呕吐较剧烈，呕吐物可为胆汁性，可含血液及黏液。腹泻轻重不一，每天数次至数十次，多为黄色稀便、水样或黏液便。鼠伤寒沙门菌食物中毒的粪便呈水样或糊状，有腥臭，也可见脓血便。部分副溶血性弧菌食物中毒大便呈血水样。部分患者有发热。吐泻严重者可导致脱水、酸中毒甚至休克。变形杆菌食物中毒者还可出现全身皮肤及颜面潮红、荨麻疹等过敏症状。查体上中腹部轻压痛，肠鸣音亢进。由于发病后多有频繁吐泻，大部分细菌和毒素被迅速排出体外，故很少引起严重的毒血症状或败血症，病程也较短暂，一般在数小时至 1～2d 内迅速恢复，极少数可达 1～2 周。

几种常见细菌性食物中毒的临床表现见表 7－1。

表7-1 几种常见细菌性食物中毒的临床表现

病原菌	沙门菌	副溶血性孤菌	金黄色葡萄球菌	变形杆菌	蜡样芽孢杆菌
常见中毒食物	肉类、禽类、蛋类	海产品、腌渍品	淀粉类、肉类、乳及乳制品	隔夜剩饭菜、鱼、肉类	酒酿、隔夜米饭、面包
潜伏期	2～24,偶尔达2～3d	6～20h	1～5h	5～18h	1～12h
发热	较常见,偶尔有高热	低热或中度热	较少	较少	较少
腹痛	+～++	+～+++	+	+	
腹泻	水样使,少量黏液,臭而量多,偶尔带脓血	水样,少量黏液,部分呈脓血或血水样	黄水便,量少,偶尔混有粘液或脓血较剧烈,呕吐物可含胆汁,有时带血	水样便,少数有粘液,多有恶臭	水样便,较轻
呕吐	常有	常有	较剧烈,呕吐物可含胆汁,有时带血	多数较轻	常有
血白细胞计数	多数正常	轻度增高	轻度增高	稍增高	

(五)治疗

以对症治疗为主。

1.一般治疗　治疗卧床休息,给予易消化的流质或半流质饮食,病情好转后逐渐恢复正常饮食。沙门菌食物中毒应床边隔离。

2.对症治疗　积极补充液体,维持水及电解质平衡,能进食者应给予口服补液,剧烈呕吐不能进食　泻频繁者,给予葡萄糖生理盐水静脉滴注,出现酸中毒时适当补充5%碳酸氢钠注射液或11.2%乳酸钠溶液呕吐、腹痛明显者,可给予丙胺太林(普鲁本辛)15～30mg口服,或阿托品0.5mg,或山莨菪碱(654-2)10mg肌内注射。若有休克,应积极抗休克治疗。对变形杆菌食物中毒过敏型,应以抗过敏治疗为主,给予马来酸氯苯那敏片,每次4mg,每日3次,严重者可选用泼尼松或地塞米松等治疗。

3.病原治疗　一般可不用抗菌药物。伴有高热或脓血便的严重患者,可根据病原菌情况酌情选用喹诺酮类或氨基糖苷类抗菌药物。

(六)预防

加强食品卫生管理,搞好饮食卫生是预防本病的关键。

1.管理传染源　一旦发现可疑食物中毒,应立即封存可疑食物并报告当地卫生防疫部门,及时调查处理,及早控制疫情。加强对禽畜的宰前检疫与宰后检验,严禁售卖病死动物肉类。饮食行业工作人员要定期体检,发现带菌者、腹泻、皮肤化脓感染等情况,应停止参与食物制作,立即治疗处理,必要时调离岗位。

2.切断传播途径　认真贯彻《食品卫生法》,食品加工、运输与贮存过程中应进行卫生监管;消灭苍蝇、蟑螂等传播媒介:积极进行卫生宣传教育,不吃不洁、腐败或变质的食物,不进食未经合理烹调制作的食物,不生食海产品。

二、神经型食物中毒

神经型食物中毒又称肉毒中毒,是因进食含有肉毒杆菌外毒素的食物导致的中毒性疾病,临床表现主要为中枢神经系统症状(如眼肌及咽肌瘫痪等),若抢救不及时,病死率较高肉毒杆菌亦称腊肠杆菌,为革兰染色阳性厌氧梭状芽孢杆菌,干热180℃经15min、湿热100℃经

5h、高压灭菌 120℃经 20min 方可灭活。5%苯酚、20%甲醛 24h 才能将其杀灭。肉毒杆菌广泛存在于自然界,以芽孢形式存在于土壤及牛、羊、猪等家畜粪便中,也可附着于蔬菜、水果上,污染火腿、腊肠、罐头或瓶装食品后,可在缺氧的情况下大量繁殖,产生外毒素。各型肉毒杆菌产生抗原性不同的外毒素,即肉毒毒素,是一种毒力极强的嗜神经毒素,对人的致死量仅为 0.01mg 左右。肉毒毒素对胃酸有抵抗力,但不耐热,80℃经 30min 或煮沸 10min 即被破坏,在干燥、密封和阴暗的条件下可保存多年。外毒素经甲醛处理后注射于动物体内可产生抗毒素,不同型的外毒素只能被相应的抗毒素中和。

(一)发病机制

肉毒毒素经口被摄入,胃酸及消化酶均不能将其破坏,由消化道吸收入血,主要作用于脑神经核、外周神经肌肉接头处及自主神经末梢,抑制胆碱能神经传导介质乙酰胆碱的释放,使肌肉收缩运动障碍,发生软瘫。

(二)流行病学

1.传染源　动物是主要传染源。肉毒杆菌随其粪便排出后,芽孢可在土壤中存活较长时间,极易污染食物,但仅在缺氧时才能大量繁殖。

2.传播途径　主要通过进食被肉毒杆菌外毒素污染的食物传播,如腌肉、腊肉、制作不良的罐头食品及发酵豆制品等,在我国以自制豆制品及不合格的罐头食品多见。

3.易感人群　人群普遍易感。患者无传染性,亦不产生病后免疫力。

(三)临床表现

潜伏期自 2h～10d,一般为 12～36h。潜伏期长短与外毒素的量有关,潜伏期越短,病情越重。起病突然,以神经系统症状为主。临床症状轻重不一,轻型仅有轻微不适,重者对于 24h 内死亡病初可有全身疲乏无力、头痛、眩晕等,继而出现眼部症状,如复视、斜视、眼睑下垂、瞳孔散大或两侧瞳孔不等大,光反应迟钝或对光反射消失等。重者出现咀嚼、吞咽、语言、呼吸困难等脑神经损害症状。患者一般无发热,神志清楚,感觉无异常。因胆碱能神经的传递作用受损,可出现腹胀、便秘、尿潴留及唾液、泪液分泌减少。患者可于 5～10d 内逐渐恢复,呼吸、吞咽及语言困难先行缓解,但视觉恢复较慢,有时需要数月之久。重症患者可因呼吸衰竭、心力衰竭或继发肺炎等死亡,死亡率达 30%～60%。

婴儿偶尔可因食入少量肉毒杆菌芽孢,细菌在肠内繁殖,产生肉毒毒素而出现中毒综合征。症状与成人不同,首发症状常为便秘、拒奶、哭声低沉、颈软不能抬头及脑神经损害,病情进展迅猛,可因呼吸衰竭而于数小时后死亡。

(四)治疗

1.抗毒素治疗　早期用多价抗毒素血清(A、B、E 型)对本病有特效,在起病后 24h 内或瘫痪发生前注射最为有效,每次 5 万～10 万 U,静脉注射与肌内注射各半量(先做血清敏感试验,过敏者先行脱敏处理),必要时 6h 后重复注射 1 次。即使发现较晚,只要还有机会也应给予注射多价抗毒素治疗,以尽可能增加挽救患者生命的概率。若已知毒素型别,可用单价抗毒素血清,每次 1 万～2 万 U。

2.一般治疗及对症治疗　卧床休息,加强监护、密切观察病情变化,防止肺部感染。外毒素在碱性溶液中易被破坏,在氧化剂作用下毒力减弱,因此,应尽早(进食可疑食物 4h 内)用 5%碳酸氢钠或 1∶1000 高锰酸钾溶液洗胃及灌肠。服导泻剂或清洁灌肠,以清除未吸收的毒素。吞咽困难者可用鼻饲或静脉输液补充每日必需的营养及水分。呼吸困难者应予吸氧,必要时及早气管切开，来用机械通气。继发肺炎时给予抗菌药物治疗。

3. 其他治疗　大剂量青霉素治疗，可减少肠道内肉毒杆菌数量，防止内毒素继续产生和吸收。盐酸胍啶可促进周围神经释放乙酰胆碱，其被认为对神经瘫痪和呼吸功能有改进作用，剂量为每日15～50mK/kg，可鼻饲给予，不良反应有胃肠反应、麻木感、肌痉挛、心律不齐等。

（五）预防

同胃肠型食物中毒。此外，尤应注意罐头食品、火腿、腌腊食品、发酵豆、面制品的卫生检查，禁止出售与食用变质食品。如果已进食的食物证明有肉毒杆菌或其外毒素存在，或同餐者已发生肉毒中毒时，未发病者应立即注射多价抗毒血清 1000～2000U，以防止发病。

（徐国峰）

第二节　细菌性痢疾

细菌性痢疾（bacillary dysentery，shigellosis）简称菌痢，是志贺菌属引起的肠道传染病。其基本病理特点是结肠的（浅）溃疡性炎症，主要临床表现为发热、腹痛、腹泻、里急后重和黏液脓血便夏秋季多见，中毒型痢疾是病死的主要原因，病程长短不一，病情轻重悬殊。

一、病原学

志贺菌属（Shigella）为革兰阴性杆菌，菌体短小、有菌毛、无鞭毛、不活动、无荚膜，也不产生芽胞，能生长于普通营养琼脂，能分解葡萄糖而产酸，但不产气，不或迟分解乳糖，不产生H_2S。根据菌体抗原不同，可分四个菌群（A、B、C、D），47 个血清型。A 群为痢疾志贺菌（12 个血清型），A 群Ⅰ型毒力最大，而 A 群Ⅱ型（斯密茨）毒力较弱，B 群为福氏志贺菌（16 个血清型），为最常见的菌群。C 群为鲍氏志贺菌（18 个血清型），D 群为宋内志贺菌（1 个血型），为第 2 个常见菌群。

A 群、B 群、D 群引起的临床表现不完全一样。A 群引起的全身症状最重，B 群引起的肠道局部症状重，且是慢性痢疾的唯一病原菌，D 型引起全身及局部症状均较轻。

细菌存在于患者和带菌者的粪便中，生存力较强，在水中、瓜果、蔬菜上，能存活 1～2 周以上，而对各种消毒剂比较敏感，很容易被其杀灭。对各种抗菌药物也很敏感，只是对抗生素容易产生耐药性。

各群志贺菌均能产生内毒素，是引起全身症状的因素，也产生外毒素（如细胞毒和肠毒素），是产生局部肠道症状的基础，志贺Ⅰ型还能产生神经毒素，可引起较严重的全身症状。

二、流行病学

（一）传染源

患者和带菌者是传染源，其中慢性患者、非典型患者及带菌者，作为传染源的意义更大。

（二）传播途径

消化道传播，通过食物、水、生活用品或脏手。有时，在夏秋季，通过食品和水污染引起暴发性流行。

（三）人群易感性

普遍易感，病后可有一定免疫力，但短暂而不稳定，且群别、型别之间无交叉免疫，故易重复感染。

（四）流行特征

全年均可发病、夏秋季有明显高峰，年龄中以儿童的发病率最高，中青年其次。

三、发病机制和病理表现

志贺菌有很强的致病力，少量细菌（100～200个）即可引起发病。首先志贺菌黏附于结肠黏膜的表面，而后凭借其侵袭能力，侵入肠黏膜并在其固有层繁殖，引起炎症，进而形成小脓疡，小脓疡破溃后在黏膜表面形成散在的浅表溃疡。此时脓血进入肠腔，并与黏膜表面的黏液排出体外，形成脓血黏液便。整个结肠均可受累，并且一般愈靠远端病变愈重，直肠的病变造成严重的里急后重。黏膜炎症引起结肠黏膜吸收水份功能障碍并蠕动增加，造成病初时的几次稀便。志贺菌大量繁殖时，也造成大量内毒素的吸收入血，引起发热、全身不适，还可肠痉挛而腹痛，出虚汗等。腹泻严重时可引起脱水、酸中毒，这在儿童比较多见，而成人很少见。内毒素的吸收，或因机体对之敏感，或吸收量大，可引起中毒性痢疾，成人多见中毒性循环衰竭，儿童多见中毒性脑病，均由全身小血管痉挛引起。也有休克与脑病，二者兼有者，此病还可引起少见的溶血尿毒综合征。

病理改变一般在结肠，但也有20%的患者可累及回肠下段结肠病变一般以乙状结肠及直肠为显著。可见到肠黏膜弥漫性充血、水肿、有渗出物、散在出血点和散在浅表性溃疡。溃疡小而浅，故不易引起肠穿孔和肠大出血。慢性炎症时，肠黏膜充血呈暗红色、也可水肿，可看到黏膜肥厚、息肉增生，偶而肠腔因纤维化而狭窄。

四、临床表现

潜伏期数小时到7d、多为1～2d。痢疾临床经过分二期，每期均有三型。

（一）急性细菌性病痢疾

按轻重可分三型。

1. 普通型（典型）　突然起病，发热（可伴发冷）、痉挛性腹痛（常阵发性、发生于便前）、腹泻。大便初为稀便，以后很快转成黏液便、黏液脓血便，最后全为黏液脓血所代替而无粪质。便量不多，但便次很多，每日10次以上，数十次者亦不少见。里急后重，有的患者以此不适为最大痛苦。左下腹压痛，几乎全部患者均有恶心，少部分患者呕吐，吐物常为胃内容，个别吐出肠内容。由于排泄量小，故于成人脱水者少见。

痢疾患者的发热，常持续数天，随着脓血便的排出，毒素也可排出。因此一般持续2～4d自退。发热等全身症状有时与腹痛、腹泻等局部症状轻重一致，但也有很多患者的二种症状不一致。

2. 轻型（非典型）　此种类型患者在数量上占多数。全身症状，肠道症状均轻，不发热，或低热，腹泻不重，日数次，大便呈稀便，可有黏液，但无脓血。腹痛、里急后重均较轻。

3. 中毒型　起病急骤，发冷多伴有寒战，体温很快升至40℃，精神萎靡、嗜睡，或烦躁不安、面色青灰等全身中毒症状明显，但肠道症状可以很轻，甚至缺如。患者很快出现下述严重、凶险症状：循环衰竭一感染中毒性休克及脑病一中毒性脑病（嗜睡、昏迷、抽搐），甚至出现颅压增高，脑疝的各种症状。亦有，二者兼而有之的更因险的表现。此时死亡率极高。

（二）慢性细菌性痢疾

按表现不同亦可分三型。

1. 慢性迁延型　急性期之后，持续不愈，腹泻病程超过 2 个月，主要是肠道症状迁延不愈腹痛、腹泻、大便不成形、有黏液、甚至有黏液脓血，便次多，一般在 10 次以内但有些患者的便次不多，1～3 次成形便或软便。也有便秘者次，1～3d，成形便，或呈粪球状，但裹有黏液，或粘胨样物，有腹痛及较明显的里急后重。体检时左下腹部常能触及索条状物，且常有压痛。少数可有贫血、营养不良表现。

2. 慢性反复发作型　急性痢疾后，每隔数月，或每年急性发作一次，发作时类似急性痢疾。发作间期大便正常，1～3 次/d，但有些发作较频繁的患者，发作间期有便秘，大便也带黏液，酷似慢性迁延型的表现。

3. 慢性隐匿型　急性痢疾后，自觉已经痊愈，但大便培养始终有志贺菌，而且乙状结肠镜检有典型的慢性炎症的肠黏膜表现。

五、诊断

在我国细菌性痢疾的诊断有二个层次，即初步的临床诊断及最后的确定诊断。临床诊断的根据是患者腹泻、腹痛、发热（可无）、里急后重（可无）和密切接触史（可无）。大便显微镜检查，每高倍镜视野有≥15 个白细胞及少数红细胞（国家标准）。确定诊断的根据是，腹泻并有大便培养志贺菌阳性。临床诊断实际是一种由各种不同侵袭性病原菌（包括志贺菌）引起的渗出性腹泻的综合征诊断、它的可靠性差，特异性和敏感性均不高。

现在尚无痢疾的快速诊断。

六、鉴别诊断

细菌性痢疾需与许多疾病作鉴别。

（一）普通胃肠炎

要点是轻型痢疾的大便白细胞及红细胞数应符合标准，培养志贺菌阳性。而一般胃肠炎这二条均不具备。

（二）细菌性（胃肠型）食物中毒

食物中毒除有胃肠炎表现外，可以有大便的细胞数增多，有独特的流行特征，大便培养无志贺菌，而可能有沙门菌、弯曲菌、金黄色葡萄球菌、副溶血弧菌、腹泻原性大肠杆菌等病原菌，能从呕吐物，可疑食物中分离到同样病原菌。

（三）其他侵袭性病原菌引起的肠炎

临床表现及大便显微镜检查常与细菌性痢疾无区别，主要区别是大便培养无志贺菌，而有弯曲菌（空肠弯曲菌为代表）、沙门菌，尤其是鼠伤寒沙门菌、侵袭性大肠杆菌、类志贺毗邻单胞菌、气单胞菌、耶尔森菌等。

（四）阿米巴痢疾

症状一般较轻，腹痛常在右下腹。病程有时急性有时慢性。粪便有特殊腥臭、镜检红细胞较多而白细胞较少，有夏一雷结晶、并可找到溶组织阿米巴滋养体。肠镜检查无弥漫性充血，有散在的较深溃疡、溃疡口红晕，溃疡间黏膜常正常。

(五)呕吐、腹泻所致的低血容量性休克

应与中毒型痢疾的休克型相鉴别,前者常无感染中毒的全身症状(常无发热等),病史中吐泻的排泄量大而快,患者又得不到液体的补充,血压低,脉压尤小,对单纯扩容治疗效果明显。其次还应与宫外孕作鉴别相同点是腹痛、腹泻、血压下降,不同点是宫外孕没有高热等中毒症状,没有明显的水和电解质丢失,一定是育龄妇女,如出血在继续,则低血压不易纠正,腹相对较胀满,可有移动浊音,腹腔穿刺有血性腹水等。

(六)流行性乙型脑炎

应与中毒性痢疾的脑病相鉴别,相同点是均在夏秋季,有高热、惊厥、昏迷。不同点是乙脑病症状(惊厥、昏迷等)出现较慢,一般在发热2～3d后逐步出现,而中毒型痢疾则发热半天、一天即可出现,乙脑的粪检无异常,中毒型痢疾则无脑脊液检查异常。

(七)慢性细菌性痢疾应与以下疾病鉴别

1.直肠癌、结肠癌　常有腹泻、脓血便,在继发感染时,还可有发热,因此用抗生素可使腹痛、腹泻有缓解效果。但在使用强有力的特效抗菌药物后仍有脓血便,则应考虑肠癌的可能性。大部份直肠癌肛指能触及,结肠癌时,需乙状结肠镜、纤维肠镜、钡灌肠X线检查进行确诊。

2.慢性血吸虫病　其可有腹泻、脓血便。但血吸虫病有以下特点:肝硬变表现;病史中有疫水接触史;乙状结肠黏膜活体组织检查,能查到血吸虫卵。

3.阿米巴痢疾　其见急性菌痢的鉴别诊断。

4.慢性非特异性溃疡性结肠炎　其也为慢性腹泻、反复脓血便,但此病大便以血为主,抗生素治疗无根本效果。肠镜检查可见黏膜充血、水肿、形状不规则的糜烂和浅溃疡,黏膜脆弱,碰之容易出血。钡灌肠X线检查可见黏膜紊乱,或毛刺样、锯齿样改变,结肠袋变浅,甚至消失。

七、治疗

(一)急性细菌性痢疾般治疗

1.注意消化道隔离,对危险职业患者(保育员、炊事员、饭厅工作人员等)的大便应多次培养,阴性后方可恢复工作要注意休息,必要时卧床休息。应进流质、半流质及易消化饮食。

2.对症治疗　纠正水和电解质紊乱,可口服或静脉补液,补充量应是排泄量的一份半(即1.5∶1)。严重腹痛时给解痉药。高热者,可物理降温或酌情小量一次性的皮质激素治疗。

3.特效治疗　当前首选的是氟喹诺酮类药物。如诺氟沙星(氟哌酸),每次0.2g,每日3次;环丙沙星0.2g,每日2次,口服,也可静脉输入;氧氟沙星0.2g,每日2次(左旋氧氟沙星,0.1～0.2g,每日2次);洛美沙星、依诺沙星、培氟沙星等用量及用法均与氧氟沙星相同。

其次较好药物是氨基糖苷类抗生素,如庆大霉素、阿米卡星、妥布霉素等,可将其注射制剂直接口服,口服后肠道吸收率仅2%,因此副作用极少,局部作用较强,治疗效果好。庆大霉素和妥布霉素均每次,8万单位,每日3次。阿米卡星0.2,每日2次,口服。

在用上述药物的同时,也可使用黄连素,每次0.3g,每日3次。一般的疗程是5～7d。

四环素、复方新诺明等对志贺菌基本无效,故不用。

(二)中毒型菌痢

应采用综合措施,进行分秒必争的抢救。高热惊厥时,要积极降体温、镇静。可用亚冬眠治疗。如有脑水肿及颅压增高迹象时，需用脱水剂快速静脉点滴。甘露醇、山梨醇，每公斤体重每次 1.0g，静脉 0.5～1h 内滴完，4～6h 后可重复一次。

如有感染中毒性休克时，参照有关章节，积极补充血容量，纠正酸中毒，维持水和电解质平衡，血管活性药物的应用以及重要器官的保护等。

病原治疗也是重要的综合措施之一。一般均用静脉给药法，首选药是头孢三代抗生素，如头孢噻肟（头孢氨噻肟）、头孢哌酮（先锋必）、头孢曲松（头孢三嗪）等，也可肌肉注射，也可应用环丙沙星。

（三）慢性菌痢

1. 改善全身状态，纠正贫血和营养不良　如因焦虑而失眠、食欲不振者，则需进行心理治疗，以改善精神状态。

2. 病原治疗　应反复多次作粪便病原菌培养，对查出的志贺菌作药敏试验，挑选最有效的药物进行治疗。

抗菌治疗的疗程应适当延长，一般以 7～10d 为一疗程，而且常需 3～4 个疗程的治疗。疗程间隔 3～5d。同时辅以微生态治疗，以促进正常菌群的形成。抗菌治疗过程中应大量补充维生素，特别是复合维生素 B 等。

抗菌治疗一般采用口服、肌注，甚至静脉输入等多种给药途径。对末端结肠病变较明显者（大便次数不多，甚至秘结，大便不稀，甚至呈球状，但有较多黏液排出，且有较明显的里急后重症状者），则应多考虑应用胃肠吸收率不高的氨基糖苷类抗生素的口服治疗，以保证肠腔内、特别是下端肠腔内较高的药物浓度。

抗菌药物的保留灌肠治疗是慢性菌痢的重点方法，效果最好。方法是每晚睡前进行一次，每次灌入 100～150mL 等张液，液内加入一次用量的抗生素（如庆大霉素 8 万单位），1～2mg 的地塞米松，及 2%普鲁卡因 6～8mL。保留时间应超过 2h，最好是第二天才排便。7～10 次为一疗程，可重复疗程。

正式治疗结束后还可给以免疫调节剂，使治疗得到巩固。

八、预防

目前没有好的预防手段，应予以隔离，应控制带菌者。目前尚无有效疫苗。所以，重点仍是切断传染途径，加强卫生宣传等。

（李新华）

第三节　病毒性胃肠炎

多种病毒可引起急性胃肠炎（acutc gastroenteritis）。小肠为主要感染部位。临床特征为呕吐、腹泻水样物为主要症状。现已知轮状病毒、诺瓦克样病毒最为多见，肠腺病毒、嵌杯状病毒、星状病毒等也均可引起本病。

一、轮状病毒性胃肠炎

（一）病原学

轮状病毒（rotavirus）为 KNA 病毒，属呼肠病毒科，广泛存在于世界各地，可感染多种哺乳类动物。病毒直径为68～70nm，分子量为10.7×10^6D，核心部分直径36～38nm，含双股KNA，分子量为$(0.2\sim2)\times10^6$D。RNA有11个片段，不同种、组的轮状病毒，RNA电泳图像不相同，可兹鉴别。核心外围为20nm双层衣壳，内层衣壳的微粒体自外层呈放射性幅条状排列，形似车轮故称之为轮状病毒。外层衣壳的多肽构成种特异性抗原，人和动物的病毒无交叉反应。内层衣壳多肽构成组特异性抗原，据此已初步将轮状病毒分为A、B、C、D、E、F及G组。与人类疾病有关者为A、B和C组。

轮状病毒在外界环境中比较稳定，在室温中可存活7个月，耐酸、不被胃酸破坏。－20℃可长期保存，在有硫酸镁存在的情况下50%不被灭活。

感染后均可产生抗体，病后2～3d即可产生IgM抗体，持续4～5周后消失。IgG抗体晚数日产生，持续时间较长，有无保护作用目前尚无定论。小肠局部产生的。IgA抗体有抵抗病毒的作用，但持续时间较短，故病后还可再感染，再感染时症状多较轻。

（二）流行病学

A组轮状病毒感染遍及全世界。据WHO统计，腹泻患儿中约1/3为由A组轮状病毒引起。美国CDC报告全世界每年有1亿4千万患儿，死亡约100万。6个月内的新生儿由于受到来向母亲抗体的保护而发病较少。6个月～2岁时期易感性最高，4岁时已大多数受到过感染、传染源为患者和病毒携带者。腹泻开始前一天已排病毒，病期3～4d时为排毒高峰期，排病毒量可达$10^{10}\sim10^{12}$/mL，易感儿只要10个病毒即可受染。多数于病后1周停止排出病毒，少数可延长到2周。粪一口为主要传播途径。托儿所、幼儿园等单位常有食物型或水型暴发流行。接触传播也广泛存在，家庭密切接触者又有30%以上的续发感染率。此外，呼吸道传播的可能性亦不能除外。成年人及大龄儿童以及老年人，免疫力低下时也可受染。流行季节各国不尽相同，我国多发生于冬季及春末夏初。B组轮状病毒的感染，目前主要发生在我国，尚未见有其他国家和地区的流行报道。

（三）发病机制和病理解剖

轮状病毒主要侵犯十二指肠和空肠。病毒可在肠黏膜上皮细胞中繁殖，使细胞的绒毛变短变粗，细胞变形、出现空泡继而坏死，致使小肠失去了消化、吸收乳糖、蔗糖的功能。糖类滞留于肠腔引起渗透压增高，从而吸收大量液体进入肠道，导致腹泻和呕吐。糖类下降到结肠被细菌分解后，进一步使渗透压增高致使症状加重。大量吐、泻丢失水和电解质，引起患者脱水、电解质紊乱和酸中毒。临床症状的轻重和小肠病变的轻重一致。病期7～8d时小肠病变可恢复。

（四）临床表现

A组轮状病毒主要感染婴幼儿。潜伏期2～3d。急性起病，多先呕吐、继以腹泻，日十余次至数十次，水样便或黄绿色稀便，有酸臭味。可伴有低、中度的发热，高热者少，常有轻度腹痛、肌痛和头痛。有些患儿还可出现鼻流涕、轻度咳嗽等上感症状。发热及呕吐2d后消失，但腹泻可持续3～5d至1周，偶有达2周者。呕吐、腹泻严重者可出现脱水、电解质紊乱和酸中毒。B组轮状病毒感染多为成年人，特别青壮年。潜伏期3d左右，突然出现严重的腹泻，大量水样便，可伴有呕吐、腹痛、肠鸣、腹胀、乏力等症状，很少有发热者。症状持续5～6d后缓解，少数可持续到2周左右。C组病毒也多侵犯小儿，症状亦以吐、泻水样物为特点。

（五）诊断与鉴别诊断

冬春季节发现吐、泻水样物的患者，小儿应考虑A组轮状病毒，成人应考虑到B组轮状病毒感染的可能性。确诊及鉴别诊断主要依据病原学检查：①电镜或免疫电镜从粪便中直接检查病毒颗粒。②用 ELISA 法、免疫斑点技术、葡萄球菌 A 蛋白协同凝集等方法可从粪便中检测出病毒抗原。③查病毒核酸，从粪便标本粗提 RNA 后在聚丙烯酰胺凝胶电泳，轮状病毒 RNA 有 11 个片段，A、B、C 组病毒各不相同，可依据电泳图象确定其组别。也可用斑点杂交或 PCR 法检查吐、泻物中的病毒核酸。

（六）治疗和预防

本病尚无抗病毒药物治疗报道，以对症处理为主。轻症者予以口服补盐液即可。脱水明显者可给静脉输液，同时纠正酸中毒和电解质紊乱，应特别注意补钾。有人报道用思密达(smecta)治疗可改善症状。思密达是由双四面氧化硅单八面氧化铝组成的多层结构，可均匀覆盖在肠道黏膜上持续 6h，还可吸附各种有害因子，有利于疾病的治疗。

二、诺沃克样病毒胃肠炎

1968 年美国的诺沃克镇一学校发生急性胃肠炎暴发流行，1972 年从粪便标本中用免疫电镜检出了病毒，称为诺沃克病毒。其后又发生多起类似流行，将分离出的病毒依发病地点命名，如夏威夷、马林、雪山、陶顿病毒等。日本则称之为小圆形结构病毒(small round structured viruses，SRSVs)，英国报告为 UK1、2、3，4 型，统称为诺沃克样病毒。虽然这些病毒并无嵌杯状形态特点，但 ORF1 的 RNA 依赖 RNA 多聚酶区的基因序列，与典型嵌杯状病毒有 97%～99%的同源性，故建议将诺沃克样病毒归入嵌杯状病毒科(caliciviridac)。

（一）病原学

诺沃克病毒(Norwalk virus)为直径 30nm 左右的小圆形病毒，无包膜，内含单股正链 RNA，长约 7.6Kb，有 3 个开放读码框架(ORF)。ORF1 编码各种蛋白酶，ORF2 编码与病毒壳蛋白相似的多肽，ORF3 可编码 22.5KD 的多肽，功能还不了解。较多的学者认为本组病毒可分为 4 个型：代表毒株分别为 1 型诺沃克病毒；2 型夏威夷病毒；3 型雪山病毒；4 型陶顿病毒。本组病毒对各种理化因子有较强抵抗力，60℃30min 不能灭活，在 pH 为 2.7 的环境中存活 3h，4℃时能耐受 20%乙醚 24h，含氧量为 6.25mg/L，30min 不能灭活，含氯量须达 10mg/L 才能灭活。

（二）流行病学

诺沃克病毒感染流行较广，人群感染率在 50%以上。美国成年人非细菌性胃肠炎流行中 42%～65%由本组病毒引起。传染源为患者，病后 3～4d 内均可排出病毒。患者的吐、泻物均有传染性，食物被污染可引起暴发流行。水产品贝壳类，特别是牡蛎为食物型流行的重要原因。吐、泻物污染环境，可形成气溶胶，故有空气传播的可能本病毒可感染任何年龄的人，但成年人及儿童患者多见。寒冷季节发病者多。

（三）发病机制和病理解剖

病毒可在细胞核中复制，但在小肠上皮细胞中尚未检出病毒及其抗原。病变主要在空肠，肠黏膜上皮细胞的绒毛变粗变短，细胞内线粒体肿胀变形，但未见细胞坏死。肠壁固有层有圆形细胞及多核细胞浸润。病变可在 1～2 周完全恢复。由于上皮细胞酶活性发生了变化，引起脂类及糖类吸收障碍，导致肠腔内渗透压增高，液体进入肠道，从而出现腹泻和呕吐症状。

（四）临床表现

潜伏期 24～48h(4～77h)，急性起病、腹泻、腹痛、恶心和呕吐为主要症状。腹泻每日数次至十多次，水样便或黄稀便。腹痛有时可呈剧烈绞痛。可伴有低热、乏力、头痛及食欲不振。儿童可先出现呕吐，吐物为水样物，尔后出现腹泻。病程多为1～3d。

（五）诊断

确诊须依据病原学检测结果。①病后24h内的粪便可用免疫电镜检查病毒，但由于病毒量少不易查到。②可用免疫酶联或放射免疫法检测粪便中的病毒抗原，敏感性比免疫电镜高10倍以上。③用PCR法检测粪便中的病毒核酸，病后48h内阳性率可达91%，本法可检测出0.01fg的核酸；敏感性及特异性均好。斑点杂交的特异性好，何敏感性为57%。

（六）治疗及预防

本病尚无特效治疗，以对症处理为主，注意纠正脱水和酸中毒。预防的重点为保证食物及饮水的清洁卫生，特别要重视生、冷饮食及水产品的贝壳类的消毒，如熟食水产品食物，则可避免暴发流行。

三、嵌杯状病毒胃肠炎

嵌杯状病毒(calidvims)为Madeley等于1976年首次从患儿粪便中检出。病毒直径35～40nm，表面环绕分布着6个空洞，宛如嵌入6个杯子，故名嵌杯状病毒，其中心部位也是1个空洞，形态独特，容易识别。内含7.5kb单股正链RNA。日本扎幌病毒株(sapporo)即属此种病毒。本病毒为嵌杯状病毒科中一亚科，从猫、猪、海狮等动物也检出了形态与之相同的病毒，但致病性尚不了解。诺沃克样小圆形结构病毒，电镜下虽无杯状特征，但由于RNA依赖RNA多聚酶区的基因序列与本病毒的同源性在90%以上，故亦归于嵌杯状病毒科中。

嵌杯状病毒感染分布很广。英国、美国、加拿大、日本等地均有暴发流行的报道。1982年日本的扎幌，1986年美国的休斯顿均发生急性胃肠炎大流行，并分离出典型的病毒。英、美托、幼中心腹泻患儿约3%为本病毒引起本病全年均可流行。传染源为患者。病的头2d排病毒最多，其后减少，9～10d消失。病毒污染食物、饮料，特别是贝壳类食物时，常可引起暴发流行。婴儿出生3个月后到6岁为易感高峰期，12岁时已全部受染，但日本和英国曾在养老院发生过流行，侵袭率高达50%～70%。

病毒经消化道进入机体后，潜伏期1～3d后开始出现腹泻和呕吐。儿童可先呕吐，成人主要为腹泻水样便，可伴有恶心、呕吐、腹痛和头痛，全身不适等。半数小儿可有上感症状，但发热少见，还可出现皮疹。症状持续3～5d。确诊须依据：①电镜或免疫电镜从粪便中检查病毒。②放射免疫或酶联免疫法检查粪便中病毒抗原。③酶联免疫或放射免疫法检查患者血中特异性抗体。本病多呈自限良性过程，对症处现即可。尚无自动免疫疫苗。

四、肠腺病毒胃肠炎

肠腺病毒(enteric adenovirus)为腺病毒中的40型和41型，可侵袭小肠而引起胃肠炎，主要感染儿童。病毒直径70～80nm，核心部分40～45nm，内含双链线形DNA，无脂性包膜，已能组织培养。

本病毒感染遍及世界各地5岁以下小儿为易感人群，2岁以下者尤甚。病后可获较久免疫力。流行季节性不明显。传染源为患者，病后2周内可排出病毒。粪一口为主要传播途径，少数人可经呼吸道受染。托儿所、幼儿园及医院儿科病房易于流行。潜伏期7d(3～10d)，发热、腹泻、呕吐为主要症状，2～3d后热退。腹泻为稀水便，日数次至数十次，持续1～2周，少数可长达 3～4 周。有些患儿同时出现鼻炎、咽炎、气管炎等上感症状，3%～6%的患儿可并发肺炎。

诊断依据：①用电镜或免疫电镜检查粪便中的病毒，粪便中病毒量多，易得阳性结果。②用间接免疫荧光法或酶联免疫法检查粪便中病毒抗原。现已有肠腺病毒单克隆抗体，检出抗原的阳性率更高。

本病的治疗以对症处理为主。但须注意有少数患儿可呈慢性，可导致营养不良自动免疫措施尚在研究之中。

五、星状病毒胃肠炎

星状病毒(astrovirus)是 Madeley 和 Cosgrove 等于 1975 年首先描述并命名的。病毒表面有 5～6 个突起呈星芒状，病毒颗粒大小不一致，直径平均为 28nm±0.5nm。内含单股正链 RNA，有 3 个开放读码框架。有 5 个血清型。可在人胚肾细胞中生长。

本病毒感染多呈散发，但亦可暴发，英国和日本有数起托儿所、养老院以及儿科病房暴发流行的报道。传染源为患者和带毒者，病后 10d 内均可排出病毒。主要经过粪－口途径传播。食物和水被污染时可引起暴发流行，人一人接触多引起散发病例。本病毒主要感染 7 岁以下小儿，10 岁时 75%已有抗体，因腹泻住院患儿中 3%～5%为由星状病毒引起。成年患者多为老年人。

病毒侵入机体后，经 24～36h 潜伏期后出现腹泻、呕吐、腹痛、恶心等症状，但多不严重，病程仅 1～4d。确诊可用电镜或免疫电镜从粪便中查病毒，或从粪便中查抗原，也可检测患者血中 IgM 抗体。治疗以对症处理为主，预后良好。尚无自动免疫疫苗。

六、其他病毒性胃肠炎

除上述病毒外，还有一些病毒可引起胃肠炎。例如：①肠道病毒(entemvims)有时亦可引起腹泻，病情多较轻。②瘟病毒(pestivims)有时可引起 2 岁以下婴儿腹泻。③冠状病毒(coronavirus)可引起动物腹泻和人类呼吸道感染，但从<2 岁腹泻患儿粪便中已分离出了本病毒，详细致病机制尚待研究。

(李新华)

第四节 急性出血坏死性肠炎

急性出血坏死性小肠炎；(acute hemorrhagic necrotizing enteritis)，是小肠的节段性出血坏死性炎痛，起病急骤，病情重。四季均可见散发病例、夏秋季高发，我国南方发病率较北方为高，青少年儿童发病率较成年为高，男性患者较女性为多。

一、病因和发病机制

本病病因不完全清楚，可能与发病有关的因素有：

(一)感染因素

C 型产气荚膜杆菌(产生 B 毒素的 Welchii 杆菌)感染被认为与发病有关，国内一项 14 例患者粪便培养报告 7 例中有 Welchii 杆菌。该菌为一种专性厌氧菌，其产生的 B 毒素可影响人体肠道的微循环，导致斑片状坏疽性肠道病变。另有部分患者的血及粪培养中发现有大肠杆菌等革兰阴性菌、葡萄球菌或链球菌，也可能与病程中的化脓性病变有关。

（二）胰蛋白酶减少或活性减低

实验证明，胰蛋白酶在防止本病发病中起重要作用，胰蛋白酶能降解 Welchii 杆菌产生的 B 毒素。某些影响胰蛋白酶的因素可诱发本病：①长期的低蛋白饮食肠道内的胰蛋白酶处于较低水平。②某些食物如生甘薯，生大豆粉等含有耐热性胰蛋白酶抑制因子（heatstable trypsin inhibitors），大量进食此类食物可使胰蛋白酶活性降低。③肠内蛔虫感染可产生一种胰蛋白酶抑制物，据统计约 80％本病患者合并肠蛔虫症。

（三）饮食不当

进食病原菌污染的肉食及由素食习惯突然改变为肉食为主时，肠道内的生态环境发生改变，易于 Welchii 杆菌繁殖并产生大量毒素而致病。

（四）变态反应

根据起病迅速，患者粪、血培养中未能确定为专一的病原菌，肠道病变为肠末端小动脉壁内纤维素样坏死和嗜酸性粒细胞浸润，有学者认为本病的发病与变态反应有关。

二、病理

病变最易发生在空肠下段和回肠，也可累及十二指肠，结肠和胃。可单发或多发，病变常发生于肠系膜对侧缘，与正常组织界限清楚，呈节段性分布，多发者病变肠段为“跳跃式”。

病理改变主要为肠壁小动脉内类纤维蛋白沉着，血栓形成造成小肠坏死出血。病变始于黏膜层，表现为水肿、散在片状出血，溃疡形成，表面坏死覆盖灰绿色假膜，病灶周围有大量嗜酸性粒细胞、中性粒细胞及单个核细胞浸润，逐渐向肌层发展甚至累及浆膜层以至腹腔内有混浊的血性渗出病变肠道增厚变硬，严重者可致肠溃疡穿孔造成腹膜炎，肠壁肌间神经丛营养不良。肠系膜水肿可有淋巴结肿大软化肠道外器官有时也发生病变，常见肝脂肪变，脾、肺间质炎变，肺水肿，偶有肾上腺灶性坏死。

三、临床表现

起病急骤，病前多有不洁饮食史，主要表现为腹疼，腹胀，腹泻，便血及全身毒血症。

（一）腹疼

起病时首先表现为脐周及左上腹疼，渐遍及全腹，腹疼为绞痛，初为阵发性，渐至持续疼，阵发加剧。

（二）腹泻

随腹疼出现腹泻，初为糊样便，渐至黄水样便，每日排便数次至 10 余次，无里急后重。

（三）便血

腹泻中多有便血，为血水样，果酱样便，重者可有暗红色血块，血便中常混有腐烂组织，有恶臭味。出血量不等，重者每日可达数百毫升，便血时间持续不等，可间断发作，长者达 1 个月。部分患者腹疼不重，以血便为主，病情较轻者仅有少量便血或便潜血阳性。

（四）腹胀呕吐

腹痛后多有腹胀。恶心，呕吐频繁，呕咖啡样或血水样物，常混有胆汁，部分患者可呕出蛔虫。

（五）全身中毒症状

起病时可有寒战，发热，体温一般38～39℃，少数可达41～42℃，持续4～7d。全身不适，虚弱，重者有嗜睡，谵妄，抽搐，昏迷，出现中毒性休克。

（六）体格检查

腹胀，腹肌紧张，肠型可见，有时可触及压痛性腹块，腹部压痛明显，可有反跳痛，有腹水时可叩出移动性浊音，早期肠鸣音亢进，有肠麻痹及腹水时肠鸣减弱或消失。中毒性休克时精神淡漠，神志障碍，皮肤呈花斑样，肢端湿冷，血压下降。

（七）并发症

可有麻痹性肠梗阻，肠穿孔，腹膜炎等。

四、实验室及影象学检查

外周血白细胞升高达12～20×10^9/L，中性粒细胞增多伴核左移。便潜血阳性，细菌培养部分患者可有大肠杆菌，葡萄球菌，链球菌等生长，厌痒菌培养偶可发现产气荚膜杆菌。

X光以平片检查为主，可见小肠扩张积气或液平面，肠坏死穿孔可有气腹征，急性期钡餐造影易致肠穿孔，应为禁忌。总性期后钡餐可见肠管狭窄，扩张，僵直，肠间隙增宽，蠕动减弱或痉挛，肠壁增厚，黏膜粗糙，可有肠囊肿样充气。

五、诊断

可根据腹疼、便血、发热、休克等症状结合X光平片诊断。应与中毒性菌痢、急性Crohn病、急性阑尾炎、Meckel憩室炎、阿米巴病、肠套叠、肠梗阻、过敏性紫癜等鉴别，本病常作发蛔虫症；亦应注意鉴别。

六、治疗

本病主要采用内科治疗，结合中医治疗多可取得良效，必要时可行外科手术治疗。

（一）内科治疗

1.症状治疗

（1）支持疗法：患者应卧床休息并禁食（中药不禁），症状明显好转时可逐渐过渡到流质饮食，软食以至普通膳食，进食的时机应根据病情适时选择，过早进食病情可能反复，过迟则会使病情迁延。禁食中为保证机体的需要，应补充足够的热量，水，电解质及维生素。静脉补充葡萄糖和生理盐水，一般每日儿童补液量为80～100mL/kg，成人2500～3000mL，补液量要根据丢失液体及失血加生理需要来决定。患者消耗较重，补液应以葡萄糖为主，占补液量2/3～3/4，必要时可加输血浆，水解蛋白，氨基酸制剂、脂肪乳剂等。经补液治疗每日尿量可达1000mL。便血严重及贫血时应输新鲜血，输血前可肌内注射苯海拉明20mg防止输血反应。

（2）抗休克治疗：抢救休克是治疗成功的关键，应采取多种措施积极治疗。

①补液纠正有效循环血容量不足：可输注生理盐水，林格氏液等晶体液或代血浆，血浆，白蛋白及新鲜全血，原则上晶体和胶体液交替使用。输液速度应适当以防肺水肿。

②应用升压药：在补足血容后如血压仍不升可考虑使用升压药。常用的升压胺类能增加心排血量，收缩外周小血管纠正休克。药物有间羟胺、多巴胺、去甲肾上腺素等，用药剂量、输液浓度及速度可依据病情和用药后血压情况来定。如同时存在酸中毒应及时纠正以提高血

管对升压药的敏感性。

③应用胆碱能受体阻滞剂：胆碱能受体阻滞剂可扩张小动脉改善微循环灌注，升高血压纠正休克；同时还能解除平滑肌痉挛，减少肠黏膜缺血：缓解腹痛；稳定溶酶体膜减轻组织坏死程度。近年来有人主张大剂量使用。常用山莨菪碱（654－2）成人 20mg，小儿 0.5mg/kg 稀释后静脉滴注，根据病情于 5～20min 后可重复给药至皮肤花斑消失，肢端转温，血压回升时逐渐减量并延长给药间隔，疗效较好，不良反应为心率增快，青光眼患者忌用。前列腺增生者慎用。

④动脉输血：对中毒明显的顽固性休克或经输血补液及应用血管活性药物后血压仍不升高者可使用动脉输血。

⑤人工冬眠：可调整血管舒缩反应，减少氧的消耗，减少毒素吸收，稳定病情。可试用于烦躁、谵妄，高热患者，应注意呼吸抑制的不良反应。

⑥应用肾上腺皮质激素：激素能拮抗内毒素减轻毒血症；增强心肌收缩力，扩血管降低外周循环阻力，抗休克；稳定溶酶体膜减少渗出，抑制炎症介质，抗变态反应。一般主张早期、大剂量经静脉短时间应用。常用氢化可的松儿童 4～8mg/kg，成人 200～300mg；或地塞米松儿童 1～2.5mg，成人 5～10mg，每日 1 次静滴，连用 3～5d 休克控制后及时停药，肾上腺皮质激素有加重肠道出血和促发肠穿孔的危险，应予注意。

抗休克治疗中宜依血流动力学监测结果如中心静脉压及动脉压来选择药物。在血压上升并稳定后可给速尿 40mg 静注或 20％甘露醇 250mL，快速静滴（20min 内滴入）利尿，以防发生急性肾功能衰竭。

（3）纠正电解质、酸碱平衡失调，由于呕吐腹泻及禁食可出现低血钾和代谢性酸中毒，针对此一项治疗也很重要。

①补钾：肠液一般含 K^+ 约 30mmol/L，严重腹泻是缺钾的重要原因。血 K^+ 由 4mmol/L 降至 3mmol/L，时机体失 K^+ 约 200～400mmol，每日应补钾 3～5g，血 K^+ 降至 2mmol/L 时机体失 K^+ 约 400～800mmol，每日应补钾 8～12g。补钾时最好保证尿量在 1000mL/d 以上，补钾浓度宜在 0.3％以下，速度勿过快。肾功能不全者应慎重。宜用心电监护间接了解血钾情况。

②纠正酸中毒：可输注 5％碳酸氢钠，根据酸中毒程度决定用量。在酸中毒伴低血钾时存在细胞内低钾，酸中毒纠正后 K^+ 转移至细胞内，加重低血钾，应注意及时补充。

（4）对症治疗：高热烦躁者可予解热镇静剂，物理降温或中药紫雪散；腹胀明显者，可用胃肠减压：便血严重者可试用静脉输注对羧基苄胺、止血敏、立止血及维生素 K 等，亦可试用凝血酶口服。腹疼明显者可注射山莨菪碱或配合针刺治疗。

2.病因治疗　尽管确切的病因尚不清楚，针对可能的病因治疗临床上有效。

（1）抗感染：①抗生素治疗：本病发病与细菌感染有关，选用适当的抗生素可控制肠道内细菌，减轻病损，一般选用对革兰阴性菌敏感的抗生素。如氨苄青霉素每日 4～14g；氯霉素儿童 30～50mg/kg 成人 1～1.5g；庆大霉素儿童 4000～8000U/kg，成人 16 万～24 万 U；卡那霉素儿童 20～30mg/kg，成人 1～1.5g，多粘菌素 1～2.5g，头孢唑啉，头孢噻肟，头孢三嗪等亦可选用。甲硝唑对厌氧菌有较好抗菌作用，一般用 7.5mg/kg 每日 4 次静脉滴注或 400mg，每日 4 次口服，效果较好。抗生素治疗应早期、足量、联合使用，尽量静脉给药，一般选用二种作用机制不同的药物联用。使用中注意某些药物的过敏反应，耳、肾毒性及骨髓抑制等不良反应。②抗血清治疗：Welchii 杆菌感染与发病关系较密切，使用 Welchii 杆菌抗血清 42000～85000U 静脉注射，有较好疗效。③驱虫治疗：本病合并蛔虫感染的患者很多，呕出蛔虫或粪中查到蛔虫卵者可加用驱虫药。如噻嘧啶每日 10mg/kg 或驱蛔灵儿童 150mg/kg 成人 3～3.5g，与左旋咪唑 150mg 每日 2 次联用，连服 2d。

（2）胰蛋白酶治疗：胰蛋白酶浓度减低及/或活性减低与发病有关，补充胰蛋白酶可降解 Welchii 杆菌产生的 B 毒素并可清除肠内坏死组织。可用胰蛋白酶 0.6～0.9g 每日 3 次口服，重者另加 1000U 每日 1 次/d，肌脉滴注，对减轻病情有利。

（3）抗变态反应治疗：色苷酸钠通过抑制磷酸二酯酶使 cAMP 浓度增加，稳定肥大细胞膜，阻止肥大细胞脱颗粒，从而抑制组胺、5－羟色胺、慢反应物质等过敏反应介质的释放，并选择性抑制 IgE 与过敏原结合，对Ⅰ型和Ⅲ型过敏反应有良好的预防及治疗作用。用量为 100～600mg 每日 3 次。

七、预后

休克为本病的重要死亡原因之一，病死率因被观察患者的病情不同报告不一，在 5%～50%。我国发病病情以南方为重，少年儿童较青壮年为重。疾病过程严峻，但如治疗得当，度过危险期可以痊愈，一般不再复发留后遗症。

（李新华）

第五节　嗜酸粒细胞性胃肠炎

嗜酸性胃肠炎亦称嗜酸细胞性胃肠炎，是一种少见病，以胃肠道的某些部位有弥散性或局限性嗜酸性粒细胞浸润为特征，常同时伴有周围血嗜酸粒细胞增多。

本病原因不明，可能与变态反应、免疫功能障碍有关。临床表现有上腹部痉挛性疼痛，可伴恶心、呕吐、发热或特殊食物过敏史。糖皮质激素治疗有效。青壮年好发，男女发病基本相同，儿童少见。

一、病因和发病机制

病因迄今未明，一般认为是对外源性或内源性过敏原的变态反应所致。近半数患者个人或家族有哮喘、过敏性鼻炎、湿疹或荨麻疹病史；部分患者的症状可由某些食物如牛奶、蛋类、羊肉、海虾或某些药物诸如磺胺、呋喃唑酮和吲哚美辛等诱发；某些患者摄食某些特异性食物后，血中 IgE 水平增高，并伴有相应的症状，因而认为本病与特殊食物过敏有关。

本病的发病机制尚不清楚，一般认为，某种特殊过敏原与胃肠敏感组织接触后，在胃肠壁内发生抗原、抗体反应，释放出组织胺类血管活性物质，引起胃肠黏膜充血、水肿、嗜酸粒细胞浸润以及胃肠平滑肌痉挛和黏液分泌增加从而引起一系列胃肠症状。

二、诊断步骤

（一）病使采集要点

1. 起病情况　本病缺乏特异的临床表现，起病可急可慢，病程可长可短，症状与病变的部位和浸润程度有关，一般均有上腹部痉挛性疼痛，伴恶心、呕吐。

2. 主要临床表现　以黏膜和黏膜下层病变为主时，典型症状为脐周腹痛或肠痉挛、餐后恶心呕吐、腹泻和体重减轻，病变广泛时可出现小肠吸收不良、蛋白丢失性肠病、失血和贫血等全身表现。青少年期发病可导致生长发育迟缓，并可有闭经。

以肌层受累为主的典型临床表现为肠梗阻或幽门梗阻，出现相应的表现。偶尔嗜酸性粒细胞浸润食管肌层，引起贲门失弛缓症。

以浆膜层受累为主最少见，典型表现为腹水，腹水中可见大量嗜酸性粒细胞。

3. 既往病史　约 50%患者有食物过敏史或过敏性疾病家族史，如哮喘、鼻息肉等。

（二）体格检查要点

根据病变部位的不同，可有腹部压痛，以脐周压痛常见，可表现为肠梗阻或幽门梗阻，也可出现腹水征。

（三）辅助检查

1. 血液检查　外周血嗜酸粒细胞增多。另外常可有缺铁性贫血、血浆清蛋白降低、血中 IgE 增高、血沉增快。

2. 粪便检查　粪便检查的主要意义在于除外肠道寄生虫感染。还可见到夏科一雷登结晶、大便隐血阳性，部分患者有轻到中度脂肪泻。

3. 腹水检查　腹水检查呈渗出性腹水，白细胞数升高，嗜酸粒细胞比例明显升高。

4. X 线检查　本病 X 线表现缺乏特异性。约 40%患者的 X 线完全正常。胃肠 X 线钡餐可见黏膜水肿、皱襞增宽，呈结节样充盈缺损，胃肠壁增厚，腔狭窄及梗阻征象。类似的表现也可见于 Whipple 病、淀粉样变性、蓝氏贾第鞭毛虫病、异型球蛋白血症、小肠淋巴管扩张。

5. CT 检查　CT 检查可能发现胃肠壁增厚、肠系膜淋巴结肿大或腹水。

6. 内镜及活检　内镜及活检适用于黏膜和黏膜下层病变为主的嗜酸性胃肠炎。可选用胃镜、双气囊小肠镜或结肠镜。镜下可见黏膜皱襞粗大、充血、水肿、溃疡或结节；活检可从病理上证实有大量嗜酸粒细胞浸润，对确诊有很大价值。

为提高本病诊断准确性，活检组织至少 6 块以上，必要时反复内镜下活检。多数患者因此明确诊断。

内镜下活检对以肌层和浆膜层受累为主的患者价值不大，此类患者有时经手术病理证实。何对本病要掌握手术适应证，怀疑嗜酸性胃肠炎一般不行剖腹探查术来证实，只有为解除肠梗阻或幽门梗阻，或怀疑肿瘤存在时才进行手术。

7. 腹腔穿刺和腹腔镜　腹水患者必须行诊断性腹腔穿刺，腹水为渗出性，内含大量嗜酸性粒细胞。临床怀疑本病时必须做腹水涂片染色，以区别嗜酸性粒细胞和中性粒细胞。腹水中嗜酸性粒细胞增多也可见于血管炎、包虫囊破裂、淋巴瘤以及长期腹膜透析的患者，应注意鉴别。

本病在腹腔镜下缺乏特异性表现，轻者仅有腹膜充血，重者可类似于腹膜转移癌。行腹腔镜的意义在于可进行腹膜活组织检查，以期得到病理诊断。

三、诊断对策

（一）诊断

嗜酸性胃肠炎主要根据临床表现、血象、放射学和内镜加活检病理检查的结果确诊。常用的有两种诊断标准：

1. Talley 标准

(1)有胃肠道症状。

(2)组织病理学显示胃肠道有一个以上部位的嗜酸性粒细胞浸润,或有放射学结肠异常伴周围嗜酸性粒细胞增多。

(3)除外寄生虫感染和胃肠道外以嗜酸性粒细胞增多的疾病,如结缔组织病、嗜酸性粒细胞增多症、淋巴瘤、克罗恩病、原发性淀粉样变性、Menetrier 病等。

2. Leinbach 标准

(1)进食特殊食物后出现胃肠道症状和体征。

(2)外周血嗜酸性粒细胞增多。

(3)组织学证明胃肠道有嗜酸性粒细胞增多或浸润。

(二)鉴别诊断

1. 寄生虫感染　周围血嗜酸性粒细胞增多可见于钩虫、血吸虫、绦虫、囊类圆线虫所致的寄生虫病,各有其临床表现。

2. 胃肠道癌肿与恶性淋巴瘤　胃肠道癌肿与恶性淋巴瘤也可有周围血嗜酸性粒细胞增高,但属继发性,应有癌肿与淋巴瘤的其他表现。

3. 嗜酸性肉芽肿　嗜酸性肉芽肿主要发生于胃、大肠和小肠,呈局限性肿块,病理组织检查为嗜酸性肉芽肿混于结缔组织基质中。过敏史少见,周围血中白细胞数及嗜酸性粒细胞常不增加。

4. 嗜酸粒细胞增多症　嗜酸粒细胞增多症是病因未明的全身性疾病,除周围血嗜酸性粒细胞增高外,病变不仅累及肠道,还广泛累及其他实质器官,如脑、心、肺、肾等,其病程短、预后差,常在短期内死亡。

另外,还须与炎症性肠病、乳糜泻等鉴别。

四、治疗对策

(一)治疗原则

去除过敏原,抑制变态反应和稳定肥大细胞,达到缓解症状,清除病变的目的。

(二)治疗计划

1. 饮食的控制　对于确定的或可疑的过敏食物或药物应立即停止使用。没有食物和药物过敏史者,可采取序贯法逐个排除可能引起致敏的食物,诸如牛奶、蛋类、肉类、海虾、麦胶制品以及敏感的药物。

许多患者在从饮食中排除有关致病食物或药物后,腹部疼痛和腹泻迅速改善,特别是以黏膜病变为主的患者,效果更明显。

2. 糖皮质激素　对本病有良好疗效,多数病例在用药后 1～2 周内症状即改善,表现为腹部痉挛性疼痛迅速消除,腹泻减轻和消失,外周血嗜酸性粒细胞降至正常水平。以腹水为主要表现的浆膜型患者在激素应用后 7～10d 腹水完全消失。远期疗效也甚好。

个别病例激素治疗不能完全消除症状,加用硫唑嘌呤常有良好疗效(每日 50～100mg)。一般应用泼尼松 20～40mg/d,口服,连用 7～14d 作为 1 疗程。也可应用相当剂量的地塞米松。

3. 色甘酸二钠　系肥大细胞稳定剂,可稳定肥大细胞膜,抑制其脱颗粒反应,防止组织胺、慢反应物质和缓激肽等介质的释放而发挥其抗过敏作用。

色甘酸二钠的用法为每次40～60mg，每日3次。也有用至800～1200mg/d疗程从6周至5个月不等。

对糖皮质激素治疗无效或产生了较为严重的不良反应者可改用色甘酸二钠治疗，作为前者的替代药物。

五、预后评估

本病是一种自限性疾病，虽可反复发作，但长期随访未见恶变，多数预后良好。

（李新华）

第六节　真菌性肠炎

真菌性肠炎是由于人体免疫功能异常、肠道菌群紊乱，使真菌在体内获得适宜的环境而过度生长繁殖，引起肠道黏膜炎性改变的一系列深部真菌病现在由于广谱抗生素、肾上腺糖皮质激素、免疫抑制剂、抗肿瘤等药物的广泛使用，引起继发性肠道真菌感染日益增多，尤其是医院感染病例大量增多。

一、病原学和发病机制

引起真菌性肠炎的病原菌主要有假丝酵母菌、放线菌、毛霉、隐球菌等，其中以白假丝酵母菌最为多见。假丝酵母菌广泛分布于自然界，是人类的正常菌群之一，正常人体的皮肤、口腔、肠道、肛门、阴道等处均可分离出本菌，以消化道带菌率最高(50%)。正常无症状人群的大便培养可以分离出白假丝酵母菌，且其检出率随胃肠道的下行而增加。医院内患者及工作人员的假丝酵母菌带菌率较高，是发生假丝酵母菌医院感染的有利条件之一，严重创伤、恶性肿瘤、长期透析、长期静脉内置管输液以及大手术后(特别是消化道手术后)患者，机体抗感染能力明显削弱，宿主带菌率可明显增高，广谱抗生素的大量使用，可以造成肠道菌群失调，为真菌感染创造了有利条件。

二、临床表现

有基础疾病的患者经抗生素治疗后出现急性腹泻。以儿童多见，常发生于严重衰竭的婴儿大多数患者表现为间断性、突发性腹泻，每日排便可达10～20次，粪便呈水样或豆腐渣样，多有泡沫而呈黄绿色，甚或血便。患者多伴腹胀，但很少腹痛，可伴低热及呕吐。如不治疗可持续3个月以上。在恶性肿瘤(尤其是白血病)及粒细胞减少症患者可出现侵袭性假丝酵母菌性肠炎，往往有一般抗生素难以控制的发热(多为弛张热)、精神倦怠、恶心、呕吐及血压下降等真菌性毒血症表现，与细菌性感染难以区分；大便次数增多达数次至30次，呈水样或黄色稀便，可有发酵味，个别重症患者可有血便。假丝酵母菌肠炎可同时伴有鹅口疮、咽部、食管等部位的真菌感染表现。

三、诊断

结合患者有引起免疫力降低的病史，或有长期使用广谱抗生素、肾上腺皮质激素、免疫抑制剂、抗肿瘤等药物史；临床表现主要为长期的黏液样腹泻、腹痛或消化不良，并经抗生素治疗无效或症状加重者，应高度怀疑本病，确诊有赖于大便涂片镜检发现真菌孢子或菌丝。大便培养亦有利于确诊。相关的实验室及辅助检查有下述几种。

（一）外周血

非侵袭性真菌性肠炎患者周围血象通常不高，而侵袭性真菌性肠炎常有血象增高甚至出现类白血病反应。

（二）真菌镜检和培养

对粪便和肠黏膜标本直接涂片镜检如发现成群的孢子和大量菌丝即可确诊。病观检查同时结合真菌培养，更利于明确诊断。

（三）内镜检查

内镜检查可了解病变范围及程度，病变好发于直肠及乙状结肠，重者可累及全大肠甚至回肠末端，内镜下所见肠腔黏膜有白斑附着，或有较多的黄白色稠性分泌物。有的肠壁可见多个表面呈黄色的溃疡表现。内镜下取黏膜涂片镜检可见大量真菌菌丝，病理见黏膜破溃处有菌丝侵入。

四、治疗

1. 病原治疗　首先应停用抗生素，尤其是广谱抗生素，或改用窄谱敏感抗生素。对非侵袭性真菌性肠炎，可用制霉菌素 50 万 U 或 100 万 U，每日 3 次口服，可在 72h 内使症状缓解，治疗持续 7～10d 很少复发；或用克霉唑 0.5～1.0g，每日 3 次口服；酮康唑 20mg，每日 1 次，连 7d 效果良好，保留灌肠效果以好并可减少不良反应。伊曲康唑胶囊 200mg，每日 1～2 次，服用 3d。

2. 纠正肠道菌群紊乱　可用双歧扦菌、乳酸杆菌或其他微生态制剂口服，对停用抗生素困难者，可增加微生态制剂口服。微生态对轻症患者一般可取得较好效果，重症患者仍需加用抗真菌药物。

3. 支持治疗　还需纠正电解质紊乱及酸碱失衡，加强支持疗法。

五、预防

1. 勿滥用广谱抗生素和皮质类固醇激素。

2. 长期应用抗生素、皮质类固醇激素和免疫抑制剂者，应仔细观察，定期检查大便。

3. 对必须长期应用抗生素及皮质类固醇激素的患者，可间断给予口服抗真菌药物，如制霉菌素等，以预防肠炎的发生。

4. 对免疫受损、白细胞减少、癌症化疗、使用长期静脉导管的患者，随时监测有无真菌感染，及时采取措施。

（李新华）

第七节　假膜性肠炎

假膜性肠炎是主要发生于结肠的急性黏膜坏死性炎症，并覆有假膜。此病常见于应用抗生素后，肠道菌群失调，难辨梭状芽孢杆菌异常繁殖产生毒素，造成肠黏膜血管壁通透性增加,组织缺血坏死,并刺激黏液分泌,与炎性细胞等形成假膜。

一、病因和发病机制

本病大多数发生于应用广谱抗生素之后,亦见于腹部手术之后。过去因发现粪便中或假膜中有凝固酶阳性的金黄色葡萄球菌,而认为是金黄色葡萄球菌增生过度所致。但该菌引起的肠炎不一定有假膜,患者粪便及假膜中仅部分查及此菌。1977 年 Lowson 首次发现假膜性肠炎大便中存在难辨梭状芽孢杆菌,并证实其滤液对实验动物有致病作用.此后研究表明,该菌存在于约 3%的正常人及 50%的婴儿肠内,在污染物中可存活达数月之久,在监护病房获得该菌感染者可高达 22%,因此,常为一种院内感染疾病。抗生素,特别是林可霉素(洁霉素)、氯林可霉素(氯洁霉素)、庆大霉素、头孢菌素使用之后,在老年、体弱及手术后的患者,均可能由于正常菌群的抑制,有利于 Cd 的定植。该菌产生两种毒素;毒素 A 为肠毒素,主要刺激肠黏膜上皮的环磷腺苷(cAMP)系统,引起分泌性腹泻,亦可使黏膜细胞变性坏死;毒素 B 为细胞毒素,可引起细胞内细微结构的破坏及纤维素性渗出,形成假膜。推测此毒素尚可引起肠黏膜局部的 Schwartzman 反应,致血管内凝血及血管壁坏死,导致黏膜缺血性损害。肠黏膜损伤后肠道气体得以通人肠壁,形成肠气囊肿,提示预后严重。

二、临床表现

1. 患者常有使用广谱抗生素、外科大手术史或其他严重的全身疾病等病史。

2. 腹泻　多在应用抗生素 4～10d 内,或在停药后的 1～2 周内,或于手术后 5～20d 发生。轻者大便每日 2～3 次,停用抗生素后可自愈。重者大便每日达 30 余次,可持续 4～5 周,少数病例可排出假膜。

3. 腹痛、腹胀　较多见,可伴恶心、呕吐等。

4. 其他表现　可出现发热等毒血症表现,重者可有低血压休克、电解质失平衡以及代谢性酸中毒、少尿,甚至急性肾功能不全等表现,

5. 外周血象白细胞升高,多在$(10～20)\times10^9$/L 以上,以中性粒细胞增多为主。

三、辅助检查

1. 粪便检查　常规检查仅有白细胞;粪便细菌特殊条件下(厌氧)培养,多数病例可发现有难辨梭状芽孢杆菌生长。

2. 粪细胞毒素检测有确诊价值。

3. 内镜检查　病变早期或治疗及时者,内镜可无典型表现;严重者黏膜脆性增加、溃疡形成,表面覆有黄白或黄绿色假膜。病变多累及左半结肠。

4. X 线检查　腹部平片可显示肠扩张。钡剂灌肠可见肠壁水肿增厚,结肠袋消失;如见到肠壁间有气体,提示有部分肠壁坏死,结肠细菌侵入所致;或可见到溃疡或息肉样病变。

四、治疗

1. 及早停用所有正在使用的抗生素。加强支持疗法,纠正休克及水电解质、酸碱失衡。

2. 抗菌治疗

(1)甲硝唑(灭滴灵):首选药物,250～500mg/次,3 次/d,7～10d,重症病例可静滴给药,

但疗效低于口服给药。

(2)万古霉素：有效率和复发率与甲硝唑（灭滴灵）相似，口服 125～250mg/次，4 次/d，7～10d。

(3)杆菌肽：25000U/次，4 次/d，7～14d。多用于上述两种药无效或复发者。

3. 考来烯胺（消胆胺）可吸附毒素，减少毒素吸收；特异性抗毒素可中和毒素。

4. 恢复肠道正常菌群，轻者停用抗生素后可自行恢复。严重病例可口服乳酸杆菌制剂、维生素 C 以及乳糖、麦芽糖等扶植大肠杆菌；口服叶酸、复合维生素 B、谷氨酸及维生素 B_{12} 以扶植肠杆菌。

（李新华）

第八节　肠结核

肠结核是临床上较为常见的肺外结核病，是因结核杆菌侵犯肠道而引起的慢性特异性感染，绝大多数继发于肠外结核，特别是开放性肺结核。发病年龄多为青壮年(20～40 岁)，女性略多于男性，比例约为 1.85∶1。

我国在 20 世纪 60 年代由于应用了有效的抗结核药物，结核病的发生率曾有明显的下降，20 世纪 90 年代以后，由于耐药菌株的产生，发病率有上升的趋势。

一、病因和发病机制

肠结核多由人型结核杆菌引起，约占 90%以上。饮用未经消毒的带菌牛奶或乳制品，也可发生牛型结核杆菌肠结核。

结核杆菌侵犯肠道主要是经口感染。患者多有开放性肺结核或喉结核，因经常吞下含结核杆菌的痰液，可引起本病，或经常和开放性肺结核患者共餐，忽视餐具消毒隔离，也可致病。

结核杆菌侵入肠道后，多在回盲部引起结核病变，可能和下列因素有关：①含结核杆菌的肠内容物在回盲部停留较久，结核杆菌有机会和肠黏膜密切接触，增加了肠黏膜的感染机会。②回盲部有丰富的淋巴组织，而结核杆菌容易侵犯淋巴组织。因此回盲部成为肠结核的好发部位，但其他肠段有时亦可受累。

肠结核也可由血行播散引起，见于粟粒型结核经血行播散而侵犯肠道，肠结核还可由腹腔内结核病灶如输卵管结核、结核性腹膜炎、肠系膜淋巴结核等直接蔓延引起。此种感染系通过淋巴管播散。

结核病和其他许多疾病一样，是人体和结核杆菌(或其他致病因素)相互作用的结果。经上述途径而获得感染仅是致病的条件，只有当入侵的结核杆菌数量较多、毒力较大，并有人体免疫功能低下，肠功能紊乱引起局部抵抗力削弱时，才会发病。

二、病理

由于回盲部具有丰富的淋巴组织，所以约 85%的肠结核患者病变在回盲部和回肠，依次为升结肠、空肠、横结肠、降结肠、阑尾十二指肠及乙状结肠等处，偶有位于直肠者。结核菌侵入肠道后其病理变化随人体对结核杆菌的免疫力与变态反应的情况而定。

当感染菌量多，毒力大，机体变态反应强时，病变往往以渗出为主。并可有干酪样坏死形成溃疡，称为溃疡型肠结核，若感染较轻，机体免疫力较强时，病变常为增生型，以肉芽组织增生为主，形成结核结节并进一步纤维化，称为增生型肠结核。实际上兼有溃疡与增生两种病变者，并不少见，此称为混合型或溃疡增生型肠结核。

(一)溃疡型

此型肠结核多见。受累部位多在回肠。病变起始时主要侵犯肠壁的淋巴组织，继而发生干酪样坏死，肠黏膜逐渐脱落而形成溃疡，溃疡的大小、深浅不同，常沿肠壁淋巴管方向顺肠管的横轴发展，在修复过程中产生肠管的环形狭窄。由于此型肠结核常累及多个小肠节段，故在狭窄之间夹有扩张的肠管，形似一串腊肠。因受累部位常有腹膜粘连，故很少导致穿孔。一旦有穿孔发生，则因周围粘连而使感染局限化。局限化的脓肿可穿破腹壁形成肠瘘。如穿孔不能局限则导致弥漫性腹膜炎。

(二)增生型

此型病变多位于回盲部。虽可同时累及邻近的盲肠和升结肠，但多数患者仅一处受累。其病理特征是肠黏膜下纤维组织高度增生，常伴有黏膜息肉形成。有时可见小而浅的溃疡，但不很显著。由于肠壁的增厚和病变周围的粘连，常导致肠腔狭窄和梗阻，但穿孔少见。

(三)混合型

溃疡型和增生型肠结核的分类不是绝对的，这两类病理变化常不同程度地同时存在。一般说来，溃疡型肠结核常伴有活动性肺结核，而增殖型肠结核较少有肺部病灶。

三、临床表现

肠结核多数起病缓慢，病程较长。临床表现为腹痛、腹泻、便血及右下腹块，如伴有发热、盗汗等结核中毒症状或(和)肺结核病变，则强烈提示肠结核。虽然腹泻和便秘交替对肠结核并非特殊的诊断意义，但临床上述症状表现较多，亦可为临床诊断提出方向性诊断。肠结核典型的临床表现可归纳如下。

(一)腹痛

腹痛多位于右下腹，反映肠结核好发于回盲部。常有上腹或脐周疼痛，系回盲部病变引起的牵涉痛，经仔细检查可发现右下腹压痛点。

疼痛性质一般为隐痛或钝痛。有时在进餐时诱发，由于回盲部病变使胃回肠反射或胃结肠反射亢进，进食促使病变肠曲痉挛或蠕动加强，从而出现腹痛与排便，便后即有不同程度缓解。

在增生型肠结核或并发肠梗阻时，有腹绞痛，常位于右下腹或脐周，伴有腹胀、肠型与蠕动波。

(二)排便规律异常

每日排便数次，粪便呈稀糊状，一般不含黏液或脓血，无里急后重。但严重病例，大便次数可达十余次，每次排出大量恶臭甚至含有黏液、脓或血的液状粪便。在初期或只有便秘而无腹泻。后来可有便秘与腹泻交替现象。增生型肠结核多以便秘为主要表现。

(三)腹部肿块

腹部肿块主要见于增生型肠结核。当溃疡型肠结核合并有局限性腹膜炎，病变肠曲和周围组织织粘连，或同时有肠系膜淋巴结结核，也可出现腹部肿块。腹部肿块常位于右下腹，一般比较固定。中等质地，伴有轻度或中度压痛。

（四）全身症状和肠外结核的表现

溃疡型肠结核常有结核毒血症，表现为午后低热、不规则热、弛张热或稽留高热，伴有盗汗。患者倦怠、消瘦、苍白，随病程发展而出现维生素缺乏、脂肪肝、营养不良性水肿等表现。此外，可同时有肠外结核特别是活动性肺结核的临床表现。

增生型肠结核病程较长，全身情况一般较好，无发热或有时低热，多不伴有活动性肺结核或其他肠外结核证据。

四、检查诊断

出现以下表现者应考虑肠结核的可能：①具有腹痛、腹泻、便秘、腹部包块及肠梗阻等消化道症状同时出现发热、消瘦、乏力、盗汗等结核中毒症状。②肠道 X 线钡剂造影检查有激惹征、梗阻及充盈缺损等征象。③合并活动性肺结核。④结肠镜检查有肠道溃疡和增生件病变。⑤抗结核药物治疗有效。

虽然目前肠结核的诊断率较高，但临床上仍有不少漏诊误诊。主要由于各专科临床医生知识面窄，习惯于本专业单一疾病的诊断，缺乏对有类似临床表现的相关疾病进行系统分析和综合鉴别诊断的能力。其次，临床诊断的操作规程不严谨、临床医生对各种辅助检查未进行综合分析，临床表现不典型是造成误诊的客观原因。

（一）血象与血沉

白细胞总数一般正常，红细胞及血红蛋白常偏低，呈轻、中度贫血，以溃疡型患者为多见。在活动性病变患者中，血沉常增快。

（二）粪便检查

溃疡型肠结核常呈糊状，无脓血，镜检可见少量脓细胞及红细胞。

（三）X 线检查

在溃疡型肠结核，钡剂在病变肠段呈激惹现象，排空很快，充盈不佳，而在病变上下肠段的钡剂充盈良好，称为 X 线钡影跳跃征象。回肠末端有钡剂潴留积滞，病变肠段如能充盈，可见黏膜皱襞粗乱，肠壁边缘不规则，也可见肠腔狭窄、肠段收缩变形，回肠、盲肠正常角度消失。增生型肠结核的 X 线征象有肠段增生性狭窄，收缩与变形，可见钡影充盈缺损、黏膜皱襞粗乱，肠壁僵硬与结肠袋消失，或同时涉及升结肠和回肠末端。

（四）纤维结肠镜

纤维结肠镜可直接观察到肠结核病灶，有很大的诊断价值。如能取得病变标本，应用聚合酶链反应（PCR）技术对肠结核组织中的结核杆菌 DNA 进行检测，临床敏感性达 75.0%，特异性达 95.7%。

肠结核的临床表现缺乏特异性，确诊不易，应根据上述诊断方法综合考虑，在排除肿瘤的可能性时可试行抗结核的治疗性诊断方法，观察疗效。

五、鉴别诊断

（一）克罗恩病（Crohn's disease，CD）

克罗恩病是一种原因不明的肠道慢性肉芽肿性疾病，其与肠结核在临床表现、结肠镜下所见及病理改变等方面均有许多相似之处。因此，两者的鉴别诊断十分困难，是临床上的一大难题。

文献报道两者相互误诊率高达65%,目前尚缺乏理想的鉴别方法。以往不少学者从临床表现、内镜所见及病理特点等方面提出了许多鉴别指标,但临床运用中均显示出较大局限性。最佳的鉴别方法是从肠组织中找到结核杆菌,然而传统的抗酸杆菌染色及结核杆菌培养都因其敏感性、特异性及检测速度等方面的问题而远远不能满足临床需要。四川大学华西医院消化内科将聚合酶链反应技术应用于克罗恩病与肠结核的鉴别诊断,结果令人鼓舞。他们对39例肠结核和30例克罗恩病的研究发现,该方法的敏感性为64.1%,特异性为100%,准确性为9.9%,阳性和阴性预测值分别是100%和68.2%,表明该方法是鉴别肠结核与克罗恩病极有价值的一种新方法。为防止PCR技术可能出现的假阳性和假阴性,他们采取了严格"无菌操作"、提高引物的特异性、设立阳性及阴性对照、重复实验等许多措施该研究成果发表在2008年5月出版的美国胃肠病学杂志上,并作为该院"克罗恩病的基础与临床研究"课题的一部分,获四川省科技进步奖一等奖。

(二)右侧结肠癌

不同于肠结核的要点有以下几方面。

1.本病发病年龄多为40岁以上中老年人。

2.无长期低热、盗汗等结核毒血症及结核病史。

3.病情进行性加重,消瘦、苍白、无力等全身症状明显。

4.病情进展快,多无肠外结核病灶,且抗结核治疗无效。

5.腹部肿块开始出现时移动性稍大且无压痛,但肿块比肠结核肿块表面坚硬,结节感明显,但对邻近肠段的影响小不如肠结核大。

6.X线检查主要有钡剂充盈缺损,病变局限,不累及回肠;有结肠癌的特异征象。

7.肠梗阻较早、较多出现。

8.纤维结肠镜检查和活体组织检查,可得到癌肿的证据。在临床上结肠癌的发病率较肠结核为高。

(三)局限性肠炎

局限性肠炎是一种较少见而病因未明的胃肠肉芽肿性病变,以回肠末端多见,临床表现极似肠结核。但局限性肠炎不伴有活动性结核,中毒症状少见或轻微,病变多局限于回肠,且可有钡剂检查的线样征等表现。抗结核治疗无效。

(四)阿米巴病或血吸虫病性肉芽肿

病变涉及盲肠者常和肠结核表现相似,但既往有相应的感染史,无结核病史,脓血便常见,可从粪便常规或孵化检查发现有关病原体,直肠乙状结肠镜检查多可证实诊断,相应特效治疗有明显疗效。

(五)其他

除上述疾病外,肠结核尚应与下列疾病鉴别。

以腹痛、腹泻为主要表现者应与腹型淋巴瘤、肠放线菌病相鉴别;以急性右下腹剧痛为主要表现者应注意避免误诊为急性阑尾炎;以慢性腹痛牵扯上腹部者易与消化性溃疡、慢性胆囊炎混淆;有稽留高热者需排除伤寒。

六、防治

肠结核常继发于肠外结核,故预防应着重在肠外结核特别是肺结核的早期诊断与积极治疗，使痰菌尽快阴转。临床证明，对肺结核患者进行早期发现及积极指导治疗，可大大减少肠结核的发病率。必须加强公共卫生宣传，强调有关结核病的卫生宣传教育。教育肺结核患者避免吞咽痰液及不随地吐痰，应保持排便通畅，并提倡用一次性筷进餐，饮用牛奶应经过充分灭菌消毒。此外，加强卫生管理，禁止随地吐痰，讲究饮食卫生，提高全民抗结核意识对其预防有一定意义。

随着抗结核药物的普及和发展，在加强支持疗法的基础上，肠结核经充分治疗一般可痊愈。除了早期用药外，合理选用抗结核药物，保证剂量充足、规律、全程用药，是决定预后的关键因素，加强支持治疗，提供幽静休息环境，清新的空气，易消化吸收、营养丰富、无污染的食物，补充维生素、微量元素，对肠结核的康复是必不可少的。

肠结核应早期采用有效药物治疗，联合用药，持续半年以上，有时可长达 1 年半。常用的化疗药物有异烟肼、利福平、乙胺丁醇、链霉素、吡嗪酰胺等。有时毒性症状过于严重，可加用糖皮质激素，待症状改善后逐步减量，至 6～8 周后应停药。大多数肠结核患者经非手术治疗可治愈，手术仅限于完全性肠梗阻、慢性肠穿孔形成肠瘘或周围脓肿、急性肠穿孔或肠道大量出血经积极抢救无效者。手术方式根据病情而定，原则上应彻底切除病变肠段后行肠吻合术。如病变炎症浸润广泛而固定时，可先行末端回肠横结肠端侧吻合术。二期切除病变肠段。手术患者术后均需接受抗结核药物治疗。

（一）休息与营养

活动性肠结核患者应卧床休息，减少热量消耗。由于肠结核患者存在不同程度营养不良，临床病例中可见不等程度贫血、不等程度低蛋白血症者，故应积极改善营养、补充维生素（包括鱼肝油）、钙剂等。营养支持治疗是治疗的基础，可增强患者抵抗力。

（二）对症治疗

腹痛可选用阿托品、颠茄（16mg，口服，3 次/d）等。钙剂对腹泻有效，可口服或静脉注射腹泻严重者应注意补充钾盐和补液，维持水、电解质与酸碱平衡。有不全性肠梗阻的患者，须施行胃减压。合并完全性肠梗阻、急性穿孔及大出血者，应及时采用外科手术治疗。

（三）抗结核药物治疗

可供选用的药物根据其作用部位可分为对结核菌在细胞（吞噬细胞）内和细胞外作用。相仿的药物有异烟肼（INH）、利福平（RFP）、乙胺丁醇（EMB）等；细胞外作用大于细胞内者有链霉素（SM）和卡拉霉素；细胞内作用强于细胞外者有吡嗪酰胺（PZA）。

1. 初治患者　特别有明显结核中毒症状者可采用 2～3 种药物联合治疗，治疗方案 INH300～600mg/d，1 次顿服或加入葡萄糖液 40mL 静脉滴法注，利福平 450～600mg/d，1 次顿服，链霉素 0.75～1g 肌内注射，连续肌注 2～3 个月，待病情好转，中毒症状消失，然后保留异烟肼、利福平加用乙胺丁醇 500～750mg/d 或吡嗪酰胺 1.5～2g/d 分 3～4 次服或异烟肼＋乙胺丁醇＋吡嗪酰胺，疗程共达 1～1.5 年。

2. 复治患者或疗效欠佳者　说明有继发性或原发性耐药，需改用第二线药物，可用异烟肼＋利福平（450～600mg/d）＋吡嗪酰胺，或异烟肼＋乙胺丁醇（750～1000mg/d）＋吡嗪酰胺，或利福平＋卡那霉素，疗程为 6 个月，以后可采用间歇疗法延续 1 年。应用异烟肼＋利福平时，在治疗中，需注意监测肝功能的变化，如出现肝功能损害，应即停药。

3. 间歇疗法　经体外试管观察，结核杆菌接触抗结核药物一定时间以后，再把药物除去，结核杆菌的生长仍受到一定程度的抑制，抗结核药中，除氨硫脲对结核菌无延缓生长期的作用以外，其余均可延缓结核菌的生长期。为了达到理想疗效，某些药物可在间歇应用时加大剂量，但链霉素及 PAS 毒性反应大，不能加大剂量。

七、预后

抗结核药物的临床应用已使结核病的预后大为改观，特别是对黏膜结核，包括肠结核在内的疗效尤为显著。肠结核的预后取决于早期诊断与及时治疗，当病变尚在渗出性阶段，经治疗后可以痊愈，预后良好。合理选用抗结核药物，保证充分剂量与足够疗程。也是决定预后的关键。

总之，临床上应积极治疗肠外结核特别是肺结核，肺结核患着应避免吞咽痰液，减少肠结核的发生。提高对本病的认识，减少误诊漏诊，早期诊断与及时治疗，是改善肠结核患者预后的关键因素。

（景德怀）

第八章　心血管内科疾病

第一节　慢性心力衰竭

慢性心力衰竭是心脏泵功能损害、导致机体出现相关症状与体征的复杂临床综合征，是由心脏结构或功能异常所致。我国对35～74岁城乡居民共15518人的随机抽样调查结果显示，心衰患病率为0.9%，心衰患病患者约有400万，其中男性为0.7%，女性为1.0%；女性高于男性，不同于西方国家男性高于女性，主要由于心衰病因构成存在差异。随着年龄增高，心衰的患病率显著上升。心衰预后极差，年死亡率30%～40%。心衰患者的死亡原因依次为泵衰竭(59%)，心律失常(13%)和猝死(13%)。

一、心力衰竭的常见病因

1.心肌病变

(1)原发性心肌损害：冠状动脉疾病导致缺血性心肌损害如心肌梗死、慢性心肌缺血；炎症和免疫性心肌损害如心肌炎、扩张型心肌病；遗传性心肌病如家族性扩张型心肌病、肥厚型心肌病、右室心肌病、心室肌致密化不全、线粒体肌病。

(2)继发性心肌损害：内分泌代谢性疾病(如糖尿病、甲状腺疾病)、结缔组织病、心脏毒性药物和系统性浸润性疾病(如心肌淀粉样变性)等并发的心肌损害，酒精性心肌病和围产期心肌病也是常见的病因。

2.心脏负荷过度

(1)压力负荷过度：又称后负荷过度，是心脏收缩时承受的阻力负荷增加。左心室压力负荷过度见于高血压、主动脉流出道受阻(主动脉瓣狭窄、主动脉缩窄)；右心室压力负荷过度见于肺动脉高压、肺动脉瓣狭窄、肺阻塞性疾病和肺栓塞等。

(2)容量负荷过度：又称前负荷过度，是心脏舒张时承受的容量负荷过度。左心室容量负荷过度见于主动脉瓣、二尖瓣关闭不全，先天性心脏病右向左或左向右分流；右心室容量负荷过度见于房间隔缺损、肺动脉瓣或三尖瓣关闭不全等；双心室容量负荷过度见于严重贫血、甲状腺功能亢进症、脚气性心脏病、动静脉瘘等。

(3)心脏舒张受限：常见于心室舒张期顺应性减低(如冠心病心肌缺血、高血压心肌肥厚、肥厚型心肌病)、限制型心肌病和缩窄性心包炎。二尖瓣狭窄和三尖瓣狭窄限制心室充盈，导致心房衰竭。

二、心力衰竭常见诱因

1.感染　感染是常见诱因，以呼吸道感染占首位，感染后加重肺淤血，使心衰诱发或加重。

2.心律失常　快速心房颤动时心排出量降低，心动过速增加心肌耗氧，加重心肌缺血，诱发或加重心衰。严重心动过缓降低心排出量，也可诱发心衰。

3.肺栓塞　心衰患者长期卧床容易产生深部静脉血栓，发生肺栓塞，增加右心室负荷，加重右心衰。

4.劳力过度　体力活动、情绪激动和气候突变、进食过度或摄盐过多均可以引发血流动力学变化，诱发心衰。

5.妊娠和分娩　有基础心脏病或围产期心肌病患者，妊娠分娩加重心脏负荷，可以诱发心衰。

6.贫血和出血　慢性贫血患者表现为高排出量性心衰。大量出血引发低排出量和反射性心率加快，诱发心衰。

7.其他　输液过多、过快，可以引起急性肺水肿；电解质紊乱诱发和加重心衰，常见于低血钠、低血钾、低血镁。

三、临床表现

心衰的临床表现主要为体循环、肺循环淤血和心排出量降低引起的症状和体征。

（一）左心衰竭

1.临床症状

左心衰竭主要表现为肺循环淤血和心排出量降低所致的临床综合征，临床上常出现如下表现。

（1）呼吸困难：呼吸困难是左心衰的主要症状，由于肺循环淤血，肺顺应性降低，患者可表现为不同程度的呼吸困难。

心力衰竭患者常有三种不同的呼吸困难形式。

①劳力性呼吸困难：在重体力活动时发生呼吸困难，休息后可自行缓解。不同程度运动量引发的呼吸困难，预示心衰的程度不同。

②夜间阵发性呼吸困难：患者在夜间突然憋醒，感到窒息和恐怖并迅速坐起，需要 30min 或更长时间方能缓解。其发生机制与平卧睡眠后回心血量增加、迷走神经张力增高，小支气管痉挛以及膈肌抬高、肺活量减少等因素有关。

③端坐呼吸：平卧几分钟后出现呼吸困难，需要坐位，仍然气喘。其发生机制是左心室舒张末期压力增高，使肺静脉和肺毛细血管压进一步增高，引起间质性肺水肿，增加气道阻力、降低肺顺应性、加重呼吸困难。

（2）急性肺水肿：气喘伴哮喘，是呼吸困难最严重状态，是急性心衰的表现。

（3）咳嗽、咳痰和咳血：咳嗽是较早发生的症状，是肺淤血时气道受刺激的反应，常发生在夜间，坐位或立位时咳嗽缓解。咳痰可表现为白色泡沫样，痰带血丝或粉红色泡沫样痰。肺毛细血管压很高时，肺泡出现浆液性分泌物，痰带血丝提示肺微血管破损，血浆渗入肺泡时出现粉红色泡沫样痰。

（4）体力下降、乏力和虚弱：左心室排出量降低不能满足外周组织器官灌注，引起乏力等症状；老年人还可以出现意识障碍、记忆力减退、焦虑、失眠等精神症状。

（5）泌尿系统症状：夜尿增多，见于左心衰早期血流再分布。尿量减少、少尿或血肌酐升高，见于严重心衰时心排出量下降、肾血流量减少、甚至发生肾前性肾功能不全。

2.体征

（1）肺部体征：肺部湿性啰音是左心衰的主要体征。劳力性呼吸困难时可闻及肺底少许湿性啰音，夜间阵发性呼吸困难时两肺有较多湿性啰音，急性肺水肿时两肺满布湿啰音、且常伴哮鸣音。间质性肺水肿时，呼吸音减低，肺部可无干湿性啰音。约 1/4 左心衰患者发生胸水征。

(2)心脏体征：心尖搏动点左下移位，提示左心室扩大。心率加快，舒张早期奔马律(或病理性 S_3 心音)、P_2 亢进，心功能改善后 P_2 变弱，见于急性心肌损害，如急性重症心肌炎、急性心肌梗死、急性心衰发作时。心尖部可闻及收缩期杂音，见于左心室扩大引起相对性二尖瓣关闭不全、瓣膜或腱索断裂引起二尖瓣关闭不全。交替脉见于左心室射血分数增加引起的心衰，如高血压、主动脉瓣狭窄等。

(3)一般体征：严重心衰患者可出现口唇发绀、黄疸、颧部潮红、脉压减小、动脉收缩压下降、心率加快。交感神经活性增高可造成窦性心动过速及心律失常，同时外周血管收缩，表现为四肢末梢苍白、发冷、指趾发绀。

(二)右心衰竭

1.临床症状　主要表现为体循环淤血为主的临床综合征。

(1)消化系统症状：由长期胃肠道淤血引起食欲减退、腹胀、恶心、呕吐、便秘、上腹痛等症状。由肝淤血、肿大，肝包膜被牵拉导致右上腹饱胀、肝区疼痛。长期肝淤血可导致心源性肝硬化。

(2)泌尿系统症状：白天少尿、夜间多尿，见于肾脏淤血引起肾功能减退，可出现少量蛋白尿、透明或颗粒管型、红细胞，血尿素氮升高。

(3)呼吸困难：单纯右心衰可表现轻度气喘，主要由于右心室扩大限制左室充盈、肺淤血所致。二尖瓣狭窄发生右心衰时，因存在肺淤血，可出现轻度呼吸困难。

2.体征　右心衰可表现出体循环淤血的体征。

(1)颈外静脉体征：肝一颈静脉反流征是轻度右心衰时按压右上腹，使回心血量增加，出现颈外静脉充盈。颈外静脉充盈是右心衰时静脉压显著升高的征象，有助于与其他原因引起的肝大相区别。

(2)肝大和压痛：淤血性肝大和压痛常发生在皮下水肿之前，右心衰短时间迅速加重，肝脏急剧增大，肝包膜被牵拉可出现压痛，另可出现黄疸、氨基转移酶升高。

(3)水肿：水肿是右心衰的典型体征，发生于颈外静脉充盈和肝大之后。首先出现足、踝、胫骨前水肿，向上蔓延及全身，发展缓慢。早期白天站立后出现水肿，平卧休息后消失；晚期出现全身性凹陷性水肿，长期卧床患者表现为腰骶部和下肢水肿。伴有血浆白蛋白过低时，出现颜面水肿，提示预后不良。

(4)胸水和腹水：一般双侧胸水多见，常以右侧为甚，也可表现单纯右侧胸水，主要与体静脉和肺静脉压同时升高、胸膜毛细血管通透性增加有关。腹水见于病程晚期，与心源性肝硬化有关。

(5)心脏体征：心率加快，胸骨下部左缘或剑突下可见明显搏动，提示右心室肥厚和右心室扩大。三尖瓣听诊区可闻及右室舒张期奔马律、收缩期杂音，提示心肌损害、相对性三尖瓣关闭不全。右心衰多由左心衰引起，可见全心扩大征象。

(6)其他：发绀多为外周性，严重、持久的右心衰可有心包积液、脉压降低或奇脉等体征。

(三)全心衰竭

全心衰见于心脏病晚期，病情危重。同时具有左、右心衰的临床表现，由左心衰并发右心衰患者，左心衰症状和体征有所减轻。

四、实验室和辅助检查

1. 化验检查

(1)常规化验检查有助于对心衰的诱因、诊断与鉴别诊断提供依据。一般检查如下。

①血常规:血红蛋白降低、贫血为心衰加重因素,血白细胞增加、中性粒细胞增多提示感染诱因。

②尿常规和肾功能检查:少量蛋白尿、透明或颗粒管型、红细胞,血尿素氮和肌酐升高,有助于与肾脏疾病和肾病性水肿相鉴别;心衰合并肾功能不全时,要注意洋地黄的合理使用。

③电解质和酸碱平衡检查:低钾、低钠血症和代谢性酸中毒是难治性心衰的诱因,电解质要根据检查结果补充。

④肝功能检查:丙氨酸氨基转移酶(ALT)、γ－谷氨酰转肽酶(GGT)和总胆红素轻度升高,有助于与非心源性水肿鉴别,低蛋白血症也见于右心衰晚期。

⑤内分泌功能:心衰晚期可见甲状腺功能减退,皮质醇减低,是心衰诱发加重和难治的原因之一。

(2)脑钠肽检查:检测血浆脑钠肽(BNP)和氨基末端脑钠肽前体(NT－proBNP)有助于心衰诊断和预后判断。慢性心衰评价标准:NT－proBNP＜400pg/mL、BNP＜100pg/mL,不支持心衰诊断;NT－proBNP＞2000pg/mL、BNP＞400pg/mL 时,支持心衰诊断;NT－proBNP 400～2000pg/mL、BNP100～400pg/mL 之间考虑其他原因,如肺栓塞、慢性阻塞性肺部疾病、心衰代偿期等。

2. 超声心动图检查　超声心动图是心衰诊断中最有价值的检查方法,简单、价廉,便于床旁检查及重复检查。可用于如下疾病的辅助诊断。

①诊断心包、心肌或瓣膜疾病。

②定量或定性房室内径、心脏几何形状、室壁厚度、室壁运动,以及心包、瓣膜和血管结构;定量瓣膜狭窄、关闭不全程度,测量左心室射血分数(LVEF),左室舒张末期容量(LVEDV)和左室收缩末期容量(LVESV)。

③区别舒张功能不全和收缩功能不全。

④估测肺动脉压。

⑤为评价治疗效果提供客观指标。

3. 心电图检查　心电图提供既往心肌梗死、左室肥厚、广泛心肌损害及心律失常信息。有心律失常时应作 24h 动态心电图记录。

4. X 线胸片检查　X 线胸片可提供心脏增大、肺淤血、肺水肿及原有肺部疾病的信息。

5. 核素心室造影及核素心肌灌注显像检查　前者可准确测定左室容量、LVEF 及室壁运动;后者可诊断心肌缺血和心肌梗死,对鉴别扩张型或缺血性心肌病有一定帮助。

6. 其他检查　冠状动脉造影适用于缺血性心肌病的病因诊断;心内膜心肌活检适用于心肌疾病的病因诊断;心导管检查不作为心衰的常规检查。

五、诊断标准

(一)诊断

心衰的主要诊断依据是　①心衰的典型症状:休息或活动时呼吸困难、劳累、踝部水肿。

②心衰的典型体征:心动过速、呼吸急促、肺部啰音、颈静脉充盈、周围性水肿、肝大。③静息时心脏结构和功能的客观证据。④心脏扩大、超声检查心功能异常、血浆脑钠肽升高。诊断慢性收缩性心衰并不困难,心衰的诊断流程见图8—1。临床诊断应包括心脏病的病因、病理、心律及心功能分级等诊断。

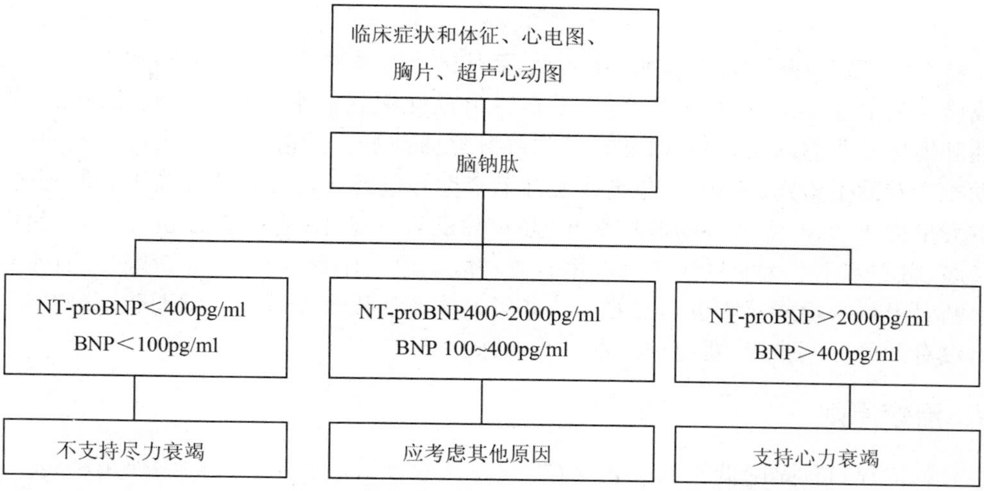

图8—1 应用脑钠肽诊断心力衰竭的流程

1. 心功能的评估

(1)美国纽约心脏病协会(NYHA)心功能分级:Ⅰ级:日常生活无心衰症状;Ⅱ级:日常活动出现心衰症状(呼吸困难、乏力);Ⅲ级:低于日常活动出现心衰症状;Ⅳ级:在休息时亦出现心衰症状。NYHA心功能分级使用最广,但与反映左心室收缩功能的LVEF并非完全一致。

(2)6min步行试验:用于评定慢性心衰患者的运动耐力和预测患者预后。要求患者在平直走廊里尽可能快地行走,测定6min步行距离。根据US Carvedilol研究设定的标准:6min步行距离＜150m为重度心衰,150～450m为中重度心衰,＞450m为轻度心衰,可作为参考。但是行走距离的变化可能与病情变化并不平行。

(3)液体潴留的判断:液体潴留(隐形水肿)对决定利尿剂治疗十分重要,短时间内体重增加是液体潴留的可靠指标,每次随诊应记录体重。最可靠的容量超载体征是颈静脉怒张,肺部啰音只反映心衰进展迅速而不能说明容量超载的程度。

2. 心衰的临床分类 心衰可分为:新发心衰,即首次出现具有明显病因的心衰,急性或慢性起病;暂时性心衰,指再发的、间断性的心衰发病;慢性心衰,指持续的、稳定的、进行性加重的、失代偿的心衰。

根据心脏功能特征,心衰可分为:收缩性心衰(或射血分数降低的心衰),临床特点源于心排出量不足,收缩末期容积增大、射血分数(ejection fraction,EF)降低和心脏扩张;舒张性心衰(或射血分数正常的心衰),因心室顺应性下降导致左室舒张末期压增高而发生心衰,代表收缩功能的射血分数正常,临床描述为射血分数正常的心衰;收缩性心衰和舒张性心衰可以并存。

(二)鉴别诊断

1. 左心衰的鉴别诊断 左心衰以呼吸困难为主要表现,应与肺部疾病引起的呼吸困难相鉴别。慢性阻塞性肺病发生呼吸困难通常有咳嗽、咳痰症状,肺部湿性啰音部位固定,可伴哮鸣音,咳痰后喘息减轻;急性心源性哮喘患者通常要端坐呼吸、咳粉红色泡沫痰、肺底部布满水泡音,既往有心脏病史也有助于鉴别。支气管哮喘以两肺哮鸣音为主,可有少许湿性啰音;而心源性哮喘出现哮鸣音是由于严重心衰伴发的支气管痉挛,患者同时合并有出汗、面色青灰、濒死等征象,端坐位不能减轻呼吸困难症状。床边检测血浆脑钠肽显著升高有助于鉴别诊断。

2.右心衰鉴别诊断　右心衰和(或)全心衰引起外周水肿、肝大、腹水和胸水,应与急性心包炎或慢性缩窄性心包炎、肾源性水肿、门脉性肝硬化引起的水肿相鉴别。肾源性水肿和门静脉性肝硬化并非静脉压升高,通常没有颈静脉怒张或肝一颈静脉回流征的表现,既往病史和辅助检查有助于鉴别。急性心包炎或慢性缩窄性心包炎与右心衰的外周水肿鉴别时,前者心影扩大呈烧瓶形,心界范围随体位变化,超声诊断容易鉴别;后者心影通常不大,超声检查心包增厚、右心室不扩大有助于鉴别。甲状腺功能减退可伴有水肿,呈非凹陷性,有水肿者在鉴别诊断时甲状腺功能检查也是必要的。老年人单纯下肢水肿需要注意下肢深静脉瓣疾病,平卧时没有颈静脉怒张,需要超声检查下肢静脉。

六、治疗原则

心衰的治疗目标是降低发病率和死亡率,改善患者的预后。心衰的治疗策略包括:短期应用改善血流动力学药物治疗,改善心衰症状;长期应用延缓心室重构药物治疗,改善衰竭心脏的生物学功能,提高生活质量、减少住院和降低死亡率。

心衰的治疗原则包括:病因治疗,去除心衰的基本病因和诱因;调整代偿机制,降低神经一体液一细胞因子活性,防止和延缓心室重构;缓解症状,改善患者的心功能状态。

(一)病因治疗

1.基本病因治疗　冠心病通过经皮冠状动脉介入治疗或冠状动脉旁路移植术改善心肌缺血;心脏瓣膜病行瓣膜置换手术;先天性心血管畸形行矫正手术;治疗心肌炎和心肌病,治疗高血压及其靶器官损伤、控制糖尿病和血脂异常等。

2.去除心衰诱因　针对常见心衰诱因如感染、心律失常、肺梗死、贫血和电解质紊乱的治疗。

(二)一般治疗

1.监测体重　在3d内体重突然增加2kg以上,要考虑患者有液体潴留,应调整利尿剂的应用。

2.调整生活方式　主要包括:①限钠:轻度心衰患者钠摄入控制在2～3g/d(钠1g相当于氯化钠2.5g),中、重度心衰患者钠摄入<2g/d;应用强利尿剂患者限钠不必过严,避免产生低钠血症。②限水:总液体摄入量每天1.5～2.0L为宜,重度心衰患者合并低钠血症(血钠<130mmol/L)应严格限制水摄入量。③营养和饮食:宜低脂饮食,肥胖患者应减轻体重,戒烟戒酒;严重心衰伴明显消瘦(心脏恶病质)者,应给予营养支持,包括给予血清蛋白。④休息和适度运动:失代偿期需卧床休息,多做被动运动,预防深部静脉血栓形成;稳定的慢性心衰患者可每天多次步行,每次5～10min,并逐步延长步行时间。⑤氧气治疗:慢性心衰无氧疗指征,无肺水肿的心衰患者,给氧可导致血流动力学恶化;氧气用于治疗急性心衰。

(三)药物治疗

1.改善血流动力学的治疗

(1)利尿剂的应用:利尿剂通过抑制肾小球特定部位的钠或氯的重吸收,遏制心衰时钠潴留，减少静脉回流和降低前负荷，从而减轻肺淤血、腹水、外周水肿和体重，提高运动耐量。利尿剂是控制心衰患者液体潴留的药物，是标准治疗的必要的组成部分。

利尿剂的合理使用如下。

①有液体潴留的心衰患者均应给予利尿剂，且应早期应用；无液体潴留的心衰患者，不需要应用利尿剂。通常轻、中度心衰可选噻嗪类利尿剂；重度心衰选用袢利尿剂；急性心衰或肺水肿，首选袢利尿剂静脉注射，伴发心源性休克时不宜使用。使用方法：通常从小剂量开始，如每天口服氢氯噻嗪 25mg、呋塞米 20mg 或托拉塞米 10mg，逐渐增加剂量直至尿量增加，体重每天减轻 0.5～1.0kg，呋塞米的剂量与效应呈线性关系。

②应用利尿剂过程中应注意纠正水、电解质紊乱，应用利尿剂有效者应同时补钾，尿量过多时不要限制饮食钠盐，特别注意纠正低钾、低镁和低钠血症。利尿剂应间断使用，液体潴留纠正后可短期停用利尿剂，可以避免利尿剂抵抗和电解质紊乱。当心衰症状得到控制，应开始应用 ACEI、β 受体阻滞剂和醛固酮拮抗剂。

③利尿剂抵抗问题，当心衰进展恶化时常需加大利尿剂用量，最终增加剂量也无反应，即出现利尿剂抵抗。此时改变利尿剂使用方法，如呋塞米静脉注射 40mg，继以持续静脉滴注（10～40mg/h）；或两种利尿剂联合使用可能改善利尿效果。

④利尿过程中应注意过度利尿造成电解质丢失，如低钾、低镁及低钠血症，也可造成神经内分泌的激活、低血压和氮质血症。

（2）洋地黄的应用：2010 年中国慢性心衰指南对地高辛的推荐级别从过去的Ⅰ类降为Ⅱa 类推荐，仅适用于已在应用血管紧张素转换酶抑制剂（ACEI）或血管紧张素Ⅱ受体拮抗剂（ARB）、β 受体阻滞剂和利尿剂治疗，但仍持续有症状的心衰患者。不主张早期和常规应用，亦不推荐用于 NYHA 心功能Ⅰ级患者。

洋地黄通过抑制衰竭心肌细胞膜 Na^+，K^+－ATP 酶，使细胞内 Na^+ 水平升高，促进 Na^+－Ca^{2+} 交换，提高细胞内 Ca^{2+} 水平。副交感传入神经的 Na^+，K^+－ATP 酶受抑制，提高了位于左室、左房与右房入口处、主动脉弓和颈动脉窦的敏感性，抑制传入冲动的数量增加，进而使中枢神经系统下达的交感兴奋性减弱。肾脏的 Na^+，K^+－ATP 酶受抑制，可减少肾小管对钠的重吸收，增加钠向远曲小管的转移、降低肾脏分泌肾素。DIG 试验结果显示，地高辛对死亡率的影响为中性。

洋地黄多用于有症状的慢性收缩性心衰患者及心衰伴有快速心室率的房颤患者，不推荐应用于 NYHA 心功能Ⅰ级的患者。

禁用于窦房传导阻滞、Ⅱ度或高度房室传导阻滞患者和急性心肌梗死患者，与抑制窦房结或房室结功能的药物（如胺碘酮、β 受体阻滞剂）合用时必须谨慎。应用方法：地高辛 0.125～0.25mg/d 口服，服用后经小肠吸收，2～3h 血清浓度达高峰，4～8h 获最大效应，85%由肾脏排出，半衰期为 36 个小时，连续口服相同剂量经 5 个半衰期（约 7d 后）血清浓度可达稳态；控制房颤心室率，可与 β 受体阻滞剂联合使用，不推荐地高辛增加剂量。不良反应：主要见于大剂量使用，洋地黄中毒的临床表现包括：心律失常（期前收缩、折返性心律失常和传导阻滞），胃肠道症状（厌食、恶心和呕吐）。神经精神症状（视觉异常、定向力障碍、昏睡及精神错乱）。这些不良反应常出现在血清地高辛浓度＞2.0μg/mL 时，也可见于地高辛水平较低时，特别是在低血钾、低血镁、甲状腺功能低下者。

洋地黄中毒的治疗：早期诊断立即停用洋地黄是关键；有低钾、低镁者需要补充钾盐和镁盐；快速性室性心律失常可用50～100mg利多卡因溶于葡萄糖液40mL中，缓慢静脉推注，同时纠正低钾低镁症，电复律治疗一般属禁忌；缓慢性心律失常，如果心室率不低于40次/min可以观察，心率过缓可用阿托品0.5～1mg静脉注射，伴发血流动力学障碍者可安置临时起搏器。胃肠道症状和神经精神症状随着洋地黄排泄可以逐渐消失。

(3)正性肌力药物的静脉应用：经静脉使用的正性肌力药物有两类，即环腺苷酸依赖性正性肌力药β肾上腺素如多巴胺、多巴酚丁胺和磷酸二酯酶抑制剂如米力农。

建议慢性心衰进行性加重阶段、难治性终末心衰患者、心脏手术后心肌抑制所致急性心衰患者，可以短期应用正性肌力药物，以缓解心衰危重状态，临床试验证明正性肌力药物长期应用增加心衰死亡率。

常用剂量为：多巴酚丁胺100～25μg/min，多巴胺250～500μg/min，米力农负荷量为2.5～3mg，继以20～40μg/min给予静脉滴注，疗程3～5d。

(4)血管扩张剂的应用：硝酸酯类常被合用，以缓解心绞痛或呼吸困难的症状。A－HeFt试验报道，硝酸酯类和肼屈嗪两者合并对非洲裔美国人有益，但不适用于中国应用。由于ACFI类药物具有良好的扩血管作用，单纯应用血管扩张剂治疗心衰临床意义不大。

2.延缓心室重构的治疗　初始心肌损害之后，室壁应激、神经体液、细胞因子和氧化应激等刺激因子参与心室重构的发生与发展。临床试验证明，神经内分泌拮抗剂能够降低心衰患者的死亡率。这些药物不仅抑制神经内分泌活性，还能够调节细胞因子和氧化应激活性，改善衰竭心脏的生物学功能，从而延缓心室重构。因此，延缓心室重构是慢性心衰长期治疗的基本方法。

(1)血管紧张素转换酶抑制剂(ACEI)：ACEI能够缓解慢性心衰症状，降低患者死亡率。ACEI已经在39个安慰剂对照临床试验的8308例心衰患者中评估，使死亡风险下降24%。亚组分析表明，ACEI能延缓心室重构、防止心室扩大、降低神经体液和细胞因子水平，从而奠定了ACEI作为治疗心衰的基石。主要机制：抑制RAAS、降低循环和组织的AngⅡ水平、阻断Ang1－7的降低、发挥扩张血管和抗增生作用；作用于激肽酶的降解、提高缓激肽水平，通过缓激肽－前列腺素－一氧化氮通路而发挥有益作用。

所有慢性收缩性心衰患者，只要没有禁忌证或不能耐受，均需终身应用ACEI。且治疗应尽早使用，从小剂量开始，逐渐增加至最大耐受量。

ACEI曾引起血管性水肿导致喉头水肿、无尿性肾衰竭，妊娠妇女绝对禁用；双侧肾动脉狭窄，血肌酐显著升高[>265.2μmol/L(3mg/dl)]，高钾血症(>5.5mmol/L)，有症状性低血压(<90mmHg)，左室流出道梗阻的患者如主动脉瓣狭窄、梗阻性肥厚型心肌病者应慎用。

不良反应：①与AngⅡ抑制有关的不良反应包括低血压、肾功能恶化和钾潴留。②与缓激肽积聚有关的不良反应，如血管性水肿。

(2)β受体阻滞剂：人体衰竭心脏去甲肾上腺素已足以产生心肌细胞损伤，慢性肾上腺素能系统激活介导心肌重构，β_1受体信号转导的致病性明显大于β_2、α_1受体，这就是应用β受体阻滞剂治疗慢性心衰的理论基础。治疗初期β受体阻滞剂具有负性肌力作用，长期应用β受体阻滞剂具有改善内源性心肌功能的“生物学效应”。多个安慰剂对照随机试验2万例心衰患者应用β受体阻滞剂，结果一致显示长期治疗能降低死亡率和心衰住院率，降低猝死率

41%～44%。应用 ACEI 的临床试验死亡风险下降 24%，而 ACEI 联用 β 受体阻滞剂使死亡风险下降 34%。临床应用从小剂量开始缓慢递增剂量，基本避免了 β 受体阻滞剂的负性肌力作用。

所有慢性收缩性心衰 NYHA 心功能Ⅱ、Ⅲ级且病情稳定患者应尽早应用 β 受体阻滞剂，需终身使用，有禁忌证或不能耐受者除外；NYHA 心功能Ⅳ级心衰患者需待病情稳定后，在严密监护下应用。禁忌证：支气管痉挛性疾病、心动过缓（心率＜60 次/min）、Ⅱ度及Ⅱ度以上房室传导阻滞（已安装起搏器者除外）；心衰患者有明显液体潴留时，应先利尿达到干体重后再开始应用。应用方法：起始治疗前患者需无明显液体潴留；必须从小剂量开始，琥珀酸美托洛尔 12.5mg/d、酒石酸美托洛尔 6.25mg 每天 2 次、比索洛尔 1.25mg/d、卡维地洛 3.125mg每天 2 次，每 2～4 周剂量加倍，清晨静息心率 55～60 次/min 即为 β 受体阻滞剂达到目标剂量或最大耐受量的指征；目标剂量为琥珀酸美托洛尔 200mg 每天 1 次、酒石酸美托洛尔 100mg 每天 2 次、比索洛尔 10mg 每天 1 次、卡维地洛 25mg 每天 2 次（表 8－1）。不良反应的监测：低血压：一般在首剂或加量 24～48h 内发生，首先停用不必要的扩血管剂；液体潴留：起始治疗前应确认患者已达到干体重状态，3d 体重增加＞2kg 者应加大利尿剂用量；心衰恶化：可将 β 受体阻滞剂暂时减量或逐渐停用，每 2～4d 减一次量，2 周内减完，应避免突然撤药，病情稳定后需继续应用 β 受体阻滞剂，否则将增加死亡率；心动过缓：如心率＜55 次/min 或伴有眩晕等症状，应将 β 受体阻滞剂减量；房室传导阻滞：出现Ⅱ度、Ⅲ度房室传导阻滞者，应当停用 β 受体阻滞剂。

（3）醛固酮受体拮抗剂：醛固酮受体拮抗剂的作用：醛固酮在心肌细胞外基质重塑中起重要作用，人体衰竭心脏中心室醛固酮生成及活性增加，且与心衰严重程度成正比。心衰患者长期应用 ACEI，常出现“醛固酮逃逸现象”，即循环醛固酮水平不能保持稳定持续的降低。因此，在 ACEI 基础上加用醛固酮受体拮抗剂，进一步抑制醛固酮的有害作用。RALES 和 EPHESUS 试验证明，醛固酮受体拮抗剂螺内酯和依普利酮治疗心衰患者，能够降低全因死亡率、心源性猝死和心衰住院率。

临床应用：适用于中、重度心衰，NYHA Ⅲ、Ⅳ级患者；急性心肌梗死后并发心衰，且 LVEF＜40%的患者亦可应用。禁忌证和慎用：高钾血症和肾功能异常列为禁忌，有发生这两种状况潜在危险的应慎用。应用方法：螺内酯起始剂量 10mg/d，最大剂量 20mg/d，依普利酮国外推荐起始剂量为 25mg/d，逐渐加量至 50mg/d（表 8－1）。不良反应及注意事项：高钾血症：开始治疗后 3d 和 1 周要监测血钾和肾功能，前 3 个月每月监测 1 次，以后每 3 个月 1 次，如血钾＞5.5mmol/L，即应停用或减量；一般停止使用补钾制剂，除非有明确的低钾血症。男性乳房增生：为可逆性，停药后消失。

（4）血管紧张素受体阻滞剂（ARB）：ARB 阻断经 ACE 和非 ACE 途径产生的 AngⅡ与 AngⅡ受体Ⅰ型（ATI）结合，临床试验证明 ARB 治疗心衰其效应与 ACEI 作用基本相当。目前，心衰仍以 ACEI 为首选。ARB 用于不能耐受 ACEI 患者，ARB 应用注意事项和 ACEI 相同，小剂量起用，在患者耐受的基础上逐步将剂量增至推荐的最大剂量（表 8－1）。

表 8－1　治疗慢性心衰常用 RAAS 抑制剂和 β 受体阻滞剂参考剂量

	起始剂量	目标剂量
血管紧张素转换酶抑制剂		
卡托普利	6.25mg，tid	50mg，tid
依那普利	2.5mg，bid	10～20mg，bid
培哚普利	2mg/d	4～8mg/d
福辛普利	5～10mg/d	40mg/d
赖诺普利	2.5～5mg/d	30～35mg/d
喹那普利	5mg，bid	20mg，bid
雷米普利	2.5mg/d	5mg，bid 或 10mg/d
西拉普利	0.5mg/d	1～2.5mg/d
贝那普利	2.5mg/d	5～10mg，bid
β 受体阻滞剂		
琥珀酸美托洛尔（缓释片）	12.5mg/d	200mg/d
酒石酸美托洛尔片	6.25mg，bid	100mg，bid
比索洛尔	1.25mg/d	10mg/d
卡维地洛	3.125mg，bid	25mg，bid
醛固酮受体拮抗剂		
螺内酯	10mg/d	20mg/d
依普利酮	25mg/d	50mg/d
血管紧张素受体阻滞剂		
坎地沙坦	4～8mg/d	32mg/d
缬沙坦	20～40mg/d	160mg，bid
氯沙坦	25～50mg/d	50～100mg/d
厄贝沙坦	150mg/d	300mg/d
替米沙坦	40mg/d	80mg/d
奥美沙坦	10～20mg/d	20～40mg/d

3. 抗凝和抗血小板治疗　心衰时由于扩大且低动力的心腔内血液淤滞、局部室壁运动异常，以及促凝因子活性升高，有血栓栓塞事件发生风险，其发生率约为每年 1%～3%。心衰时建议使用抗凝和抗血小板药物治疗：心衰伴有冠心病、糖尿病和脑卒中，有二级预防适应证的患者，必须应用阿司匹林 75～150mg/d；抗凝治疗：心衰伴有房颤患者应长期应用华法林，并调整剂量使国际标准化比率在 2～2.5 之间；窦性心律患者不推荐常规抗凝治疗，但明确有心室腔内血栓患者，应行抗凝治疗。

（四）非药物治疗

1. 心脏再同步化治疗（CRT）　心衰患者的左右心室及左心室内收缩不同步时，可致心室充盈减少、左室收缩力或压力的上升速度降低、时间延长、加重二尖瓣反流及室壁逆向运动，使心室排血效率下降。房室不同步表现为心电图中 P－R 间期延长，使左室充盈减少，左右心室间不同步表现为左束支传导阻滞，使右室收缩早于左室；室内传导阻滞在心电图表现为

QRS 时限延长（>120ms）。CRT 治疗可恢复正常的左、右心室及心室内的同步激动，减轻二尖瓣反流，从而增加心排出量。临床试验证明：心功能Ⅰ～Ⅳ级心衰伴心室不同步患者加用 CRT 比单纯采用优化内科治疗能显著改善生活质量和运动耐量、减低住院率和总死亡率。

2010 年欧洲心脏病学会指南指出 CRT 的适应证：NYHAⅢ/Ⅳ级，LVEF≤0.35，QRS≥120ms，正在接受最佳药物治疗的窦性心律患者（I/A）；NYHAⅡ级，LVEF≤0.35，QRS≥150ms，正在接受最佳药物治疗的窦性心律患者（I/A）；NYHAⅢ/Ⅳ级，LVEF≤0.35，QRS≥120ms，具有传统起搏器植入适应证的心衰患者（I/B）；NYHAⅢ/Ⅳ级的永久心房颤动患者 LVEF≤0.35，QRS≥130ms，房室结消融后以保证起搏器夺获（Ⅱa/B）。

2.心脏移植　心脏移植可作为终末期心衰的一种治疗方法，主要适应于无其他可选择治疗方法的重度心衰患者。除了受供体心脏短缺外，心脏移植的主要问题是移植排斥，这是术后 1 年死亡的主要原因，长期预后主要受免疫抑制剂并发症影响。近年研究结果显示，联合应用 3 种免疫抑制剂治疗，术后患者 5 年存活率显著提高，可达 70%～80%。

（五）心衰伴随疾病的治疗

1.心衰伴有高血压　在心衰常规药物治疗基础上，血压仍然不能控制者，可加用钙通道阻滞剂如氨氯地平、非洛地平缓释片。

2.心衰伴有糖尿病和血脂异常　β受体阻滞剂可以使用，尽管认为它对糖脂代谢有一定影响，但它对心衰患者全面保护的临床获益远远大于负面效应，心衰严重患者血胆固醇水平通常偏低，因心衰时肝脏合成能力已经降低。

3.心衰伴有冠心病　心绞痛患者应选择硝酸盐和β受体阻滞剂，可以加用改善心肌能量代谢药物如曲美他嗪。心肌梗死患者应用 ACEI、β受体阻滞剂和醛固酮拮抗剂可以降低死亡风险。心力衰竭患者进行血运重建术，对于心衰患者预后没有改善的证据。

4.心衰伴有心律失常　无症状的室性心律失常不主张用抗心律失常药物治疗。心衰伴有室上性心律失常的基本治疗是控制心室率和预防血栓事件。室性心律失常可用β受体阻滞剂长期治疗，可以降低心衰猝死和心衰病死率。反复发作致命性室性心律失常可用胺碘酮，有猝死、心室颤动风险的心衰患者建议植入心脏转复除颤器。

5.心衰伴有肾功能不全　动脉粥样硬化性疾病伴心衰患者容易合并肾功能损害，肾功能不全患者应慎用 ACEI，血肌酐>5mg/mL（442μmol/L）时应做血液透析。

七、预防和预后

早期控制心衰危险因素，可以预防心衰；积极治疗基础心脏病，可以延缓心室重构发生发展，降低慢性心衰患者的死亡率和住院率。

除药物及介入治疗外，还应注意长期康复治疗、连续监测 BNP 浓度及患者的自我监测与远距监测等，以提高患者运动耐量、改善心功能、降低心衰的再发生率及住院率。无运动康复治疗禁忌且病情较稳定者可进行包括心理辅导及教育在内的运动康复治疗。

常规监测指标包括：

1.所有慢性心衰患者均需行心功能的临床评估，监测血流动力学、心率、认知及营养状态、药物回顾、血清尿素氮、电解质、肌酐、表皮生长因子受体等。

2. 治疗慢性心衰需根据专家的指导意见，故建议心衰患者住院治疗，患者临床症状稳定、治疗方案优化后出院。

（丁平）

第二节 急性心力衰竭

2010年中国心衰指南定义为心衰的症状和体征急性发作和（或）加重的一种临床综合征。除传统定义的心脏急症，还包括：慢性心衰的急性发作或加重、急性发作与加重的右心衰竭，以及非心脏原因所致的急性心功能障碍。急性心衰通常危及患者生命，必须紧急实施抢救和治疗。对于慢性心功能不全基础上加重的急性心衰，若治疗后症状稳定，不应再称为急性心衰。

一、分类

目前，我国急性左心衰的发病率、死亡率缺乏大型流行病调查的结果。根据发病原因急性左心衰可分为心源性和非心源性两个类型。

（一）心源性急性心衰

1. 急性左心衰　临床常见的急性左心衰多为慢性心力衰竭急性失代偿，约占70%。另外可见于急性冠脉综合征、高血压急症、急性心瓣膜功能障碍（主动脉瓣或二尖瓣狭窄、急性缺血性乳头肌功能不全、感染性心内膜炎伴发瓣膜腱索损伤）、急性重症心肌炎、围产期心肌病、严重心律失常（快速型心房颤动或心房扑动、室性心动过速）等。

2. 急性右心衰　常见病因包括急性右心室梗死、急性大块肺栓塞及右侧心瓣膜病伴发急性右心衰竭。

（二）非心源性急性心衰

无心脏病患者由于高心排出量状态（甲亢危象、贫血、感染性败血症）、快速大量输液导致容量陡增、急性肺静脉压显著增高（药物治疗缺乏依从性、容量负荷过重、大手术后、急性肾功能减退、吸毒、酗酒、哮喘、急性肺栓塞）等引起急性肺水肿。

二、诊断标准

（一）临床诊断

根据急性呼吸困难的典型症状和体征、NT－proBNP升高，一般诊断并不困难。进一步检查明确病因诊断，有助于进行针对性治疗。

1. 临床常用的急性心衰严重程度分级

（1）Killip分级：用于急性心肌梗死功能损伤的评价。具体分级方法是：Ⅰ级：无心衰；Ⅱ级：有心衰，肺部中下野湿性啰音（肺野下1/2），可闻及奔马律，X线肺淤血；Ⅲ级：严重的心衰，有肺水肿，满布湿啰音（超过肺野下1/2）；Ⅳ级：心源性休克、低血压（收缩压≤90mmHg）、发绀、少尿、出汗。

（2）Forrester分级：根据临床表现和血流动力学状态分级，主要用于急性心肌梗死患者，也可用于其他原因急性心衰评价。血流动力学分级根据肺毛细血管楔嵌压（PCWP）或平均肺毛细血管楔嵌压（mPCWP）及心脏指数（CI）：Ⅰ级 PCWP≤17mmHg，CI＞2.2L/（min·m²），无肺淤血及周围灌注不良；Ⅱ级 PCWP＞17mmHg，CI＞2.2L/（min·m²），有肺淤血；Ⅲ级 PCWP＜17mmHg，CI≤2.2L/（min·m²），周围组织灌注不良；Ⅳ级 PCWP＞17mmHg，CI≤2.2L/（min·m²），有肺淤血和组织灌注不良。

（3）临床程度分级：根据皮肤的干湿冷暖和肺部是否有湿啰音分为四个等级：皮肤干暖，无肺部啰音（Ⅰ级）；皮肤湿暖伴肺部啰音（Ⅱ级），患者有急性左心衰和肺淤血；皮肤干冷伴肺部啰音（Ⅲ级），患者有肺淤血或肺水肿，并有早期末梢循环障碍和组织脏器灌注不良。皮肤湿冷伴肺部啰音（Ⅳ级），此时患者有急性左心衰还有心源性休克或其前兆。

2.临床表现

（1）发病急剧，患者突然出现严重呼吸困难、端坐呼吸、烦躁不安、呼吸频率达 30～40 次/min，频繁咳嗽，严重时咳白色泡沫状痰或粉红色泡沫痰，患者有恐惧和濒死感。

（2）患者面色灰白、发绀、大汗、皮肤湿冷。心率增快、心尖部第一心音减弱、舒张期奔马律（S_3）、P_2 亢进。开始肺部可无啰音，继之双肺满布湿啰音和喘鸣音。或有基础心脏病相关体征。心源性休克时血压下降（收缩压＜90mmHg，或平均动脉压下降＞20mmHg）、少尿（尿量＜17mL/h）、神志模糊。

（3）急性右心衰主要表现为低血压综合征，右心循环负荷增加，颈静脉怒张、肝大、低血压。

3.实验室和辅助检查

（1）心电图：主要了解有无急性心肌缺血、心肌梗死和心律失常，可提供急性心衰病因诊断依据。

（2）X 线胸片：急性心衰患者可显示肺门血管影模糊、蝶形肺门，重者弥漫性肺内大片阴影等肺淤血征。

（3）超声心动图：床边超声心动图有助于评价急性心肌梗死的机械并发症、室壁运动失调、心脏的结构与功能、心脏收缩/舒张功能的相关数据，了解心包填塞。

（4）脑钠肽检测：检查血浆 BNP 和 NT－proBNP，有助于急性心衰快速诊断与鉴别，阴性预测值可排除 AHF，诊断急性心衰的参考值：NT－proBNP＞300pg/mL；BNP＞100pg/mL。

（5）心肌标志物检测：心肌肌钙蛋白（cTnT 或 cTnI）或 CK－MB 异常有助于诊断急性冠状动脉综合征。

（6）有创的导管检查：安置 Swan－Ganz 漂浮导管进行血流动力学监测，有助于急性心衰的治疗（见 Forrester 分级）。急性冠状动脉综合征的患者酌情可行冠状动脉造影及血管重建治疗。

（7）其他实验室检查：动脉血气分析：急性心衰时常有低氧血症；酸中毒与组织灌注不足可有二氧化碳潴留。常规检查：血常规、电解质、肝肾功能、血糖、高敏 C 反应蛋白（hs－CRP）。

（二）鉴别诊断

急性心衰常需要与重度支气管哮喘鉴别，后者表现为反复发作性哮喘，两肺满布高音调哮鸣音，以呼气为主，可伴少许湿啰音。还需要与其他原因的非心源性休克相鉴别。根据临床表现及相关的辅助检查、BNP 或 NT－proBNP 的检测，可以进行鉴别诊断并作出正确的判断。心源性肺水肿与非心源性肺水肿鉴别诊断见表 8－2。

表 8－2　心源性肺水肿与非心源性肺水肿的鉴别诊断

参数	心源性肺水肿	非心源性肺水肿
病史	急性心脏病发作	近期没有心脏病史
潜在非心脏病疾病	通常缺乏	存在
体格检查		
S_3 奔马律	存在	无，脉搏有力
心排出量状态	低心排出量；皮肤湿冷	高心排出量；皮肤温暖
肺部啰音	湿性啰音	干性啰音
实验室检查		
心电图	心肌缺血/心肌梗死	正常
NT－proBNP	＞300pg/mL	＜100pg/mL
心肌标志物	增高	正常
胸片	肺门影扩大，可呈蝴蝶状	肺周围阴影
肺毛细血管楔嵌压(PCWP)	≥18mmHg	＜18mmHg

三、治疗原则

急性心衰因发病急，病情重，治疗上应短期内稳定生命体征，纠正血流动力学异常，避免心衰进一步恶化。另外应注意去除诱发急性心衰的诱因、尽早针对急性心衰的病因治疗。

急性心衰救治措施应重点减轻心脏前后负荷，纠正血流动力学异常(附急性心衰的治疗措施流程图(图 8－2)。

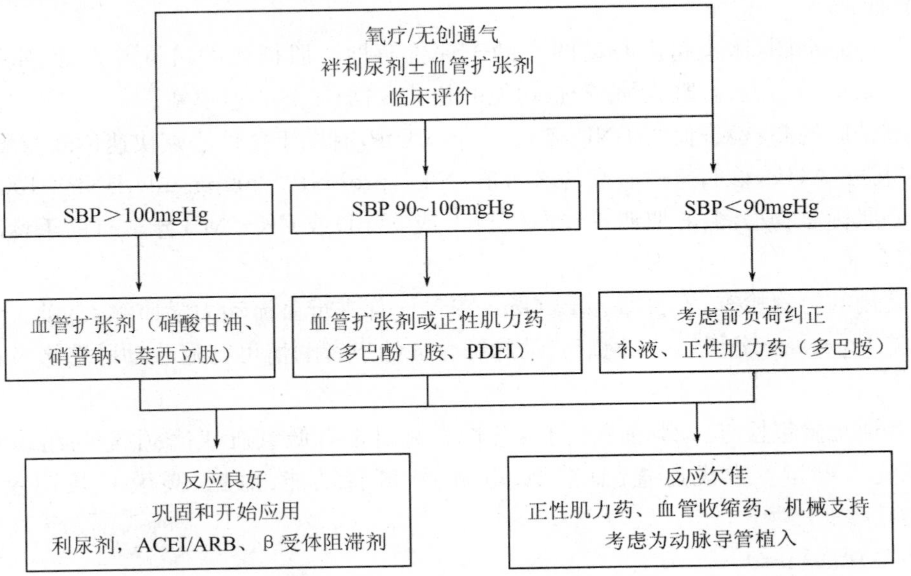

图 8－2　根据收缩压不同制定的治疗措施

（一）初始治疗

1. 体位　取坐位，双脚下垂，减少静脉回心血量，减轻心脏前负荷。

2. 吸氧　开始氧流量为2～3L/min，也可高流量给氧6～8L/min，需要时予以面罩加压给氧或正压呼吸。应用酒精吸氧（即氧气流经50%～70%酒精湿化瓶），或有机硅消泡剂，使泡沫表面张力降低而破裂，有利于肺泡通气的改善。吸氧后保持血氧饱和度（SaO_2）在95%～98%。

3. 控制出入量　急性心衰患者应严格控制饮水量和输液量保持每天出入量负平衡约500mL/d，严重肺水肿者可负平衡至1000～2000mL/d，甚至达3000～5000mL/d，但应注意复查电解质并注意有无低血容量。

4. 镇静　吗啡是治疗急性肺水肿极为有效的药物，吗啡通过抑制中枢性交感神经，反射性降低外周静脉和小动脉张力，减轻心脏前负荷。吗啡能降低呼吸中枢和咳嗽中枢兴奋性，减慢呼吸和镇咳，松弛支气管平滑肌，改善通气功能。中枢镇静作用还能减轻或消除焦虑、紧张、恐惧等反应。通常采用吗啡3～5mg静脉注射，必要时每隔15min重复一次，共2～3次，或5～10mg皮下注射。但应注意低血压或休克、慢性阻塞性肺部疾病、支气管哮喘、神志障碍及伴有呼吸抑制的危重患者禁用吗啡。吗啡的不良反应常见恶心及呕吐，如症状明显，可给予止吐剂。

5. 快速利尿　强效袢利尿剂可大量迅速利尿，降低心脏容量负荷，缓解肺淤血。呋塞米（furosemide）20～40mg或托塞米（torsemide）10～20mg，或布美他尼（bumetanide）0.5～1mg静脉注射，根据利尿反应调整剂量。若袢利尿剂疗效不佳，可加用噻嗪类和（或）醛固酮受体拮抗剂。

6. 解除支气管痉挛　地塞米松10mg静脉注射和（或）喘定250mg静脉注射，持续哮喘时可用氢化可的松或氨茶碱加入5%葡萄糖溶液中静脉滴注，但急性心肌梗死时氨茶碱慎用。

（二）血管活性药物的应用

1. 血管扩张剂　降低左、右室充盈压和全身血管阻力，减轻心脏负荷，缓解呼吸困难。但当患者收缩期血压＜90mmHg或存在严重的主动脉瓣及二尖瓣狭窄、肥厚性梗阻型心肌病时禁用。

硝酸酯类：不减少每搏心输出量和不增加心肌耗氧情况下能减轻肺淤血，常用硝酸甘油加入5%葡萄糖液静脉滴注，初始剂量5～20μg/min，最大剂量100～200μg/min，密切监测血压，应防止血压过度下降。

硝普钠：对于严重心衰患者和原有后负荷增加者（如高血压心衰或二尖瓣反流），推荐硝普钠从0.3μg/（kg·min）静脉滴注缓慢加量至1～5μ（kg·min）。本药适应短期使用，长期应用可引起硫氰酸盐毒性。

2. 重组人脑钠肽（rhBNP，奈西立肽）　它通过血管环鸟苷一磷酸受体通路介导血管扩张，利钠、利尿，降低肺毛细血管楔嵌压和肺动脉压，能够适度抑制交感神经系统，醛固酮和内皮素等血管收缩神经激素，对于纠正急性心衰时血流动力学异常具有较好作用。通常负荷量1.5μg/kg静脉注射，再以维持剂量0.0075μg/（kg·min）静脉注射24h，最常见不良反应为低血压。

3. 乌拉地尔　具有外周和中枢双重扩血管作用，可降低血管阻力，降低PCWP，缓解呼吸困难，降低后负荷，增加心输出量。根据患者血压情况给予负荷剂量静脉注射12.5～25mg，再以维持剂量25～400μg/(kg·min)维持。

(三)正性肌力药物

适用于低心排综合征(如症状性低血压)，或心排出量降低伴有淤血的患者，可减轻低灌注所致的症状，保证重要脏器的血供。

1.多巴酚丁胺　在急性心衰中短期应用，主要是缓解症状。起始剂量2～3μg/(kg·min)，通常不需要负荷剂量，最大剂量可达20μg/(kg·min)，停药前应逐渐减量至停止。多巴酚丁胺可诱发室性或房性心律失常、心动过速，也可诱发冠心病患者胸痛或加重心肌缺血，使用过程中应注意观察。

2.多巴胺　小剂量多巴胺[<3μg/(kg·min)]可激活多巴胺受体，降低外周血管阻力，增强肾、冠状动脉和脑血流。中等剂量[3～5μg/(kg·min)]刺激β受体，直接或间接增加心肌收缩力及心排出量。大剂量[>5μg/(kg·min)]则作用于α受体导致血管收缩和血管阻力增加，用于维持伴有低血压的心衰患者，但可增加心率，诱发心动过速或心律失常，应注意观察。

3.磷酸二酯酶抑制剂　常用药物为米力农，首剂为25μg/kg，稀释后15～20min静脉注射，继之0.375～0.75μg/(kg·min)维持静脉点滴。临床也可以直接采用缓慢静脉滴注，尤其对低充盈压患者可避免低血压风险。

4.毛花苷丙　如患者未长期服用地高辛等洋地黄类药物，可首剂给予0.4mg，以5%葡萄糖注射液稀释后缓慢注射，6～8h后可根据需要再给予0.2mg静脉注射，但目前已不主张快速洋地黄化。洋地黄尤其适合于：①低心排量心衰。②心房颤动快速心室率心衰。使用过程中应注意：急性心肌梗死(发病24h内)、急性心肌炎、低钾血症或Ⅱ度以上房室传导阻滞者禁用，甲状腺功能低下者也应慎用。

5.其他　钙增敏剂左西孟旦，松弛素，血管加压素V_2受体拮抗剂，腺苷受体拮抗剂等需要更多临床证据的支持。

(四)非药物方法的应用

1.主动脉内球囊反搏　是一种有效的改善心肌灌注且同时降低心肌耗氧量，增加心排出量的治疗手段，适用于心源性休克、血流动力学障碍的严重冠心病(急性心肌梗死合并机械并发症)或顽固性肺水肿等。

2.人工机械通气　急性心衰时由于肺淤血(水肿)、心功能损伤、组织灌注不良，患者会出现不同程度的低氧血症和组织缺氧，人工机械通气维持SaO_2在95%～98%，可以有效防止外周脏器和多器官功能衰竭。

无创通气治疗是一种无需气管插管、自主呼吸触发的机械通气治疗，包括两种方法：持续气道正压通气(CPAP)和双水平气道正压通气(BiPAP)，可进一步较少呼吸做功和提高全身代谢需求。

气管插管机械通气治疗，是有创性机械通气，主要用于病情恶化，伴随发生Ⅰ型或Ⅱ型呼吸衰竭者、对无创机械通气无反应的患者，以及继发于ST段抬高型急性冠状动脉综合征所致的肺水肿。

3.血液净化治疗　适于高容量负荷如肺水肿，且对袢利尿剂和噻嗪类利尿剂抵抗者，能够减轻肺水肿和外周水肿，改善血流动力学，且有助于恢复对利尿剂的治疗反应。

4.病因治疗　首先寻找导致急性心衰的发病原因和诱发因素，从根本上缓解和治疗心衰。

（1）急性冠状动脉综合征并发急性心衰：冠状动脉造影证实为严重左主干及多支血管病变且能够进行介入治疗者，尽早行急诊经皮冠状动脉介入治疗，血运重建可以明显改善心衰。

（2）急性心脏机械并发症并发急性心衰：急性心肌梗死后并发心室游离壁破裂、室间隔穿孔、重度二尖瓣关闭不全；或由于心脏瓣膜疾病并发症，如腱索断裂，或感染性心内膜炎导致的瓣膜穿孔引起的急性心脏瓣膜关闭不全；主动脉瓣或二尖瓣的严重狭窄以及联合瓣膜病的心功能急性失代偿期，外科手术有助于改善病情。

四、预防和预后

急性心衰住院病死率约3%～4%，严重者达20%，而且出院后60d内因心血管事件导致的再住院率达到30%～50%。慢性心衰和非心源性急性心衰患者避免诱发因素，可以预防急性心衰的发生。急性心肌损害尽早针对病因治疗，可以减轻急性心衰的发生发展。在急性发作阶段改善患者症状，病情稳定后进行综合治疗措施，可以降低病死率。

（丁平）

第三节　原发性高血压

原发性高血压是遗传基因与许多致病性因素相互作用而引起的多因素疾病。在高血压的形成过程中，交感神经兴奋导致心率增快，心肌收缩力增强和心输出量增加，周围小动脉收缩，外周血管阻力增大可使血压升高；肾素－血管紧张素－醛固酮系统（RAAS）通过调节水、电解质平衡以及血容量、血管张力而影响血压；另外，肾脏功能异常、内分泌功能失调、电解质紊乱及某些微量元素的缺乏也是高血压的重要影响因素。

一、诊断标准

根据《2009年中国高血压治疗指南》对高血压的诊断标准，在未服用抗高血压药物的情况下，18岁以上成人收缩压≥140mmHg（18.7kPa）和（或）舒张压≥90mmHg（12.0kPa）即可诊断为高血压，并根据血压水平将血压分为以下几种类型（附表8－3）：

表8－3　血压水平的定义和分类

分类	收缩压（mmHg）	舒张压（mmHg）
正常	120～129	＜84
正常高限	130～139	85～89
1级高血压	140～159	90～99
2级高血压	160～179	100～109
3级高血压	≥180	≥110
单纯收缩期高血压	≥140	＜90

注：当收缩压和舒张压分属于不同级别时，采用较高的级别。单纯收缩期高血压则根据收缩压进行分级。

成人自测血压135/85mmHg(18.0/11.3kPa)为正常值,24h血压监测白天<135/85mmHg(18.0/11.3kPa),夜间睡眠时<120/75mmHg(16.0/10.0kPa)为正常值,超过上述数据即为血压异常。

1.临床表现

(1)原发性高血压起病隐匿,进展缓慢,病程长。初期较少症状,患者多诉头晕、头胀、失眠、健忘、耳鸣、乏力、多梦、易激动等。部分患者出现了高血压所致的严重并发症和靶器官功能性或器质性损害的相应症状和临床表现时才就医。

(2)并发症:长期的高血压可导致左心室肥厚,心脏扩大及心功能不全。高血压也是动脉硬化及冠状动脉粥样硬化性心脏病的主要危险因素,可合并闭塞性周围血管病及冠状动脉粥样硬化性心脏病;血压突然显著升高可产生高血压脑病,表现为患者剧烈头痛、呕吐、视力减退、甚至抽搐、昏迷。老年高血压患者常合并脑动脉硬化,可出现短暂性脑缺血发作或脑卒中。高血压致肾损害,最终可导致慢性肾功能衰竭。

(3)高血压预后危险分层:高血压患者的治疗方案,不但要依据其血压水平,还应根据其危险因素(附表8—4)或同时存在的其他疾病等因素综合考虑(附表8—5)。

表8—4 用于高血压预后危险分层评估的危险因素

常见危险因素 收缩压和舒张压水平 年龄(男性>55岁,女性>65岁)
吸烟
脂质异常:总胆固醇>6.5mmol/L,或LDL胆固醇>4.0mmol/L,或HDL胆固醇男性<1.0mmol/L,女性<1.2mmol/L
早发心血管疾病家族史(男性<55岁,女性<65岁)
腹型肥胖(腹围:男性≥102cm,女性≥89cm)
C—反应蛋白≥1mg/dl
糖尿病:空腹血糖≥7.0mmol/L,餐后血糖≥11.0mmol/L 靶器官损害(并发症)
左心室肥厚:超声心动图:LVMI男性>125g/m^2,女性>110g/m^2
动脉壁增厚及周围血管病:超声颈动脉IMT≥9mm或有动脉粥样硬化斑块
肾脏损害:血清肌酐轻度升高(男性115～133umol/L,女性107～124umol/L)
微量白蛋白尿(30～300mg/24h;白蛋白/肌酐比值男性≥22mg/g,女性≥31mg/g)
脑血管疾病:缺血性卒中、脑出血及短暂性缺血发作。
心脏疾病:心肌梗死、心绞痛、冠状动脉血运重建及充血性心力衰竭。
严重的视网膜病变:出血或渗出,视乳头水肿。

表 8－5　高血压预后危险分层 *

危险因素	血压(mmHg)				
正常(收缩压 120～129 或舒张压 80～84)	正常高限(收缩压 130～139 或舒张压 85～89)	高血压 1 级(收缩压 140～159 或舒张压 90～99)	高血压 2 级(收缩压 160～179 或舒张压 100～109)	高血压 3 级(收缩压≥180 或舒张压≥110)	
无危险因素	低危	低危	10 年内风险<15%	10 年内风险 15%～20%	10 年内风险 20%～30%
1～2 个危险因素	10 年内风险<15%	10 年内风险<15%	10 年内风险 15%～20%	10 年内风险 15%～20%	10 年内风险>30%
≥3 个危险因素或靶器官损害或糖尿病	10 年内风险 15%～20%	10 年内风险 20%～30%	10 年内风险 20%～30%	10 年内风险 20%～30%	10 年内风险>30%
临床并发症	10 年内风险 20%～30%	10 年内风险>30%	10 年内风险>30%	10 年内风险>30%	10 年内风险>30%

*：10 年心血管疾病的风险采用 Framingham 标准，致死性心血管疾病的绝对危险性，低危、中危、高危和极高危组分别为<4%、4%～5%、5%～8%和>8%。

2. 实验室检查

(1)血压测量：如为初诊高血压，应每天测量 2 次(早晚各测 1 次)，连续监测 7d。

(2)动态血压监测：动态血压是诊断和观察高血压治疗效果的最佳方法，并可用以指导治疗。

(3)心电图：主要表现为左胸前导联高电压并可合并 T 波深倒置和 ST 段改变。此外，还可出现各种心律失常、左右束支传导阻滞的图形。

(4)超声心动图：主要表现为左室向心性肥厚，早期常有舒张功能异常，后期心脏呈离心性肥大，心室收缩与舒张功能均有异常。

(5)X 线检查：左室扩大，主动脉增宽、延长、扭曲，心影呈主动脉型心改变，左心功能不全时可出现肺淤血征象。

二、治疗原则

高血压治疗的总体原则是采取对患者影响最小的治疗方式而最大限度的保护靶器官功能。

1. 非药物治疗　减肥、控制体重，超体重是高血压独立危险因素。减肥和控制体重不仅有助于减低血压和减少降压药用量，也能降低冠心病和其他心脑血管疾病及糖尿病的患病率；低盐饮食，高血压患者应将每日钠摄入量控制在 70～120mmol(即食盐 1.5～3.0g)；体育运动，适当体育锻炼和体力劳动，能缓解精神紧张，也有利于减轻体重控制肥胖；戒烟酒，吸烟和饮酒与高血压明显相关，也是其他心脑血管疾病的重要危险因素，戒烟和适当限酒有利于控制血压。

2. 药物治疗　降压药的选择主要取决于药物对患者的降压效果和不良反应。对每个具体患者来说，能有效控制血压并适宜长期治疗的药物就是合理的选择。在选择过程中，还应该考虑患者靶器官受损情况和有无糖尿病、血脂、尿酸等代谢异常，以及降压药与其他使用药物之间的相互作用。目前常用降压药物有六大类，即利尿剂、β受体阻滞剂、钙通道阻滞剂、血管紧张素转换酶（ACE）抑制剂、血管紧张素Ⅱ受体拮抗剂和α受体阻滞剂（表8－6）。

表8－6　2007年JNCP7治疗高血压用药指南

药物类别	强适应证	一般适应证	绝对禁忌证	相对禁忌证
小剂量噻嗪类利尿剂	充血性心衰 老年高血压 单纯收缩期高血压 非洲高血压患者	超重	痛风	孕妇 血脂紊乱 代谢综合征 性欲旺盛的男性
袢利尿剂	充血性心衰 肾衰		低血钾	
醛固酮受体拮抗剂	充血性心衰 心梗后 醛固酮增多症（1°或2°）	难治性高血压	高钾血症 肾功能衰竭	糖尿病肾病
β受体阻滞剂	心绞痛	孕妇	哮喘	超重
	心律失常	糖尿病	严重的慢性阻塞性肺病	代谢综合征
	心梗后			运动员
	心衰		心脏传导阻滞	
血管紧张素转换酶抑制剂（ACEI）	左室功能不全或左心衰	保护心室（血压已控制）	孕妇	严重的咳嗽
	心梗后		高钾血症	严重的主动脉狭窄
	糖尿病肾病	2型糖尿病	双侧肾动脉狭窄	
	1型糖尿病或非糖尿病患者			
	心梗后			
血管紧张素Ⅱ受体拮抗剂（ARB）	ACEI引起咳嗽	心梗后	孕妇	严重的主动脉狭窄
	2型糖尿病肾病，包括微量蛋白尿 左室肥厚 心衰		双肾动脉狭窄 高钾血症	
钙离子拮抗剂（CCB）	心绞痛	周围血管病	心脏传导阻滞	心衰早期
	老年高血压 单纯收缩期高血压	糖尿病 非洲高血压患者	症状性心衰（氨氯地平除外，但仍需密切观察）	

（1）利尿剂：利尿剂使细胞外液容量降低、心排血量降低，并通过利钠作用使血压下降。单独使用首选药治疗轻度高血压，尤其适用于老年人收缩期高血压及心力衰竭伴高血压的治疗，也可与其他降压药合用治疗中、重度高血压。利尿剂包括噻嗪类、袢利尿剂和保钾利尿剂三类。

①噻嗪类：氯噻嗪：用量125～500mg，1d 1次；氯噻酮用量12.5～25mg，1d 1次；氢氯噻嗪12.5～50mg，1d 1次；吲达帕胺1.25～2.5mg，1d 1次。噻嗪类利尿剂长期应用可引起低血钾、高血糖、高尿酸血症和高胆固醇血症，因此糖尿病及高脂血症患者应慎用，痛风患者

禁用。

②袢利尿剂：呋喃苯胺酸：用量 20～80mg，1d 1～2 次；托噻米用量 2.5～10mg，1d 1 次。袢利尿剂作用迅速，但过度作用可致低血钾、低血压。保钾利尿剂多与噻嗪类利尿剂合用以减少低钾血症的发生。

③保钾利尿剂：多联合袢利尿剂使用，醛固酮拮抗剂，如螺内酯或依普利酮，最佳适应证是用于醛固酮增多所致高血压患者，螺内酯 25～50mg，1d 1～2 次；依普利酮 50～100mg，1d 1～2 次；氨苯蝶啶 50～100mg，1d 1～2 次。

(2)β 受体阻滞剂：β 受体阻滞剂通过降低心排血量、抑制肾素释放并通过交感神经突触前膜阻滞使神经递质释放减少，从而使血压下降。β 受体阻滞剂降压作用缓慢，适用于轻、中度高血压，尤其是心率较快的中青年患者或合并有心绞痛、心肌梗死后的高血压患者。

①选择性 β 受体阻滞剂：美托洛尔 50～150mg，1d 2 次；美托洛尔缓释剂 50～100mg，1d 1 次；阿替洛尔，25～100mg，1d 1 次；比索洛尔 2.5～10mg，1d 1 次。

②非选择性 β 受体阻滞剂：普萘洛尔 40～160mg，1d 2 次；长效普萘洛尔 60～180mg，1d 1 次。

③α、β 受体双重阻滞剂：卡维地洛 12.5～50mg，1d 2 次；拉贝洛尔 200～800mg，1d 2 次。

β 受体阻滞剂对心肌收缩力、房室传导及窦性心律均有抑制，可引起血脂升高、低血糖、末梢循环障碍、乏力及加重气管痉挛。因此充血性心力衰竭、支气管哮喘、糖尿病、病态窦房结综合征、房室传导阻滞、外周动脉疾病患者不宜用。

(3)钙通道阻滞剂：抑制细胞外 Ca^{2+} 的跨膜内流，降低血管平滑肌细胞内游离 Ca^{2+}，而使血管平滑肌松弛。钙通道阻滞剂还能减弱血管收缩物质如去甲肾上腺素及血管紧张素Ⅱ的升压反应。钙通道阻滞剂降压迅速，作用稳定，可用于各种程度的高血压，尤适用于老年高血压或合并稳定型心绞痛患者。钙通道阻滞剂包括维拉帕米、地尔硫䓬及二氢吡啶类三种类型，作用时间上分短效、长效或缓（控）释剂型，临床上用于降压治疗多选用长效或缓（控）释剂型。

①二氢吡啶类：硝苯地平控释片 30～60mg，1d 1 次；硝苯地平缓释片 20～40mg，1d 2 次；尼卡地平缓释片 60～120mg，1d 2 次；尼索地平 10～40mg，1d 1 次；尼群地平 10～20mg，1d 1～2 次；尼莫地平缓释片 30～60mg，1d 2 次；依拉地平 2.5～10mg，1d 2 次；非洛地平 2.5～20mg，1d 1 次；氨氯地平 2.5～10mg，1d 1 次。

②非二氢吡啶类：地尔硫䓬缓释剂 120～540mg，1d 1 次；长效维拉帕米 120～360mg，1d 1 次。

钙通道阻滞剂可引起心率增快、充血、潮红、头痛、下肢水肿等，缓释、控释或长效制剂副作用有所减少。维拉帕米和地尔硫䓬抑制心肌收缩及自律性和传导性，因此不宜在心力衰竭、窦房结功能低下或心脏传导阻滞患者中应用。

(4)血管紧张素转换酶抑制剂（ACEI）：通过抑制血管紧张素转换酶使血管紧张素Ⅱ生成减少，同时抑制激肽酶使缓激肽降解减少，两者均有利于血管扩张，使血压降低。ACE 抑制剂对各种程度高血压均有一定降压作用，对伴有心力衰竭、左室肥大、心肌梗死后、糖耐量减低或糖尿病肾病蛋白尿等合并症的患者尤为适宜。

临床常用 ACEI：卡托普利 25～100mg，1d 2 次；依那普利 2.5～40mg，1d 1～2 次；福辛普利 10～40mg，1d 1 次；赖诺普利 10～40mg，1d 1 次；培哚普利 4～8mg，1d 1～2 次；雷米普利

2.5～20mg，1d 1 次。

ACEI 最常见的副作用是干咳，可能与体内缓激肽增多有关，停药后即可消失。最严重的副作用是血管神经性水肿，但十分少见。高血钾、妊娠、肾动脉狭窄患者禁用。

(5)血管紧张素Ⅱ受体阻滞剂：通过对血管紧张素Ⅱ受体的阻滞，有效地阻断血管紧张素对血管收缩、水钠潴留及细胞增生等不利作用。适应证同 ACEI，但不引起咳嗽反应。血管紧张素Ⅱ受体阻滞剂减压作用平稳，可与大多数降压药物合用。

临床常用制剂：厄贝沙坦 150～300mg，1d 1 次；氯沙坦 25～100mg，1d 1 次；替米沙坦 20～80mg，1d 1 次；缬沙坦 80～320mg，1d 1 次；坎地沙坦 8～32mg，1d 1 次。

血管紧张素Ⅱ受体阻滞剂加利尿剂复合制剂：厄贝沙坦 150mg＋氢氯噻嗪 12.5mg(商品名：安博诺)1 片，1d 1 次；氯沙坦 50mg＋氢氯噻嗪 12.5mg 或 25mg(商品名：海捷亚)1 片，1d 1 次。

(6)α 受体阻滞剂：选择性 α_1 受体阻滞剂通过对突触后 α 受体阻滞，对抗去甲肾上腺素的动静脉收缩作用，使血管扩张、血压下降。非选择性类如酚妥拉明，主要用于嗜铬细胞瘤。α_1 受体阻滞剂能安全、有效地降低血压，不影响血糖、血脂代谢。主要的副作用为体位性低血压，尤其老年患者用药需谨慎。

α_1 受体阻滞剂：多沙唑嗪 1～16mg，1d 1 次；哌唑嗪 2～20mg，1d 1 次；特拉唑嗪 1～20mg，1d 1～2 次。

中枢性 α_2 受体阻滞剂：可乐定 0.1～0.8mg，1d 2 次；可乐定贴片 0.1～0.3mg，1 周 1 次；甲基多巴 250～1000mg，1d 2 次。

(7)周围交感神经抑制剂和直接血管扩张剂：此类药物虽有一定的降压作用，但常出现体位性低血压等副作用，且尚无心脏、代谢方面保护作用的循证医学证据，因此不宜长期服用。

周围交感神经抑制剂：利血平 0.05～0.25mg，1d 1 次。

直接血管扩张剂：肼屈嗪 25～100mg，1d 2 次。

(8)药物的联合应用：联合疗法有两种情况，一是每种降压药剂量固定，药厂做成复合制剂。另一种情况是两种药物或以上药物联合使用。联合疗法的优点是几种药物取长补短增强疗效，同时减少或抵消副作用。

联合用药的选择：ACE 抑制剂＋利尿剂；利尿剂＋β 受体阻滞剂；钙通道阻滞剂＋β 受体阻滞剂；ACE 抑制剂＋钙通道阻滞剂。另外，也可以考虑 β 受体阻滞剂＋α 受体阻滞剂，β 受体阻滞剂＋ACE 抑制剂，氢氯噻嗪＋钙通道阻滞剂，氢氯噻嗪＋保钾利尿剂，还可以考虑 ACE 抑制剂＋血管紧张素Ⅱ受体阻滞剂。

3.高血压合并几种特殊情况的治疗

(1)高血压脑病：患者多为长期高血压，因过度劳累、紧张和情绪激动等因素导致血压突然急剧升高，造成颅内高压或脑水肿，临床上出现头痛、呕吐、烦躁不安、视力模糊、黑矇、抽搐、意识障碍甚至昏迷等症状。

治疗原则：应尽快降压，降压速度视原有基础血压情况而定。通常将升高部分血压下降 25%～30%，然后维持数小时甚至数日再逐渐降至正常，切勿过快过度降压，避免出现脑血流低灌注。降压药物首选硝普钠，开始剂量为 20μg/min，视血压和病情可逐渐增至 200～300μg/min。近年来应用压宁定或硝酸甘油代替硝普钠，取得良好效果。由嗜铬细胞瘤所致高血压危象，可首选酚妥拉明 5～10mg 快速静脉注射，有效后静滴维持。制止抽搐可用地西泮、苯巴比妥钠等。此外，如颅内压升高或出现脑水肿，应给予脱水、利尿等处理以降低颅内压和减轻脑水肿。往往需待病情稳定后方可改为口服降压药，并积极控制诱发因素。

(2)急进型高血压：患者短期内血压突然升高且持续不降，常突然头痛、头晕、视力模糊、心悸、气促等，病情发展迅速，易引起心、脑、肾等重要靶器官的损伤及并发症。患者舒张期血压常>130mmHg，可出现眼底出血、渗出和视乳头水肿，若由继发性高血压所致者尚有相应临床表现。

治疗原则：急进型高血压若无心、脑、肾的严重并发症，则可采用口服降压药较缓慢地降压，通常1～2周内把血压降至(140～150)/(95～100)mmHg，避免降压过多过快，造成脑供血不足和肾血流量下降而加剧脑缺血和肾功能不全。若患者出现高血压脑病、高血压危象或左心衰，则必须采用注射方法迅速降压，待血压降至安全范围(150～160)/(95～100)mmHg后，再过渡到用口服降压药维持，并将血压控制在<140/90mmHg。

(3)高血压合并左心衰：高血压是心衰的主要病因之一，长期的高血压可导致左心室肥厚及心脏扩大，不但影响左室舒张期顺应性，后期还可引起左室收缩功能障碍，进而发生左心衰。

治疗原则：高血压合并左心衰的治疗关键是尽快降低心脏前、后负荷，降低血压。降压药物首选ACEI，如出现咳嗽等不良反应，可选用血管紧张素受体拮抗剂替代。β受体阻滞剂通过抗交感过度兴奋作用，不但具有降压作用也有利于轻中度心衰的治疗。利尿剂是高血压合并心衰常被选用的药物，首选袢利尿剂。钙离子拮抗剂一般不用于高血压合并明显心衰者，除非血压难以控制，但宜选用二氢吡啶类氨氯地平或非洛地平。如患者血压显著升高的同时伴有明显心衰症状，可选用硝普钠或硝酸甘油静脉用药，以快速纠正心衰。

(4)高血压合并肾功能不全：高血压患者均有不同程度肾功能损害，尤其长期高血压且血压未控制者更易发生肾功能不全。

治疗原则：①应选用增加或不明显减少肾血流量、降压作用温和而持久的降压药。②一般宜从小剂量开始，逐渐加量，达到目标血压后改用小剂量维持。③避免使用有肾毒性作用的药物。④经肾脏代谢或排泄的降压药，剂量应控制在常规剂量的1/2～2/3。⑤伴肾功能不全的高血压患者，血压不宜降得过低，一般以降到140/90mmHg左右为宜。⑥双侧肾动脉狭窄和高钾血症者应避免使用血管紧张素转换酶抑制剂或血管紧张素Ⅱ受体拮抗剂。高血压合并肾功能损害者一般选用钙离子拮抗剂，常与β受体阻滞剂合用。

(5)高血压合并哮喘或慢性阻塞性肺病：高血压并非哮喘或慢性阻塞性肺病的致病原因，但临床上此两种情况经常同时存在。在治疗要避免使用易诱发哮喘的降压药物。

治疗原则：首选钙离子拮抗剂，其次可选用α受体阻滞剂、肼屈嗪类等。避免使用β受体阻滞剂，尤其是非选择性β受体阻滞剂，以免加重支气管痉挛。利尿剂、血管紧张素转换酶抑制剂也应慎用，必要时可用血管紧张素Ⅱ受体拮抗剂。

(6)高血压合并脑血管意外：高血压患者因情绪激动、过度紧张或疲劳引起血压突然升高，导致已病变的脑血管破裂出血，临床表现为突然剧烈头痛、呕吐，局灶性者可能出现轻度偏瘫或癫痫样发作，重者迅速意识障碍或昏迷。

治疗原则：出血量较小者可采取内科治疗，出血量较大者及时开颅手术或行脑立体定向手术清除血肿。急性期降压应小心谨慎，不宜降压过快过低。并发蛛网膜下腔出血者收缩压降至140～150mmHg即可，脑出血者使收缩压降至150mmHg左右为宜。颅内压升高者应及时降低颅内压，首选甘露醇脱水，利尿剂降低血容量。出血量较大者为防止血肿进一步扩大，可用止血剂如立止血。缺血性脑梗死一般不宜降压治疗，除非血压非常高。对于急、慢性脑血管痉挛，一般可用钙离子拮抗剂，也可用血管紧张素转换酶抑制剂及血管紧张素Ⅱ受体拮抗剂等。

(7)妊娠期高血压：多发于≤20岁或≥35岁的孕妇，原有高血压、肾炎、糖尿病者，精神过分紧张、羊水过多、双胞胎或巨大儿葡萄胎等亦是常见诱发因素。临床表现为妊娠20周后出现血压升高，轻者血压≥140/90mmHg伴蛋白尿≥300mg/24h尿；重者收缩压≥160mmHg或舒张压≥110mmHg，蛋白尿≥2.0g/24h尿。

治疗原则：首先应注意休息，精神放松，必要时可给予镇静剂。一般不急于降压，如血压明显升高者，降压首选钙离子拮抗剂，α、β受体阻滞剂拉贝洛尔，直接血管扩张剂肼屈嗪等，必要时静脉滴注硝普钠快速降压。严重者如伴有抽搐应立即给予解痉止抽药物，如硫酸镁。孕期高血压在使用降压药时必须严密观察，避免血压大幅波动和降得太低影响胎儿血供，一般将血压控制在130/85mmHg为宜。妊娠期重度高血压ACEI制剂和AngⅡ受体拮抗剂应属禁忌，若药物治疗无效，应终止妊娠。

4.围手术期高血压　由于患者对疾病、手术的恐惧可使原无高血压的患者血压升高，原发性高血压者血压进一步升高。

治疗原则：对原无高血压者或血压轻、中度升高者可不急于降压，部分患者在情绪稳定或麻醉后血压多降至正常。如血压过度升高，可经静脉应用硝酸甘油、亚宁定或硝普钠等快速把血压降到合适水平。对于选择性手术者宜将血压控制在正常或略为偏高(140～150)/(90～95)mmHg为宜。原有高血压者术前1周可应用ACEI、AngⅡ受体拮抗剂、钙离子拮抗剂或β受体阻滞剂将血压维持在正常偏高水平。

（丁平）

第四节　继发性高血压

继发性高血压占高血压人群的5%左右，在临床诊治过程中如存在下列情况应高度怀疑继发性高血压：①对治疗的反应差。②既往血压稳定的患者血压难以控制。③重度高血压(SBP/DBP>180/110mmHg)。④20岁前或50岁后发生高血压、高血压靶器官损害显著。⑤无高血压家族史。⑥病史、体检或实验室检查提示继发性高血压。

一、病因

1.肾性

(1)肾实质性：急、慢性肾炎，肾盂肾炎，系统性红斑狼疮及其他风湿性疾病肾损害，放射性肾病，多囊肾，肾结核，肾素瘤，糖尿病性肾病，肾结石，肾盂积水，肾肿瘤等。

(2)肾血管性：肾动脉畸形，肾动脉粥样硬化，肾动脉肌纤维病，肾梗死，多动脉炎，肾动脉血栓形成。

(3)外伤性：肾周血肿，肾动脉夹层血肿，肾挫伤等。

2.内分泌性

(1)甲状腺疾病：甲状腺功能亢进或甲状腺功能减退。

(2)肾上腺疾病：嗜铬细胞瘤、原发性醛固酮增多症、库欣综合征或肾上腺皮质功能异常。

(3)垂体疾病：肢端肥大症，垂体加压素分泌过多。

(4)甲状旁腺疾病：甲状旁腺功能亢进。

(5)性腺及其他：多囊卵巢，妊娠中毒症，更年期综合征。

3. 代谢性　糖尿病、高胰岛素血症及高血钙症。

4. 大血管疾病　主动脉缩窄、动静脉瘘、多发性大动脉炎等。

5. 神经源性　脑肿瘤、颅内高压、间脑刺激、脑干损伤、脑炎，肾上腺外嗜铬组织增生或肿瘤，焦虑状态。

6. 毒物中毒或药物　如铅、铊中毒或口服避孕药，升压药物等。

7. 其他　如睡眠呼吸暂停综合征、红细胞增多症等。

二、治疗原则

1. 肾实质性病变导致的高血压　应积极治疗肾实质性疾病，减缓肾脏疾病的进展，但慢性肾病患者的血压常难以得到有效控制。对于肾病或糖尿病合并大量蛋白尿者，可首选血管紧张素转换酶抑制剂或受体拮抗剂，但应注意终末期肾病患者可能进一步升高血清肌酐和尿素氮水平，甚或高血钾，此时可选用钙离子拮抗剂或β受体阻滞剂等。

2. 肾血管性高血压　继发于肾动脉粥样硬化或多发性大动脉炎所致肾动脉狭窄的高血压，通常药物治疗疗效甚微。为控制血压可选用钙离子拮抗剂、α及β受体阻滞剂、直接血管扩张剂等。单侧肾动脉狭窄者可谨慎使用血管紧张素转换酶抑制剂或受体拮抗剂。经皮肾动脉球囊扩张加血管支架置入能有效缓解肾缺血，降低血压。如一侧肾功能已完全消失，手术切除无功能肾有助于控制血压。

3. 主动脉缩窄　药物治疗无效，且可造成主动脉缩窄远端血压进一步下降。一旦诊断明确，应尽早手术治疗，部分患者可经介入治疗。

4. 内分泌疾病　垂体及异位促肾上腺皮质激素分泌瘤、肾上腺皮质腺瘤或腺癌、及双侧增生的肾上腺大部切除术等是其根治措施。也可采用垂体放射治疗，常用钴^{60}或直线加速器垂体外照射治疗，但多作为手术的辅助疗法。药物治疗常用于不宜手术或术后辅助治疗，药物包括密妥坦、氨基导眠能、甲吡酮等皮质醇合成酶抑制剂以及5－羟色胺拮抗剂赛庚啶等，但疗效不确定。部分肾上腺疾病如嗜铬细胞瘤可通过手术切除而根治，药物则以α受体阻滞剂酚妥拉明为首选。原发性醛固酮增多症可服用螺内酯类药物。

甲状腺或甲状旁腺疾病应以治疗原发病为主，降压药物只作为治疗原发病过程中的辅助用药。

5. 睡眠呼吸暂停综合征　应针对其病因进行治疗，周围型睡眠呼吸暂停综合征可考虑手术解除呼吸道梗阻，如为中枢型或混合型则可在夜间睡眠时使用呼吸机。另外，控制体重和减轻肥胖也有助于血压的控制。

（丁平）

第五节　心肌炎

心肌炎(myocarditis)是指病原微生物感染或物理化学因素引起的以心肌细胞坏死和间

质炎性细胞浸润为主要表现的心肌炎症性疾病。根据致病因素不同可分为感染性和非感染性，主要感染病原见表8－7，非感染性因素包括过敏、变态反应（如风湿热）、化学物理或药物。心肌炎组织病理类型见表8－8。

表8－7　心肌炎主要感染病原

细菌感染	螺旋体感染	寄生虫感染
链球菌	梅毒	锥虫病
肺炎球菌	莱姆病	弓形体病
脑膜炎双球菌	细螺旋体病	血吸虫病
白喉杆菌	回归热	病毒感染
沙门菌属	真菌感染	柯萨奇病毒A、B组
结核杆菌	曲霉菌	孤儿病毒
梭状芽孢杆菌	放射菌病	腺病毒
军团菌	酵母菌病	脊髓灰质炎病毒
布氏杆菌	隐球菌病	风疹病毒

表8－8　心肌炎组织病理类型

淋巴细胞性	中性粒细胞性或混合性	巨细胞或肉芽肿性
特发性	细菌感染、梗死	特发性
病毒综合征	急性药物中毒	肉瘤样病
多发性肌炎	嗜酸粒细胞性	感染性
肉瘤样病	特发性	风湿病
Lyme病	嗜酸粒细胞增多症	药物过敏
皮肤黏膜淋巴结综合征（川崎病） 获得性免疫缺陷综合征 支原体肺炎 药物毒性	限制型心肌病 Churg－Strauss综合征 寄生虫感染 药物过敏	异物反应

一、病毒性心肌炎

病毒性心肌炎是指嗜心肌病毒感染引起的以心肌非特异性间质性炎症为主要病变的心肌炎。41％～88％患者有前驱病毒感染史，大多数患者治疗后可痊愈，极少数患者死于急性期恶性心律失常；部分患者进入慢性期，发展至扩张型心肌病。一般急性期3个月，恢复期3个月至1年，1年以上为慢性期。

多种病毒感染均可引起心肌炎，肠道及上呼吸道病毒最多见，主要病原是柯萨奇B组2～5型（约占30％～50％）和A组9型，其次为孤儿（ECHO）病毒和腺病毒。此外还有脊髓灰质炎病毒、流感、风疹、单纯疱疹、脑炎、肝炎（A、B、C型）及HIV病毒等。发病机制包括：①病毒感染对心肌直接损伤。②病毒介导的T细胞免疫损伤。

病毒性心肌炎病理改变包括：①心肌损伤改变，包括心肌细胞溶解、坏死、变性和肿胀等。②间质损害改变，包括局灶性或弥漫性心肌间质增生、水肿及充血，多量炎性细胞浸润。

（一）诊断条件

1. 临床表现　在前驱病毒感染后3周内出现心脏表现。

(1)前驱病毒感染包括上呼吸道感染、腹泻等。

(2)心脏表现包括严重乏力、心悸、胸闷头晕,甚至充血性心力衰竭、阿一斯综合征。第一心音减弱,舒张期奔马律、心包摩擦音、心脏扩大。

2. 心电图异常(上述感染3周内出现以下任何一项表现)

(1)窦性心动过速,房室传导阻滞,窦房阻滞或束支阻滞。

(2)多源、成对室性期前收缩,自主性房性或交界性心动过速,阵发性或非阵发性室性心动过速,心房或心室扑动或颤动。

(3)两个以上导联ST段呈水平或下斜型压低≥0.05mV,或ST段异常抬高或出现病理性Q波。

3. 心肌损伤参考指标异常

(1)血清CK-MB、TnI/TnT明显升高。

(2)超声心动图示心腔扩大或室壁活动异常;或核素心功能检查证实左室收缩或舒张功能减弱。

4. 病原学依据

(1)急性期于心内膜、心肌、心包或心包穿刺液中检测出病毒、病毒基因片段或病毒蛋白抗原。

(2)病毒血清抗体2份血清标本(取样间隔>2周)检测出同型病毒抗体,并且第2份血清抗体滴度较第1份升高4倍,或一次抗体效价≥640(320为可疑)。

(3)特异性病毒抗体IgM≥320。

(二)诊断标准

1. 临床诊断　具备诊断条件1、2、3中任意2项,并除外其他原因心肌病。

2. 病原学诊断　具备诊断条件4中第(1)项可确诊;仅有(2)、(3)项为拟诊。

诊断重症心肌炎需满足以下一项或多项表现。

(1)阿一斯综合征发作:心电图可表现为重度传导阻滞或快速心律失常。

(2)充血性心力衰竭伴或不伴心肌梗死样心电图改变。

(3)心源性休克。

(4)急性肾功能衰竭。

(5)持续性室性心动过速伴低血压发作。

(6)心肌心包炎。

3. 鉴别诊断　注意除外β受体功能亢进症、甲状腺功能亢进症、二尖瓣脱垂综合征及影响心肌的其他疾患,如风湿性心肌炎、中毒性心肌炎、冠心病、结缔组织病、代谢性疾病及克山病等。

(三)治疗原则

1. 卧床休息。无心脏形态功能改变者休息2周,3个月不参加体力活动;重症患者休息1个月,6个月内不参加体力活动。

2. 保护心肌疗法。进食富含维生素及蛋白质食物,或可应用维生素C、辅酶Q_{10}及曲美他嗪等药物。

3. 抗心力衰竭治疗。包括利尿剂、血管扩张剂、ACEI类药物等。

4. 抗心律失常治疗,必要时安装临时性或永久心脏起搏器。

5. 不主张早期应用糖皮质激素，有严重心律失常、难治性心衰、重症或考虑存在免疫介导心肌损害患者可慎重使用。

6. 非常规辅助治疗。包括中医中药或干扰素，有一定抗病毒、调节免疫力作用。

二、风湿性心脏炎

是急性风湿热最重要表现（占 60%～80%），可累及心内膜、心肌、心外膜及心包，甚至出现全心炎，同时可伴有急性风湿热心脏外表现。本病发病存在地域差异，发病率与该地区生活水平、居住条件及医疗卫生条件有关，详见风湿热相关章节。

病因尚不完全明确，目前主要假说认为：链球菌表面的 M 型黏蛋白与心肌细胞存在交叉抗原性，链球菌感染引起的机体变态反应一自身免疫损伤。

风湿性心肌炎病理特征性改变为心肌 Aschoff 结节，常见于室间隔、左室壁和左心耳。此外，还包括单核细胞浸润、血管炎及结缔组织退行性变。

（一）诊断标准

1. 临床表现

(1)心悸、乏力、气短及心前区不适等，重症者可有心力衰竭。

(2)体征：与体温不相称的心动过速，S_3 奔马律，瓣膜区杂音及心律失常。

(3)心脏外表现：发热、游走性关节炎、舞蹈病、皮肤病变等系统损害。

2. 辅助检查

(1)心电图、超声心动及心肌损伤标志物参见病毒性心肌炎相关表现。

(2)如合并风湿性瓣膜病，超声心动常见瓣膜瓣叶轻度增厚、脱垂。

(3)心脏反应性抗体阳性，抗心肌抗体吸附试验具有一定诊断价值。

(4)其他风湿热相关检查：ASO 阳性；ESR、CRP、C_3 升高等。

3. 鉴别诊断　急性风湿热 Jones 诊断标准参见风湿热相关章节

（二）治疗原则

1. 一般治疗　卧床休息，避免剧烈体育活动。

2. 控制链球菌感染　首选青霉素，每日 80 万～120 万 U 肌内注射，疗程 2～3 周。

3. 抗风湿治疗　轻症者可选用水杨酸制剂，重症者应用糖皮质激素。

三、其他类型心肌炎

1. 巨细胞性心肌炎　本病非常罕见，多呈爆发性，因嗜酸粒细胞和心肌细胞破坏导致多形核巨细胞出现，但并无肉芽肿形成。常导致进行性左心室功能衰竭并伴有心律失常。本病预后差，出现症状后平均存活时间 5.5 个月，89%患者死亡或行心脏移植。因此一旦病理活检证实为本病，应及早给予糖皮质激素、环孢素 A 等免疫抑制剂治疗，并准备心脏移植。

2. 过敏性心肌炎　药物引起过敏反应累及心脏所致，较为少见。常见药物为三环类抗抑郁药、抗生素（青霉素、头孢菌素、磺胺类）和抗癫痫药（氯氮平）等。起病年龄通常较大（平均 58 岁）并且同时服用多种药物，临床表现及心电图改变类似病毒性心肌炎，可有发热及肝功能损害。

3. 嗜酸粒细胞性心肌炎　以外周血嗜酸粒细胞异常增生和包括心脏在内的多数组织器官成熟嗜酸粒细胞浸润为特征，主要临床表现为瓣膜关闭不全、充血性心力衰竭、附壁血栓等。可伴发于系统性疾病，如嗜酸粒细胞增多症、Churg－Strauss 综合征和心内膜心肌纤维化症等；也可发生在寄生虫感染，如 Chagas 病、弓形虫病、血吸虫病等。急性坏死性嗜酸粒细胞性心肌炎是其中较为严重的一型，发病急、病死率高。本病通常有赖于病因治疗，有系统性损害者可应用糖皮质激素，心内膜心肌纤维化可考虑外科心内膜剥离。

4. 人类免疫缺陷病毒心肌炎　人类免疫缺陷病毒（HIV）非特异性心肌局灶性浸润所致，表现为左心功能障碍。发病机制尚不清楚，可能继发于 HIV 感染本身，也可能与其他机会病毒感染和交叉感染有关，或由药物治疗本身导致。

（丁平）

第六节　急性心包炎

急性心包炎：是由细菌、病毒、自身免疫、物理、化学等因素引起的心包脏层和壁层之间的炎症，病程一般不超过 2 周。

一、临床表现

临床症状常和疾病的病理特征有关。以纤维蛋白性为特征的以胸痛为主，可以随着病情而好转或转变为渗出性，此时胸痛逐渐缓解。如果急性心包类以渗出为主时，临床表现主要根据渗出的速度、渗出的量，严重者可导致心脏压塞、循环障碍或衰竭，出现呼吸困难、心悸等。

1. 胸痛　急性心包炎几乎总是以胸痛作为主诉，一部分可主诉气促、发热，如果合并全身性疾病症状可以被原发病掩盖。心包炎的胸痛，以锐痛为主，多位于左胸前区中央并可向上腹部放射，最具特征性的是放射至斜方肌脊，深吸气或平躺时胸痛可加重，坐位前倾时缓解。

2. 呼吸困难　急性心包炎以渗出为主者，心包积液快速增多或心包积液量大时最突出的症状和体征是，患者呈端坐呼吸、身体前倾、呼吸浅速、面色苍白、也可因压迫气管、食管而产生干咳、声音嘶哑及吞咽困难，以及发热和烦躁等。

3. 心包压塞　快速心包积液增加或大量心包积液，出现严重血流动力学障碍时，患者出现心动过速、血压下降、脉压变小和静脉压明显上升，也可由于迷走神经占绝对优势，出现心动过缓，心脏骤停等。

二、体格检查

1. 一般体征　无并发症的心包炎患者常可表现明显不适和焦虑，可有低热和心动过速，当出现循环障碍时，可有呼吸浅速、大汗淋漓、四肢发凉、面色苍白、口唇及指甲床发绀。

2. 心包摩擦音　是纤维蛋白性心包炎的典型体征，因为脏层心包和壁层心包接触、摩擦产生，心室收缩、心室早期舒张期充盈和心房收缩三个时相的嘎吱声，在胸骨左缘第 3、4 肋间最为明显，并向心尖部传导，坐位身体前倾、深吸气时明显。但随着炎症消失，或炎症以渗出为主时，心包摩擦音可以消失。

3. 奇脉　大量心包积液时，患者桡动脉搏动在深吸气时显著减弱或消失，呼气时复原的现象，血压测量时吸气时动脉收缩压较呼气下降 10mmHg 或更多。

4. 其他　心音遥远、颈静脉怒张、肝肿大、腹水、双下肢水肿，以及在左肩胛骨下出现浊音及左肺受压迫所引起的支气管呼吸音的心包积液征(Ewart 征),都说明心包积液较为显著。

三、实验室检查

1.血常规　血常规的变化取决于原发病,典型的急性感染性心包炎白细胞数可轻中度升高为(11～13)$\times 10^9$/L,伴轻度的淋巴细胞增多。明显的升高提示存在其他病因。

2.心肌酶和肌钙蛋白　急性心包炎无心肌炎或急性心肌梗死也可出现肌酸激酶同工酶、肌钙蛋白 I/T 的升高。并且心包炎患者有心肌酶升高者,几乎都有 ST 段抬高。但出现心肌酶升高,还应该积极排除急性心肌梗死、心肌炎。

3.心电图　心电图是诊断急性心包炎的重要的实验室检查,典型的除 aVR 导联外,弥漫性的 ST 段抬高,PR 段压低,亦呈动态变化。低电压和电交替提示大量的心包积液,同时常有窦性心动过速。

4.胸片　胸部 X 线检查对渗出性心包炎有一定价值,成人积液量大约 250mL(儿童小于 150mL),可见心脏阴影向两侧增大,心脏搏动减弱或消失。

5.心脏超声　对于纤维蛋白性心包炎超声心动图检查可正常,但对于判断渗出性心包积液的量有重要意义。心脏压塞时超声心动图有其特征性改变:右心房及右心室舒张期塌陷,吸气时右心室内径增大,左心室内径减少,室间隔左移等。

超声引导下行心包穿刺,不但提高了穿刺成功率及安全性,还可以动态观察心包积液量的变化。

6.CT 和 MRI 影像　对需要快速处理和治疗决策的虚弱患者不建议应用。CT 和 MRI 对于包裹性和局限性心包积液的诊断极有帮助。通过 CT 影像系数衰减可获得心包积液性质(血性、渗出、乳糜样)的线索。

7.心包穿刺　抽取心包积液行积液常规、生化、病原学培养和药敏、病理等检验,以明确病因。同时,心包穿刺可以缓解心脏压塞。也可经穿刺在心包腔内注入抗菌或化疗药物等。

8.心包镜和心包活检　有助于明确病因诊断。

四、诊断标准

根据临床表现、检验、X 线、心电图及心脏超声检查不难作出心包炎的诊断,但也应注意与以下疾病进行鉴别。

1.急性心肌梗死　急性心肌梗死常有胸痛,心电图也可见 ST 段抬高、心肌酶和肌钙蛋白升高,并且急性心肌梗死也可见于年轻人,所以出现胸痛时,首要鉴别的是此疾病。急性心肌梗死的胸痛,多为压榨样或烧灼样,可向肩背、颌下放射,伴大汗、恐惧感,心电图有缺血的动态变化、心肌酶和肌钙蛋白的特征性改变,心脏超声可见对应梗死部位的节段性运动障碍。

2.肺梗死　肺梗死为突然发病,呼吸困难、胸痛、烦躁不安、惊恐甚至濒死感,临床上酷似自发性气胸。患者可有咯血、低热和晕厥,常有下肢和盆腔血栓性静脉炎、骨折、手术后、脑卒中、心房颤动等病史,或者发生于长期卧床的老年患者,大面积肺梗死时可出现血压下降、休克等症状,检查结果 D－二聚体增高,血气分析可见氧分压下降,胸部增强 CT 及肺动脉造影可见动脉内充盈缺损改变。

3.主动脉夹层　多有结缔组织病(马凡综合征)、严重的高血压病病史,为剧烈胸痛,并向肩背部等处放射,同时发作时血压较高,可有全身出汗、恶心、呕吐等伴随症状,行主动脉 CT、超声检查可有阳性发现，心肌酶、心电图多无变化。但如果主动脉夹层涉及冠脉，也可以合并急性心肌梗死的发生，出现心肌酶、心电图变化。

还应该与肺炎、胸膜炎、带状疱疹等进行鉴别。如果急性心包炎以渗出为主，出现呼吸困难，应该与心衰、慢性阻塞性肺疾病等进行鉴别。明确急性心包炎诊断后，还应该进行病因学的鉴别。

五、治疗原则

急性心包炎的治疗与预后取决于病因，所以诊治的开始应着眼于筛选能影响处理的特异性病因，检测心包积液和其他超声心动图异常，并给予对症治疗。胸痛可以服用布洛芬 600～800mg，每日 3 次，如果疼痛消失可以停用，如果对非甾体抗炎药物不敏感，可能需要给予糖皮质激素治疗，泼尼松 60mg 口服 1d 1 次，1 周内逐渐减量至停服，也可以辅助性麻醉类止痛剂。急性非特异性心包炎和心脏损伤后综合征患者可有心包炎症反复发作成为复发性心包炎，可以给予秋水仙碱 0.5～1mg，1d 1 次，至少 1 年，缓慢减量停药。如果是心包积液影响了血流动力学稳定，可以行心包穿刺。病因明确后应该针对病因进行治疗。

（丁平）

第七节 肝性心肌病

肝硬化患者由于外周阻力下降、动脉压降低、静息心排血量增加，常处于高动力循环状态，致心肌收缩、舒张功能受损，这种潜在的心肌损害在静息时往往没有明显心功能不全的表现，但在生理、病理、药理、手术等应激情况下即可诱发心力衰竭或猝死，此种现象称为肝硬化心肌病（CCM），是肝硬化的并发症之一，近年逐渐受到临床的重视。心功能不全或心功能障碍（cardiac dysfunction）理论上是一个更广泛的概念，伴有临床症状的心功能不全称之为心力衰竭（简称心衰）。

半个世纪前人们已认识到慢性肝脏疾病患者合并有全身血流动力学的异常，发生心肌损伤。早期 Wuhrman 就提出“肝源性心肌病”这一概念，并认为这一心肌功能障碍在长期持续性血清蛋白比例失调时更易发生，特称之蛋白失调性心肌病。此后发现，这种心肌功能障碍多见于高动力循环状态的肝硬化患者，故临床上统称为 CCM。

1953 年 Kowalski 和 Abelmann 首次发现肝硬化患者中有 1/3 患者伴心排血量增加、心血流量增加、外周血管扩张及阻力降低的高动力循环状态。外周血管扩张可引起多种病理变化，包括组织缺氧、功能性肾和肺衰竭、门静脉高压，甚至脑水肿，因此，外周血管扩张一直是研究的焦点。近 30 年来许多研究发现心功能损伤与肝硬化有关联，对心脏功能的研究才得以重视。最初主要研究酒精性肝病，发现有心排血量增加，但在生理及药理应激状态下心脏收缩力减低，当时认为这是酒精对心肌的毒性作用，一直把心功能受损归因于亚临床或明显的酒精性心肌病，忽略了非酒精性肝硬化患者心脏功能改变。然而最近的几个研究显示，在非酒精性肝硬化的患者及动物模型中亦出现应激状态下，心肌收缩力减弱，左心室收缩功能受损。Liu 等研究发现，有 7%～20%肝硬化患者在施行肝移植术后并发心力衰竭而死亡。近来认为 CCM 可能是肝硬化患者出现腹水、曲张静脉破裂出血、大手术或肝移植术后死亡率增加的重要原因。CCM 的临床症状轻微或隐匿，很少引起临床医生关注，但一旦有增加患者心脏负荷情况出现，如经颈静脉肝内门体分流术(transjugular intrahepatic portosystemic shunt,TIPS)、肝移植、急性肝衰竭行血液透析、血浆置换时，发生心衰或猝死的概率明显增加。而心衰是由于任何心脏结构或功能异常导致心室充盈或射血能力受损所致的一组复杂临床综合征，为心脏病的严重和终末阶段。因此，早期发现、正确认识、积极防治 CCM 尤为重要。

一、病因和发病机制

CCM 病因并不十分确切，既往认为可能与各型病毒性肝炎有关，肝炎病毒直接侵犯心脏，免疫复合物致心脏损害，严重凝血障碍、严重继发感染、贫血、代谢病及蛋白质一热量缺乏均可造成心肌损伤。但近年来许多研究表明，肝硬化心肌病的心功能不全与肝硬化的病因无关，其发病机制是多步骤、多因子相互作用所致，其可能的发病机制如下。

(一)β一肾上腺素受体及受体后功能障碍

众所周知，β一肾上腺素受体(β一adrenalin receptor，β一AR)和受体后信号传导通路在调节心脏收缩功能中起重要作用。当 β一AR 兴奋时，激活膜限制性异三聚 G 蛋白，形成受体 G 蛋白三磷酸鸟苷复合物，激活腺苷酸环化酶，使腺苷三磷酸转化为腺嘌呤核苷酸，进而激活腺嘌呤核苷酸依赖性蛋白激酶 A，促进蛋白质磷酸化，激活 Ca^{2+} 通道，Ca^{2+} 内流，引起心肌收缩。因此，β一AR 信号转导通路的任何异常变化均能导致心肌收缩功能异常。Genbes 等首先报道肝硬化患者外周血淋巴心包膜表面 β一AR 密度明显降低，因体内心肌细胞和淋巴细胞膜表面 β一AR 密度相一致，因此推测肝硬化患者细胞膜 β一AR 密度下降。因为活体心肌组织不易获得，尸检标本又不能如实反映生前状态，即应用结扎胆总管致大鼠肝硬化模型进行 CCM 肾上腺素能受体功能研究。Ma 等系列研究发现肝硬化鼠 β一AR 密度下降 21%，β 受体敏感性下降，而亲和力没有变化；肝硬化心肌收缩力减弱的原因除 β 受体数量下调外，与 β一AR 传递功能的改变和鸟嘌呤核苷酸鸟苷结合蛋白(G 蛋白)的表达减弱有关。证实了肝硬化心肌病患者中受体的功能及受体的密度均有不同程度的下降，受体数量、质量和信号传导过程的改变都会响心肌收缩功能。人体研究亦表明肝硬化患者对正性肌力药物反应下降，给予 $β_1$ 受体激动剂后心肌正性变时变力效应降低。

毒蕈碱胆碱能受体 M_2 型也参与心肌收缩功能的调节。心室的正常收缩是由于刺激 β一AR 和抑制性毒蕈碱胆碱能受体 M_2 型相互作用的结果，M_2 型受体过度活化可引起心脏收缩功能受损。Kakimoto 发现肝硬化患者 M_2 型受体密度和亲和力并无改变，但此受体的整个抑制功能是降低的，表明与受体后效应的改变有关，这些改变也许是对 β一AR 传导通路受损的一种代偿作用，M_2 型受体过度活化并非是肝硬化心肌病的病因。

(二)细胞膜生理特性的改变

生物细胞膜有许多受体，包括 β 肾上腺素能受体，这些受体使其具有合适的功能。细胞膜物理特性的改变与 β一AR、G 蛋白功能相互作用，相互影响，在膜受体功能的正常发挥中起重要作用。研究发现，肝硬化患者和动物模型的心肌细胞、红细胞和肝脏细胞膜流动性下降，膜的胆固醇含量增加，即可引起 β一AR 介导的腺嘌呤核苷酸产生减少 40%，如果借助实验方法使膜的流动性恢复正常，则腺嘌呤核苷酸(cAMP)生成也正常，提示 β一AR 功能的发挥部分依赖于细胞膜流动性。

异常的胞膜对离子交换功能发挥显著作用，研究报道，减少心肌细胞膜的液体流动性，可

导致 K^+ 通道和缝隙连接异常，导致 QT 间期延长，引起心律失常，Bernaidi 等在临床上证实，QT 间期延长与肝硬化病因无关，但与肝硬化的严重程度（按 Child－Pugh 分级，表 8－9）和血浆去甲肾上腺素浓度有关。

表 8－9　肝硬化患者 Child－Pugh 分级标准

临床生化指标	分数		
	1	2	3
肝性脑病（分级）	无	1～2	3～4
腹水	无	轻度	中度
SB(μmol/L) 血清胆红素	＜34	34～51	＞51
白蛋白(g/L)	＞35	28～35	＜28
凝血酶原时间延长(s)	＜4	4～6	＞6

注：在 PBC 患者评分时对 SB 的标准提高，SB(μmol/L)17～68 为 1 分，68～170 为 2 分，＞170 为 3 分；总分 Child－Pugh A 级为 5～6 分，B 级为 7～9 分，C 级≥10 分。

（三）离子通道的改变

1. K^+ 通道的异常　在胆管结扎肝硬化大鼠模型的离体心室肌细胞中，发现全部 3 种 K^+ 通道均出现钾电流密度的降低，即 Ca^{2+} 非依赖型一过性外向钾电流、延迟整流型钾电流及内向整流型钾电流。钾电流密度的降低导致肝硬化大鼠的基础动作电位持续时间延长。这一观察结果在一定程度上可以解释肝硬化患者出现的 QT 间期延长。其中，内向整流型钾电流被认为是哺乳动物心肌细胞维持静息电位的最主要离子电流，在晚期除极化中发挥作用，可影响细胞内 Ca^{2+} 的浓度，从而影响心肌细胞收缩力。

2. Ca^{2+} 通道的异常　心肌细胞收缩依赖 Ca^{2+} 经 L－型 Ca^{2+} 通道内流激活肌浆网释放 Ca^{2+}，在长期反复的兴奋－收缩耦联过程中，Ca^{2+} 浓度的动态变化是质膜 L－型通道和肌浆网之间相互协作的结果。在胆管结扎肝硬化大鼠模型的心肌细胞上发现，L－型 Ca^{2+} 通道蛋白表达下降，内向 Ca^{2+} 流峰值明显减少，Ca^{2+} 的初始内流和 Ca^{2+} 刺激的 Ca^{2+} 释放均有所减少。对肝硬化心肌跨膜电位研究表明 Ca^{2+} 通道电流强度始终较低，异丙肾上腺素刺激后的电流强度最大值也明显下降，故认为肝硬化心肌病心肌收缩力降低的原因在于 Ca^{2+} 通道调节系统功能异常。

3. Na^+/Ca^{2+} 交换泵的作用　Na^+/Ca^{2+} 交换泵是 Ca^{2+} 内流和外流维持平衡的重要因素。Na^+/Ca^{2+} 交换泵存在于质膜上，每次能够交换 3 个 Na^+ 和 1 个 Ca^{2+}（或 4 个 Na^+ 和 1 个 Ca^{2+}）。虽然还有一小部分 Ca^{2+} 通过质膜上的 Ca^{2+} 泵转运，但 Na^+/Ca^{2+} 交换泵是维持细胞内 Ca^{2+} 浓度稳定的最主要因素。由于过量的 Ca^{2+} 内流可导致心肌细胞凋亡，提示 Na^+/Ca^{2+} 交换泵的功能异常可能是 CCM 形成的因素之一，但这一猜想还有待进一步研究进行论证。

（四）内源性大麻素

内源性大麻素（endocannabinoids）是一种脂样物质，可通过作用于血管内皮细胞上的内源性大麻素受体 1（cannabinoid receptorl，CB1）产生血管舒张效应。实验表明，肝硬化模型小鼠单核细胞中内源性大麻素样物质花生四烯酸氨基酒精（anandamide，AEA）表达增加，而给健康小鼠输注肝硬化小鼠的单核细胞，可引起前者平均动脉压下降，同时给肝硬化小鼠使用 CB1 拮抗剂（AM251）后，能增加小鼠总外周阻力、减少肠系膜血管流量和降低门静脉压力。在心脏方面，内源性大麻素可诱导肝星状细胞凋亡，对心肌收缩具有负性变力效应，并减少冠状动脉灌注压，而 CB1 拮抗剂（AM251）可消除此种效应。Gaskari 等研究发现，CB1 拮抗剂能够恢复离体肝硬化小鼠左心室乳头肌收缩反应能力。上述结果表明 CCM 发病机制与局部内源性大麻素的产生增强有关，它是通过 CB1 做出响应的路径。

（五）肝功能不全和体液因子的抑制作用

肝硬化患者免疫力下降，肠道黏膜屏障功能缺损，肠道细菌移位，易合并感染。同时，由于肝细胞功能不全与门静脉侧支循环存在，各种生物活性物质灭活减少，有毒物质未经肝脏灭活直接进入体循环，导致各种心脏抑制物如内毒素、一氧化氮（NO）和细胞因子浓度的增加，产生心脏抑制作用。细胞因子如白细胞介素 6、白细胞介素 8、肿瘤坏死因子 α 浓度的增加，说明炎性信号参与了代偿性特别是失代偿性肝硬化的发病机制。有些因子能激活诱导型一氧化氮合成酶（NOS），诱导心肌细胞产生过多 NO，使心脏收缩功能减弱。研究发现，NO 可使心脏乳头肌收缩力降低，如果将乳头肌先用 NOS 抑制剂处理，其收缩性又会明显提高。心肌细胞收缩是依赖 Ca^{2+} 通过 L－型通道内流激活肌浆网释放 Ca^{2+}，研究还发现 NO 能抑制 cAMP 刺激 β 肾上腺素，激活鸟苷酸环化酶，进而阻碍细胞外的 Ca^{2+} 通过 L－型通道内流，心肌 Ca^{2+} 内流减少，心肌收缩力下降，这些研究证实了 NO 在 CCM 发病机制中扮演着重要角色。此外，胆盐、胆汁酸也是抑制心脏收缩活性的因素之一。

（六）高动力循环状态

肝硬化患者除表现低血流灌注和代谢改变外，还表现高动力循环状态。由于循环血容量增加，心排血量及每搏量增加，也能引起心室容量负荷增加，长期的心脏超负荷导致心肌收缩力减弱，心室扩大和心肌细胞增生肥大，晚期可致心脏舒张功能障碍。

（七）心外因素一自主神经功能紊乱

肝硬化患者存在交感和副交感自主神经系统功能障碍，从而影响心功能的调节。交感神经系统活性升高，神经冲动频率和循环儿茶酚胺浓度增加。持续高浓度的去甲肾上腺素对细胞的作用和交感神经活性增强导致了心肌和 β 肾上腺素受体功能损害，引起心肌损伤，心肌收缩能力抑制。交感过度激活的主要触发机制是由于动脉血压下降和肝功能障碍介导的加压感受器刺激，以及由于中央和周围血容量下降介导的容量感受器刺激所致。各种心血管反射实验均证明了肝硬化患者交感和副交感自主神经系统功能障碍程度取决于病情的严重程度，与肝硬化 Child－Pugh 分级呈正相关。自主神经系统功能紊乱激活了肾素一血管紧张素一醛固酮系统（rennin angiotension aldosterone system，RASS），导致加压素和内皮素－1 水平提高，调节了血流动力学循环；体内醛固酮含量增加，导致心肌纤维化和心室重构，引起心肌病；同时醛固酮也加重肝纤维化，促使肝功能恶化。因此，近年来人们比较强调迷走神经紊乱对 CCM 的重要性。但肝硬化患者何处自律功能失调尚不清楚，可能是因外周神经的损害和激素的神经传递改变影响了中枢神经系统。

二、病理生理改变

CCM 是肝硬化的严重并发症之一，肝硬化是各种慢性肝病发展的晚期阶段，病理上以肝脏弥漫性纤维化、再生结节和假小叶形成为特征，其病理生理改变详见相关章节。心脏方面的病理生理改变如下所述。

（一）CCM 的心肌组织学表现

CCM 的心肌病理变化主要表现为心肌肥厚和超微结构的改变，包括心肌细胞肥大、心肌细胞水肿、渗出、纤维化、空泡变性、点状出血、色素沉着等。Lunseth 尸检 108 例肝硬化，其中 37 例既往无其他心脏病史如瓣膜病、缺血性心脏病和高血压等，在这 37 例中 32%有心肌肥厚，且多发生于肝硬化早中期，心室扩大尤其是左心室扩大较常见。肝硬化动物模型也有类似表现。85 例肝硬化患者尸检结果表现，39 例有心脏损伤，包括心肌间质水肿、点状出血、纤维断裂、心肌坏死、心外膜点状出血、心包积液和心室肥厚增大等，其中 72%的肝炎后肝硬化有相应临床表现，多数患者生前临床症状不明显，一般无心功能不全的表现，心电图改变不明显，晚期可出现心力衰竭和各种心律失常。但尚未表现 CCM 的特异组织病理学表现。

（二）心脏形态结构的异常

在肝硬化早期，心脏并无形态结构上的异常。大量临床研究证实在肝硬化晚期可出现左心房心腔变大和心壁变薄，以及左心室扩大与肥厚，而右心房与右心室的直径和壁厚度均正常。135 例肝硬化患者尸检研究发现，43%有心脏宏观解剖异常，特别是左心室肥厚。另有研究表明，肝活检为肝纤维化的患者有一部分表现左心室室壁增厚，且在 Child－Pugh A 级时即有心室壁增厚。

（三）心脏功能的异常

肝硬化患者的心功能变化有以下四个特点：①基础心排血量增加。②收缩和舒张功能减退。③电生理异常。④对直接β刺激反应能力下降。

1. 心脏收缩功能改变　肝硬化患者表现为高动力循环状态，心排血量增加，心率加快，血容量增加，动脉血压和全身血管阻力下降。应用彩色多普勒超声检查发现肝硬化患者处于静息状态时，左心室短轴缩短率、心排血量明显高于正常人，左室射血分数正常，甚至有所提高，但在运动、手术、精神刺激或药物等引起的应激状态下，心搏指数、左心室射血分数(left ventricular ejection fraction，LVEF)均下降，潜在心肌损害表现出来，甚至导致心力衰竭。在生理应激状态下，Grose 等研究表明正常对照组在极量运动时心排血量增加达 300%，而肝硬化患者仅增加 97%，同时心室收缩和舒张末期容积均增加。另外，射血前期时间与左室射血时间之比(PEP/LVET)是反映左心室收缩功能的重要参数，当收缩功能降低时，PEP/LVET 增加。Bernardi 等证明肝硬化患者在静息和运动状态下该比值均增加，增加程度与肝硬化的严重性成正比，有腹水的患者增加最明显。但有研究表明，最严重的心功能不全多发生在肝硬化失代偿期，心衰的程度与肝功能损害的病因和严重程度没有直接的关系。

正常心肌受到β肾上腺受体刺激时，变时作用和变力作用都增强，但肝硬化患者对此刺激的反应受到限制。研究表明，给予β受体激动剂（多巴酚丁胺）后，肝硬化患者心搏量无增加，而给予去甲肾上腺素后，患者心排血量的增加亦低于对照组；肝硬化患者心率增加 25 次/min 时所需的异丙基肾上腺素量显著高于正常对照组，说明肝硬化患者对β受体激动剂的正性肌力和增加心率的反应性均降低。

2. 心脏舒张功能的减退　舒张功能不全是 CCM 的早期表现，甚至在收缩功能正常时即可出现。Valeriano 等通过二维多普勒超声测量 E 峰、A 峰、E/A 值及 E 峰减速时间来评价舒张功能，结果发现肝硬化患者较对照组左心室舒张末期容积、左心房舒张末期容积、舒张晚期血流速即 E 峰、A 峰时间和 E 峰减速时间均增加，而 E/A 值降低，心率和左心室射血分数无差别，这反映肝硬化患者存在舒张功能障碍。Wong 等也报道肝硬化患者运动能力下降与心肌肥厚、心室顺应性下降致舒张功能障碍有关。肝硬化患者左心室壁肥厚、顺应性下降、心肌重构是导致心脏舒张功能不全较明确的主要病理改变。此外，大量腹水、横膈抬高及某些体液因子的变化也被认为与心肌舒张功能异常相关。舒张功能的减退与肝脏损害的严重性、门静脉压力的升高及病程的长短呈正相关。

3.心电生理异常　肝硬化患者心肌细胞膜流动性异常，可导致 K^+、Ca^{2+} 等离子通道功能异常，从而引起心脏传导功能异常，复极延迟，导致心肌电生理异常。在排除冠心病、高血压、糖尿病、高血脂、电解质紊乱等情况的肝硬化患者中，心电图异常的发生率依然高达 46.7%，且异常者和正常者的预后有显著差异。肝硬化患者心电传导异常主要表现为以下几方面。

(1)心电图 QT 间期延长：是最为常见的异常表现之一，并与肝硬化 Child－Pugh 分级、门静脉高压、门体分流、血浆去甲肾上腺素水平及患者生存预后显著相关，肝移植术后或予 β 受体阻滞剂治疗后 QT 间期可恢复正常。有学者认为 QT 间期延长是肝硬化心肌病的重要标志之一。QT 间期延长可导致严重室性心律失常，因此肝硬化患者猝死可能与 QT 间期延长有关。

(2)变时性功能不全：肝硬化患者在生理、病理、药理等应激情况下，心功能调节能力迟钝，不能满足机体的需要。在出血、运动及各种交感神经系统兴奋等情况下，常表现为心率不能相应上升，从而不能代偿机体的需要。

(3)心肌电机械协调障碍：可表现为心电图上的收缩期电位和血流动力学上的收缩期时间存在差异。Henriksen 等同步监测心电图及用 SwanGanz 漂浮导管检测动脉血压发现，心电收缩期(QT 间期)和机械收缩期(从动脉血压开始升高到主动脉瓣关闭为止)之间存在正相关。肝硬化患者心电收缩期时间和机械收缩期时间的差值显著延长，而且 QT 间期延长者电机械时间差异显著大于 QT 间期正常者，提示肝硬化患者尤其是肝硬化心肌病患者存在心肌电机械协调障碍。

三、临床表现

(一)症状

肝硬化起病隐匿，病程发展缓慢，除少数因短期大片肝坏死，数月后发展为肝硬化外，多数可隐伏数年甚至 10 年以上。因此，肝硬化心肌病早期可无症状或症状轻微，多数患者仅有乏力、食欲减退、腹胀不适等肝硬化代偿期的非特异性表现，心血管临床表现并不明显。随着病情逐渐发展，至肝硬化失代偿期，因肝功能衰退及门静脉高压，各种并发症相继出现，临床表现逐渐增多，常见的如食欲缺乏、体重减轻、腹胀、腹水、肝区隐痛、易腹泻、出血倾向、内分泌紊乱、上消化道出血及贫血等。

中晚期肝硬化患者的 CCM 表现也可以不明显(很可能是因为外周血管舒张显著降低了左心室后负荷，掩盖了心力衰竭的表现)，少数患者因心脏处于高动力循环状态，可出现胸闷、心悸、气短。由于手术、TIPS 或腹腔静脉分流术、原位肝移植等增加有效血容量和心脏前负荷，会产生频繁、短暂而明显的充血性心力衰竭，出现明显的临床症状。患者因心排血量不足出现乏力、疲倦、头晕、胸闷、心悸、不同程度的心前区绞痛和呼吸困难。较轻者表现为上楼时呼吸困难、憋气，继而发展为劳力时呼吸困难，严重者休息或平卧时亦可出现气短感。而劳力性呼吸困难是急性左心衰竭最早出现的症状，端坐呼吸和夜间阵发性呼吸困难则是左心衰竭的典型表现。严重左心衰竭时，因血液进行再分配，肾血流量最先明显减少，可出现少尿及肾功能损害的症状。

（二）体征

1. 肝硬化体征　肝病病容、蜘蛛痣、肝掌、黄疸、腹壁静脉以胳为中心显露至曲张、移动性浊音阳性、伴或不伴下肢水肿。肝脏早期肿大可触及，质硬而边缘钝；后期缩小，肋下常触不到。半数患者可触及中度肿大的脾脏，少数为巨脾。

2. 高排低阻性血流量的表现　皮肤温暖干燥、脉速、脉压增大；心力衰竭患者肺毛细血管压增高，液体渗出到肺泡而出现肺部湿啰音，随着病情进展，肺部啰音可从局限于肺底部直至全肺。急性左心衰开始可有一过性血压升高，若病情不缓解，血压可持续性下降直至休克，两肺布满湿啰音和哮鸣音，心尖部第一心音减弱，频率快，舒张早期奔马律。慢性左心衰竭的患者常有心脏扩大、肺动脉瓣区第二心音亢进及舒张期奔马律。因常不累及右心功能，故少见颈静脉怒张、肝颈静脉回流征阳性、水肿等体循环淤血表现。

四、实验室和其他检查

（一）心电图

心电图是诊断心肌缺血和心律失常最重要的一项无创伤性检查技术。多数早期心电图无异常，晚期可表现为左心室肥厚、房性或室性心律失常、传导阻滞、STT 改变及 QT 间期延长，其中以 QT 间期延长表现为主，见于 50%的肝硬化患者，是心脏性猝死危险性增加的预测指标。

（二）X 线检查

X 线可根据心脏扩大的程度和动态改变间接反映心脏功能状态。心力衰竭时胸部 X 线可表现为肺淤血，心影正常或增大；肺淤血的有无及其程度直接反映左心衰竭的严重程度。早期肺静脉压增高时，肺门血管影增强，上肺血管影增多与下肺纹理密度相仿，甚至多于下肺。肺动脉压力增高时可见右下肺动脉增宽，进一步出现间质性肺水肿可见肺野模糊，两肺野下部肋膈角可见密集而短的水平线（Kerley B 线），Kerley B 线是慢性肺淤血的特征性表现。慢性左心衰竭还可见肺叶胸膜增厚或少量胸腔积液。急性肺泡性肺水肿时肺门呈蝴蝶状，肺野可见大片融合的阴影。

（三）超声心动图

超声心动图比 X 线更准确地提供各心腔大小变化，同时通过评估心脏收缩和舒张功能，提供重要的预后信息。新的检查技术如二维负荷超声心动图不但检测左心室亚临床功能障碍，还可评价冠状动脉心脏病患者血管重建前心肌的存活力。组织多普勒成像（tissue Doppler imaging，TDI）是相对较新的超声心动图技术，可用于评价心肌的纵向功能，从二尖瓣环水平特定区域的速度曲线上测量收缩期和舒张早、晚期峰值速度，即 s′、e′、a′，分别反映左心室收缩和舒张功能的轻微变化。

1. 收缩功能　以收缩末及舒张末的容量差计算 LVEF，虽不够精确，但方便实用。正常 LVEF＞50%，LVEF≤40%为收缩期心力衰竭的诊断标准。肝硬化心肌病患者静息时 LVEF、左心室短轴缩短率、心排血量明显高于正常人，但处于应激状态（如运动、手术、精神刺激）时，心搏指数、左心室射血分数均下降，静息 LVEF＜55%。

2. 舒张功能　肝硬化患者的舒张功能障碍最易于通过多普勒超声心动图诊断。心动周期中舒张早期心室充盈速度最大值为 E 峰，舒张晚期（心房收缩）心室充盈最大值为 A 峰。正常人 E/A 值不应＜1.2，中青年应更大。大约一半的肝硬化心肌病患者有二尖瓣血流的改变、心肌僵硬度增加。发生舒张功能障碍时,E 峰下降,A 峰增高,E/A 值降低<1.0,舒张早期充盈延迟,减速时间延长>200ms,等容舒张时间延长>80ms,这些改变在肝硬化腹水患者中尤为明显。对晚期肝硬化患者超过 5 年的随访研究提示,低 E/A 值的患者需要肝移植治疗或死亡的风险增加,特别是伴大量腹水或发生肝肾综合征时。

(四)心脏磁共振

心脏磁共振(cardiac magnetic resonance imaging,CMRI)是诊断 CCM 新的辅助方法,比超声心动图有一些潜在的优势,尤其是在肥胖患者中。CMRI 可检测出左心室功能障碍发生前的亚临床心肌变化,并有检测心肌水肿的独特能力,还可用于应变率成像。心肌 T_1 值图像是一种识别患者心肌病风险的新技术,弥漫性心肌纤维化或浸润性疾病时 T_1 值增加,急性心肌损伤,如心肌炎时,在 T_2 加权图像(T_2WI)上亦可见心肌信号强度增加。因此,CMRI 被认为是测量左心收缩功能的金标准,是诊断 CCM 有用的临床工具。

(五)放射性核素心肌显像

放射性核素心肌显像是一项操作简单、用途广泛且无创的检查方法,可以反映病变心肌的血流灌注、代谢、神经受体分布,以及坏死、凋亡等引起的心肌损伤方面的信息,可以提供临床所需的心力衰竭患者的病理生理信息、心肌病变范围和预后、心衰的病因诊断及评估心室功能等作用。

(六)心脏生物标志物

心脏生物标志物包括心钠肽(atrial natriuretic peptide,ANP)、B 型钠尿肽(B－type brain natriuretic peptide,BNP)及 N 末端 B 型钠尿肽(NT pro－BNP)。

正常情况下,ANP 主要储存于心房内。当心房压力增高,房壁受牵引时,ANP 分泌增加,其生理作用为扩张血管,增加排钠,对抗肾上腺素、肾素－血管紧张素等的水钠潴留效应,ANP 升高可作为失代偿期肝硬化患者容量过多的标志。正常人 BNP 主要储存于心室肌内,其分泌量亦随心室充盈压的高低而变化,BNP 的生理作用与 ANP 相似。心衰时心室壁张力增加,心室肌内不仅 BNP 分泌增加,ANP 的分泌也明显增加,使血浆中 ANP、BNP 及 NT pro－BNP 水平升高,其增高的程度与心衰的严重程度呈正相关。因此,可作为评定心衰的进程和判断预后的指标。BNP 及 NT pro－BNP 能敏感和特异地反映左心室功能的变化,在肝硬化代偿期出现无症状性肝源性心肌病时,BNP 和 NT pro－BNP 水平升高,与肝功能 Child－Pugh 积分呈正相关,升高的水平与肝硬化严重程度、心肌肥厚程度、心脏功能受损程度及预后有关,因此,BNP 和 NT pro－BNP 不仅是筛选 CCM 的敏感指标,对预测肝硬化进展也有一定价值。

(七)肌钙蛋白 I

肌钙蛋白 I 是细丝相关的心肌细胞蛋白质,反映了心脏损害,部分肝硬化患者可出现肌钙蛋白 I 升高,并有心室搏出量及左心室质量指数明显下降,表明有亚临床心肌损害存在。

五、诊断与鉴别诊断

(一)诊断

CCM 是肝硬化严重的并发症之一,因为临床表现隐匿,缺乏特异性及敏感的诊断方法,使得早期诊断较为困难。临床首先需排除其他原因导致的心功能异常,如高血压心脏病、冠状动脉粥样硬化性心脏病、酒精性心肌病等。2005 届蒙特利尔世界胃肠病学会议专家组对

CCM 定义为：无心脏疾病的肝硬化患者出现心功能不全，表现为对刺激的收缩反应性下降和（或）舒张松弛改变，并伴有电生理异常。诊断标准和支持标准如下所述：

1. 诊断标准

（1）收缩功能障碍：①在运动、容量负荷或药理应激状态下心排血量减少与心肌运动迟钝。②静息时左心室射血分数<55%。

（2）舒张功能障碍：①E/A 值（校正年龄）<1。②减速时间延长>200ms。③等容舒张松弛时间延长>80ms。

2. 支持标准 ①电生理异常。②变时性反应异常。③电机械分离/不同步。④QT 间期延长。⑤左心房增关。⑥心肌重量增加。⑦BNP 和 NT pro－BNP 升高。⑧肌钙蛋白 I 升高。

（二）鉴别诊断

1. 肝心综合征（HCS） 是由肝脏疾病引起的心悸、心绞痛、心功能不全、心律失常及心电图显示心肌缺血性改变等一系列心脏临床症候群。HCS 是一种功能性异常，经合理治疗，多数随肝炎的好转而好转，预后良好。

2. 心源性肝硬化 既往无肝硬化病史，是在心脏病基础上，慢性充血性心力衰竭反复发作或缩窄性心包炎等引起的肝淤血、肝细胞坏死及结缔组织增生所致肝硬化，心衰症状表现在前，且表现突出，其预后相对较好，主要取决于原有心脏疾病的严重程度，经合理积极治疗，多数随着心功能的改善，肝功能好转。

3. 慢性肝病伴发冠心病 患者在患有慢性肝病的同时，常有心绞痛病史及冠心病危险因素（如年龄较大、高脂血症、糖尿病、高血压、肥胖、吸烟及家族史等），心脏彩超可见左心室节段性运动异常；冠状动脉 CT 血管成像或冠状动脉造影显示冠状动脉狭窄≥50%，可以肯定诊断，冠状动脉造影是冠心病诊断的金标准。

4. 慢性肝病伴发病毒性心肌炎 患者在患有慢性肝病的基础上，常有急性起病过程，心肌炎症状及体征较突出，心电图有心肌缺血或心律失常，心肌酶学检测有助明确诊断。

六、治疗

（一）治疗要点

在肝硬化早期，CCM 在没有心血管应激的稳定情况下，多没有明显的心功能异常表现，稍有亚临床的舒张和收缩功能异常可不需要积极抗心衰治疗。因为显著的外周血管扩张，肝硬化患者几乎通过“自动保护”避免了发展为严重或明显的心衰。但在引起显著心脏应激的情况下，如败血症、外科手术或 TIPS 置入，心室储备的临界状态可能无法掩盖，从而由潜伏状态转化为严重的心力衰竭。因此，防治的关键在于临床医生要加强对 CCM 的认识，尤其是在肝硬化患者进行 TIPS、肝移植等手术和药物治疗应激状况下，必须密切观察患者心功能的情况，积极防治肝硬化这一“潜在”并发症。目前尚无特殊的治疗方法可以推荐，对 CCM 患者的管理和治疗措施与一般的心衰类似，主要是针对慢性心衰的治疗策略。根据心衰发生的时间、速度、严重程度可分为慢性心衰和急性心衰。急性心衰系因急性的严重心肌损害或突然加重的负荷，使心功能正常或处于代偿期的心脏在短时间内发生衰竭或使慢性心衰急剧恶化。临床上以急性左心衰常见，表现为急性肺水肿或心源性休克。慢性心衰有一个缓慢的发展过程，一般均有代偿性心脏扩大或肥厚及其他代偿机制参与。依据 LVEF，可分为射血分数降低性心衰(收缩性心衰)和射血分数保留性心衰(舒张性心衰)。临床上常用纽约心脏学会(NYHA)的心功能分级(表8-10)来判断心衰程度、评估治疗效果及预后评定。根据心衰的不同状态和程度进行个体化治疗。CCM经过药物治疗或在肝硬化治疗后,心功能可能有所改善,但这方面还需要进一步的研究。

表8-10 NYHA心功能分级

Ⅰ级	活动不受限。日常体力活动不引起明显的气促,疲乏或心悸
Ⅱ级	活动轻度受限。休息时无症状,日常活动可引起明显的气促、疲乏或心悸
Ⅲ级	活动明显受限。休息时可无症状,轻于日常活动即引起显著的气促、疲乏或心悸
Ⅳ级	休息时也有症状,稍有体力活动症状加重。任何体力活动均会引起不适。如无需静脉给药,可在室内或床边活动者为Ⅳa级,不能下床并需静脉给药支持者

(二)病因治疗

1.原发病治疗　肝硬化患者原发病多见于慢性乙型病毒性肝炎、丙型病毒性肝炎、酒精性肝硬化。

2.肝移植　是终末期肝脏疾病最有效的治疗方法,对于CCM患者是否接受肝移植治疗,目前存在较大争议。随着一个新的肝脏植入,心脏毒性和血管活性物质循环浓度下降,肝移植将改善循环状况,包括高血流动力循环。有些学者发现,在肝移植术后,心排血量增加可持续存在直至2年,而其他学者报道,高血流动力循环可有即刻减轻。因此,在肝移植术后血流动力学适应时间还不是十分清楚。肝移植术前,大约2/3的肝硬化患者有自主神经功能紊乱,肝移植术后得到改善,大约一半的患者QT间期延长可逆转,但也有少数患者在肝移植术后QT间期恶化。肝移植通过多种机制影响心功能,有报道肝移植术后因心衰死亡者高达7.3%。这是由于心脏前负荷的突然减少,手术过程明显增加了心脏负担,导致心排血量下降;加之手术期间血液及液体的丢失进一步降低了心排血量,移植物再灌注导致术后再灌注综合征和心脏不稳定的发生,导致动脉血压及心率下降,相当数量的患者出现了肺水肿,这使得肝移植在围手术期对肝硬化患者的心脏造成了相当大的压力。但有学者认为,尽管肝移植对于CCM患者而言是一个重大的应激事件,移植术后短期可能有心功能恶化的危险,但从长期来看,肝移植后患者E/A值、心肌肥大、QT间期延长均有所改善,并能逆转已改变的心脏结构和功能。因此,多数学者认为肝移植可能是肝硬化心血管并发症的最佳治疗手段,有改善甚至治愈CCM的可能,积极防治心衰这一“潜在”并发症是关键。

(三)心衰的治疗

1.一般治疗

(1)去除诱发因素:各种感染(尤其上呼吸道和肺部感染)、心律失常(尤其伴快速心室率的心房颤动)、电解质紊乱和酸碱失衡、贫血、肾功能损害、过量摄盐、过度静脉补液及应用损害心肌或心功能的药物等均可引起心力衰竭恶化,应及时处理或纠正。

(2)氧疗:可用于急性心衰,对慢性心衰并无指征,但对心衰伴夜间睡眠呼吸障碍者,夜间低浓度给氧可减少低氧血症的发生。急性肺水肿时应立即高流量鼻管给氧,无肺水肿的心衰患者,给氧可导致血流动力学恶化。

(3)心理和精神治疗:压抑、焦虑和孤独在心衰恶化中发挥重要作用,也是心衰患者死亡的主要预后因素。综合性情感干预包括心理疏导可改善心功能状态,必要时酌情用抗焦虑抑郁药物。

2.常规药物治疗　心衰的常规药物治疗主要包括利尿剂、醛固酮拮抗剂、β受体阻滞剂、血管紧张素转换酶抑制剂(angiotensin converting enzyme inhibitors,ACEI)或血管紧张素Ⅱ受体拮抗剂(angiotensin receptor antagonist,ARB)和血管扩张剂,必要时加洋地黄治疗。

(1)利尿剂:通过抑制肾小管特定部位钠或氯的重吸收,消除心衰时的水钠潴留。利尿剂开始治疗后数天内就可降低颈静脉压、降轻肺淤血、降低心脏前负荷、改善腹水和外周水肿情况、减轻体重,并改善心功能和运动耐量,是唯一能充分控制和有效消除液体潴留的药物,在心衰标准治疗中必不可少。但单一利尿剂治疗并不能维持长期的临床稳定,不能改善患者的预后。利尿剂可激活内源性神经内分泌系统,特别是RAAS系统和交感神经系统,故常与ACEI或ARB及β受体阻滞剂联用。对于有液体潴留的心衰患者,一方面,如利尿剂用量不足造成液体潴留,会降低对ACEI的反应,增加使用β受体阻滞剂的风险;另一方面,不恰当地大剂量使用利尿剂则会导致血容量不足、发生低血压、肾功能不全和电解质紊乱的风险。因此,合理和恰当使用利尿剂是各种有效治疗心衰措施的基础,也是其他治疗心衰药物取得成功的关键因素之一。

1)适应证:有液体潴留证据或曾有过液体潴留的所有慢性心衰患者均应给予利尿剂(Ⅰ类,C级)。急性左心衰伴肺循环和(或)体循环明显淤血及容量负荷过重的患者(Ⅰ类,B级)。

2)应用方法:急性心衰时应快速利尿,迅速降低容量负荷,有利于肺水肿缓解。慢性心衰利尿剂应从小剂量开始,逐渐增加剂量直至尿量增加,体重每日减轻0.5～1.0kg为宜。一旦症状缓解、病情控制,即以最小有效剂量长期维持,并根据液体潴留的情况随时调整剂量。每日体重的变化是最可靠的监测利尿剂效果和调整利尿剂剂量的指标。

3)制剂的选择:常用的利尿剂有袢利尿剂和噻嗪类(表8－11)。首选袢利尿剂如呋塞米(速尿)、托拉塞米或布美他尼。呋塞米作用于Henle袢的升支,在排钠的同时也排钾,为强效利尿剂,特别适用于有明显液体潴留或伴有肾功能受损的患者。呋塞米的剂量与效应呈线性关系,剂量不受限制。慢性心衰者口服20mg,2～4h达高峰。对重度慢性心衰者用量可增至100mg,每日2次。效果仍不佳者可用静脉注射,每次用量100mg,每日2次。但更大剂量不能收到更好的利尿效果,临床上不推荐用很大剂量。

表8－11　慢性心衰常用利尿剂及其剂量

药物	起始剂量	每日最大剂量	每日常用剂量
袢利尿剂			
呋塞米	20～40mg,1次/d	120～160mg	20～80mg
布美他尼	0.5～1.0mg,1次/d	6～8mg	1～4mg
托拉塞米	10mg,1次/d	1～100mg	10～40mg
噻嗪类利尿剂			
氢氯噻嗪	12.5～25.0mg,1～2次/d	100mg	25～50mg
美托拉宗	2.5mg,1次/d	20mg	2.5～10.0mg
吲达帕胺	2.5mg,1次/d	5mg	2.5～5.0mg
保钾利尿剂			
阿米洛	2.5mg/5.0mg,1次/d	20mg	5～10mg/10～20mg
氨苯蝶啶	25mg/50mg,1次/d	200mg	100mg/200mg
血管升压素 V_2 受体拮抗剂			
托伐普坦	7.5～15.0mg,1次/d	60mg	7.5～30.0mg

对急性心衰者及早静脉用袢利尿剂药，常用呋塞米 20～40mg 静脉注射，于 2min 内推完，10min 内起效，继 5～40mg/h，总剂量起初 6h 不超过 80mg，起初 24h 不超过 160mg。也可用托拉塞米 10～20mg 静脉注射。

噻嗪类为中效利尿剂，仅适用于有轻度液体潴留、伴有高血压而肾功能正常的慢性心衰患者。它作用于肾远曲小管，抑制钠的再吸收，由于钠－钾交换机制也使钾的吸收降低。氢氯噻嗪开始 25mg 每日 1 次，逐渐加量。对较重的患者用量可增至每日 75～100mg，分 2～3 次服用，同时补充钾盐，否则可因低血钾导致各种心律失常。氢氯噻嗪 100mg/d 已达最大效应（剂量－效应曲线已达平台期），再增量亦无效。

新型利尿剂托伐普坦是一种血管升压素 V_2 受体拮抗剂（非肽类 AVP_2 受体拮抗剂），可以升高血浆中钠离子浓度，帮助多余的水分从尿液排出，增强肾脏处理水的能力，具有排水不利钠的作用，因此，推荐用于充血性心衰、肝硬化伴顽固性水肿、常规利尿效果不佳、有低钠血症或肾功能损害倾向患者，可显著改善充血相关症状，且无明显短期和长期不良反应。推荐的起始剂量为 7.5～15mg/d，饭前饭后均可口服。服药 24h 后，根据血清钠浓度调整剂量，疗效不佳者可逐渐增至 30mg/d。

4）不良反应：电解质紊乱是长期使用利尿剂最容易出现的副作用，如低血钾、高血钾、低镁血症、低钠血症，特别是高血钾或低血钾均可导致严重后果，应注意监测。ACEI 或 ARB 等有较强的保钾作用，与不同类型利尿剂合用时应特别注意监测血钾变化。低钠血症时应注意区别缺钠性低钠血症和稀释性低钠血症，后者按利尿剂抵抗处理。此外，还可出现低血压和肾功能恶化，应区分是利尿剂不良反应，还是心衰恶化或低血容量的表现。噻嗪类利尿剂可抑制尿酸的排泄，引起高尿酸血症。长期大剂量应用还可干扰糖及胆固醇代谢，应注意监测。

（2）ACEI 和 ARB：ACEI 是被证实能降低心衰患者死亡率的第一类药物，也是循证医学证据积累最多的药物，一直被公认是治疗慢性心衰的基石和首选药物。其主要作用机制为：①抑制肾素血管紧张素系统（renin－angiotensinsystem，RAS），除对循环 RAS 的抑制可达到扩张血管、抑制交感神经兴奋性的作用、改善心衰时的血流动力学、减轻淤血症状外，更重要的是抑制心脏组织中的 RAS，降低心衰患者代偿性神经－体液的不利影响，改善和延缓心室重塑。②抑制缓激肽的降解可使具有血管扩张作用的前列腺素生成增多，同时亦有抗组织增生的作用。总之，ACEI 维护心肌的功能，延缓充血性心力衰竭的进展，降低远期死亡率。但 CCM 有其特殊性，与非肝硬化患者充血性心衰时外周循环血管收缩不同，肝硬化患者处于高动力循环状态，外周阻力降低，动脉压常常偏低，对降低前后负荷的药物耐受性很低，ACEI 这一类血管扩张剂能使部分患者的血压突然下降，因此，对于 ACEI 在 CMM 的应用仍有争议。

1）适应证：EF 值下降并伴血压升高的慢性心衰患者；急性期伴血压明显升高或病情稳定的心衰患者。急性期病情尚未稳定者不宜用（Ⅱb 类，C 级）。

2）禁忌证：曾发生致命性不良反应，如喉头水肿、无尿性肾衰竭或妊娠妇女，应禁忌使用。有以下情况者须慎用：双侧肾动脉狭窄，血肌酐＞265.2μmol/L（3mg/dl），血钾＞5.5mmol/L，伴症状性低血压（收缩压＜90mmHg），左心室流出道梗阻（如主动脉瓣狭窄、肥厚型梗阻性心肌病）等。

3）制剂的选择和应用方法：ACEI 目前种类很多（表 8－12），各种 ACEI 药理学的差别如组织选择性、ACE 结合部位不同等，对临床应用影响不大，均可选用。长效制剂每日用药 1 次可提高患者的依从性。应从小剂量开始，逐渐递增，直至达到目标剂量，一般每隔 1～2 周剂量倍增1次，滴定剂量及过程需个体化，调整到合适剂量可维持使用，避免突然撤药。应密切监测血压、血钾和肾功能，如果收缩压<90mmHg，应停用。若肌酐增高>30%，应减量，如仍继续升高，应停用。

表8－12　慢性心衰常用的ACEI及其剂量

药物	起始剂量	目标剂量
卡托普利	6.25mg，3次/d	50mg，3次/d
福辛普利	5mg，1次/d	20～30mg，1次/d
赖诺普利	5mg，1次/d	20～30mg，1次/d
培哚普利	2mg，1次/d	4～8mg，1次/d
雷米普利	2.5mg，1次/d	10mg，1次/d
贝那普利	2.5mg，1次/d	10～20mg，1次/d

卡托普利(captopril)为最早用于临床的含巯基的ACE抑制剂，用量为12.5～25mg，每日2次；贝那普利(benazepril)半衰期较长，并有1/3经肝脏排泄，对有早期肾功损害者较适用，用量为5～10mg，每日1次；培哚普利(perindopril)亦为长半衰期制剂，可2～4mg，每日1次。其他尚有咪达普利、赖诺普利等长效制剂均可选用。

4)不良反应：常见有以下两类。①与血管紧张素Ⅱ(AngⅡ)抑制有关的，如低血压、肾功能恶化、高血钾。②与缓激肽积聚有关的，如咳嗽和血管性水肿。

ARB阻断RAS的效应与ACEI相同甚至更完全，但缺少抑制缓激肽降解作用，其治疗心力衰竭的临床对照研究的经验尚不及ACEI。当心衰患者因ACEI引起的干咳不能耐受者可改用ARB，如坎地沙坦(candesartan)、氯沙坦(losartan)、缬沙坦(valsartan)等，剂量和用法见表8－13。其不良反应除没有干咳外，与ACEI的副作用相同，用药的注意事项也相同。

表8－13　慢性心衰常用的ARB及其剂量

药物	起始剂量	目标剂量
坎地沙坦	4mg，1次/d	32mg，1次/d
缬沙坦	20～40mg，1次/d	80～160mg，2次/d
氯沙坦	25mg，1次/d	100～150mg，1次/d
厄贝沙坦	75mg，1次/d	300mg，1次/d
替米沙坦	40mg，1次/d	80mg，1次/d
奥美沙坦	10mg，1次/d	20～40mg，1次/d

(3)β受体阻滞剂：非选择性β受体阻滞剂，如普萘洛尔等，是肝硬化失代偿期患者降低门静脉压力常用药物之一，在心衰的治疗中，β受体阻滞剂的地位日渐提高。从传统的观念来看β受体阻滞剂以其负性肌力作用而禁用于心衰。但现代的研究表明，心衰时由于交感神经系统的过度激活和刺激，心肌β_1受体发生下调和功能受损，β受体阻滞剂治疗可恢复β_1受体的正常功能，并使之上调。长期应用(>3个月时)可改善心功能，提高LVEF；治疗4～12个月，还能降低心室肌质量和容量、改善心室形状，延缓或逆转心肌重构，其改善心衰预后的良好作用大大超过了其有限的负性肌力作用。为此，目前认为在临床上所有心功能不全且病情稳定的患者均应使用β受体阻滞剂，除非有禁忌或不能耐受。应用本类药物的主要目的并不在于短时间内缓解症状，而是长期应用达到延缓病变进展、减少复发和降低猝死率的目的。此外，

β受体阻滞剂除了可以降低肝硬化患者食管静脉曲张破裂出血危险外，还可部分纠正 CCM 患者的 QT 间期延长，这是否为又一益处尚需证实。β受体阻滞剂治疗 CCM 的数据非常少，长期使用是否改善收缩功能不全或电生理异常仍是未知的。

1)适应证：肝硬化失代偿期合并有门静脉高压症患者，有症状、无症状或曾经有症状的 NYHAⅡ～Ⅲ级、LVEF 值下降、病情稳定的心衰患者均可终身应用，除非有禁忌或不能耐受。NYHAⅣa 级心衰患者在严密监护和心脏专科医师指导下也可应用。

2)禁忌证：支气管痉挛性疾病、严重心动过缓、二度及以上房室传导阻滞、重度心衰、急性肺水肿。

β受体阻滞剂的选择和应用方法见表 8－14。β受体阻滞剂有三代，第一代是非选择性β受体阻滞剂，以普萘洛尔为代表；第二代是无血管扩张作用的选择性 β_1 受体阻滞剂，有美托洛尔和比索洛尔；第三代是新的非选择性并有血管扩张作用的β受体阻滞剂，如卡维地洛(carvedilol)。慢性心衰患者只能耐受第二代和第三代β受体阻滞剂。这是由于第二代选择性 β_1 受体阻滞剂不阻断突触前和突触后 β_2 受体；第三代β受体阻滞剂扩张血管、降低心脏前后负荷的作用抵消了心肌收缩力减弱的影响。β受体阻滞剂的药理作用方面存在许多差异，大规模临床试验证实只有美托洛尔、比索洛尔和卡维地洛能够显著降低心衰患者死亡率。因此，LVEF 值下降的心衰患者一经诊断，在症状较轻或得到改善后即尽快使用β受体阻滞剂，除非症状反复或进展。绝大多数临床研究均采用美托洛尔缓释片(琥珀酸美托洛尔)，比平片(酒石酸美托洛尔)证据更充足，建议使用长效制剂，但治疗开始可用平片过渡。由于β受体阻滞剂确实具有负性肌力作用，临床应用仍应十分慎重，应待心衰情况稳定已无体液潴留后开始使用，从小剂量开始，一般为目标剂量的 1/8，如美托洛尔 12.5mg/d、比索洛尔(bisoprolol)1.25mg/d、卡维地洛 6.25mg/d，每隔 2～4 周将剂量递增一次，逐渐增加剂量达到目标剂量或最大可耐受剂量，长期维持治疗，滴定的剂量及过程需个体化，临床疗效常在用药后 2～3 个月才出现。这样的用药方法是由β受体阻滞剂治疗心衰发挥独特的生物学效应所决定的，这种生物学效应往往需持续用药 2～3 个月才逐渐产生，而初始用药主要产生的药理作用是抑制心肌收缩力，诱发和加重心衰，为避免这种不良影响，起始剂量须小，递加剂量须慢。静息心率是评估心脏β受体有效阻滞的指标之一，通常心率降至 55～60 次/min 即为达到了β受体阻滞剂应用的目标剂量或最大可耐受剂量。虽然非选择性β受体阻滞剂，如普萘洛尔等不适合心衰患者，但研究表明，该类型药物除了可减轻肝硬化失代偿期患者高动力负荷，降低门静脉压力外，短期使用普萘洛尔后，可使 QT 间期延长改善，但长期运用后能否改善心肌功能、纠正心电生理异常、降低死亡率，依然没有明确答案。

3)不良反应：应用早期如出现某些不严重的不良反应一般不需停药，可延迟加量直至不良反应消失。起始治疗时如引起液体潴留，应加大利尿剂用量，直至恢复治疗前体重，再继续加量。

A. 低血压：一般出现于首剂或加量的 24～48h 内，通常无症状，可自动消失。首先考虑停用可影响血压的药物如血管扩张剂，减少利尿剂剂量，也可考虑暂时将 ACEI 减量。如低血压伴有低灌注的症状，则应将β受体阻滞剂减量或停用，并重新评定患者的临床情况。

B. 液体潴留和心衰恶化：用药期间如心衰有轻或中度加重，应加大利尿剂用量。如病情恶化，考虑与β受体阻滞剂应用或加量相关，宜暂时减量或退回至前一个剂量。如病情恶化与β受体阻滞剂应用无关，则无需停用，应积极控制使心衰加重的诱因，并加强各种治疗措施。

C. 心动过缓和房室传导阻滞：如心率低于 55 次/min，或伴有眩晕等症状，或出现二、三度房室传导阻滞，应减量甚至停药。

表 8－14　慢性心衰常用的 β 受体阻滞剂及其剂量

药物	起始剂量	目标剂量
琥珀酸美托洛尔	11.875～23.750mg，1 次/d	142.5～190.0mg，1 次/d
比索洛尔	1.25mg，1 次/d	10mg，1 次/d
卡维地洛	3.125～6.250mg，2 次/d	25～50mg，2 次/d
酒石酸美托洛尔	6.25mg，2～3 次/d	50mg，2～3 次/d

(4)醛固酮受体拮抗剂（MRA）：螺内酯和依普利酮等醛固酮受体拮抗剂作为保钾利尿药，在心衰治疗中的应用已有较长的历史。醛固酮对心肌重构，特别是对心肌细胞外基质促进纤维增生的不良影响是独立和叠加于 AngⅡ作用的。衰竭心脏心室醛固酮生成及活化增加，且与心衰严重程度成正比。长期应用 ACEI 或 ARB，起初醛固酮降低，随后即出现“逃逸现象”，加用醛固酮受体拮抗剂，可抑制醛固酮的有害作用，对抑制心血管的重构、改善慢性心衰的远期预后有很好的作用。RALES 和 EPHESUS 研究证实，螺内酯和依普利酮可使 NYHAⅢ～Ⅳ级心衰患者和梗死后心衰患者显著获益。最近颁布的 EMPHASIS－HF 试验结果不仅进一步证实依普利酮改善心衰预后的良好效果，而且还清楚表明 NYHAⅡ级患者也同样可以获益。此类药还可能与 β 受体阻滞剂一样，具有降低心衰患者心源性猝死率的有益作用。

1)适应证：适用于 LVEF≤35%、NYHAⅡ～Ⅳ级的患者。所有已使用了 ACEI（或 ARB）和 β 受体阻滞剂治疗、仍持续有症状的患者，均可加用醛固酮拮抗剂（MRA）（Ⅰ类，A 级）。

2)禁忌证：血钾＞5.0mmol/L、肾功能受损者（肌酐＞221μmol/L 或＞2.5mg/dl 或肌酐清除率＜30mL/min）不宜应用。肌酐清除率 30～50mL/min 慎用。

3)应用方法：从小剂量起始，螺内酯 12.5mg/d，依普利酮 25mg/d，若无副作用，逐渐加量至螺内酯 25mg/d，依普利酮 50mg/d，不推荐应用很大剂量，尤其是螺内酯。密切监测血钾和肾功能，治疗第一周，每 3d 一次，开始 3 个月内每月一次。

4)不良反应：主要是高钾血症，尤其是与大剂量 ACEI 或 ARB 联用时更易诱发。使用后应定期监测血钾和肾功能，如血钾＞5.5mmol/L，应减量或停用。避免使用非甾体类抗炎药物和环氧化酶－2 抑制剂，尤其是老年人。螺内酯可引起男性乳房增生症或女性月经紊乱，为可逆性，停药后消失。依普利酮副作用少见。

(5)洋地黄类药物：抑制衰竭心肌细胞膜 Na^+－K^+－ATP 酶，使细胞内 Na^+ 水平升高，促进 Na^+－Ca^{2+} 交换，提高细胞内 Ca^{2+} 水平，从而发挥正性肌力作用。但这一作用不强。目前认为其有益作用可能是通过降低神经内分泌系统的活性，从而发挥治疗心衰的作用。早期的一些临床试验（PROVED 和 RADI，ANCE 试验）结果显示，轻、中度心衰患者均能从地高辛治疗中获益，停用地高辛可导致血流动力学和临床症状的恶化。但地高辛对总死亡率的影响为中性。心衰伴快速心室率心房颤动患者，地高辛可减慢心室率。心衰伴快速心室率心房颤动患者，地高辛可减慢心室率，但似乎不改善 CCM 心肌收缩力，目前研究尚未发现强心苷类对 CCM 显示出明确的治疗价值。

1)适应证:适用于慢性心衰已应用利尿剂、ACEI(或 ARB)、β受体阻滞剂和醛固酮受体拮抗剂,LVEF≤45%,仍持续有症状的患者;伴有快速心室率的心房颤动患者。心功能 NYHA Ⅰ级患者及无收缩功能障碍的舒张性心衰,不宜应用地高辛。

2)禁忌证:心动过缓、二度及以上房室传导阻滞、室壁瘤、预激综合征、颈动脉窦综合征、肥厚型梗阻性心肌病、低钾和高钾血症。

3)制剂的选择和应用方法:常用的洋地黄制剂为地高辛(digoxin)、洋地黄毒苷(digtoxin)及毛花苷 C(lanatoside C,西地兰)、毒毛花苷 K(strophanthin K)等。

A. 地高辛:目前多采用维持量疗法,0.125~0.25mg/d,老年或肾功能受损者剂量减半。地高辛口服后经小肠吸收 2~3h 血药浓度达高峰,4~8h 获最大效应。地高辛 85%由肾脏排出,10%~15%由肝胆系统排至肠道。本药的半衰期为 1.6d,连续口服相同剂量 7d 后血浆浓度可达有效稳态,纠正了过去洋地黄制剂必须应用负荷剂量才能达到有效药物浓度的错误观点,大大减少了洋地黄中毒的发生率。

B. 毛花苷 C:为静脉注射用制剂,注射后 10min 起效,1~2h 达高峰,每次 0.2~0.4mg 稀释后静脉注射,24h 总量为 0.8~1.2mg,适用于急性心衰或慢性心衰加重时,特别适用于心衰伴快速心房颤动者。

C. 毒毛花苷 K:亦为快速作用类,静脉注射后 5min 起作用,1/2~1h 达高峰,每次静脉用量为 0.25mg,24h 总量为 0.5~0.75mg,用于急性心衰时。

4)不良反应:洋地黄用药安全窗很小,轻度中毒剂量约为有效治疗量的两倍。低血钾、肾功能不全及与其他药物的相互作用如胺碘酮、维拉帕米(异搏定)可引起洋地黄中毒。测定血药浓度有助于洋地黄中毒的诊断,应严格监测地高辛药物浓度,防止洋地黄中毒。洋地黄中毒最严重的反应是各类心律失常,最常见者为室性期前收缩,多表现为二联律、非阵发性交界区心动过速、房性期前收缩、心房颤动及房室传导阻滞。快速房性心律失常又伴有传导阻滞是洋地黄中毒的特征性表现。洋地黄可引起心电图 ST-T 改变,但不能据此诊断洋地黄中毒。洋地黄类药物的胃肠道反应如恶心、呕吐,以及中枢神经的症状如视力模糊、黄视、倦怠等在应用地高辛时十分少见,特别是普及维持量给药法(不给负荷量)以来更为少见。发生洋地黄中毒后应立即停药。单发性室性期前收缩、一度房室传导阻滞等停药后常自行消失;对快速性心律失常者,如血钾浓度低则可用静脉补钾,如血钾不低可用利多卡因或苯妥英钠。电复律一般禁用,因易致心室颤动。有传导阻滞及缓慢性心律失常者可用阿托品 0.5~1.0mg皮下注射或静脉注射,一般不需安置临时心脏起搏器。

(6)伊伐布雷定:该药是心脏窦房结起搏电流(I_f)的一种选择性特异性抑制剂,以剂量依赖性方式抑制 I_f 电流,降低窦房结发放冲动的频率,从而减慢心率。由于心率减缓,舒张期延长,冠状动脉血流量增加,可产生抗心绞痛和改善心肌缺血的作用。最近的 SHIFT 研究纳入了 6588 例 NYHA Ⅱ~Ⅳ级、窦性心律≥70 次/min、LVEF≤35%的心衰患者,基础治疗为利尿剂、地高辛、ACEI(或 ARB)、β受体阻滞剂和 MRA。伊伐布雷定组(逐步加量至最大剂量 7.5mg,每日 2 次)较之安慰剂组,主要复合终点(心血管死亡或心衰住院)相对风险下降 18%。此外,患者左心室功能和生活质量均显著改善。

1)适应证:适用于窦性心律的慢性心衰患者,LVEF≤35%,在使用了 ACEI(或 ARB)、β受体阻滞剂、醛固酮受体拮抗剂,且已达到推荐剂量或最大耐受剂量,心率仍然≥70 次/min,并持续有症状(NYHA Ⅱ~Ⅳ级),可加用伊伐布雷定(Ⅱa 类,B 级)。不能耐受β受体阻滞剂、心率≥70 次/min 的有症状患者,也可代之使用伊伐布雷定(Ⅱb 类,C 级)。

2)应用方法:起始剂量 2.5mg,2 次/d,根据心率调整用量,最大剂量 7.5mg,2 次/d。患者静息心率宜控制在 60 次/min 左右,不宜低于 55 次/min。

3)不良反应:心动过缓、光幻症、视力模糊、心悸、胃肠道反应等,均少见。

(7)血管扩张剂:硝酸酯类主要用于急性心衰早期,可降低左、右心室充盈压和全身血管阻力,也降低收缩压,从而减轻心脏负荷。收缩压水平是评估此类药是否适宜的重要指标。血管扩张剂可缓解心绞痛或呼吸困难的症状,但没有改善预后的证据,对慢性心衰者,亦缺乏获益证据。对肝硬化患者,因为外周血管扩张显著,因此对降低心脏前、后负荷的药物耐受性较低,血管扩张剂可引起血压严重降低,加重心衰。因此,除非发生急性心衰,一般不推荐 CCM 患者使用血管扩张剂。

1)适应证:急性心衰早期,密切观察血压变化。

2)禁忌证:收缩压在 90～110mmHg 时应谨慎使用,收缩压<90mmHg 时禁止使用,因可能增加病死率。

3)制剂的选择和应用方法

A. 硝酸甘油:扩张小静脉,降低回心血量,使左心室舒张末期压(left ventricular end-diastolic pressure,LVEDP)及肺血管压降低,患者对本药的耐受量个体差异很大,可先以 10μg/min 开始,然后每 10min 调整 1 次,每次增加 5～10μg,以收缩压达到 90～110mmHg 为度。

B. 硝普钠:适用于严重心衰、心脏后负荷增加伴有肺淤血或肺水肿患者。硝普钠为动、静脉血管扩张剂,静脉注射后 2～5min 起效,起始剂量按 0.3μg/(kg·min)滴入,根据血压逐步增加剂量,最大量可用至 5.0μg/(kg·min),维持量为 50～100μg/min。硝普钠含有氰化物,用药时间不宜连续超过 72h。

C. 奈西立肽:为重组的人 BNP,具有扩张血管、利尿、抑制 RAAS 和交感活性的作用,是一种兼具多重作用的药物,可带来临床和血流动力学的改善,但不改善预后,已通过临床验证,有望成为更有效的扩张血管药用于急性心衰的治疗。先给予负荷剂量 1.2～2.0μg/kg,缓慢静脉注射,继以 0.01μg/(kg·min)静脉滴注;也可不用负荷剂量直接静脉滴注,疗程一般为 3d。

4)不良反应:血压明显降低、心率增快、心悸、面色潮红、头痛,减量或停药后症状缓解。

(8)磷酸二酯酶抑制剂:如氨力农、米力农等作用于磷酸二酯酶,抑制其活性,增加 cAMP,从而提高心肌收缩力,同时可扩张外周血管,降低外周阻力和肺动脉压,增加心排血量和心排血指数,对 CCM 的治疗可能有益。磷酸二酯酶抑制剂短期应用可即刻改善急性心衰患者血流动力学和临床状态,但大量前瞻性研究证明长期应用米力农治疗重症心衰患者,其死亡率较不用者更高,可能诱发和促进了一些不良病理生理反应,导致心肌损伤和靶器官损害。

1)适应证:应用此药时需全面权衡临床状态,仅限于重症心衰在完善心衰的各项治疗措施后症状仍不能控制时短期应用,当器官灌注恢复或肺淤血减轻,立刻停用。

2)禁忌证:血压正常又无器官和组织灌注不足的急性心衰者不宜使用。

3)制剂的选择和应用方法:常用米力农,起始剂量为 25～75μg/kg,10～20min 静脉注射,继以 0.375～0.75μg/(kg·min)速度滴注。

4)常见不良反应为低血压和心律失常,应持续心电、血压监测。

3.其他研究方法 随着对大麻素及其受体研究的不断深入,动物实验性治疗取得了一定的成果。肝硬化小鼠静脉注射 AM251 可以逐步提高平均动脉压,显著改善左心室收缩功能,而且不影响基础心率和心排血指数。大麻素受体拮抗剂对于抗肝纤维化效应、缺血性再灌注和非酒精性脂肪性肝病期间肝脏炎症的调节等都具有重要的作用,在未来几年,可能成为分子靶向(CB_1 和 CB_2 受体)治疗慢性肝病的有效药物。

(四)患者依从性和宣教

CCM 作为新近提出的肝硬化并发症之一,由于其临床症状隐匿,常常被患者及家属所忽略,加强随访监测并对患者及其护理人员进行继续教育,加强患者与医护团队之间的沟通,从而早期发现并发症,包括焦虑和抑郁,早期干预,根据患者临床情况变化及时调整药物治疗,可明显改善患者的预后。

1.患者及家庭成员教育 住院期间或出院前应对患者及其家庭成员进行心衰相关教育,使其出院后顺利过渡到家庭护理。主要内容应涵盖:运动量、饮食及液体摄入量、出院用药、随访安排、体重监测、出现心衰恶化的应对措施、心衰风险评估及预后、生活质量评估、家庭成员进行心肺复苏训练、寻求社会支持、心衰的护理等。强调坚持服用有循证医学证据、能改善预后药物的重要性,依从医嘱及加强随访可使患者获益。

(1)了解心衰的基本症状和体征:知道反映心衰加重的临床表现,如疲乏加重、运动耐力降低、静息心率增加≥15～20 次/min、活动后气急加重、水肿(尤其下肢)再现或加重、体重增加等。

(2)掌握自我调整基本治疗药物的方法:①出现心衰加重征兆,利尿剂应增加剂量。②根据心率和血压调整 β 受体阻滞剂、ACEI/ARB、利尿剂等的剂量。

(3)知晓应避免的情况:①过度劳累和体力活动、情绪激动和精神紧张等应激状态。②感冒、呼吸道及其他各种感染。③不依从医嘱,擅自停药、减量。④饮食不当,如食物偏咸等。⑤未经专科医生同意,擅自加用其他药物,如非甾体类抗炎药、激素、抗心律失常药物等。⑥知道需去就诊的情况等。

(4)监测体重:每日测定体重以早期发现液体潴留非常重要。如在 3d 内体重突然增加 2kg 以上,应考虑患者已有钠水潴留(隐性水肿),需要利尿或加大利尿剂的剂量。

(5)调整生活方式

1)限钠:对控制心功能Ⅲ～Ⅳ级心衰患者的充血症状和体征有帮助。心衰急性发作伴有容量负荷过重的患者,要限制钠摄入<2g/d。一般不主张严格限制钠摄入和将限钠扩大到轻度或稳定期心衰患者,因其对肾功能和神经体液机制具有不利作用,并可能与慢性代偿性心衰患者较差的预后相关。关于每日摄钠量及钠的摄入是否应随心衰严重程度等做适当变动,尚不确定。

2)限水:严重低钠血症(血钠<130mmol/L)患者液体摄入量应<2L/d。严重心衰患者液量限制有助于减轻症状和肺水肿。

3)营养和饮食:宜低脂饮食,戒烟、戒酒,肥胖患者应减轻体重。严重心衰伴明显消瘦(心脏恶病质)者,应给予营养支持。

4)休息和适度运动:失代偿期需卧床休息,多做被动运动以预防深部静脉血栓形成。临床情况改善后在不引起症状的情况下,应鼓励进行体力活动,以防止肌肉的"去适应状态"(失用性萎缩)。NYHAⅡ～Ⅲ级患者可在专业人员指导下进行运动训练，能改善症状、提高生活质量。

2.加强随访，提高患者依从性

(1)一般性随访：每1～2个月一次，内容包括以下几方面。①了解患者的基本状况：日常生活和运动能力，容量负荷及体重变化，饮酒、膳食和钠摄入状况，以及药物应用的剂量、依从性与不良反应。②体检：评估肺部啰音、水肿程度、心率和节律等。

(2)重点随访：每3～6个月一次，除一般性随访中的内容外，应做心电图、生化检查、BNP/NT－proBNP检测，必要时做胸部X线和超声心动图检查。对于临床状况发生变化、经历了临床事件、接受可能显著影响心功能的其他治疗，尤其要行肝移植、TIPS及各种介入治疗患者，宜重复检查LVEF，评估心脏功能。

七、预后

大多数肝硬化患者存在不同程度的CCM，CCM的预后取决于肝功能障碍的程度，随着原发病的改善，心脏症状也有好转。在肝硬化早期，CCM在没有心血管应激的稳定情况下，发病率和病死率都很低。少数患者在应激状态和心脏负荷增加的情况下诱发心力衰竭，因严重心律失常而突发心搏骤停死亡。以下临床参数，如LVEF下降、NYHA分级恶化、低钠血症及其程度、运动峰耗氧量减少、血细胞比容降低、心电图12导联QRS增宽、QT间期延长、慢性低血压、静息心动过速、肾功能不全(血肌酐升高、肾小球滤过率降低)、不能耐受常规治疗，以及难治性容量超负荷对病情评估和预后分析具有重要意义。此外，住院期间BNP/NT－proBNP水平显著升高或居高不降，或降幅＜30%，均预示再住院和死亡风险增加。

总之，随着对CCM的研究，人们对其流行病学特征、发病机制、临床特征、治疗方法等各方面都有了新的认识，这对预防和治疗肝硬化的心脏并发症、提高肝硬化患者生存质量、降低肝硬化的死亡率都具有重要意义。但国内有关该并发症的研究仍处于初级阶段，尤其在流行病学、发病率和生存率及治疗方面的研究极其缺乏，仍有待于进一步探讨。

(丁平)

第九章　门诊基础操作技术

第一节　发热与发热门诊

一、发热

发热是指病理性体温升高，是人体对致病因子的一种全身反应，是临床上最常见的症状，亦是疾病进展过程中的重要临床表现。发热，占接受医疗服务患者的36%，占所有住院患者的29%。2002年北京地区39家综合性医院6月份的急诊总人数中，至少25%为发热患者。体温升高分为生理性的和病理性的，生理性的多为暂时性升高，无重要临床意义；病理性的原因众多，其中以各种病原体引起的传染病、全身性或局灶性感染占首位。因此发热成为众多传染病特别是急性传染病的突出症状，也是多数传染病的共同特征。

正常成人体温保持一定的恒定水平，个体之间存有差异。一般认为舌下温度37℃，腋窝温度36.5℃，直肠温度较舌下温度高0.3～0.5℃，一日之间体温相差不超过1℃为正常值。在体温调节中枢的控制下，人体体温的正常范围保持在36.2～37.2℃。当舌下温度高于37.5℃，腋窝温度高于37.4℃，直肠温度高于37.8℃，或一日之内体温相差在1℃以上称为发热。

（一）病因

引起发热的疾病很多，根据致病原因不同可分为两类。

1.感染性疾病　在发热待查中占首位，包括常见的各种病原体引起的传染病、全身性或局灶性感染。以细菌引起的感染性发热最常见，其次为病毒等。

2.非感染性疾病

(1)血液病与恶性肿瘤：如白血病、恶性组织细胞病、恶性淋巴瘤、结肠癌、原发性肝细胞癌等。

(2)变态反应疾病：如药物热、风湿热。

(3)结缔组织病：如系统性红斑狼疮(SIE)、皮肌炎、结节性多动脉炎、混合性结缔组织病(MCTD)等。

(4)其他：如甲状腺功能亢进、甲状腺危象。严重失水或出血、热射病、中暑、骨折、大面积烧伤、脑出血、内脏血管梗死、组织坏死等。

（二）分期

发热过程可分为三个时期，各期持续时间因病而异。

1.体温上升期　发热开始阶段，由于调定点上移，原来正常的温度成为“冷刺激”，体温调节中枢调温指令使骨骼肌颤抖(节律性收缩)，皮肤血管收缩皮肤温度下降，排汗抑制，患者发冷或恶寒，寒战，如立毛肌收缩，皮肤出现“鸡皮疙瘩”。此期热代谢特点是产热大于散热。

2.高热持续期　体温升高到调定点新水平，不再继续上升，而是在这个与新调定点相适应的高水平波动，称为高热持续期。此时寒战停止并开始出现散热反应。皮肤血管较为扩张，血量增加，皮肤温度上升，加强皮肤水分蒸发，因此皮肤、口唇比较干燥，此期热代谢特点是产热与散热在高水平上保持相对平衡。

3. 体温下降期　由于发热激活物、内生致热源(EP)等消除，体温调节中枢的调定点返回正常水平。此时血温高于调定点，体温调节中枢通过交感神经使皮肤血管进一步扩张，散热增强，产热减少，体温开始下降，汗腺分泌增加，可能会大量出汗，严重者引起脱水，最后体温恢复到正常调定点相适应水平。

(三)发热原因的鉴别

根据热程、热型与临床特点，可将发热分为急性发热(热程小于 2 周)、长期发热(热程超过 2 周，且多次体温在 38℃以上)和反复发热(周期热)。

1. 急性发热

(1)呼吸道病毒性感染：本组疾病占急性呼吸道疾病的 70%～80%。临床特点为多种表现，上呼吸道感染症状大多较轻，而细支气管炎和肺炎的症状较重。

(2)甲型 H1N1 流感：甲型 H1N1 流感的早期症状与普通流感相似，包括发热、咳嗽、喉痛、周身疼痛、头痛、发冷和疲劳等，有些还会出现腹泻或呕吐、肌痛或疲倦、眼睛发红等。部分患者病情可迅速进展，来势凶猛、突然高热、体温超过 39℃，甚至继发严重肺炎、急性呼吸窘迫综合征、肺出血、胸腔积液、全血细胞减少、肾衰竭、败血症、休克及 Reye 综合征、呼吸衰竭及多器官损伤，导致死亡。患者原有的基础疾病亦可加重。

(3)严重急性呼吸综合征(SARS)：一种由冠状病毒引起的以发热、呼吸道症状为主要表现的具有明显传染性的肺炎。重症患者易迅速进展为成人型呼吸窘迫综合征(ARDS)而死亡。

(4)肾综合征出血热。

(5)传染性单核细胞增多症：由 EB 病毒引起，全年均可散发，见于青少年。特点是发热、咽峡炎、颈后淋巴结肿大、肝脾大。

(6)流行性乙型脑炎：有严格季节性，特点为起病急、高热、意识障碍、惊厥、脑膜刺激征、脑脊液异常等。

(7)急性病毒性肝炎：甲型、戊型肝炎在黄疸前期可出现畏寒、发热，伴有上呼吸道感染症状，类似流行性感冒。

(8)斑疹伤寒：主要表现是起病急、高热、剧烈头痛。

(9)急性局灶性细菌性感染：此类疾病共同特点是高热、畏寒或寒战。

(10)败血症：在患有原发性感染灶时，出现全身性脓毒血症症状，并有多发性迁徙性脓肿时有助于诊断。

2. 长期高热

(1)感染性疾病

①结核病：原因不明的长期发热，如白细胞计数正常或轻度增高，甚至减少者，应考虑到结核病。

②伤寒、副伤寒：以夏秋季多见，遇持续性发热 1 周以上者，应注意伤寒的可能。

③细菌性心内膜炎：凡败血症(尤其金黄色葡萄球菌所致)患者在抗生素治疗过程中，突然出现心脏器质性杂音应考虑到本病的可能性。

(2)非感染性疾病

①原发性肝癌：临床特点是起病隐匿，早期缺乏特异症状，一旦出现典型症状则多属

晚期。

②恶性淋巴瘤：包括霍奇金病和非霍奇金淋巴瘤，临床无症状或有进行性淋巴结肿大、盗汗、消瘦、皮疹等。

③恶性组织细胞病：本病临床表现复杂，发热是常见的症状。

④急性白血病：可有发热，经血涂片、骨髓检查可以确诊。

⑤血管一结缔组织病：SLE：长期发热伴有两个以上器官损害，血象白细胞减少者应考虑到本病；结节性多动脉炎：表现为长期发热，伴肌痛、关节痛、皮下结节、肾损害、高血压、胃肠症状等；类风湿关节炎：可有畏寒、发热、一过性皮疹，关节痛不明显，淋巴结增大，肝脾大等。

3. 长期低热　腋窝温度达 37.5～38℃，持续 4 周以上为长期低热，常见病因有以下几种。

(1)结核病：为低热的常见病因，以肺结核多见。

(2)慢性肾盂肾炎：为女性患者常见低热原因。

(3)慢性病灶感染：如副鼻窦炎、牙龈脓肿、前列腺炎、胆道感染、慢性盆腔炎等。

(4)获得性免疫缺陷综合征(AIDS)：是由人免疫缺陷病毒(H1V)侵犯和破坏人体免疫系统，损害多个器官引起的全身性疾病。表现为长期不规则发热，慢性腹泻超过 1 个月，对一般抗生素治疗无效，消瘦，原因不明全身淋巴结肿大，反复细菌、真菌、原虫等感染。

(5)甲状腺功能亢进：表现早期低热伴心悸、脉搏快、多汗、食欲亢进、消瘦、手颤、甲状腺肿大、局部杂音等。

(6)恶性肿瘤：中年以上者有不明原因低热，血沉增快，应注意肿瘤检查。如原发性肝癌、肺癌、肾癌及结肠癌等。

(7)感染后低热：急性细菌性或病毒性感染控制后，仍有低热、乏力、食欲缺乏等。

4. 反复发热

(1)布氏菌病。

(2)疟疾：以间日疟、三日疟较常见。

(3)淋巴瘤。

(4)回归热。

5. 超高热病

(1)中暑或热射病。

(2)中枢神经系统疾病：如病毒性脑炎、脑出血及下丘脑前部严重脑外伤等。

(3)细菌污染血的输血反应。

(四)发热性疾病的诊断程序

发热很少是单一病理过程，原因不明的发热诊断原则是对临床资料的综合分析和判断，根据热程、热型、病史、临床表现与实验室及辅助检查的结果进行诊断。

1. 问诊与查体　详细的询问病史，如起病的缓急，发热持续时间与体温的高度和变化，发热的伴随症状特别是定位的局部症状有重要的参考价值。询问流行病学史如发病地区、季节、年龄职业、生活习惯、旅游史与密切接触史、手术史、输血史、外伤史及牛羊等家禽、家畜接触史等，根据问诊的情况有针对性地进行查体。

2. 分析热型　临床上各种感染性疾病具有不同的热型，在病程进展过程中热型也会发生变化，因此了解热型对于诊断、判断病情、评价疗效和预后均有一定的参考意义。

(1)按温度高低(腋窝温度)：分为低热型(<38℃)、中热型(38～39℃)、高热型(39～

40℃)、超高热型(>40℃)。

(2)按体温曲线形态分型:如稽留热、弛张热、间歇热、双峰热、消耗热、波状热、不规则热等热型的形成机制尚未完全阐明。大多认为热型与病变性质有关。决定病变性质的因素为内生致热原产生的速度、量和释放入血的速度,这些均影响体温调定点上移的高度和速度。

3. 区别感染性发热与非感染性发热

(1)感染性发热:感染性发热多具有以下特点。①起病急伴有或无寒战的发热。②全身及定位症状和体征。③血象:白细胞计数高于 1.2×10^9/L,或低于 0.5×10^9/L。④四唑氮蓝试验(NBT):如中性粒细胞还原 NBT 超过 20%,提示有细菌性感染,有助于与病毒感染及非感染性发热的鉴别(正常值<10%),应用激素后可呈假阴性。⑤C 反应蛋白(CRP)测定:阳性提示有细菌性感染及风湿热,阴性多为病毒感染。⑥中性粒细胞碱性磷酸酶积分增高:正常值为 0～37,越高越有利于细菌性感染的诊断,除妊娠、癌肿、恶性淋巴瘤者更有意义,应用激素后可使之升高或呈假阳性。

(2)非感染性发热:非感染性发热具有下列特点。①热程长超过 2 个月,热程越长,可能性越大。②长期发热一般情况好,无明显中毒症状。③贫血、无痛性多部位淋巴结肿大、肝脾大。

4. 实验室检查和辅助检查　要根据具体情况有选择地进行结合临床表现分析判断。如血常规、尿常规、病原体检查(直接涂片、培养、特异性抗原抗体检测分子生物学检测等)、X 线、B 型超声、CT、MRI、ECT 检查,组织活检(淋巴结、肝、皮肤黏膜)、骨髓穿刺等。

二、发热门诊

2003 年传染性非典型肺炎(又称严重呼吸综合征,SARS)在我国一些地方流行,并具有极强的传染性和较高的死亡率,引起严重的社会恐慌,为了防治传染病的传播,以达到保护其他患者和家属乃至社会的安全,卫生部要求各地医院设立发热门诊,集中对发热性疾病进行诊治。发热门诊就在这样的情形下应运而生了。它是国家卫生部指示启动的预防、预警机构之一,主要任务是负责发热患者的首次诊疗和对传染性疾病的排查工作。

发热门诊管理规定,发热门诊要最大限度地减少医院内交叉感染的发生。设立发热门诊,使前来就诊的发热患者集中就诊、检查,为防治传染病及烈性传染病,做到早发现、早报告、早隔离、早治疗奠定基础,将发热患者和非发热患者分开诊治,避免非发热患者与传染性疾病患者的交叉感染,最大程度保护就诊患者。发热门诊的功能有:监测 SARS、禽流感、甲型 H1N1 流感等急性烈性传染病疫情;为普通发热患者提供医疗护理服务;一旦出现传染病疫情,发热门诊的设置就会起到隔离防护功能。

发热门诊应设立在与住院部和门诊大楼有一定距离且相对独立的区域内,采取全封闭的就诊流程并有明显的就诊行进路线标识,通风良好。发热患者就诊后交费、检查、住院、出院均在门诊内完成,减少患者在医院内的流动,避免了发热患者及传染病患者的交叉感染,保护了大多数就诊患者。

发热门诊分为 3 个功能区:一是门诊接诊区,设有分诊、挂号、收费、处置、化验、X 线摄影、洗片、诊室和消毒室,为患者提供一条龙服务。二是隔离留观病区,内设半污染区和污染区,在半污染区设医、护办公室,治疗室和消毒室;污染区设有独立卫生间的隔离病房,病房内有呼叫系统,配备患者独立使用的处置、消毒、保洁等专用物品。房门设锁,窗户安装排风扇和护栏，户外设防护隔离带，确保患者隔离期间不与外界接触。三是医护工作室，内设清洁区和半污染区，清洁区设有会诊室、休息室、库房、消毒室、卫生间和清洁更衣室。半污染区按脱衣程序依次设更衣室及沐浴室，半污染区与清洁区之间设紫外线消毒防护门。并按传统病房的功能分区，严格划分清洁区、半污染区、污染区，区间有缓冲地带。发热门诊应规划醒目的地面标识和空间指示牌，工作人员和患者从不同的路径出入发热门诊。明确、规范的分区管理，利于消毒隔离。

对前来就诊的患者体温＞37.5℃者均应到发热门诊就诊，分诊台为发热患者实行实名制登记，详细登记个人资料、询问流行病学史，常规体格检查、测量体温、化验血、尿、粪常规及胸部X线片检查，无指征者离院或转科；有指征者做进一步相关专科检查，并留在发热门诊科观察，留观患者一人一间病房，无特殊检查时不得出病房更不准互相串病房及进入清洁区；排除者则离院或转科，确诊传染病者则入定点医院或科室进行治疗。

发热门诊一般需要从临床中选取思想积极进步，身体素质好，没有器质性疾病，心理素质好的医、护、技、药等工作人员，常规培训医务人员对职业的认识程度，牢固掌握发热性疾病的临床相关知识，熟悉掌握急救知识，穿脱防护用具，认识并能应用心理学等方面的知识。

发热门诊的建立任重而道远，它不仅承担着防控和救治的双重职责，还是采集传染病防治工作基础数据的重要环节。实践证明：根据数量适当、布局合理、条件合格、工作规范的原则而设立在医疗机构内的发热门诊，是按照流行病学的规范和传染病防治法要求，从整体上规划了发热患者的诊断、排查工作，在发热患者的处理中，发热门诊是其中一个重要环节，其建立无疑将有利于疾病的诊断、疫情的控制、人类的生存。

（周琦）

第二节　胃肠疾病患者静脉输液

一、胃肠系统常见疾病的特点

胃肠系统是体内易于发生疾病的部位，胃炎、消化性溃疡病、肠炎等是临床上最常见的疾病，危害国人最严重的十大恶性肿瘤胃肠系统占据三项：食管癌、胃癌和大肠癌。外科急腹症中的阑尾炎、胃十二指肠穿孔、肠梗阻等也是临床上的多发病。

胃肠系统疾病常可引起胃肠道功能紊乱、障碍或衰竭，继而出现一系列复杂的病理生理改变。除可导致营养不良之外，由于肠黏膜屏障功能受损，肠道细菌易位和细胞因子的产生，还可引发全身炎症反应综合征(SIRS)、肠源性感染、甚至导致多器官功能障碍综合征(MODS)。胃肠功能障碍的主要临床表现包括吸收不良、胃肠动力失常和屏障功能障碍。

胃肠道发生疾病时，患者往往会出现：①摄入不足：由于腹痛、腹泻、肠梗阻等症状的存在，患者存在不同程度的厌食和进食恐惧感，限制了食物的摄取；在某些疾病（如胃肠道梗阻、肠外瘘等）的治疗过程中，患者可能需要完全禁食；在胃肠手术的前后，胃肠道功能尚未恢复，需要禁食或者流汁饮食。②吸收不良：溃疡性结肠炎、克罗恩(Crohn)病、放射性肠炎时肠黏膜炎症和腹泻使食物在肠道内停留时间过短，吸收不够充分，短肠综合征患者的肠吸收面积显著减少，吸收功能明显下降。③丢失增加：肠黏膜炎症、溃疡、出血、渗出等导致营养物质从肠道丢失，胃肠道外瘘时大量营养物质和消化液直接经瘘口流失。④消耗增加：胃肠道手术创伤、应激使机体处于高分解代谢状态，出现负氮平衡。⑤医源性影响：临床上应用的某些药物对机体的营养有明显的负面影响，如糖皮质激素可促进蛋白质分解。⑥肿瘤的放疗、化疗常使胃肠肿瘤患者无法进食或摄入量明显减少，有的甚至出现严重腹泻、便血、胃肠道衰竭症状。

长时间的禁食而又未合理供给足够的营养物质，则导致营养不良。流行病学调查提示，胃肠肿瘤住院患者存在营养不良的比例可高达55%，严重营养不良者达19%，此时肠外营养支持是必需的。

二、胃肠系统疾病输液治疗特点

胃肠系统疾病不管是内科的还是外科的疾病，治疗最重要的原则之一是让胃肠道能得到充分的休息，故常需要禁食。由于禁食，人体所需的水、电解质、营养等必须从静脉途径给予，另外，如前所述胃肠道疾病时使用的抗生素、解痉药物、抑酸药、止血药物、化疗药等品种也繁多，因此静脉输液治疗具有输液量大、药物品种多、高渗刺激性强的特点。

1. 输液量大　当胃肠道发生梗阻、肠瘘、炎症及外伤等病变时，胃肠道循环极易受到破坏，发生水电解质及酸碱失衡，这是导致胃肠道原发疾病及手术死亡的重要原因之一。胃肠道疾病患者常不能经口服途径进食而禁食，所以需静脉补充足量的液体、电解质、各种营养素，输液量大。

2. 药物品种多　胃肠道疾病患者特别是胃肠外科手术后的患者常同时使用抗生素、抑酸药、胃肠解痉药、止血药、镇痛药、高营养药和化疗药等。护士应熟悉各个药物的特性、pH、配伍禁忌、刺激性等。一般的输液原则是“先盐后糖、先晶后胶、见尿补钾”，但需要根据患者病情具体对待。

3. 高渗刺激性强　胃肠疾病患者禁食、高代谢常需补充高热量营养，要求输注高渗营养液。

（一）胃肠系统疾病常用的液体及静脉治疗药物

1. 常用的液体

（1）葡萄糖溶液：用于补充水分和热量，防止酮体产生，减少蛋白质的消耗，促进钾（钠）进入细胞内。常用溶液为5%～10%葡萄糖溶液，输入体内后被迅速利用，对血细胞不产生高渗作用。

（2）等渗电解质溶液：用于补充水分和电解质，维持体液容量和渗透压平衡。常用溶液有0.9%氯化钠溶液，其pH范围在4.5～7.0（输注后不会导致红细胞破坏或溶血）；5%葡萄糖氯化钠溶液，其pH范围在3.5～5.5；复方氯化钠溶液，其pH范围在4.5～7.5。

（3）胶体溶液：液体溶液的分子大，在血液内存留时间长，能有效维持血浆胶体渗透压，增加血容量，改善微循环，提高血压。包括全血、血浆、血浆代用品、右旋糖酐等。20%白蛋白的pH为6.4～7.4，渗透压210～400mOsm/L对于液体接近血液渗透压及pH范围，浓度不高，酸碱度又不强，对血管的刺激性很小，可经外周静脉途径输入，如果肠外营养连续使用超过5d者就有必要从中心静脉途径给予补充。

2. 常用的静脉治疗药物

（1）抗生素：胃肠道的细菌一般为肠道常住菌，腹腔的手术易引起感染的菌群多为肠杆菌科，往往是肠球菌属和拟杆菌类等肠道内革兰阴性菌为主的混合感染，所以常选用头孢二、三代，氨基糖苷类，喹诺酮类，硝咪唑类等抗生素，一般视情况2～3种药联合使用。头孢菌素二、三代：都属广谱抗生素，对革兰阴性菌的作用依次为三代、二代。临床应用的第二代头孢菌素主要有头孢孟多、头孢呋辛、头孢替安等。常用的第三代头孢菌素主要有：头孢曲松、头孢唑肟钠、头孢他啶（复达欣）等。使用时尽量少用推注，避免药物入血过快，增加发生过敏等不良时急救难度。头孢菌素类与红霉素、两性霉素B、血管活性药（间羟胺、去甲肾上腺素等）、B族维生素、维生素C等均有药物配伍禁忌，混和会出现浑浊，所以应单独给药。注意应用头孢菌素期间饮酒或服含酒精药物时在个别患者可出现双硫仑样反应，故在应用期间和以后数天内，应避免饮酒和服含酒精的药物。头孢菌素可致血清转氨酶升高，故长期应用需要检测肝功能指标；头孢曲松严禁与钙剂同时使用，特别是儿童在使用前，应注意询问有无补钙，也不能加入林格等钙溶液中使用，防止出现致死性不良事件；复达欣与氨基糖苷类、其他头孢菌素和呋塞米等强利尿药合用可增加肾毒性。氨基糖苷类：由氨基糖与氨基环醇通过氧桥连接而成的苷类抗生素。有来自链霉菌的链霉素等，来自小单胞菌的庆大霉素等天然氨基糖苷类，还有阿米卡星等半合成氨基糖苷类。氨基糖苷类抗生素可起到杀菌作用，属静止期杀菌药。药物相互作用：氨基糖苷类与两性霉素、头孢噻吩、多黏菌素或万古霉素合用能增加肾脏毒性。呋塞米、利尿酸及甘露醇等能增加氨基糖苷类的耳毒性。苯海拉明、美克洛嗪、布克利嗪等抗组胺药可掩盖氨基糖苷类的耳毒性。氨基糖苷类能增强骨骼肌松弛药及全身麻醉药引起的肌肉松弛作用，可导致呼吸抑制。喹诺酮类：合成抗菌药物，主要有左氧氟沙星、甲磺酸帕珠沙星、环丙沙星等。甲磺酸帕珠沙星pH范围3.0～4.0，环丙沙星pH为3.5～4.5，均pH＜5，不适合经外周短导管实施输液。输注时应缓慢滴注大于1h，并密切观察局部有无静脉炎的发生。明确该药的禁忌证，因此药物容易影响机体钙磷代谢，可致关节软骨病变发生，18岁以下者、哺乳期妇女及孕妇应该避免使用。近年发现，这些药物与碳酸氢钠相邻使用时，在莫菲滴管内立即出现白色浑浊，可能为配伍禁忌。硝咪唑类药：合成抗菌类药物，常用药物有甲硝唑和奥硝唑，对各种厌氧菌具有强大抗菌作用。药物相互作用：奥硝唑能抑制抗凝药华法林的代谢，使其半衰期延长，增强抗凝药的药效，当与华法林同用时，应注意观察凝血酶原时间并调整给药剂量。静脉给药后20min左右即达峰值，为了避免严重过敏反应，使用时应缓慢滴注，每次输注应超过30min。甲硝唑能干扰双硫化代谢，两者合用患者饮酒后可出现精神症状，故2周内应用双硫仑者不宜再用甲硝唑。

（2）胃肠解痉药物：胃肠外科患者常出现腹痛、腹胀、恶心、呕吐等症状，常用盐酸消旋山莨菪碱、昂丹司琼等药物。盐酸消旋山莨菪碱注射液为阻断M胆碱受体的抗胆碱药，可使平滑肌明显松弛，并能解除血管痉挛（尤其是微血管），同时有镇痛作用，主要用于解除平滑肌痉挛，胃肠绞痛、胆道痉挛以及急性微循环障碍及有机磷中毒等。用法为成人静注每次10～40mg，小儿每次0.3～2mg/kg，必要时每隔10～30min重复给药，也可增加剂量。昂丹司琼是强效、高选择性的5－HT_3受体拮抗药，有强镇吐作用，在生理盐水、5%葡萄糖注射液、10%甘露醇注射液等中是稳定的（在室温或冰箱中可保持稳定1周），但本品仍应于临用前配制。成人缓慢滴注4mg进行治疗静脉治疗。

（3）抑酸药：H_2受体拮抗药：常用的有法莫替丁、盐酸雷尼替丁、西咪替丁等。常加入到0.9%氯化钠注射液中缓慢静滴20mg，每日2次（间隔12h）。法莫替丁偶有轻度一过性转氨酶增高的不良反应，故严重肝功能不全者慎用。盐酸雷尼替丁可掩盖胃癌症状，用药前首先要排除癌性溃疡，与华法林合用可以降低或增加凝血酶原时间。质子泵抑制药：其抑制胃酸

分泌作用比 H_2 受体拮抗药更强，而且作用持久，不良反应小，是治疗消化性溃疡的首选药物。常用药物有奥美拉唑、兰索拉唑、泮托拉唑、雷贝拉唑等。最常用的质子泵抑制药奥美拉唑能特异性地抑制壁细胞顶端膜构成的分泌性微管和胞质内的管状泡上的 H^+、K^+－ATP 酶，从而有效地抑制胃酸的分泌。由于 H^+、K^+－ATP 酶是壁细胞泌酸的最后 1 个过程，故抑酸能力强大。成人静脉注射 1 次 40mg，每日 1～2 次。临用前将 10mL 专用溶剂注入冻干粉小瓶内，禁止用其他溶剂溶解，溶解后必须在 2h 内使用，推注时间不少于 20min。生长抑素：常用的施他宁为人工合成的环状十四肽，可以抑制生长激素、甲状腺刺激激素、胰岛素、胰高血糖素的分泌，抑制胃蛋白酶、胃泌素的释放，显著减少内脏血流，降低门静脉压力，降低侧支循环的血流和压力，减少肝脏血流量。减少胰腺的内外分泌以及胃小肠和胆囊的分泌，降低酶活性，对胰腺细胞有保护作用。一般生长抑素 3mg＋平衡液（或 0.9％氯化钠/5％葡萄糖氯化钠/5％葡萄糖）500mL 以输液泵 42mL/h 维持 12h，限制液体摄入时可生长抑素 3mg＋0.9％氯化钠/5％葡萄糖 50mL 以微泵 4.2mL/h 静脉维持 12h，止血后应连续给药 48～72h。在连续给药过程中，应不间断地注入，换药间隔最好不超过 3min。注射本品的速度超过 50μg/min 时会产生恶心、呕吐。给药开始时可引起暂时性血糖下降，对于胰岛素依赖性糖尿病患者应每 3～4h 查血糖 1 次。善宁：为生长抑素的八肽衍生物，它保留了与生长抑素类似的药理作用，能抑制胃肠胰内分泌系统的肽以及生长激素的分泌，且作用持久。对于食管－胃静脉曲张出血者，可用生理盐水稀释后，持续静脉滴注 25μg/h，最多治疗 5d。肝硬化患者食管－胃静脉曲张出血，可持续静滴，剂量可达 50％/h，治疗 5d，长期使用本品可能导致胆石形成。

（4）止血药：当胃、十二指肠疾病、手术创伤等原因引起消化道出血时，常用的止血药有：维生素 K_1、酚磺乙胺、氨甲环酸、冻干人纤维蛋白原、凝血酶等。维生素 K_1 与肝脏合成四种凝血因子（凝血因子Ⅱ、Ⅶ、Ⅸ、Ⅹ）、凝血酶原密切相关，如果缺乏维生素 K_1，则肝脏合成的上述四种凝血因子为异常蛋白质分子，它们催化凝血作用的能力大为下降，维生素 K_1，为黄色至橙黄色透明黏稠的液体，遇光易分解，故应避光阴凉处储存。维生素 K_1 注射液存在严重过敏反应，故静脉注射宜缓慢，给药速度不应超过 1mg/min。维生素 K_1 的药物相互作用：与苯妥英钠混合 2h 后可出现颗粒沉淀；与维生素 C、维生素 B_{12}、右旋糖酐混合易出现浑浊；与双香豆素类口服抗凝药合用，作用相互抵消。水杨酸类、磺胺、奎宁、奎尼丁等也影响维生素 K_1 的效果。维生素 K_1，大剂量或超剂量可加重肝损害。酚磺乙胺能使血小板数量增加，并增强血小板的凝集和黏附力，促进凝血活性物质的释放，从而产生止血作用。氨甲苯酸能竞争性抑制纤维蛋白的赖氨酸与纤溶酶结合，从而抑制纤维蛋白凝块的裂解，产生止血作用，有血栓形成倾向或过去有栓塞性血管病者禁用或慎用。氨甲苯酸的药物相互作用：与青霉素或尿激酶等溶栓药有配伍禁忌；口服避孕药、雌激素或凝血酶原复合物浓缩剂与本品合用，有增加血栓形成的危险。冻干人纤维蛋白原在凝血过程中，纤维蛋白原经凝血酶酶解变成纤维蛋白，在纤维蛋白稳定因子作用下，形成坚实纤维蛋白，发挥有效的止血作用。凝血酶使促使纤维蛋白原转化为纤维蛋白，应用于创口，使血液凝固而止血，故常用于手术中不易结扎的小血管止血、消化道出血及外伤出血等。

（5）化疗及相关类的药物：胃肠肿瘤常用化疗药物有：紫杉醇、氟尿嘧啶、顺铂和奥沙利铂等，其药物的临床应用详见抗肿瘤药物相关章节。此外还常见一些增强机体免疫力的中成药如康艾注射液、消癌平注射液等，此类药物均需用 5％葡萄糖、0.9％生理盐水稀释后缓慢滴注。

3. 常用营养制剂的特性

(1)糖类:葡萄糖是各类糖中最符合机体生理需要的糖类,是全静脉营养混合液(Total Nutrition Admixture,TNA)最常选用的基本能量来源之一。目前临床常用的规格是:5%葡萄糖、10%葡萄糖、25%葡萄糖、50%葡萄糖等,10%以上葡萄糖溶液渗透压高,经外周静脉单独输注易发生静脉炎,浓度越高,静脉炎发生的概率也越高,但高渗葡萄糖体积小,既能满足人体需要,又不会因输注量过多而至循环负荷过重。此外,70%葡萄糖注射液专供肾衰竭患者使用。临床常用制剂还有果糖、麦芽糖及糖醇类(如山梨醇和木糖醇),但这些制剂均不能长期大量应用,否则会引起高乳酸血症、高胆红素血症、高尿酸血症等代谢紊乱。目前已不主张单独应用葡萄糖制剂,而应与脂肪乳剂合用,以减少葡萄糖用量,避免糖代谢紊乱的发生。但糖也不能不补充,因为人体某些组织与器官必须靠葡萄糖作为能量来源,如:神经系统功能活动所需能量全部由葡萄糖提供,当血糖低于 45mg/dl 时,脑组织就会因为得不到足够的能量供应而发生功能障碍,肾上腺髓质、血中的有形成分均需葡萄糖作为能量的来源。另外,在大量输注葡萄糖时,需补充适量胰岛素以弥补内源性胰岛素的不足,每天提供的葡萄糖量 4～6g/kg 体重,占总能量的 45%～60%。每日葡萄糖用量不宜超过 400g。

(2)脂肪乳剂:脂肪是人体能量的主要储存形式。脂肪乳剂与葡萄糖同时输注,能减少葡萄糖的用量,减少高糖导致的代谢紊乱。较常使用的剂型有 10%、20%、30%英脱利匹特,其内含 12～18 个碳原子,含有油酸、亚油酸和 α—亚麻酸。它具有热量高,提供人体必需的脂肪酸和三酰甘油,可作为脂溶性维生素的溶剂和载体,无利尿作用,不从尿和粪中排出等优点。结构脂肪乳剂是以化学混合为特点的新制剂,即在 1 个甘油分子的 3 碳链上结合不同链长的脂肪酸,其耐受性好,氧化更快,不易发生酮症或高脂血症,能更明显地增强氮潴留效果。80%橄榄油脂肪乳剂,富含不饱和脂肪酸,较常用的脂肪乳剂有更多的 α—生育酚,可减少脂肪过氧化,亦有益于维护免疫功能;鱼油脂肪乳剂,富含不饱和脂肪酸,有助于降低心血管疾病的发病率,减少血小板活化聚集,减轻炎症反应,提高免疫功能,防止肿瘤生长,代表产品尤文;在长链脂肪乳剂或中链脂肪乳剂中添加维生素 E,可维护生物膜的稳定性,防止其受氧自由基或脂质过氧化产物的损害,代表产品力保肪宁。每天提供的脂肪乳剂量 1～1.5g/kg 体重,占总能量的 25%～50%。

(3)复方氨基酸:氨基酸制剂是 TNA 中的唯一氮源,以改善氮平衡,满足机体合成蛋白质的需要,促进组织生长和修复,维持循环蛋白量(血清蛋白),制造抗体及酶,在饥饿时也是一种供能物质。现有的复方结晶氨基酸溶液品种繁多,都按一定模式配比而成,可归纳为二类:平衡型与非平衡型氨基酸溶液。平衡型氨基酸溶液中所含必需与非必需氨基酸的比例符合人体基本代谢所需,生物利用度高,适用于多数营养不良患者,如乐凡命(8.5%、11.4%)、格拉命、5%复方氨基酸等。其中 8.5%和 11.4%的乐凡命含 18 种必需和非必需氨基酸,包括酪氨酸和胱氨酸。非平衡型氨基酸溶液的配方系针对某些疾病的代谢特点而设计,兼有营养支持和治疗的作用,目前主要指肝病、肾病、创伤和婴幼儿用的氨基酸。临床选择须以应用目的、病情、年龄等因素为依据。每天提供的氨基酸量 1.2～1.5g/kg 体重,占总能量的 15%～20%。目前临床静脉用新型氨基酸制剂丙氨酰谷氨酰胺,它是小肠黏膜细胞、淋巴细胞等的主要能源,能较好地保护肠黏膜的功能。但由于该制剂渗透压高(921mOSm/L),不能单独输注,需加入全营养混合液或其他氨基酸溶液中使用,连续使用不得超过 3 周,有严重的肝、肾功能不全者禁用。

(4)电解质:临床上常用的电解质有10%氯化钾、10%氯化钠、25%硫酸镁、10%葡萄酸钙。这些电解质临床使用非常普遍,已被大家熟知。这里值得一提的是机体在补充电解质时,磷的补充也是不可忽视的。磷在蛋白质代谢和能量代谢中是极为重要的,若不重视磷的补充,可能会出现低磷血症,发生低磷性昏迷。在计算磷的输入量时应注意脂肪乳剂中磷的含量。磷的添加剂分为无机磷和有机磷两类,目前常使用有机磷制剂格利福斯可防止沉淀的产生,用于配制TNA安全、可靠,单剂必须稀释后使用,输液时间至少为8h。值得注意的是,低磷血症已持续了好几天,患者往往还没有出现显著的临床症状。低磷症状表现为肌肉酸痛、软弱、神志恍惚、白细胞功能紊乱、血小板减少等。磷主要从肾脏排出,肾功能不全者慎用。

(5)维生素:维生素维持着人体正常代谢和重要的生理功能。目前临床上使用的维生素均为复方制剂,成人每天提供1支就满足其生理的需要量,在使用上十分方便。如含4种脂溶性维生素A、维生素D、维生素E、维生素K的维他利匹特,因其在机体内有一定量的储备,可视患者的情况而定是否添加,过度添加可因过量蓄积导致中毒;不添加可造成缺乏而出现相应的症状,如:缺乏维生素A而出现夜盲症;缺乏维生素E而出现细胞损伤、脑软化;缺乏维生素D而出现佝偻病、软骨病等。在添加时应注意,脂溶性维生素需先加入脂肪乳剂中混匀后使用。含有9种水溶性维生素B_1、维生素B_2、维生素B_6、维生素B_{12}、维生素H、维生素C、烟酰胺、泛酸、叶酸的水乐维他,由于在机体中无储备,患者禁食时均需添加,不添加会出现维生素C缺乏而患坏血病;维生素B缺乏患脚气病;维生素B_{12}缺乏患恶性贫血等。水溶性维生素在配制TNA时先加入葡萄糖液或氨基酸溶液中,再进行混合,在日光照射下可变性降价,应予避光保存与使用。无论脂溶性维生素或水溶性维生素都不可直接静脉推注。

(6)微量元素:微量元素是某些酶、维生素和激素的活性因子,主要参与氧的储存和电子传递、遗传和自由基的调节。长期禁食予以TNA的患者应适当添加。不添加可出现锌的缺乏而至腹泻、脱发、急症缺陷等;铜的缺乏致小细胞贫血、白细胞减少;锰的缺乏而致厌食、恶心、呕吐等。临床使用较多的是微量元素复方制剂,代表产品是安达美,含铁、锌、锰、铜、氟、碘等9种微量元素。由于溶液为高渗(1900mmol/L)和低pH(2.2),需加入其他液体中输入。安达美可加入葡萄糖液或氨基酸制剂中,但安达美加入葡萄糖液中易使葡萄糖液变成浅黄色,加入氨基酸制剂中易使氨基酸液变为浅蓝色,注意添加安达美时缓慢加入,配制过程中不断给予振摇以保证制剂的稳定性。

(7)胰岛素:胰岛素可促进糖原的合成,使用正规胰岛素与糖的比例为1U∶(4～6)g,但还要根据患者创伤、感染的应激程度、胰腺的功能进行综合考虑,尤其是刚开始使用全静脉营养混合液时应从1U∶(6～8)g开始,严密监测血糖或尿糖,调整胰岛素的用量,必要时皮下注射胰岛素,使尿糖保持在"±"至"+"之间。

(二)营养液的配制

1.配制要求

(1)操作者必须受过专项培训,掌握无菌原则,严格执行"三查七对"制度,掌握药物的配伍禁忌及加入顺序。

(2)配制室周围环境清洁、无污染源,配制室是空气洁净室,洁净等级为1万级,配备双人层流洁净工作台,洁净等级为100级,设有传递窗及缓冲间。洁净系统温度控制在20～25℃,湿度50%～70%,配制前先用温热水擦抹净化工作台、药车及地面等,后用75%乙醇擦抹净化工作台、药车，地面用朗索消毒片溶解后擦抹，开紫外线灯消毒 40min。每月空气细菌培养 1 次，每季度测试 1 次过滤器前后的差压、滤过率试验、气流速度、微粒计数、换气次数，每 1～2 年由专业人员更换 1 次高效过滤器。无菌物品每周消毒 2 次，室内拖鞋每周清洁消毒 1 次，以确保洁净室符合要求。

(3)不能使用有破裂、渗漏或有其他危险/污染的输液瓶。药物用 75%乙醇擦拭后送入配制室，每份营养液编号按顺序摆放，由第二者进行查对。

(4)配制在层流操作台进行。在层流台中使用高效过滤器，其流速为 0.5m/s，比人行走及开门所致内流还低，因而操作台应远离门窗。操作时，避免有人来回出入于操作室，随时接受常规检测。

(5)配制室的监控项目有：压力、温度、相对湿度、换气次数以及空气微粒数；细菌培养用平板法监测微生物。

(6)撕开的包装必须丢弃，暴露出的橡皮塞应消毒。

(7)进入配制间前更换衣裤，按 7 个步骤洗手，戴口罩、帽，换鞋进入配制室，并穿无菌手术衣，戴无菌手套。配液前应开启室内紫外线消毒 40min，净化系统开启 30min 以上进行空气净化消毒，层流洁净台开启 20min 以后达到自净方能配制。

(8)无层流台配置的医院可使用双腔袋和三腔袋：分别盛有含微量元素和维生素的糖类溶液、氨基酸和脂肪乳剂，中间有隔膜，互不接触。使用时只要稍加挤压，即可推开隔膜而混合成“全合一”营养液。配制方便，使用简单，保存时间延长，如华瑞公司的三腔袋卡文(Kabiven)，产品配方能满足多数稳定患者的需要，对于少数危重患者配方则需考虑其个体化问题。不能混合后保存是因为脂肪乳剂的物理性质不稳定，在电解质、不适当的 pH 及高渗环境下，脂滴融合，甚至破坏。糖类与某些氨基酸混合后可以分解(Maillard 反应)。存放时间过久、温度过高、光线照射以及微量元素和维生素等也会降低全营养混合液的稳定性。因此，肠外营养制剂均是现配现用。

2.配制方法

(1)配液前准备：配液前将所用物品准备齐全，避免因多次走动而增加污染的机会。检查所有的药液有无变质、浑浊，有无絮状物，瓶子有无裂缝，瓶口有无松动，并经第二人核对后才可加药。三升袋的外包装输液袋、管道有无破损，并检查有效期。三升袋有两种，一种是由聚氯乙烯(PVC)原料制成的，它对脂肪颗粒有破坏作用，氯离子可析出进入 TNA 液产生毒性作用，这些作用随储存时间延长而增加。试验表明 24h 内使用完毕是安全无毒的。另一种是醋酸乙烯袋(EVA)，无释放增塑剂和氯离子的不良反应，在 4℃储存 1 周无毒性。室温下 24h 能安全应用于临床。

(2)配制方法

1)把电解质、胰岛素加入葡萄糖液中，一般胰岛素与葡萄糖的比例为 1∶(4～6)，添加时要双人核对。

2)微量元素安达美加入氨基酸溶液中，将磷酸盐与钙剂分别加入氨基酸溶液中，以免发生磷酸钙沉淀。

3)把水乐维他及维他利匹特(成人)加入脂肪乳剂中。

4)用 3L 静脉营养大袋把加入添加剂的液体按葡萄糖、氨基酸、脂肪乳剂的顺序进行混合，并轻轻摇动，使之充分均匀混合。

(3)全合一营养液(TNA)的稳定性是临床上最为关注的问题,多种营养药剂混合后是否会发生理化性质的改变以致影响其临床应用的安全性和疗效,关键就在于此。pH、葡萄糖液、电解质及氨基酸液等会影响TNA的稳定性。当TNA液的pH下降时,脂肪颗粒面磷脂分子的亲水端发生电离改变、负电位下降,以致脂粒之间排斥力减弱。当pH降至5.0以下时,脂肪乳剂即丧失其稳定性。葡萄糖液为酸性液体,其PH3.5～5.5,故不能直接与脂肪乳剂混合,否则会因pH的急速下降而破坏脂肪乳剂的稳定性。氨基酸分子因其结构特点能接受或释放H^+,形成正或负分子,因而具缓冲和调节pH的作用。氨基酸量越多,缓冲能力越强,故TNA液中应有较高浓度的氨基酸,通常其容量不要少于葡萄糖液量。TNA液中电解质的阳离子达一定浓度时,即可中和脂粒表面的负电荷,减除其相互间的排斥力,促使脂粒凝聚。阳离子的离子价越高,中和负电荷的能力越强,越易促使脂粒凝聚。为保持TNA液的稳定性,其配方中电解质的含量应有限制。

3.配制时注意事项

(1)不可将电解质溶液直接加入脂肪乳剂内,以防脂肪乳剂被破坏。钙剂与磷酸盐应分别加在不同的溶液内稀释,以免发生磷酸氢钙的沉淀。故在加入葡萄糖和氨基酸以后应肉眼检查有无沉淀生成,确认无沉淀再加入脂肪乳剂。

(2)胰岛素在混合营养液中性质稳定,可与各种静脉营养制剂配伍混合。

(3)抗生素在营养液中的稳定性和抗感染力尚未获得广泛研究和充分证实。为确保输入混合营养液的安全性和有效性,目前主张不在混合营养液中添加其他药物,也不宜在经静脉输注营养液的线路中投给其他药物。如必须经营养液输注线路输入其他药物时,则应先停输营养液,并在输入其他药物的前后,均用0.9%生理盐水冲洗输液管道。

(4)每种肠外营养制剂混合时都应严密观察有无迹象显示污染、变色、粒子形成以及在混合及输注前有无油水相的分离。

(5)TNA边加边摇匀。因为脂肪乳剂是由脂肪小球构成,这些小球易聚集使粒子的体积增大浮到表面发生分层现象,即时振摇是可逆的,但进一步发展则不可逆,输入静脉易发生脂肪栓塞。

(6)加入3L大袋内的溶液最终浓度为10%～20%,有利于混合液的稳定。

(7)TNA最好现配现用。因为长时间的储存,葡萄糖分子中的羧基和氨基酸分子中的氨基发生了非酶糖基化反应颜色变棕黄,并且导致氨基酸利用率下降。氨基酸在强烈的灯照下,其所含蛋基酸、色氨酸、亮氨酸等均有不同程度减少,所以要现配现用。

(8)严禁已知与肠外营养制剂不相容的药物与肠外营养液同时或混和使用。

(9)当某种特定药物与营养制剂之间的相容性尚不了解时,应将该药与营养制剂分开使用。

(10)用聚氯乙烯(PVC)袋时一般应在24h内输完,因为PVC袋有增塑剂及氯离子的释放,最多不得超过48h,且放在41的冰箱内保存。如是醋酸乙烯(EVA)袋可保存1周。

(11)配制后的静脉营养液若不及时输注或长时间放置就会出现游离的棕黄色脂性油滴,即为融合反应,其颗粒直径在0.4～0.5μm易发生聚集,>5μm的脂肪颗粒超过总脂肪量的0.4%就不可输注,在5～50μm就具有致命性。所以静脉营养液必须新鲜配制及时使用,如由于某些特殊原因不能及时的输注时,应储存于4℃的冰箱中,但存放时间决不可超过24h。

(12)阳离子可中和脂肪颗粒上磷脂的负电荷,使脂肪颗粒相互靠近,发生聚集和融合,最终导致水油分层。一般控制一价阳离子浓度<150mmol/L,镁离子浓度<3.4mmol/L,镁离子浓度<1.7mmol/L。高浓度钙与镁有竞争性拮抗作用,故加药时还应注意葡萄糖酸钙与硫酸镁分开加,稀释后再混合,如必须加在一瓶药液内的,应先加硫酸镁,再加葡萄糖酸钙,以免造成硫酸钙的沉淀析出。

(13)配好的 TNA 营养大袋应标明患者姓名、床号、液体量与总量、胰岛素量、配制时间、配制者及校对者双签名。

(三)营养液的临床应用

1.使用 TNA 滴数一般在每分钟 60 滴左右,过快易引起血糖升高,出现尿糖;过慢,完不成一天的输注量,影响患者的康复;时快时慢,影响能量利用,一般要求在 10~12h 完成,个别情况如心、肾功能不全者宜慢滴,24h 持续滴入。在滴入过程中,经常观察衔接处有无松动、脱落,局部有无外渗及肿胀,导管有无扭曲,管腔内有无血凝块,有无堵塞管腔等现象,并经常轻柔大袋,防止脂肪乳剂的油滴漂浮于液体表面,胰岛素附着营养大袋壁以致滴至最后引起低血糖及低血糖反应。脂肪乳剂单独使用时,输注速度应控制在 1.5~2mL/min,以防脂肪颗粒融合为小球影响代谢而出现脂肪栓塞。

2.小剂量肝素可能有效预防导管堵塞,输液后取 10~20mL 浓度为 10U/mL 的肝素稀释液冲洗导管及封闭导管,可减少血栓的形成及堵管的发生。

3.建立营养液使用巡视卡,做到每 30~60min 巡视、记录 1 次。

4.密切观察、记录患者出现的症状与体征,有无发冷、发抖、发热、手足冰冷、出冷汗等症状,防止患者出现脂肪乳剂、氨基酸的过敏反应和高血糖、低血糖等的并发症。如在刚输注营养液半小时左右发生发冷、发抖、发热,应怀疑导管感染,必要时予以抗感染治疗,严重者予以拔除。如患者感心慌、脉搏加快,营养液滴速是否过快。如患者呼吸急促,应考虑是否与输入高糖、高氮液体有关。

5.密切观察患者的尿糖、血糖(CBG)变化,最好维持尿糖在“±~+”为佳,如在“+”以上,应及时通知医师,每增加一个“+”,给予皮下注射胰岛素 4U。CBG 应维持在 5~11mmol/L 为宜。

6.抽血查肾功、电解质、动脉血气分析,隔日 1 次,平稳后改每周 1~2 次,抽血查肝功能每周 1 次,称体重每周 1 次,如患者的体重下降而白蛋白升高,说明 TPN 有效。

(四)营养液应用过程中的观察与处理

静脉高营养临床应用发生并发症主要集中在以下几个方面,一是与导管有关的并发症如气胸、血气胸、神经血管损伤、导管体内断裂、空气栓塞、导管堵塞、导管滑脱后皮下积液等;二是与感染有关的并发症,如导管感染、肠源性感染、营养液污染等,预防导管感染的关键是严格执行无菌技术操作原则;三是与代谢有关的并发症,代谢性并发症从其发生原因可归纳为三方面,即补充不足、糖代谢异常以及肠外营养本身所致。以下详细介绍。

1.补充不足所致的并发症

(1)血清电解质紊乱:在没有额外丢失的情况下,肠外营养时每天约需补充钾 50mmol,钠 40mmol,钙及镁 20~30mmol,磷 10mmol。由于病情而丢失电解质(如胃肠减压、肠瘘则应增加电解质的补充量。低钾血症及低磷血症在临床上很常见。

(2)微量元素缺乏：较多见的是锌缺乏，临床表现有口周及肢体皮疹、皮肤皱痕及神经炎等。长期肠外营养还可能因铜缺乏而产生小细胞性贫血；铬缺乏可致难控制的高血糖发生。对病程长者，在肠外营养被中常规加入微量元素注射液，可预防缺乏症的发生。

(3)必需脂肪酸缺乏(EFAD)：长期肠外营养时若不补充脂肪乳剂，可发生必需脂肪酸缺乏症。临床表现有皮肤干燥、鳞状脱屑、脱发且伤口愈合迟缓等。只需每周补充脂肪乳剂1次，就可预防缺乏症的发生。

2. 糖代谢紊乱所致的并发症

(1)低血糖及高血糖：血糖浓度的维持取决于输入体内的葡萄糖量、人体的耐受量及排出量。一般正常人的葡萄糖摄取量约为0.5g/(kg·h)，在一些病理情况下，对葡萄糖的耐受力明显下降，可出现高血糖或低血糖。低血糖是由于外源性胰岛素用量过大或突然停止输注高浓度葡萄糖溶液(内含胰岛素)所致。因很少单独输注高浓度葡萄糖溶液，这种并发症已少见。高血糖则仍很常见，主要是由于葡萄糖溶液输注速度太快或机体的糖利用率下降所致。后者包括糖尿患者及严重创伤、感染者。严重的高血糖(血糖浓度超过40mmol/L)可导致高渗性非酮性昏迷，有生命危险。其防治方法有以下几点。①降低葡萄糖的输注速度。②肠外营养时用脂肪乳剂满足部分能量需求，减少葡萄糖的用量。③对高糖血症者，应在肠外营养液中增加胰岛素补充，随时监测血糖水平。重症者应立即停用含糖溶液或肠外营养，同时输入胰岛素(10～20U/h)，促使糖进入细胞内，降低血糖水平。需注意常同时存在的低钾血症，亦应予以纠正。一旦发生高渗性高血糖症，用低渗盐水(0.45%)以250mL/h速度输入，降低血渗透压纠正高渗状态，控制血糖浓度在11mmol/L以下。④对于一些糖尿病、胰腺炎、胰腺手术、全身感染、肝病及使用皮质激素的患者应特别注意，防止发生高血糖及高渗性非酮性昏迷。

(2)肝功能损害：肠外营养引起肝功能改变的因素很多，其中最主要的原因是葡萄糖的超负荷引起的肝脂肪变性。临床表现为血胆红素浓度升高及转氨酶升高。为减少这种并发症，应采用双能源，以脂肪乳剂替代部分能源，减少葡萄糖用量。

3. 肠外营养本身引起的并发症

(1)胆囊内胆泥和结石形成：长期TPN治疗，因消化道缺乏食物刺激，胆囊收缩素等肠激素分泌减少，容易在胆囊中形成胆泥，进而结石形成。实施TPN 3个月者，胆石发生率可高达85%，故尽早改用肠内营养是预防胆石的最有效的措施。

(2)胆汁淤积及肝酶谱升高：部分患者TPN后会出现血清胆红素、ALT、AKP及GT值的升高。引起这种胆汁淤积和酶值升高的原因是多方面的：葡萄糖超负荷、TPN时肠道缺少食物刺激、体内的谷氨酸胺大量消耗，及肠屏障功能受损使细菌及内毒素移位可影响肝功能。复方氨基酸溶液中的某些成分(如色氨酸)的分解产物以及可能存在的抗氧化剂(重硫酸钠)等对肝也有毒性作用。通常由TPN引起的这些异常是可逆的，TPN减量或停用(改用肠内营养)可使肝功能恢复。

(3)肠屏障功能减退：肠道缺少食物刺激和体内谷氨酸酰胺缺乏是使肠屏障功能减退的主要原因。其严重后果是肠内细菌、内毒素移位，损害肝及其他器官功能，引起肠源性感染，最终导致多器官功能衰竭。为此，尽早改用肠内营养，补充谷氨酰胺，是保护肠屏障功能的有效措施。

三、胃肠系统患者静脉输液处理

(一)胃肠系统患者的输液评估

静脉输液是治疗抢救患者的重要手段,如何稳、准、快、好地将治疗药物及营养制剂输注到患者体内,是工作的重要内容,因此输液前需要对患者进行综合性的评估,从而制订最佳输液方案。针对胃肠系统患者的特殊性,还需要做以下的专科的输液评估。

1.评估患者

(1)评估患者病史:患者每日补液量包括生理需要量、额外丧失量及已丧失量三部分。生理需要量需要评估患者是禁食、流质还是半流质饮食以计算输液总量,额外丧失量需要评估患者有无消化液丧失、发热、出汗、非显性失水和多尿等。已损失量需要评估有无等渗性脱水、低渗性脱水及高渗性脱水。同时需要评估患者缺水、低钠血症及其程度,胃肠系统疾病患者常因为禁食、呕吐、腹泻等原因存在血容量严重不足和酸碱平衡紊乱,应先给予纠正。

(2)评估营养状况:胃肠系统患者往往因消化吸收不良、腹泻、出血及禁食等出现营养不良,在实施静脉输液前应将体格检查、身高、体重、生长发育、出入量、皮肤、外周血管及血压、临床症状、实验室营养指标、主诉等资料进行综合评估。实验室指标是最为客观的营养指标之一,尤其是总蛋白(正常值 61～83g/L)、白蛋白(正常值为 35～55g/L)、前白蛋白(正常值 100～400mg/L)及血红蛋白(正常值为 120～160g/L)。其指标降低可能是由于各种原因引起的水钠潴留或输注过多的低渗溶液;营养不良或长期消耗性疾病;肝脏功能严重损害;大出血时大量血液丢失;肾病时尿液中长期丢失蛋白质;严重烧伤时,大量血浆渗出等。体重及体质指数评估又是评估患者营养的客观指标之一,体重过度降低或增加均可视为营养不良,其评判标准为在 6 个月内因非主观原因比平时体重降低或增加 10%左右,或比过去 1 个月的体重降低或增加 5%,或体重为理想体重的±20%。其中体重增加可能系水潴留所致,而实际瘦组织群量仍减少,其次也可为肥胖所致。肥胖属营养不良的另一类型,在此不作详述。体质指数(BMI):BMI=体重(kg)/[身高(m)]^2。亚洲人正常值为 18.5～23,<18.5 为偏瘦,23.1～25 为超重,>25 为肥胖。

(3)评估水电解质平衡状况:胃肠系统疾病最常见和最容易发生的就是水、电解质失衡,因为禁食、呕吐、腹泻、便血、肠梗阻等使体液失衡,常见有低钠血症、低钾血症及代谢性酸中毒和碱中毒。

1)低钠血症:血清钠浓度低于 135mmol/L 为低钠血症。胃肠系统疾病引起的失水都同时伴有失盐,亦称为混合性脱水,所丢失的都是大量的含电解质的液体。病变初期丢失的液体仅限于细胞外液,如继续丢失则涉及总体水,此时肾脏代偿性地减少排水及排钠以维持血容量,同时组织细胞内水进入血循环以补充血容量,使血钠浓度降低导致低钠血症,所以脱水与缺钠同时存在。

2)低钾血症:血浆中钾浓度稳定在 3.5～5.3mmol/L。血清钾低于 3.5mmol/L 称低钾血症。消化液中的含钾量较高,胃液含钾量为 5～20mmol/L,胆汁、胰液及小肠液均为 5～15mmol/L,明显高于血浆。如发生大量的呕吐、胃肠减压、小肠瘘及严重腹泻都可丢失大量的钾,在手术创伤的应激状况下,皮质激素分泌增多,促使钾的排出增多,肾脏的保钾作用不如保钠作用完善,每日排出 30～40mmol/L,很少低于 5～10mmol/L,外科患者行全胃肠外营养支持,若患者处于合成代谢状态,蛋白质合成及糖原的形成都需要大量的钾,如未及时补充即可致低血钾。此外因大量呕吐发生代谢性碱中毒时，细胞外钾向细胞内转移，进一步使血钾降低。所以胃肠外科疾病患者导致钾丢失及分布异常的因素很多，随时都有发生低钾血症的可能，必须加强观察和监测，定期测血钾和心电图检查，及时发现和补充。补钾一日的总量分散于全日输液中，一般每 1000mL 溶液不能超过 40mmol/L 的钾（相当于 3g 氯化钾）；另一方面，通过静脉补钾后，钾由细胞外转移到细胞内达到平衡的过程比较缓慢，一般需要 4～6d，严重缺钾者需 10～15d，因而必须在一段时间内每日补钾才能将低血钾纠正。

3）代谢性酸碱失衡：胃液中 H^+（70mmol/L）、Cl^-（120mmol/L）及 K^+（5～15mmol/L）含量较高，因上消化道疾病，如幽门及十二指肠梗阻引起的大量胃液丢失，将导致代谢性碱中毒。胆汁、胰液及小肠液 Cl^- 的含量较低，HCO_3^-（30～90mmol/L）含量高，当发生肠外瘘、胆胰瘘、短肠或炎性病变所致的严重腹泻时，大量 HCO_3^- 丢失，易产生代谢性酸中毒。此外，多数患者都不能进食，或手术前后需禁食，在饥饿状态下体内的蛋白质及脂肪大量分解，产生酸性代谢产物及酮体；有严重感染时，体内的酸性代谢产物增多，以及不适当地应用大量含氯的氨基酸溶液等，也是引起代谢性酸中毒的常见原因。低血钾可引起碱中毒，由于血钾低时细胞内钾外移，而细胞外的 H^+ 进入细胞内替代，细胞外 H^+ 减少则产生碱中毒。代谢性酸、碱中毒的诊断除根据临床症状外，应做血气分析及血电解质测定。血 pH 及剩余碱值是确定代谢性酸中毒或碱中毒的主要指标，血电解质的变化也有助于诊断，因为酸碱平衡与电解质平衡有密切关系。

2. 评估穿刺部位及静脉　静脉输液前首先要去患者处看部位、选静脉，穿刺部位既要适宜患者需求又要符合穿刺要求，如穿刺局部在 20cm×20cm 范围内皮肤无红肿、炎症、过敏、感染，穿刺点要避开瘢痕、关节处等。所选静脉能及时有效地进行穿刺置管以及穿刺置管成功后能保证输液治疗的顺利完成，尤其对于长期禁食需要长期输液者，更应注意选择与保护静脉。

(1)评估静脉能否承受液体与药物的刺激：对于高浓度营养液、化疗药物、刺激性强的药物需要从中心静脉输注，外周静脉是不能承受的。

(2)评估静脉能否长时间使用：需长时间禁食，长期输液的患者，应先从四肢远心端开始使用静脉，逐渐向近心端移动，做到有计划的使用静脉。为了让输液并发症的发生率降到最低，按照“主动式”静脉治疗模式，运用血管通道优选之 4 步工作法选择最适合患者需要的血管通路器材。珍惜、爱护患者的每一支静脉，有条件的使用留置针，减少穿刺次数，避免破坏太多静脉给患者带来痛苦。

(3)评估静脉有无受伤及受阻：置管前应评估患者有无乳腺手术史导致的上肢静脉回流不佳，上肢血管有无手术史、有无血管阻断，有无血管畸形等。患者有周围循环衰竭、四肢静脉不易穿刺者，可采用颈外静脉、锁骨下静脉穿刺输液。这两根静脉穿刺的优点是：管径粗大、不易塌陷、硅胶管插入后可保管较长时间。

(4)其他：胃肠外营养的途径根据输注营养液量、浓度、渗透压、评估输注期限的长短而定，如输注量较少、浓度低、渗透压小、输注时间又少于 5d 者可选择外周较粗的静脉，使用留置套管针，每天打 1 针换 1 根静脉，相反则应选择中心静脉输注。

3. 评估药物　即要求我们在识别药物的基础上按照输液要求进行风险评估，确定治疗途径。识别药物的内容包括了解及分析药物的作用、不良反应、浓度、渗透压、酸碱度、刺激性及特性。

(1)作用:胃肠系统疾病常用药物有抗生素、胃肠解痉药物、抑酸药、抗肿瘤化疗药物、止血药、血管活性药物、静脉营养液、电解质等。

(2)不良反应:用药前需要评估药物对肝、肾、造血系统、神经系统等有无损害过敏反应及免疫反应。

(3)浓度:高浓度的制剂常需要稀释后使用或缓慢滴注。特别指出的是胃肠系统疾病常需完全胃肠外营养,脂肪乳剂又是高浓度、大颗粒(易形成栓子)、黏稠(易堵管)的制剂,并非高渗透压,但输注时一定要缓慢每分钟≤60 滴。

(4)渗透压:评估药物的渗透压决定药物的输注量、药物的输注途径,选择合适的静脉输液。

(5)酸碱度(pH)、刺激性及特性:输注药物的 pH 应保持在 6～8,以减少对静脉内膜的破坏。pH 高于 9 和低于 5 时,静脉炎的发生增多。pH 低于 4.1 时,静脉内膜可出现严重组织学改变。改变药物的 pH 而不影响药物效果是困难的。药物成分不同,则 pH 范围可变化。当药物 pH 超过正常值 7.35～7.45 时,血液能将药物的 pH 缓冲到正常范围,输注越慢,缓冲得越好。如果需要常规给予酸性或碱性药物时,应采用腔静脉给药,以增加血液稀释,防止外周血管损伤。刺激性强的药物注射时若不慎漏于皮下或穿破血管,会引起局部剧烈疼痛、红肿和炎症,甚至局部组织的坏死和溃疡,经久不愈或形成一棕色硬结,严重情况下甚至造成肢体断残,注射时需要使用中心静脉导管,避免从周围静脉输注。了解特殊药物的特性,是合理应用的前提。

(二)胃肠系统患者的输液计划

胃肠疾病的发病原因虽可不同,但几乎所有患者均会出现不同程度的营养不良,营养支持在其治疗中具有重要意义。在某些情况下,甚至起着决定性作用。生理需要量一般为 2000～2500mL/d,排尿正常者每日补充氯化钾 3g。额外丧失量补液一般应遵循"缺多少补多少""量出为入"的原则。在已损失量的补充方面,等渗性脱水补充等渗液,低渗性脱水补充高渗溶液,高渗性脱水补充低渗溶液。如患者存在血容量严重不足和酸碱平衡紊乱,应先给予纠正。一般来说 TNA 配方渗透压多在 700～1000mOsm/L,当比正常血清渗透压高出 4 倍以内可由外周静脉给药,但只能连续使用 2 周。TNA 渗透压高出血清渗透压 4 倍以上时应由中心静脉插管输入。同时 TNA 的成分复杂,如总量太少,各成分浓度相对增高,混合液稳定性差,故 TNA 总量应为 1500mL 以上为宜。常按抗生素、抑酸药、保肝药物、TNA 的顺序使用各类药物,遇有出血者则先用止血药物及血制品,化疗药等治疗药物在 TNA 前使用。

(三)胃肠系统患者的输液实施

1.输液前准备　对于新入院患者、病情发生变化者、急诊需要抢救患者、治疗方案临时调整改变等情况者的输液治疗的配制可以在病房的治疗室中进行,要求护士严格无菌操作技术,掌握药物的配伍禁忌及药物的现配现用原则。一般患者的输液应由医院静脉药物配制中心统一配制药液,并由专门通道专人负责及时送到病房,可大大降低药液被污染的发生率。

2.输液通路的建立与维护　胃肠系统患者的疾病特点决定了其输液常选用中心静脉导管。常见有锁骨下静脉导管、颈内静脉导管及 PICC 导管,锁骨下静脉导管及颈内静脉导管由医生或麻醉师放置,PICC 导管的放置及护理详见总论。

(四)胃肠系统患者的输液评价

胃肠系统疾病患者的输液除了从输液的安全性、输液的有效性、患者的舒适性评价外,还要做好输液过程中的并发症的观察及护理。

1.感染性并发症　肠外营养的感染性并发症主要与置管技术、导管使用及导管护理有密切关系。临床表现为突发的寒战、高热，重者可致感染性休克。在找不到其他感染灶可解释其寒战、高热时，应考虑导管性毒血症已经存在。发生上述症状后，先做输液袋内液体的细菌培养及血培养，丢弃输液袋及输液管，更换新的输液。观察8h，若发热仍不退，则需拔除中心静脉导管，并做导管头端培养。一般拔管后不必用药，发热可自退。若24h后发热仍不退，则应选用抗生素。预防措施有：放置导管应严格遵守无菌技术；避免中心静脉导管的多用途使用，不应用于输注血制品、抽血及测压；应用全营养混合液的全封闭输液系统；置管后的定期导管护理等。

2.输液配伍禁忌引起不良反应　胃肠系统使用的药物种类繁多，各类药物的配伍禁忌前面已有介绍，在使用抗生素、全肠外营养制剂、血制品及生长抑素等药物时要特别注意，不可以连续使用，需要用等渗的如生理盐水隔开，或者从两条不同的静脉输注以防发生药物配伍禁忌导致患者出现不良反应。

3.与输液速度相关的问题　输液速度过慢：非药物因素输液速度。过慢会影响抢救与治疗，滴速的快慢受液体瓶的高低，血管的粗细，药液的黏稠度，留置导管的粗细，莫菲滴管液面高低等因素的影响。护士不仅要熟悉药物的性能和使用方法，还要认真选择血管、选择途径、选择输液用具。加强巡视，加强对输液速度监控，为患者提供一个安全的有效的治疗护理环境。

（周琦）

第三节　外科换药

一、目的

检查、清除伤口和创面的分泌物，去除伤口内和创面上的异物和坏死组织，通畅引流，控制感染，促进创面和伤口愈合。

二、适应证与禁忌证

1.适用于手术后的无菌伤口，如无特殊情况应3～5d后首次换药；新鲜肉芽创面，隔1～2d换药一次；分泌物较多的感染伤口，应每天换药一次；严重感染或置引流的伤口，如烟卷引流、橡皮管引流、橡皮条引流及粪瘘等，应根据其引流量的多少决定换药的次数。

2.无禁忌证。

三、准备

1.换药室应提早做好各种清洁工作，换药半小时前室内不扫地。

2.换药前必须了解伤口或创面部位、类型、大小、深度等情况，以便准备适当敷料和用物，避免造成浪费和忙乱。

3.操作者衣帽整洁，洗净双手，严格无菌操作。无菌创面换药到无菌室进行；感染伤口在普通换药室进行；会阴部及大面积创口不能到换药室者，应备屏风。

4. 无菌治疗碗 2 个(1 个盛无菌敷料,1 个盛乙醇与盐水棉球等),镊子 2 把,按创口需要备油纱布、纱布条、外用药、绷带、纱布、胶布等。

四、操作方法

1. 让患者采取舒适卧位或坐位,但需利于暴露伤口,冬天注意保暖。取下绷带和外层敷料,再用无菌镊子取下内层敷料,若与伤口粘连,应先用生理盐水湿润后轻轻揭去,以免损伤肉芽组织或引起出血。揭除敷料的方向与伤口纵轴方向平行,以减少患者的疼痛。

2. 左手持无菌镊子将换药碗内的乙醇棉球传递给右手的镊子,擦洗伤口周围皮肤,再用盐水棉球蘸去分泌物以清洁创面。清洁创面可由内向外擦拭,化脓伤口则由外向内擦拭。

3. 交换左右手镊子,然后以右手持的无菌镊子,探查伤口或去除过度生长的肉芽组织、腐败组织或异物等,并观察伤口的深度及有无引流不畅等情况,再用乙醇棉球清除沾染在皮肤上的分泌物,最后用无菌敷料覆盖创面,固定包扎。

五、注意事项

1. 严格遵守无菌技术。换药时如手部接触过伤口上的绷带和敷料,则不能再接触换药车,需要物品时可由另一护士供给或洗手后再取。各种无菌棉球、敷料从容器中取出后,不得再放回原容器。污染的敷料须立即放入污物盘或污物桶内,不得随便乱丢。

2. 换药原则是先换清洁的伤口(如拆线等),再换感染的伤口,最后换严重感染的伤口。

3. 换药时应注意取出伤口内的异物,如线头、死骨、弹片、腐肉等,并检查引流物。

4. 换药动作应轻柔,并保护健康组织。

5. 每次换药完毕,将一切用物放回指定的位置,认真洗手后方可给另一患者换药。

6. 特殊感染伤口的敷料应单独处理或烧毁,如破伤风、气性坏疽、结核、乙型病毒性肝及艾滋病等。

(周琦)

第四节　止血

创伤之后,常发生机体的出血,须及时处理。发生在体腔内出血,由于其特殊性,在专门的章节有介绍。脊柱四肢部位的出血,也需要特别重视。

四肢骨关节的骨折脱位,广泛的软组织挫伤、撕脱伤,必然伴随出血,严重者引起休克。例如,成人股骨干骨折常伴有 500～1000mL 的出血,而骨盆骨折的出血量往往更大,尤其是不稳定性骨盆骨折的出血,经常达 4000mL 左右,有的甚至达到 9000mL,常在腹膜后形成巨大血肿。

必须首先判断是否伴有肢体主要动脉的损伤。若仅仅是骨折端髓腔内出血,则一般不需要行专门的止血处理,只要将骨折充分固定即可防止进一步出血。如果伴随肢体主要血管的损伤,则需要行紧急的手术处理。

一、诊断

血管损伤的诊断,主要根据受伤史和临床检查。应做到诊断及时准确,防止漏诊,以早期处理。

1.受伤史 熟悉血管解剖学，对血管路径的外伤，应高度警惕血管损伤。

2.临床表现 主要根据临床表现对血管损伤做出正确判断。

(1)出血或搏动性血肿：主要血管的断裂或破裂，均有较大量的出血。开放性动脉损伤有鲜红色喷射性、搏动性出血。伤口深而小或无伤口者，伤者局部可迅速肿大，出现搏动性血肿。

(2)肢体远端血供障碍：主要的表现有①肢体远端动脉搏动消失或减弱，搏动细弱者不能完全除外动脉损伤。②肢体远端皮肤苍白或发绀，皮温低，毛细血管充盈时间延长。针刺无活动出血。③疼痛，感觉和运动障碍。

(3)出血较多发生低血压及休克。

3.辅助检查及手术探查 血管彩色多普勒、放射性核素、MRI血管成像(MRA)、CT造影血管成像(CTA)、数字减影血管成像(DSA)、动脉造影等，对血管损伤均可很好诊断。必要时可行手术探查，进行诊断和治疗。

二、急救止血

1.加压包扎法 最常用。四肢血管伤大多可用加压包扎法止血。用较多棉垫或洁净布类覆盖伤口，对较深而且大的出血伤口，宜用敷料环绕伤段周径，外用绷带加压包扎。理想情况是加压的力量以能够止血为度，而肢体远侧仍保有血循环。包扎后应抬高患肢，注意观察出血情况和肢体远端循环，迅速送至有条件的医院做外科处理。对股骨骨折、骨盆骨折等，有条件的可使用抗休克裤，能有效减少出血，还有一定的骨折固定作用。

2.指压法 为止血的短暂方便的应急措施。对判断为肢体的主要动脉损伤、出血迅猛需立即控制者，可用手指或手掌压迫出血动脉的近侧端，并将动脉压向深部骨骼，随即再用包扎法或其他方法止血。

常用动脉压迫止血部位：一侧面部出血，可压迫该侧的颈总动脉或颈外动脉，部位在出血侧喉环状软骨弓水平，向内后方加压，将动脉压在第6颈椎横突。如仅仅是面颊部出血，单压迫面动脉即可：于咬肌前缘下颌骨表面，将面动脉压向下颌骨。颞浅动脉的压迫可减少同侧头部前外侧部位的出血，此动脉位于外耳门前方，扪及并将其向深面的颞骨压迫。

上肢的出血可以压迫尺、桡动脉，肱动脉或锁骨下动脉。手部的出血，在前臂同时分别压迫尺、桡动脉即可。肱动脉在上臂肱二头肌内侧沟，扪及动脉后，将其压至外侧的肱骨，可处理前臂和肘部出血。上臂或全上肢出血，则选择压迫锁骨下动脉，其体表投影在锁骨中点上方1～2横指处，向后下方将动脉压至第1肋骨表面。

下肢出血，股动脉在腹股沟中点处位置相对较表浅，扪及动脉搏动点，向深面耻骨上支压迫，其有效止血范围是全下肢。小腿及足部的出血，可以选择腘动脉，操作时，可于腘窝加垫，然后再屈膝位固定下肢。足部的出血也可以在踝关节附近分别压迫胫后动脉和足背动脉。

3.止血带法 止血带为控制四肢出血的有效工具，使用恰当可挽救一些大出血伤员的生命，使用不当则可带来严重并发症，以致引起肢体坏死、肾功能衰竭，甚至死亡。在平时均有止血带使用不当而造成严重后果者，应引以为戒。

(1)适应证：四肢大动脉损伤引起的大出血不能用加压包扎止血时，应使用止血带。

(2)止血带的选择：气囊充气止血带压力均匀，压力大小可以调节，是最理想的止血带。

如无此条件应选择有一定弹性，又有一定宽度的橡胶式止血带、帆布带。这些止血带的压力相对不容易控制，对组织的损伤较大，一般不推荐使用。

(3)上止血带的部位：一般绑在上臂的上1/3或大腿中份；如肢体无法保留，止血带应绑在伤口稍上方处。止血带处应加衬垫，避免将止血带直接绑在肢体上，以免压坏皮肤。

(4)止血带的松紧度：止血带的压力不可过大，以能阻断动脉出血为度。但也不能过松，否则只能阻断静脉血回流，不能阻断动脉血灌注，起不到应有的作用，反而增加了出血量。

(5)上止血带的时间：上止血带的时间应尽量缩短。使用止血带后应争取在1～1.5h内得到进一步的止血处理。否则容易发生危险。

(6)止血带的放松：如在2h内未送到目的地，必须放松止血带，应首先用无菌干纱布填塞伤口，然后仔细放松止血带，观察伤口是否继续出血。放松止血带宜在分级救治机构、在有准备的条件下进行。如放松止血带改用包扎后伤口继续出血，可改用其他方法或重新上止血带。上止血带过久放松时容易发生出血性休克，应密切注意，若绑止血带超过6～8h，肢体出现坏死迹象，应当机立断施行截肢术。这时在原止血带近端另上新的止血带，消毒皮肤，然后撤去原止血带，消毒后行开放性截肢术。

4.钳夹止血法　在伤口内用止血钳夹住出血的大血管断端，连同止血钳一起包扎后送较为可靠。但注意不可盲目钳夹，以免损伤邻近的神经或长段血管影响修复。

5.血管结扎法　无修复血管条件而需长途后送者，可做初步清创，结扎血管断端，缝合皮肤，不上止血带，迅速后送。这样可减少感染机会，防止出血和长时间使用止血带的不良后果。这种止血方法无论在平时还是战时，均有应用价值。

三、骨折制动处理

骨折部位妥善的复位与固定，是防止组织进一步损伤，减少出血的重要手段。抢救时若有小夹板，可以做一简单固定。如没有工具，在救护现场，可进行临时固定：上肢可与胸前或躯体固定；下肢的骨折，则可将两下肢捆绑在一起。脊柱骨折的患者在搬运时，应防止脊柱的扭转，以免加重损伤。对股骨骨折、骨盆骨折，使用抗休克裤有一定的骨折固定作用。

骨盆环损伤疼痛较重的伤员，以及已有轻度休克表现的伤员，应尽量减少搬动。急救时，最好将伤员抬放在木板床上，随同木板床一起搬运、做检查及治疗，以免在搬动时扰动不稳定的骨盆，增加创伤出血，加重休克。

四、手术止血

四肢长管状骨骨折，如果不伴有肢体主要血管的损伤，一般不需要手术止血。骨盆不稳定性骨折，虽常伴随有大出血，但手术探查具有盲目性，开腹后腹内压下降会产生难以控制的出血，所以一般也不主张手术探查止血。将双侧髂内动脉结扎的手术方法是控制骨盆内出血、抢救休克的一种有效措施，但对部分病例无效。数字减影血管成像(DSA)技术的出现，通过动脉造影来检查出血血管，并经插管止血是一个进步。经皮下股动脉穿刺插管至腹主动脉分叉之上，一次性注药可显示所有动脉血管，显示出损伤的血管后，注入栓塞剂，栓塞出血的血管。如较大动脉出血，不能用栓塞法堵塞，还可用髂内动脉内气囊栓塞6～12h来止血。为手术止血提供了明确依据和必要的前期准备。

四肢血管损伤后的处理：血管创伤，经历初期的急救处理，止血、抗休克后，应及时进行血管的修复。损伤到修复之间时间的长短，极大地影响着最终的效果。一般认为，肢体完全缺血4～6h为安全期，缺血8～12h，重建的疗效锐减。结扎次要血管虽然不会引起肢体的坏死，但可能会影响肢体的营养，故有条件者应尽量修复损伤的血管。手术时，根据血管损伤的具体情况，采取血管直接修复，或血管移植。肢体缺血时间过长时，重建血管后，肢体可能严重肿胀，可预防性切开深筋膜，防止筋膜间室综合征的发生。手术后必须注意急性肾功能衰竭的发生。如果丧失修复时机或不具备修复条件，则只能截肢。

（周琦）

第五节　清创

伤口一般分为清洁伤口、污染伤口和感染伤口3类。严格地讲，清洁伤口是很少的；意外创伤的伤口难免有程度不同的污染。如污染严重，细菌量多且毒力强，6～8h后即可变为感染伤口。

清创术是对新鲜污染伤口进行清洗去污、清除血块和异物、切除失去生机的组织，使之减少污染，达到或接近清洁伤口，有利受伤部位的功能和形态的恢复。

清创术是一种外科基本手术操作。伤口初期处理的时机、好坏，对伤口愈合、受伤部位组织的功能和形态的恢复起决定性作用，应予以重视。要求清除创伤部位的污染物、滞留物和挫灭组织，彻底消灭死腔，充分引流，最大可能地防止感染的发生，减少毒素和崩解组织在体内吸收，并争取一期修复，缝合伤口。

一、适应证

1.四肢软组织和骨关节开放性损伤。

2.其他部位的开放性损伤。

3.非金属异物或锈变金属存留。

4.已有感染的表浅伤口一般不做清创，但大面积软组织挫灭或污染严重、大量异物（如泥沙、碎屑）深在存留，虽有感染可疑，仍可考虑施行扩创。

二、术前准备

较轻的创伤无生命体征改变者，做必要的药物过敏和创口周围处理。重大损伤合并休克者，应先积极抗休克，做临时止血。多发伤、复合伤涉及多个专科范畴时，宜急诊会诊迅速拟出手术方案。病情危急伤者可直接送入手术室，边抢救边做术前准备，酌情及早预防性使用抗生素，如伤口较大，污染严重，可在术前1h，术中、术毕分别加用一定量的广谱抗生素。

三、麻醉与体位

生命体征不稳定者，用气管内插管的全麻较为安全。伴脊柱脊髓损伤者选择全麻或局麻。小而浅的伤口，局麻即可。上、下肢创伤分别采用臂丛和椎管内麻醉。

四、手术步骤

出血多的伤口，只要部位允许，都有必要使用止血带（但通常不驱血，防止污染物和细菌入血）。无菌敷料覆盖伤口，先用肥皂水擦洗周围健康的皮肤，油污用汽油或松节油擦净。擦一遍后再行冲洗，如此反复3遍以上，刷子要更换。

伤口用灭菌生理盐水、3%过氧化氢溶液、1/1000苯扎溴铵（新洁尔灭）3种液体轮流蘸洗、冲洗，注意翻开皮瓣、肌间隙，将血块、污染物冲出来。

常规消毒皮肤，铺无菌巾。

清创应按照一定次序进行，一般由浅入深，以免遗留死角。污染或不整齐的创缘皮肤应切除1～2mm。无血运的皮肤尽量整块切下备用。探查伤口，清理深在的异物、血块，要到达每一死腔和潜行间隙。深筋膜应沿肢体纵轴适当切开，以便更好地显露深层的组织，不应勉强暴露，造成清创不彻底。在肢体挫伤严重，或肌肉缺血时间长（如血管损伤重建后）时，深筋膜的切开还有利于防止筋膜间隙综合征的发生。对深层组织表面或间隙内的细沙、碎屑等异物，用脉冲冲洗器等更容易将其清除，而不宜用刷子擦拭，因为可能使组织表面变得粗糙，造成新的挫伤、异物深陷。并非所有露出伤口的游离骨块都应去除，可将游离的骨块取出浸泡消毒处理备用。

肌肉的清创首先要判断其活力，参照肌肉颜色（colour）、循环情况（capacity of blood）、收缩力（contractibility）和肌肉韧性（consistency）等所谓“4C”标准，对清创有一定指导意义。如肌肉色泽暗红无张力，切断时不出血，钳夹时不收缩，即表示肌肉无生机，应予清除。但在患者有休克，或局部组织挫伤重时，往往只有肌肉的颜色是较为可靠的指标。重要血管先用无损伤夹阻断，重要神经做标记。有时还需要松止血带，逐层组织循序渐进进行检查、观察血运，以确定切除范围，避免遗漏或切除过多。再次用过氧化氢溶液、生理盐水冲洗，最后用1/1000苯扎溴铵浸泡伤口10min以上。

修复过程：其顺序刚好与清创时相反，应从深面开始修复。首先应将骨折或脱位的关节复位、固定。继而修复待吻合的血管、神经、深面的肌腱和韧带。大口径的动、静脉断裂以先吻合静脉为妥。神经通常也需要一期吻合。肌腱的吻合也可以从部位、污染程度、缺损多寡等多方面来考虑，手部肌腱一期缝合有其具体指征，不宜缝合的应用缝线做出标志。

五、创面的闭合

1. 受伤在8h以内，污染较轻者应一期缝合伤口。创面较浅者可用橡皮片，深者应置管进行引流。

2. 时间在8～12h的伤口，视污染、组织损伤程度、血供情况、清创结果，酌情预留小的胶管注入抗生素，粗胶管负压引流，争取伤口一期缝合。

3. 受伤超过12h的中、小伤口不予缝合也无妨。但对于大创口，为避免过多渗出和暴露太广，可选择部分闭合，置管冲洗。

4. 血管、神经、骨关节、肌腱的裸露都是不利的，最好能通过皮瓣转位、吻合血管的活组织移植或游离皮片覆盖创面。

5. 撕脱的头皮、脱套的四肢皮肤，做单纯的原位缝合几乎不能成活，及时吻合血管后原位缝合成活率也不高。相反，切成中厚皮片后缝合（原位植皮），成活率可达80%～90%（与受区条件等因素有关）。

6. 对于不能一期闭合的部分创面，以往采用开放创面换药的方法进行处理。负压封闭引流技术的运用，可以充分引流、并减少创面与外界接触，并为进一步闭合创面创造有利的软组织条件。

六、术后处理

1. 对骨与关节损伤术后，血管、神经、肌腱损伤修复术后和植皮术后，均应用用石膏固定肢体。

2. 维持适当体位，如伤肢适当抬高，以减轻肿胀；胸腹部脏器伤术后取半卧位等。

3. 观察指(趾)端血液循环、感觉、运动情况。

4. 灌注、吸引的护理，防止液体外渗和引流管道阻塞。

5. 注意预防伤口感染和继发性出血。

6. 继续应用有效的广谱抗生素。对未注射过破伤风类毒素做自动免疫，伤后又未注射过破伤风抗毒素者，应补充注射破伤风抗毒素 1500～3000U 或破伤风免疫球蛋白 250～500U。

7. 密切观察全身情况，预防及治疗并发症。

七、火器伤初期外科处理(清创术)特点及其后续治疗

1. 火器伤初期外科处理特点　火器伤由于损伤范围大，损伤及污染严重，常有异物存留，在早期清创时其组织坏死界限不清楚，因此清创很难彻底，感染发生率高。对火器伤的清创时机、步骤和方法与一般污染伤口的清创术基本相同，但有其特点：①对骨折一般不做内固定，而选择外固定支架固定、石膏固定或牵引。②对肌腱和神经损伤不做初期修复，一律留做二期修复。③火器伤伤口除头、面、手、外阴部做定点缝合外，一律不做初期缝合，留待做延期缝合或二期缝合。

放射性复合伤的处理原则与一般火器伤相同，但需注意除沾染、止吐、脱敏，对损伤分清主次，优先处理主要损伤。

化学性复合伤的处理，如伤在四肢，可上止血带，但不驱血，以防毒剂吸收，并使用消毒剂消毒和相应的抗毒剂。

2. 火器伤后续治疗－延期缝合与二期缝合

(1)延期缝合：指在清创术后 4～7d 内对伤口所做的缝合。其目的在于缩短伤口愈合时间和减少瘢痕、畸形及功能障碍。一般于清创后 4～7d，如观察伤口见创面肉芽新鲜清洁，无明显渗液或分泌物，周围组织无明显炎症，对合时无张力者，即可将伤口进行直接缝合。

(2)二期缝合；指在清创术后 8d 以上对伤口所做的缝合。又分早二期缝合和晚二期缝合两种。①早二期缝合是指在伤后 8～14d 进行伤口缝合，其条件和方法与延期缝合相同。②晚二期缝合是指在伤后 15d 以后进行伤口缝合。此时伤口肉芽组织已机化，其底部纤维组织增生形成硬结，使伤口不易对合。在缝合伤口前要将肉芽组织连同其底部纤维硬结层一并切除，然后将其缝合。

八、感染伤口

伤口感染是严重并发症，最常见的是化脓性感染，也可发生特殊感染如破伤风和气性坏疽等。感染伤口处理的目的在于迅速控制感染和促进伤口愈合。

对伤口一般化脓性感染的措施包括：①局部休息、制动、理疗。②全身应用有效抗生素，开始时使用广谱抗生素，待伤口分泌物细菌培养及药物敏感试验后再行调整。③伤口处理主

要是保持引流通畅，如引流不畅应将伤口扩大以利引流。换药的种类和次数根据伤口情况而定，如伤口坏死组织和分泌物多，可用生理盐水纱布湿敷，每日交换敷料 3～4 次，每次换药时可将坏死组织逐步清除。也可以进行多次清创，每次清创后使用负压封闭引流技术，进行持续引流或冲洗。如伤口较干净，分泌物少，则可用凡士林纱布换药，每日或隔日 1 次。如有铜绿假单胞菌感染，可用 0.1%苯氧乙醇、磺胺嘧啶银软膏或 1%醋酸液换药。如伤口较小，可换药直至伤口愈合。如伤口创面大，在感染完全控制、创面肉芽新鲜和无明显分泌物后，可行二期缝合或植皮闭合伤口。

（周琦）

第六节　缝合

清创术后，创面接近无菌状况，该进行创口的闭合，也就是各种组织的修复。人体各种组织的生理功能不一样，组织学特性差别也很大，损伤后的修复能力明显不同。譬如，胃肠等消化道器官，其抗张强度不大，但损伤后愈合能力强大，能够在伤后 5～7d 内恢复其原来的强度；而肌腱、韧带等坚韧组织，抗张强度较大，能够承受大的缝合外力，但损伤后需要 3～6 周才能达到临床愈合标准。另外不同组织所处的生理环境也不同，对缝合方法有着不同的要求。以下简单介绍几种常见组织的缝合修复方法。

一、屈指肌腱的修复

肌腱缝合后，常常形成比较严重的粘连，影响手指屈曲功能。所以屈指肌腱的修复被认为是很困难的，尤其在手指屈指腱鞘内断裂的屈指肌腱的修复。这在Ⅱ区显得尤其突出，所以，既往该区在肌腱修复中也被称作“无人区”，意即不适宜外科的介入。随着医学的发展，肌腱愈合过程中的一些难题逐渐被解决，此区肌腱损伤的修复后功能恢复也变得较为理想。在这过程中，肌腱的愈合机制研究起了重要作用。早期，肌腱被认为是没有血液循环的组织，所以肌腱损伤后肌腱本身没有愈合能力，只有靠外来的组织获得愈合，这样形成粘连就不可避免。但进一步的研究证实，即使是屈指腱鞘内的肌腱本身仍有血液供应。

1. 屈肌腱的愈合

(1)血供来源：①肌肉肌腱连接处。②肌腱插入处。③腱周组织。

(2)肌腱内血供的特点：①肌腱内血管行经也呈纵行分布，纵向间也有横向血管连接。②肌腱血供在腱周膜处一般呈节段性。③肌腱血管随腱内膜进入肌腱间隔，再由腱内膜发至束间膜。

愈合机制：屈指腱鞘内的肌腱正常情况下既有血液营养途径，也有滑液营养途径。肌腱损伤后其自身有愈合能力(内源式愈合)，不需要肌腱以外的组织来提供(外源式愈合)。内源式愈合方式意味着肌腱愈合后无粘连，而外源性愈合意味着肌腱愈合后形成广泛的粘连。正常情况下，两种愈合方式同时存在。任何阻止或减弱外源式愈合，而加强内源式愈合的措施，将减少肌腱愈合后粘连的程度，改善功能。对损伤后屈指腱鞘的早期修复，能有效地减少外源式愈合的影响；又能通过增强滑液营养而加强内源式愈合方式。腱鞘内肌腱缝合时缝线应位于肌腱的乏血管部分，在屈肌腱即在其掌侧半。

在外科操作方面，肌腱显露及缝合过程中，要树立无创操作观念，减少不必要的医源性肌腱损伤。因此,许多学者推荐在显微镜或放大镜下进行肌腱修复,增加了操作的准确性和精细程度。肌腱缝合后,其吻合口断端应光滑,无腱束组织外露。

康复过程中,肌腱也有其特点。肌腱愈合过程中还将出现肌腱断端的软化,此间抗张强度反而降低,如果此时期保护不够,容易导致肌腱的再断裂或间隙形成,愈合后明显降低肌腱的生物力学效应。这也是肌腱愈合后效果不好的重要原因之一。所以,早期保护性被动活动的练习方法,在肌腱康复中被证实有效。

2. 常用的肌腱缝合法

(1)Kessler 缝合法:该方法是目前较常用的方法之一。肌腱缝合处抗拉力较强,对肌腱内循环影响较小。改良的 Kessler 法在原有缝合的基础之上,在肌腱缝合口再加上一圈间断缝合,加强腱端缝合处的抗张能力,并使吻合口光滑(图 9—1)。

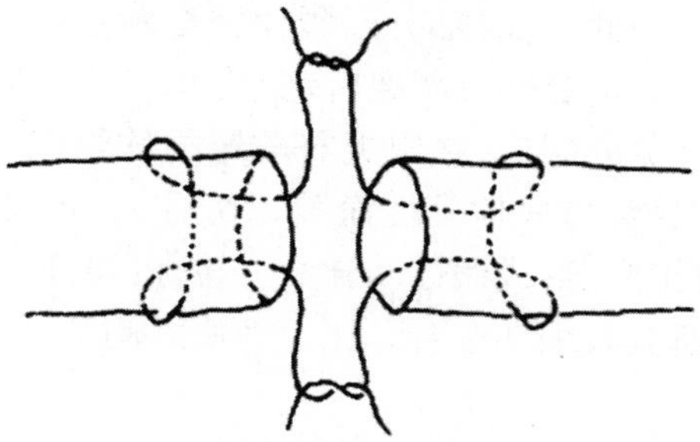

图 9—1　改良 Kessler 缝合法

(2)Bunnell 缝合法:为 Bunnell 所创用,采用 3～0 丝线缝合肌腱,后改用涤纶或尼龙线,其优点是缝合处抗张力较强,可用于鞘管内屈肌腱修复。但此法容易造成肌腱缝接处的绞窄,对局部血液循环干扰较大(图 9—2)。

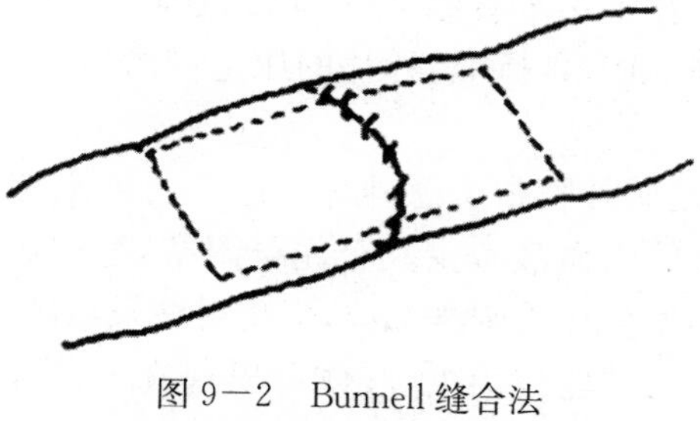

图 9—2　Bunnell 缝合法

(3)可抽出式缝合法:也由 Bunnell 设计,采用不锈钢丝做 8 字缝合,连接断腱近、远端后,将钢丝穿出皮肤,用纽扣固定在皮肤外,以减少腱端的张力。肌腱愈合后,剪断固定纽扣的钢丝,从近端将钢丝全部抽出。这种方法也经常用于肌腱与骨骼之间的固定。

(4)编织法:用于不等粗肌腱的缝合时,先在粗肌腱上用尖刀横向刺一个孔,将细肌腱从孔中牵出,再距此处远侧 0.5cm 处与前孔平面成 90°另刺一孔,细肌腱再次穿过缝合,最后将细肌腱包于粗肌腱之中。粗细相当的肌腱编织时,可相互穿入,编织缝合。该方法常用于肌腱移植或肌腱转位术,其优点是缝合处抗张能力强,可早期进行功能锻炼。

二、血管的缝合

在四肢主要血管损伤的同时,其附近组织,如骨、关节、肌肉和神经等常同时受伤。但重要血管伤应首先处理。四肢血管损伤,有动脉和静脉之分,多数火器伤是两者同时受伤。其中动脉损伤常为主要矛盾，应该修复，但在有广泛的软组织损伤时，还必须修复好静脉。血管损伤有不同类型，大多数为切割伤、刺伤、枪伤和炸伤等开放性损伤；闭合性损伤较少见，但不可忽视，如钝性挫伤，可引起血管栓塞或痉挛，闭合性骨折和爆震伤等也可引起血管损伤，造成内出血，应予足够重视。

（一）血管损伤的类型

1. 血管断裂

（1）完全断裂：四肢主要血管完全性断裂，多有大出血，常伴有休克；由于血管壁平滑肌和弹力组织的作用，能使血管收缩并回缩及血栓形成，可使完全断裂的血管出血减少或自行停止，常起到保护生命的作用，有时血管伤可形成大血肿，外出血不多，应注意防止漏诊。

（2）部分断裂：血管伤可有纵形、横形或斜形的部分断裂，由于动脉的收缩使裂口扩大，不能自行闭合，而发生大出血。因此，有时部分断裂比完全断裂的出血更为严重。即使出血暂时停止，也有再度出血的危险。动脉部分断裂后，少数可形成假性动脉瘤或动静脉瘘。

①假性动脉瘤：在动脉部分断裂后，在附近有较厚的软组织，伤道小而曲折，血液不能流出，血肿与动脉管腔相通，在局部形成搏动性血肿。伤后4～6周，血肿机化，形成外壁，内面为动脉内膜延伸而来的内皮细胞，形成假性动脉瘤。检查：局部有肿块并有“膨胀性”搏动，肿块可触及收缩期细震颤，可听到收缩期杂音。压迫肿块近侧动脉，肿块缩小，紧张度减低并停止搏动。

②动静脉瘘：发生率较假性动脉瘤约多2倍，由于伴行的动、静脉同时部分受伤，发生直接交通，动脉血大部分不经毛细血管床而直接流入静脉，即形成动静脉瘘。患处可摸到和听见连续性细震颤和杂音，收缩期增强，如瘘孔小而远离心脏，则全身症状不明显；如瘘孔大而近心脏，动脉血经“短路”回心脏，使心脏负担加重而逐渐扩大，可出现心力衰竭，如果压迫“瘘孔”或瘘的近端动脉，健肢动脉压立即恢复，心率变慢，这叫做“脉搏迟缓试验”。

2. 血管痉挛　血管受到损伤，骨折端、弹片的压迫刺激，甚至暴露、寒冷刺激以及手术时骚扰都可引起血管痉挛。

主要是动脉痉挛，由于动脉外膜中交感神经纤维的过度兴奋，引起动脉壁平滑肌的持续收缩，使血管呈细索条状，血管内血液减少甚至完全阻塞，有的血管因挫伤、缺血而有痉挛同时有血栓形成。动脉痉挛多发生在受刺激部位，但也可波及该动脉的全程及其分支。

血管痉挛时远侧动脉搏动减弱或消失，肢体可出现麻木、发冷、苍白等缺血症状，而局部无大出血或张力性血肿现象，长时间血管痉挛可导致血管栓塞。

3. 血管挫伤　动脉受到挫伤后，可发生内膜和中膜断裂分离，组织蜷缩，血管组织内出血。动脉挫伤不但伤后可发生血管痉挛，血栓形成（动脉内血栓脱落而成栓子，可阻塞末梢血管），还可因血管壁的软弱，发生创伤性动脉瘤。对于动脉挫伤，应根据局部和肢体循环情况及时做出正确判断，必要时果断地进行手术，切除损伤部分，做对端吻合术或用自体静脉移植修复。

4. 血管受压　可由于骨折、关节脱位和血肿，甚至夹板及止血带等造成压迫，受压时间愈长，其预后愈严重，动脉严重受压可使血流完全受阻，血管壁也可受损伤，引起血栓形成及发生远端肢体坏死。常见于膝部和肘部，因该处血管靠近关节，在解剖上比较固定。

（二）血管清创术

血管修复术的成败在很大程度上决定于清创是否彻底，应认真做好这一手术。

1.手术步骤

(1)控制出血:在清创术中,应首先控制出血,并做好随时制止大量出血的准备。伤口先压迫包扎暂时止血,在未做好控制出血的措施之前不可去掉压迫物。为了减少术中出血,不得已时可使用止血带。在不能使用止血带的部位,应先在伤口上方做一切口,显露受伤动脉的近段,分离后绕一纱布带(有条件时最好用细软胶皮管),以备必要时阻断血流,制止出血。控制血流的方法很多,用无损伤血管夹最为方便。如无合适的血管夹,则可选用以下几种方法:

①将纱布带套过血管或绕一圈后提起,再用手指捏紧或用普通止血钳夹住纱布带。

②用一段胶皮管垫在动脉上,将纱布带打结。

③将纱布带的两头并拢后,套上一段短的粗胶皮管,拉紧纱布带后,用止血钳夹住。

(2)清洗伤口:按清创术清洗伤口和周围皮肤。通常先初步清理伤口,摘除异物,止血和冲洗,待主要的血管修复后再进一步清创。

(3)探查血管:沿血管走向将切口上下延长,使血管充分显露。在血管的两端未完全显露和控制之前,如有出血,可在伤口外面用手压迫止血,或在伤口内用手指压迫止血。然后,在伤区健康组织内分别分离动脉和静脉的近段与远段,以备安置无损伤血管夹控制出血。在伤口内控制出血后,应立即放松止血带或其他的近端血流控制。若阻断动脉的时间较长,则应向动脉远段注入少量肝素液(100mL 生理盐水内含 10mg 肝素),以防血栓形成。最后,进一步查清血管损伤的类型、程度和范围以及邻近组织损伤的情况,以决定修复的方法。

(4)整修血管:血管的修复缝合必须在健康的管壁上进行。因此,管壁的损伤组织要充分整修,去除污染和损伤部分;还应仔细检查血管内膜,如内膜不完整,也应切除。如为火器伤,宜在肉眼可见的损伤部分以外再切除约 5mm,以防血栓形成。但也要防止不必要的过多切除,以免影响血管的端端吻合。断端整修或损伤端切除后的血管两端应略呈斜形,以便吻合。血管部分割裂伤时,如裂口边缘尚整齐,可用小剪刀剪修裂口以备修复。但如裂口不整齐,污染较重者,应予以切除后进行端端吻合或血管移植。曾经用普通止血钳夹过的血管段也应切除。血管完全断裂伤时,血管的断端均需修整。血管挫伤时,内膜常变粗或破裂,还可有夹层血肿或血栓形成,必须彻底清除,然后进行吻合。

2.术中注意事项

(1)麻醉要满意,使肌肉充分松弛,手术才能顺利进行。

(2)伤口内出血点须看清楚后才用止血钳钳夹,不能乱夹,以免损伤邻近神经及其他组织。

(3)阻断血流的血管夹不应太紧,尤其在发生出血时,不可盲目地收紧血管夹,以免损伤血管内膜而形成血栓。

(4)对明显损伤的动脉,应做彻底切除,甚至疑有损伤的部分也应切除,以免后期形成血栓和吻合口裂开等危险。不可凑合行血管单纯修复术,或顾虑切除太多端端吻合困难而留下已有损伤的管壁组织,以免导致血管修复术的失败。端端吻合有困难时,可用自体静脉或人造血管移植。

3.术后处理

(1)全身处理:防治休克。血容量不足应及时补充,注意尿量及其性质,如有血红蛋白尿、少尿、无尿等肾功能障碍和水、电解质平衡失调等情况,都应及时纠正。

(2)保护肢体:注意保护伤肢,避免受压、温度变化、潮湿、擦伤、感染及有刺激性的外敷药等。伤肢宜保持水平位,或稍低于心脏平面约10cm的稍下垂位,并用一支架撑起被子,以免伤肢受压,有助于动脉血供给。如有明显水肿,则可每天略微抬高一定时间。局部绝对不可使用热敷加热或冷敷降温,因加热、降温反可增加组织的损伤并加重代谢的紊乱。肢体保持于室温最为安全。

(3)观察血运:正常供血时,伤肢皮肤温暖而红润,毛细血管充盈良好,肿胀不重。静脉血栓形成时,肢体肿胀加剧、发凉、发紫;动脉血栓形成时,肢体苍白、干瘪。如发现上述情况,应及时做出诊断,及早进行手术探查。但术后常有动脉阵发性痉挛现象,应与动脉血栓形成鉴别,查明原因后进行处理。疼痛、寒冷等因素均可引起血管痉挛,应及时解除。还可用血管解痉药物以及交感神经节或动脉周围神经的阻滞疗法。如缺血现象仍不好转,即应探查。

(4)处理肿胀:手术后可有不同程度的肿胀,应排除静脉血栓的可能。肿胀明显者,可间断抬高伤肢。如肢体肿胀很严重,则需做减低张力的切口,纵行切开皮肤和深筋膜,以改善血运;也可用粗注射针头穿刺引流,但不如切开彻底。减张后要防止伤口感染。

(5)预防感染:感染最常造成继发性出血和血栓形成。因此,除了彻底清创外,术后应给足量的广谱抗生素,通常用药1周左右。

(三)血管缝合术

对主要动脉损伤的治疗原则,主要是恢复动脉的连续性。受伤的动脉越早修复越好,最好在伤后6～8h内施行。时间的延迟将大大增加远段血管内血栓形成或感染的机会,从而减低恢复血运的可能性。但是如果远段血管不通畅,即使时间较长,甚至超过20h,修复手术仍有可能成功。

血管端端缝合符合生理的血流方向,能保持血液的最大流速和流量,是当前最常见的血管显微缝合方法。先将血管两端外膜适当修短,血管下软组织缝合几针,一方面使血管两端靠近便于缝合,另一方面使血管床平整有利于血管修复。

1.缝合血管的方法

(1)二定点端端缝合方法:这是最常用的缝合方法,通畅率也最高。一般先缝合助手侧的血管侧壁,再缝合术者侧壁,然后缝合血管的前壁,最后将血管翻转160°～180°缝合后壁。这种缝合方法的优点是显露比较清楚,缝合比较方便,针距边距容易掌握。但其缺点是提起两针牵线时管腔容易变扁,管壁靠拢,缝合时容易缝到对侧血管壁;翻转时容易损伤血管。

(2)小血管的套叠缝合方法:最适宜的血管管径是1mm左右的小血管,管径＜0.5mm或＞3mm时,其通畅率不如端端缝合高。套叠缝合是将血管的一端套入另一端的管腔内,在动脉近心端套入远心端,静脉则将远心端套入近心端,与血流方向一致。套入的长度应是血管管径的长度或略大于血管的外径。然后在套入血管的管壁外面缝合2～3针,固定在外膜上即可。操作时先将拟套入的血管外膜仔细修剪干净,以减少血管壁的厚度,并避免将外膜带进关腔。也有人采用四针缝合套叠法,或剪开套叠缝合法。

套叠法缝合小血管的主要优点是简单省时,血管腔内无缝合线外露,缝合针数少,对血管的损伤轻。但其缺点也同样明显,如选用指征较严格,血管长度及管径适合,缝合时套入端外膜剪除不干净,套入过短或过长,扭曲等,均能影响吻合质量。临床上应根据需要选择。

(3)端侧缝合方法:在血管一端不宜切断或两端管径相差太大时,可采用端侧缝合方法。在选定的血管吻合处,外膜适当修整,并用小圆针缝合在血管壁上,沿缝针边缘剪除血管壁,造成血管侧壁的椭圆形开口，其大小应适当稍大于吻合血管的口径，缝合后端侧血管之间的角度为45°为宜，角度太大要影响血流。

总之，缝合方法各有其利弊，可根据血管的直径、部位以及手术者的习惯灵活选择。

2. 术中注意事项

（1）如并有骨折及神经等多发伤，一般先用内或外固定法固定骨折，恢复其支架作用后再修复血管及神经。

（2）血管断端分离的长度要合适，过短时血管缝线处张力过大，易致失败。在端端吻合时，有时须将血管上、下段适当分离并结扎，切断某些侧支，但不能切断股深动脉、旋股动脉或肱深动脉等比较重要的动脉。如果张力还很大，宁可采用血管移植以重建血运，也不可勉强进行端端吻合术。血管移植也不可过长，不然血管将纡曲而阻碍血流。同时，吻合时尚须注意保持血管的纵轴一致，避免血管扭转。

（3）血管外膜要充分切除，以免将其嵌入吻合口内，导致血栓形成。缝线牵拉和结扎要松紧适宜，不可过松，以免漏血；更不可过紧，以免造成吻合口狭窄。对血管直径在2mm内者最好用两端连无损伤缝合针的9－0～11－0线缝合，每针应由血管腔内膜进针，在外膜出针。这样，较容易掌握边距和针距，并可避免将外膜带入血管腔。

（4）缝合时，每次进针力求准确，切忌反复进针而加重血管的损伤。每一针都要明确地穿过血管壁的全层，使两侧的内膜对拢。还应保持一定的针距和边距，不要参差不齐，要使张力平均。

（5）缝合时，均用细镊或不用镊，操作轻柔。拔计时，要轻而稳，顺针的弧形拔针。如血管壁脆薄（尤其是静脉），须用细头镊轻压血管壁将针尖压出，以免因拔针而撕破血管。同时，手术人员的手套要经常冲洗干净，没有血迹，以免缝线粘于手套，偶一动作而撕破血管。

（6）缝合过程中，要不断用肝素盐水等冲洗滴注管腔、管壁，以保持湿润及冲掉凝血块。

（7）松开血管夹后，远段的血运即可恢复，表现为肢体的远段皮肤泛红、皮下静脉充盈、毛细血管充盈现象恢复、可触及动脉搏动、静脉回血良好等。如上述现象不出现，或出现一段时间后又消失，即应检查吻合部及其远段血管有无阻塞。常见原因有：①吻合技术不完善，使吻合口狭窄或闭锁。②血栓形成。③血管痉挛。一般先用温盐水纱布热敷，普鲁卡因封闭血管周围，或用2.5％罂粟碱液湿敷。如短时间内未见显效，不宜再观察等待，应及时拆除吻合口缝线探查；用平头针或塑料管插入血管腔内吸引、冲洗以清除血栓，并注入肝素盐水或普鲁卡因液，以解除血管痉挛。如血流仍不畅通，有血管内膜损伤、外膜嵌入或吻合口狭窄者，应切除吻合部，重新吻合。

3. 术后处理

（1）伤肢吻合口附近的关节应置于半屈曲位，以保持血管吻合处无张力，并用轻夹板或石膏托固定。肢体的活动应暂予限制，至少到手术后3周，肢体才可负重或自由活动。

（2）抗凝药的应用。对于急性血管损伤，不可过分强调。当存在严重软组织损伤时，抗凝剂的周身应用会引起广泛出血和血肿形成的危险。术后每日可给右旋糖酐－40（低分子右旋糖酐）500～1000mL，连续应用1周，一般不用肝素。

三、周围神经的缝合

四肢创伤常并发周围神经损伤，采用显微外科技术后优良率可达90％。显微外科修复包括神经松解术、束膜切开术、神经缝合术、神经移位术及神经植入术等。

采用显微外科技术修复周围神经伤首先为Smith和Michon(1964)所倡导,此方法因为神经断端对位准确,为再生神经纤维顺利通过创造了良好的条件,所以修复神经的效果比较好。Millesi(1972)在修复长段神经缺损时,创用了神经束间移植术,取得良好效果。自体神经移植修复术已有百余年的历史,但这是一种"拆东墙补西墙"的方法,供体来源受限,且有后遗症。为此,寻求采用非神经组织材料修复,是近十年来学者研究的热点。临床上疗效比较好的是自体骨骼肌(有血液循环)和自体静脉移植修复,对采用其他材料应采取慎重态度。神经损伤后运动终板的改变对神经修复的疗效影响很大,一些学者研究了如何保存或延长终板退变的方法,还有学者实验证实运动终板可再生,临床应用有成功的报道。

本节仅介绍周围神经的缝合术,以便临床实际工作采用。

(一)周围神经损伤的病理分类

周围神经的损伤分神经震荡、神经失功能、神经受压或轴束断裂、神经部分断裂、神经完全断裂5种情况。

Seddon于1943年提出神经损伤的3种类型及1968年Sunderland分为5度,有关资料如下:

1. Seddon3种分类

(1)神经失用(neurapraxia):神经传导功能障碍为暂时性的生理性阻断,神经纤维不出现明显的解剖和形态上的改变、远段神经纤维不出现退行性改变,神经传导功能一般于数日至数周内自行恢复。

(2)轴突断裂(axonotmesis):轴突在鞘内发生断裂,神经鞘膜完整,远段神经纤维发生退行性变,经过一段时间后神经可自行恢复。

(3)神经断裂(neurotmesis):神经束或神经干完全断裂,或为瘢痕组织分隔,需通过手术缝接神经,缝接后神经可恢复功能或功能恢复不完全。

2. Sunderland5度分类

第一度损伤:主要表现在神经膜血供或离子交换暂时性损伤而致暂时性神经传导功能中断,但神经纤维及其胞体与末梢器官之间的连续性及其结构仍保持完整,神经损伤的远段不出现界Wallerian变性,对电刺激的反应正常或稍减慢。第一度损伤的神经,其功能一般于3～4周内很快地获得完全的恢复。

第二度损伤:主要表现为轴突中断,即轴突在损伤处发生变性与坏死,但轴突周围的结构仍保持完整,损伤的轴突远段出现Wallerian变性,但不损伤神经。由于轴突中断,出现神经暂时性传导功能障碍,神经支配区的感觉消失,运动肌麻痹、萎缩。由于近端神经轴束可沿原神经内膜管再生,故第二度损伤的神经可自行恢复,预后良好,其恢复的时间取决于轴突从损伤处至支配区感觉和运动末梢器官的距离,一般以每日1mm的再生速度向远段生长。

第三度损伤:其病理特征不仅包括轴突断裂,损伤神经纤维的远段发生Wallerian变性,而且神经内膜管遭到损伤,不完整。但神经束膜很少受影响,因此,神经束的连续性仍保持完整。由于神经束内损伤,造成神经束内部出血、水肿、血流受阻、缺血造成神经束内蛋白渗出,纤维瘢痕形成,影响神经再生和恢复。因此,第三度损伤的神经虽可内行恢复,但恢复常不完全。

第四度损伤:神经束遭到严重的破坏或发生广泛的断裂,神经外膜有时亦受到影响,但神经干的连续性仍保持完整。神经损伤处由于神经纤维的缺血变性与坏死，大量蛋白渗出，细胞浸润，结缔组织的增生最后变成以结缔组织代替的索条，近端与周部残存的 Schwann 细胞和再生轴突可以形成神经瘤。损伤神经的远段仍发生 Wallerian 变性。第四度损伤的神经束被破坏的程度比第三度损伤更为严重，再生轴突的数量相应地大大减少，再生轴突在神经束内可以自由进入束的间隙，以致许多再生轴突缺失或停止生长，结果只有很少的轴突能到达神经末梢区域，形成有用的连接。其支配区的运动肌功能和感觉、交感神经功能基本丧失。因此对该度损伤的神经需要进行手术，切除瘢痕段神经，进行神经修复。

第五度损伤：整个神经干完全断裂，断裂的两端完全分离，或仅以细小的纤维化组织组成的瘢痕索条相连。其结果是损伤神经所支配的运动肌、感觉和交感神经的功能完全丧失。第五度神经损伤需通过手术修复。

（二）手术治疗原则

1. 无损伤技术　最低限度地减少手术创伤，是周围神经手术的最基本原则，为达此目的，具体方法如下。

（1）止血带的应用。

（2）手术放大镜或手术显微镜的应用。必须养成在放大条件下进行周围神经手术的任何操作的习惯，从解剖、分离、止血到缝合、结扎。

（3）显微器械及缝线的应用。

（4）创面持续保持湿润。

（5）应用双极电凝器进行充分的止血。

2. 由正常向病变方向游离神经的手术步骤　在病变部游离神经因解剖不清，粘连严重，手术分离常加重病变。为了避免这种危险，应从神经病变两端正常处开始解剖，根据神经干趋向，最后在病变处“会师”。

3. 神经吻合断端的基本要求

（1）神经吻合断端彻底切除病变组织，直达正常神经束，任何病变的残留均会造成吻合口瘢痕增生而影响再生纤维的通过。

（2）神经吻合口断端应无张力。吻合断端存在张力，必然影响断端的血液供应，断端血供不足又必然造成断端处结缔组织增生，影响再生轴索通过吻合口，减少吻合口张力的措施：①适当游离两端神经干。②改变邻近断端的肢体关节位置。③将两断端改路由曲线变为直线。④神经缺损过大（神经干直径的 4 倍）时，以移植神经为佳。

（3）束型与功能的配对。吻合口处断端神经束在大小、形态上力求一致，对形态大小不一致的两个断面，应鉴别其功能，进行配对。鉴别功能束的方法有：①组化染色法。清晰的染色往往需时较长，快速的染色法往往又显示不清，故临床实用性尚待改进。②电刺激法。应用针麻仪进行神经束断面的电刺激，近断端有痛觉为感觉束，无痛觉为运动束；远断端有肌肉收缩为运动束，无肌肉收缩为感觉束。此方法对病程长、神经束变性严重者无效。③解剖图形法。Sunderland 描绘了肢体神经干不同平面的神经束定位图形，有一定的参考价值，但因种族、人群、个体差异性而受限制。

4. 神经吻合口及神经移植段应处在良好的神经床　神经吻合口及神经移植段的生长愈合与所处的神经床血供状态关系密切。在瘢痕的神经床上神经吻合口易被周围的结缔组织侵入，阻碍神经纤维再生，或被卡压致使神经再生受阻。不带血管的神经移植段的成活完全依赖周围血供，在获得血供后，移植神经段内的 Schwann 细胞才发挥功能，既可释放出诱导因子，诱导近端神经纤维的再生，又能使再生的神经纤维形成髓鞘，完成神经电兴奋的传导。改善神经床血供的方法：①将神经吻合口及移植段放置在血供丰富的组织内，如肌肉或深筋膜中。②神经床为瘢痕组织时，可先进行皮（肌）瓣的移位或移植，神经床血供改善后再进行神经移植，也可一期进行带血管的神经移植。

（三）周围神经缝合术

1. 手术指征

(1)临床检查：神经损伤呈完全性，神经支配主要功能丧失。

(2)肌电检查：神经传导速度完全消失。

(3)术中发现：神经连续性存在，但病变部呈神经瘤样改变，电刺激病变近端，远端无任何反应。或神经连续性中断。

(4)病变神经切除后两断端可在无张力条件下缝合。

2. 神经外膜缝接术　显微外科技术虽已问世多年，此法仍被经常采用。因此法操作简单，不用特殊设备，且效果好，至今不失为缝接神经的重要方法之一。其步骤和方法介绍如下。

(1)解剖和游离断裂的神经，从两侧的正常组织中开始，直至断端游离为止。

(2)在靠近神经瘤的神经干内注入 1%～2%普鲁卡因 1～3mL。

(3)用保安刀片整齐切割神经断端或切除神经瘤，直至断面出现正常神经束为止。正常的神经束在肉眼下呈明亮而突出的灰白色点状，密布在神经断面，束间为较致密的结缔组织；神经外膜可前后移动。在手术显微镜下，正常的神经束呈淡黄色，神经束清楚可见，束间为疏松的结缔组织，其内可见有出血的微细血管，神经束容易被拉出。

(4)神经断面的出血点在手术显微镜下用 10～0 至 11～0 尼龙线结扎，或用微型电凝器凝固止血。

(5)在神经断端两侧各缝一针牵引固定线，以使神经两断端对接准确，避免扭曲。亦可根据神经外形及其分支，神经表面上的营养血管，以及神经断面上神经束的分布和粗细做标志。

(6)在两牵引固定线之间，间断缝合神经外膜，应避免缝着神经纤维。使神经束不外露，外膜不内翻。对外膜不做连续缝合，因这样易使断端间形成血肿，机化后阻碍再生的神经纤维通过吻合口；或因缩窄压迫 Schwann 细胞管，阻碍再生的神经纤维在管内前进。术后神经断端立即水肿，连续环行缝接外膜后，肿胀膨大受限，其内神经纤维则受损害。

(7)前侧缝接完成后，对调牵引固定线，将神经翻转 180%，依上法缝合后侧。

(8)如在断裂的神经周围有动脉损伤，应争取同时缝接动脉，以保证局部血液供应。例如，腕部尺神经损伤伴尺动脉损伤时。

(9)将缝接后的神经置于健康组织中。

神经外膜缝接术除适用于完全断裂的神经外，还可用于缝接神经的部分断裂，保留其未断裂的部分。操作要点是在手术显微镜下，于受伤的和正常的神经之间纵行切开外膜，将已断裂的或受伤严重的神经纤维束与正常神经束分开，切除神经瘤，按上述方法缝接，处理好保留的神经，以免急剧扭曲而丧失功能。

由于处理神经部分断裂时比较困难，断裂的神经是否需要缝接，或做部分缝接，或切断残存的神经变为完全断裂做对端缝接，需依残存的神经功能如何与保留的神经能否避免急剧扭曲而定。如残存的神经功能很重要，则应保留，只缝接断裂的神经，否则可将其切断变为完全断裂做对端缝接。

神经外膜缝接法的主要缺点是难以准确地对接相应的神经束，在各束断端之间会发生分离、重叠、扭曲，叉开，或有个别神经束从缝合口穿到外膜之外，以及结缔组织或血液进入吻接处的间隙，致神经再生不满意。

3. 神经束膜缝接术　在手术显微镜下缝接神经束的具体操作法不全相同，常用者分述如下：

(1)神经外膜与束膜联合缝接法

①游离断裂的神经断端，切除神经瘤，直至断端的神经束正常为止。

②在手术显微镜下检查神经束的状态和分布。

③用生物电刺激各神经束或束组，分辨运动和感觉神经纤维。

④将两断端的神经束或束组进行组合与搭配，以备缝接。

⑤在神经断端相对侧各缝一针牵引固定线(7～0 尼龙线)，以使两断端对接准确，避免扭曲。首针先缝靠近外膜最粗、最大的神经束或束组，穿过外膜后再穿过束膜，勿穿过神经纤维。将此二膜缝合在一起，以免神经束缩回。缝接束组时可只缝其周围的软组织，并非必须穿过束膜。

⑥在两牵引固定线之间，分别缝接靠近外膜的神经束或束组。

⑦前侧缝合完成后，对调牵引固定线，将神经翻转 180°，依上法缝接后侧的各神经束膜，小的和深部的神经束可不必缝接。

⑧检查有无露出外膜的神经束或内翻的外膜。

⑨其余同神经外膜缝接法。

(2)神经束膜缝接法

①从正常组织内开始，沿神经纵轴向病变部位解剖断裂的神经，以使两断端游离。

②在神经瘤近侧，纵行切开神经外膜，并环行将其切除，以显露神经束或束组。

③在手术显微镜下，自正常部分的神经束或束组间隙开始向断端游离粗大的神经束或束组，其余不游离。注意勿损伤这些神经束。当神经束或束组游离至外形正常时，即在其近端的正常部分用锐利的剪刀分别剪断各神经束或束组，切断部位依各束或束组的瘢痕和神经瘤范围大小而定。不需要在同一水平切断。

④遇血管出血时，需在镜下用 11～0 尼龙线结扎，或用微型电凝器止血。

⑤在手术显微镜下仔细检查神经束的状态和分布。

⑥用生物电刺激各神经束或束组，分辨运动和感觉神经纤维。

⑦将两断端的神经束或束组进行组合与搭配，以备缝接。

⑧在神经断端两侧各缝一针牵引固定线(7～0 尼龙线)，进针部位在距断端 1～1.5μm 处，针穿过外膜后抽出。

⑨用 9～0 或 11～0 无损伤尼龙针线分别缝接各神经束或束组。针只穿过束膜，勿穿过神经纤维。束组可缝接其周围的软组织，先缝位于中心的神经束，继之向周边一一缝接。每根神经束一般缝 1～4 针，有时还要多。手术显微镜一般放大 5 倍，若神经束直径<1mm 时，可放大 10～30 倍。

⑩前侧的神经束膜缝接完成后，对调牵引固定线，将神经翻转 180°，依上法缝接后侧的各

神经束或束组。

⑪检查各神经束或束组对接满意后即拆去牵引固定线，用 7～0 或 8～0 尼龙线，间断法缝接外膜。

神经束膜缝接的步骤也可以是先将神经两断端后面的外膜做数针间断缝合，然后将两侧的缝线提起，两神经断面即可清楚显露，从而由深而浅分层缝接各神经束或束组。

神经束膜缝接法的主要优点是能精确地缝接相应的神经束，由于其精确性高，在很大程度上可以防止结缔组织从周围侵入或血液侵入吻合间隙，有利于再生的神经纤维生长。缺点是技术难度较大，手术较费时费事。为此，近来不少学者正在研究黏合剂以代替缝线，或采用能被吸收的合成缝线，并已取得可喜的结果。

（周琦）

第七节　流行性感冒

一、适用对象

1. 第一诊断为流行性感冒，符合流行性感冒诊断（ICD－10：J10－J11）。

2. 当患者同时具有其他的疾病诊断，只要门诊不需要紧急处理也不影响本诊断的诊疗规范实施时。

二、诊断依据

根据《内科学》（第七版，人民卫生出版社，2008 年）。

1. 临床症状　分为单纯型、胃肠型、肺炎型和中毒型。可表现为爆发流行，急性起病，出现畏寒、高热、头痛、头晕、全身酸痛、乏力等中毒症状，鼻咽部症状较轻，可有食欲减退。胃肠型常有腹痛、腹胀和腹泻等消化道症状；肺炎型表现为肺炎甚至呼吸衰竭；中毒型患者则表现为全身毒血症状，严重者有循环衰竭。

2. 辅助检查　外周血象白细胞总数不高或者降低，淋巴细胞相对增加。

三、治疗方案

1. 隔离治疗　对疑似和确诊患者应进行隔离。

2. 对症治疗　发热可用扑热息痛（百服宁）等，缓解鼻部充血可用复方盐酸伪麻黄碱缓释胶囊（新康泰克）等，止咳化痰可用急支糖浆、甘草片等。

3. 抗病毒治疗　可用利巴韦林（病毒唑）及中成药抗病毒冲剂等。

四、诊疗流程

（一）第一次就诊

1. 查阅患者健康档案。

2. 询问病史和体格检查。

3. 拟定检查项目。

4. 制定初步治疗方案。

5. 向患者以及家属交代治疗期间注意事项，结合病情进行健康教育。
6. 完成门诊病历，并将诊疗过程及用药情况记入健康档案。

（二）第二次就诊

1. 查阅患者健康档案，了解治疗效果。
2. 分析是否合并其他疾病，以及其他疾病伴发的因素。
3. 了解患者用药后的情况。
4. 明确下一步的诊疗计划。
5. 完成复诊的病情记录。
6. 进一步的必要检查和排除性检查。
7. 进行疾病相关的健康教育。
8. 完成门诊病历，并将本次诊疗过程及用药情况记入健康档案。

（三）第三次就诊

1. 查阅患者健康档案，了解治疗效果。
2. 对已有明显好转的，明确下一步的诊疗方案，进行健康宣教，指导患者如何预防复发。
3. 对无明显好转，甚至有加重及严重并发症的，根据病情收住院或转诊到上级医院治疗。
4. 完成门诊病历，并将本次诊疗过程以及用药情况记入健康档案。

五、住院或转诊标准

1. 门诊无法进一步诊断和治疗的。
2. 伴有严重并发症者。

（周琦）

第十章　消化系统疾病护理

第一节　慢性胃炎的护理

慢性胃炎(chronic gastritis)是由多种病因所致的胃黏膜慢性非特异性炎症。

一、分类

我国目前采用国际上新悉尼系统(update sydney system)的分类方法，根据病理组织学改变和病变部位，结合可能病因，将慢性胃炎分成非萎缩性(以往称浅表性)、萎缩性和特殊类型三大类。慢性非萎缩性胃炎是指不伴有黏膜萎缩、病变仅限于黏膜层，以淋巴细胞和浆细胞的浸润为主的慢性胃炎。慢性萎缩性胃炎是指胃黏膜已发生萎缩性改变，伴有肠上皮化生。慢性萎缩性胃炎又可再分为多灶萎缩性胃炎和自身免疫性胃炎两大类。前者萎缩性改变在胃内呈多灶性分布，以胃窦为主，相当于以往命名的B型胃炎，多由幽门螺杆菌感染引起的慢性非萎缩性胃炎发展而来；后者病变主要位于胃体部，相当于以往命名的A型胃炎，多由自身免疫引起。特殊类型胃炎种类很多，由不同病因所致，临床上较少见。

本节重点介绍前两大类胃炎。

二、病因

1. 幽门螺杆菌(Helicobacter pylori，H. pylori)感染　目前认为幽门螺杆菌感染是慢性胃炎最主要的病因。研究表明绝大多数慢性活动性胃炎患者胃黏膜中可检出幽门螺杆菌，根除幽门螺杆菌可使胃黏膜炎症消退。幽门螺杆菌具有鞭毛结构，可在胃内黏液层中自由活动，其所分泌的黏附素能使其贴紧上皮细胞，其释放尿素酶分解尿素产生，NH_3 而中和胃酸，从而保持细菌周围中性环境，有利于幽门螺杆菌定居和繁殖；幽门螺杆菌产生的细胞毒素能使上皮细胞空泡变性，造成黏膜损害和炎症；其菌体胞壁可作为抗原产生免疫反应，造成自身免疫损伤。

2. 饮食　流行病学研究显示，饮食中高盐和缺乏新鲜蔬菜水果与胃黏膜萎缩、肠化生以及胃癌的发生密切相关。

3. 自身免疫　自身免疫性胃炎患者血液中存在自身抗体如壁细胞抗体，伴恶性贫血者还可查到内因子抗体。自身抗体可使壁细胞总数减少，导致胃酸分泌减少或丧失；内因子抗体与内因子结合，阻碍维生素 B_{12} 吸收不良从而导致恶性贫血。

4. 其他因素

(1)十二指肠液反流：幽门括约肌功能不全时，含胆汁和胰液的十二指肠液反流入胃，可削弱胃黏膜屏障功能。吸烟也可影响幽门括约肌功能，引起反流。

(2)胃黏膜损伤因子：长期饮浓茶、酒、咖啡，食用过热、过冷、过于粗糙的食物，服用大量NSAID等药物，可长期反复损伤胃黏膜，造成炎症持续不愈。慢性右心衰竭、肝硬化、门静脉高压都可引起胃黏膜淤血缺氧，这些因素可各自或与幽门螺杆菌感染协同作用而引起或加重胃黏膜慢性炎症。

三、病理

慢性胃炎的过程是胃黏膜损伤与修复的慢性过程，主要组织病理学特征是炎症、萎缩和肠化生。在慢性胃炎的进展中，若胃黏膜层以淋巴细胞和浆细胞为主的慢性炎性细胞浸润，胃腺体完整无损，不伴有胃黏膜萎缩性改变，称为慢性浅表性胃炎。病变进一步发展累及腺体.腺体萎缩、消失，胃黏膜变薄，特别是伴有肠化生样改变时，称为慢性萎缩性胃炎。在慢性胃炎的发展过程中，若增生的上皮或肠化生的上皮发生发育异常，可形成异型增生，表现为细胞异型性和腺体结构的紊乱，异型增生被认为是癌前病变。

不同类型的胃炎上述病理改变在胃内的分布不同。幽门螺杆菌引起的慢性胃炎，炎症弥漫性分布，但以胃窦为重。在多灶萎缩性胃炎，萎缩和肠化生呈多灶性分布，多起始于胃角小弯侧，逐渐波及胃窦，继而胃体，灶性病变亦逐渐融合。在自身免疫性胃炎时，萎缩和肠化生主要局限在胃体。

四、护理评估

（一）健康史

幽门螺杆菌的感染可能通过人与人的接触相传播，故需询问患者家庭成员是否有相同病史；是否长期饮浓茶、烈酒、咖啡，过热、过冷、过于粗糙的食物；是否长期大量服用非甾体类消炎药、糖皮质激素等药物；有无不规律的饮食习惯或不良烟酒嗜好；有无慢性口腔、咽喉炎症，肝、胆及胰腺疾病，心力衰竭，类风湿性关节炎等易并发慢性胃炎的疾病存在。

（二）身体状况

1. 症状　慢性胃炎进展缓慢，病程迁延。由幽门螺杆菌引起的慢性胃炎多数患者无症状；部分患者有上腹隐痛、餐后饱胀感、食欲不振、暖气、反酸、恶心和呕吐等消化不良的表现，这些症状的有无及严重程度与胃镜所见及组织病理学改变无肯定的相关性，而与病变是否处于活动期有关。自身免疫性胃炎患者消化道症状较少，可伴有贫血，在典型恶性贫血时，除贫血外还可伴有全身衰弱、神情淡漠和周围神经系统改变等维生素 B_{12} 缺乏的临床表现。

2. 体征　多不明显，可有上腹轻压痛。

（三）辅助检查

1. 纤维胃镜检查　结合直视下组织活检是最可靠的确诊方法。通过活检可明确病变类型。由于慢性胃炎病变可呈多灶分布，活检应在多部位取材。

2. 血清学检查　多灶萎缩性胃炎时，抗壁细胞抗体滴度低，血清促胃泌素水平正常或偏低；自身免疫性胃炎时，抗壁细胞抗体和抗内因子抗体可呈阳性，血清促胃泌素水平明显升高。

3. 胃液分析　自身免疫性胃炎时，胃酸缺乏；多灶萎缩性胃炎时，胃酸分泌正常或偏低。

（四）心理社会状况

慢性胃炎病程迁延，多无明显症状，易被患者忽视。一旦症状明显又经久不愈，易使患者产生烦躁、焦虑等不良情绪。少数患者因担心癌变而存在恐惧心理。

五、护理诊断及合作性问题

1. 疼痛　腹痛与胃黏膜炎性病变有关。

2. 营养失调(低于机体需要量)　与厌食、消化吸收不良等有关。

3. 知识缺乏　缺乏对慢性胃炎病因和防治知识的了解。

六、治疗原则

1. 幽门螺杆菌根除治疗　特别适用于有消化不良症状者、有胃癌家族史者、伴有胃黏膜糜烂、萎缩及肠化生、异型增生者。成功根除幽门螺杆菌可改善胃黏膜组织学、可预防消化性溃疡及可能降低胃癌发生的危险性、少部分患者消化不良症状也可取得改善。常应用两种抗生素如阿莫西林、克拉霉素、替硝唑等和(或)枸橼酸铋钾(colloidal bismuth subcitrate,CBS)二联或三联治疗。

2. 对因治疗　NSAID 引起者,应立即停服并给予抗酸剂或硫糖铝等胃黏膜保护药;胆汁反流引起者,可应用吸附胆汁药物如氢氧化铝凝胶或考来烯胺等;自身免疫性胃炎,尚无特异治疗,有恶性贫血者可肌内注射维生素 B_{12} 加以纠正。

3. 对症处理　胃酸缺乏者可用稀盐酸、胃蛋白酶合剂;胃酸增高者,可应用抑酸剂或抗酸剂;有胃肠蠕动减慢者,可在饭前 30min 口服促胃肠动力药如多潘立酮(吗丁啉)、西沙必利(普瑞博思)等。

4. 异型增生的治疗　异型增生是胃癌的癌前病变,应予高度重视。对轻度异型增生除给予上述积极治疗外,应定期随访。对重度异型增生宜给予预防性手术。

七、护理目标

1. 患者主诉不适感减轻或消失。

2. 患者的营养状况改善,体重增加。

3. 患者能正确描述疾病的病因,合理的饮食结构,药物作用、不良反应和正确的服药方法。

八、护理措施

1. 一般护理

(1)休息与活动:急性发作时应卧床休息;恢复期,日常生活要有规律,注意劳逸结合,避免过度劳累。

(2)饮食护理:①急性发作期:予无渣、半流质的温热饮食,如患者有少量出血可给予牛奶、米汤等,中和胃酸以利于黏膜的恢复。剧烈呕吐、呕血的患者应禁食,进行静脉补充营养。②恢复期:予高热量、高蛋白、高维生素、易消化的饮食,避免摄入过冷、过热、粗糖和辛辣的刺激性食物和饮料,戒除烟酒。养成按时进餐、少量多餐,细嚼慢咽的饮食习惯。高胃酸者,禁用浓缩肉汤及酸性食品,以免引起胃酸分泌过多,可用牛奶、豆浆、碱性馒头、面包等;低胃酸者,酌情食用酸性食物如山楂、食醋、浓肉汤、鸡汤等,烹调食物应将食物完全煮熟后食用,有利于消化吸收。指导患者及家属注意改进烹调技巧,粗粮细做,软硬适中,注意食物的色、香、味的搭配,以增进患者食欲。③进餐环境:提供舒适清洁的进餐环境,避免环境中的不良刺激,如噪声、不良气味等。鼓励患者晨起、睡前、进餐前后刷牙或漱口,保持口腔清洁舒适,促进食欲。

2. 病情观察　密切观察腹痛的部位、性质,呕吐物与大便的颜色、量、性质,用药前后患者症状是否改善，以便及时发现病情变化。

3.用药护理　遵医嘱给患者应用根除幽门螺杆菌感染治疗以及应用抑酸剂、胃黏膜保护剂时，注意观察药物的疗效及副作用。

4.腹痛护理　指导患者避免精神紧张，采用转移注意力、做深呼吸等方法缓解疼痛；也可用热水袋热敷胃部，以解除痉挛，减轻腹痛；借助中医针灸疗法来缓解疼痛。

5.心理护理　对有焦虑、悲观、恐惧癌症的患者，鼓励患者说出心理感受，保持情绪稳定，增强患者对疼痛的耐受性。指导患者掌握有效的自我护理和保健措施，减少疾病的复发次数。

九、健康教育

1.疾病知识指导　向患者及家属讲解有关病因和预后，指导患者避免诱发因素，指导患者要有规律的生活习惯，注意劳逸结合；保持良好心态；避免使用对胃黏膜有刺激的药物，如必须使用时应在医生指导下，同时服用制酸剂或胃黏膜保护剂；讲明吸烟、饮酒对人体的危害，帮助患者制定戒烟、戒酒计划。

2.饮食指导　教育患者加强饮食卫生及养成有规律的饮食习惯。进食时要细嚼慢咽，避免过冷、过热、辛辣等刺激性食物及浓茶、咖啡等饮料。

3.用药指导　指导患者遵医嘱按时服药，并向患者介绍常用药物的名称、作用、疗程、服用的剂量和方法。

4.定时复查　15％～20％幽门螺杆菌感染引起的慢性胃炎会发生消化性溃疡，极少数慢性多灶萎缩性胃炎有恶变的可能，嘱患者定期进行门诊复查。

（王蕊）

第二节　消化性溃疡的护理

消化性溃疡(peptic ulcer)主要指发生于胃和十二指肠黏膜的慢性溃疡，即胃溃疡(gastric ulcer，GU)和十二指肠溃疡(duodenal ulcer，DU)，因溃疡的形成与胃酸及胃蛋白酶的消化作用有关而得名。本病是全球性常见病，约10％的人一生中患过此病。临床上DU较GU多见，两者之比约为3∶1，但有地区差异，在胃癌高发区GU所占的比例有增加。本病可发生于任何年龄，DU好发于青壮年，GU的发病年龄较DU约迟10年。秋冬和冬春之交是本病的好发季节。

一、病因

在正常的生理情况下，胃十二指肠黏膜未被强侵蚀力的胃酸和能水解蛋白质的胃蛋白酶损害，还可抵御摄入的各种有害物质的侵袭，维持黏膜的完整性，这是因为胃、十二指肠黏膜具有一系列防御和修复机制。胃、十二指肠黏膜的自身防御—修复因素包括黏液/碳酸氢盐屏障、黏膜屏障、黏膜血流量、细胞更新、前列腺素和表皮生长因子等。只有当某些因素使得这一系列防御因素削弱时，胃酸和胃蛋白酶才可侵蚀黏膜导致溃疡形成。近年的研究表明，幽门螺杆菌和非甾体抗炎药可以损害胃十二指肠黏膜屏障，从而导致消化性溃疡发生。

1.幽门螺杆菌感染　消化性溃疡患者的幽门螺杆菌检出率显著高于普通人群，临床研究发现，成功根除幽门螺杆菌后溃疡复发率明显下降，因此幽门螺杆菌感染是消化性溃疡的重要病因。幽门螺杆菌感染导致消化性溃疡发病的确切机制尚未阐明。一般认为幽门螺杆菌感染改变了黏膜侵袭因素与防御一修复因素之间的平衡。一方面，幽门螺杆菌感染直接或间接作用于胃窦 D、G 细胞，引起高胃泌素血症及胃酸分泌增加，从而使十二指肠的酸负荷增加，酸可使对幽门螺杆菌生长具有强烈抑制作用的胆酸沉淀，这有利于幽门螺杆菌在十二指肠球部生长。此外，十二指肠对酸负荷的一种代偿反应就是十二指肠球部发生胃上皮化生，这为幽门螺杆菌在十二指肠定植提供了必要的条件。另一方面，幽门螺杆菌凭借其毒力因子的作用，在胃上皮组织(胃和发生胃上皮化生的十二指肠)定植，破坏了胃十二指肠的黏膜屏障；幽门螺杆菌分泌的空泡毒素蛋白和细胞毒素相关基因蛋白可造成胃十二指肠黏膜上皮细胞受损，诱发局部炎症和免疫反应，损害了黏膜的自身防御一修复机制。

2.非甾体抗炎药(NSAID)　研究显示，服用 NSAID 患者发生消化性溃疡及其并发症的危险性显著高于普通人群。故而 NSAID 是引起消化性溃疡的另一个常见病因。如阿司匹林、布洛芬、吲哚美辛等，除直接作用于胃十二指肠黏膜导致其损伤外，主要通过抑制前列腺素和依前列醇的合成，削弱后者对黏膜的保护作用。NSAID 引起的溃疡以 GU 为多见。溃疡形成及其并发症发生的危险性除与服用 NSAID 种类、剂量、疗程有关外，尚与高龄、同时服用抗凝血药、糖皮质激素等因素有关。

3.胃酸和胃蛋白酶　消化性溃疡的最终形成是由于胃酸/胃蛋白酶对黏膜的自身消化所致。因胃蛋白酶的活性取决于胃液 pH，当胃液 pH 上升到 4 以上时，胃蛋白酶就失去活性，因此胃酸在溃疡形成过程中起着决定性作用，是溃疡形成的直接原因。胃酸的损害作用只有在黏膜防御和修复功能遭受破坏时才能发生。综合研究表明，DU 患者中约有 1/3 存在五肽胃泌素刺激的最大酸排量(MAO)增高，其余患者 MAO 多在正常高值；GU 患者基础酸排量(BAO)及 MAO 多属正常或偏低。

4.其他

(1)遗传：O 型血者 DU 的发生率是其他血型的 1.4 倍，与 O 型血胃上皮细胞表面表达更多黏附受体而有利于幽门螺杆菌定植有关。孪生儿研究表明单卵双生发生溃疡的一致性高于双卵双生。但遗传因素的作用尚不能肯定。家族聚集现象与 H. pylori 在家庭内人一人之间传播有关。

(2)应激：急性应激可引起应激性溃疡，长期精神紧张、焦虑或情绪容易波动的人或过度劳累，可引起大脑皮质功能紊乱，迷走神经兴奋和肾上腺皮质激素分泌增加，导致胃酸和胃蛋白酶分泌增多，促使溃疡形成。

(3)吸烟：吸烟可增加消化性溃疡的发生率，可能与吸烟增加胃酸分泌、降低幽门括约肌张力和影响胃黏膜前列腺素合成等因素有关。

(4)胃十二指肠运动异常：DU 患者胃排空增快，影响胃酸与食物的充分混合，使十二指肠球部酸负荷增大；GU 患者胃排空延迟，易造成十二指肠液反流入胃，加重胃黏膜的损害。

(5)粗糙和刺激性食物或饮料：可引起黏膜的物理性和化学性损伤，促使消化性溃疡的发生或复发。不定时的饮食习惯会破坏胃酸的分泌规律。刺激性饮料、烈性酒除直接损伤黏膜外，还能促进胃酸过度分泌。

概括起来，消化性溃疡是一种多因素疾病，其中幽门螺杆菌感染和服用非甾体抗炎药是已知的主要病因。溃疡发生的基本原理是黏膜侵袭因素和防御一修复因素失平衡的结果，胃酸在溃疡形成中起关键作用。胃溃疡的发生主要是防御一修复因素削弱，而十二指肠溃疡的发生主要是侵袭因素增强。

二、病理

1. 部位 DU 多发生在十二指肠球部，前壁较常见；GU 多在胃角和胃窦小弯。

2. 数目 消化性溃疡大多是单发，少数 2 个或 2 个以上并存。

3. 形态及大小 典型的溃疡呈圆形或椭圆形，溃疡边缘光整，基底光滑、清洁，表面覆有灰白或灰黄色纤维渗出物。活动性溃疡周围黏膜常有炎性水肿。DU 直径一般＜10mm，GU 一般＜20mm，但巨大溃疡（DU＞20mm，GU＞30mm）并非罕见，需与恶性溃疡鉴别。

4. 深度 溃疡浅者仅累及黏膜肌层，深者则可贯穿肌层，甚至浆膜层，溃破血管时引起出血，穿破浆膜层时引起穿孔。溃疡愈合，黏膜重建后，瘢痕收缩，可使周围黏膜皱襞向其集中。

三、护理评估

（一）健康史

有无慢性胃炎、肝硬化及慢性肾衰竭的病史；有无经常服用非甾体类消炎药、糖皮质激素等刺激胃黏膜的药物；是否遭遇严重的创伤、手术、颅内疾病及不良精神刺激等应激情况；有无不良的烟酒嗜好；家族中有无患溃疡病者等。

（二）身体状况

典型的消化性溃疡有三大临床特点：①慢性过程，病史可达数年至数十年；②周期性发作，发作与自发缓解相交替，发作期可为数周或数月，缓解期亦长短不一，短者数周、长者数年；发作常有季节性，多在秋冬或冬春之交发病，可因饮食失调、精神情绪不良或过劳而诱发；③发作时上腹痛呈节律性。

1. 症状

（1）腹痛：上腹部疼痛是本病的主要症状。①部位：多位于中上腹，可偏右或偏左。但疼痛的部位不一定准确反映溃疡所在的解剖部位。②性质：一般较轻而能忍受。多为灼痛，亦可表现为钝痛、胀痛、剧痛或饥饿样不适感。③节律性：是消化性溃疡的特征性之一。多数患者疼痛有典型的节律与进食有关。DU 的疼痛常在餐后 3～4h 开始出现，持续至下次进餐或服用抗酸药后缓解，即疼痛一进餐一缓解，故又称空腹痛。约半数 DU 患者于午夜出现疼痛，称午夜痛。而 GU 的疼痛多在餐后 0.5～1h 出现，至下次餐前自行消失，即进餐一疼痛一缓解。GU 节律性不甚明显。若消化性溃疡节律性消失提示可能发生并发症。

临床上少数患者可无定状，称为“无症状性溃疡”，这类患者的首发症状多为呕血和黑便。

（2）其他：除上腹疼痛外，可有反酸、嗳气、恶心、呕吐、食欲减退等消化不良症状，以胃溃疡较十二指肠溃疡多见。此外，也可有失眠、多汗、脉缓等自主神经功能失调表现。部分患者还可出现消瘦、贫血等症状。

2. 体征 溃疡活动期，剑突下可有固定而局限的压痛点；缓解期则无明显体征。

3. 并发症

（1）出血：是消化性溃疡最常见的并发症，也是上消化道大出血最常见的病因（约占所有病因的 50%）。常因服用 NSAID 而诱发，以十二指肠溃疡并发出血较为多见。10%～20%的消化性溃疡患者以出血为首发症状。轻者表现为黑便、呕血，重者出现周围循环衰竭，甚至低血容量性休克。

(2)穿孔:见于2%~10%的病例。系溃疡病灶向深部发展穿透架膜层所致,常发生于十二指肠溃疡。若发生游离穿孔,可引起突发的剧烈腹痛,多自上腹开始迅速蔓延至全腹,具有急性腹膜炎的体征,部分患者会出现休克。当溃疡患者腹部疼痛变为持续性,进食或使用抑酸药物后长时间疼痛不能缓解,并向背部或两侧上腹部放射时,常提示穿孔的可能。

(3)幽门梗阻:见于2%~4%的病例。大多由DU或幽门管溃疡引起。急性梗阻多因炎症水肿和幽门部痉挛所致,梗阻为暂时性,随炎症好转而缓解;慢性梗阻主要由于溃疡愈合后瘢痕收缩而呈持久性。主要表现为餐后上腹饱胀、上腹疼痛加重,频繁呕吐大量宿食,呕吐后症状可以改善。严重呕吐可致水、电解质、酸碱平衡紊乱,并可发生营养不良和体重减轻。清晨空腹抽胃液>200ml,即提示有胃滞留。上腹空腹时振水音和胃蠕动波是幽门梗阻的典型体征。

(4)癌变:少数GU可发生癌变,癌变率在1%以下,DU则极少见。对长期GU病史,年龄在45岁以上,经严格内科治疗4~6周症状无好转,大便隐血试验持续阳性者,应怀疑是否癌变,需进一步检查和定期随访。

(三)辅助检查

1. 胃镜检查及胃黏膜活组织检查　是确诊消化性溃疡首选的检查方法。可直接观察溃疡部位、病变大小、性质,并可在直视下取活组织做病理检查和Hp检测。

2. X线钡餐检查　溃疡的X线直接征象是龛影,对溃疡诊断有确诊价值。

3. 幽门螺杆菌检测　为消化性溃疡诊断的常规检查项目。主要包括快速尿素酶试验、组织学检查、^{13}C或^{14}C尿素呼气试验和血清学试验等。快速尿素酶试验是侵入性检查的首选方法,与组织学检查相结合,可提高诊断准确率。^{13}C或^{14}C尿素呼气试验检测Hp敏感性和特异性高而无需胃镜检查,可作为根除治疗后复查的首选方法。

4. 胃液分析　胃溃疡患者胃酸分泌正常或稍低于正常,十二指肠溃疡患者则常有胃酸分泌过高。

5. 大便隐血试验　隐血试验阳性提示溃疡有活动,一般经治疗后1~2周内转阴。如GU患者持续阳性,应怀疑癌变的可能。

(四)心理社会状况

溃疡的反复发作易使患者产生焦虑、忧郁的心理反应,当出现并发症时,患者出现紧张、恐惧等情绪反应。

四、护理诊断及合作性问题

1. 疼痛　腹痛与消化道黏膜溃疡有关。

2. 营养失调(低于机体需要量)　与腹痛导致摄入量减少、消化吸收障碍有关。

3. 知识缺乏　缺乏溃疡病防治的知识。

4. 焦虑　与疼痛、症状反复出现、病程迁延不愈有关。

5. 潜在并发症　上消化道大量出血、穿孔、幽门梗阻、癌变。

五、治疗原则

治疗的目的在于消除病因、缓解疼痛、促进溃疡愈合、减少复发和避免并发症的发生。

1.根除Hp治疗　对于Hp阳性的消化性溃疡患者，应首先给予根治Hp治疗。目前多以质子泵抑制剂(PPI)或胶体铋剂为基础加上两种抗生素的三联治疗方案(见表10－1)。以PPI为基础的方案，是临床中最常用的方案。而其中又以PPI加克拉霉素再加阿莫西林或甲硝唑的方案根除率最高。

表10－1　根除HP的三联疗法方案

质子泵抑制剂或胶体铋	抗菌药物
PPI常规剂量的倍量/日(如奥美拉唑40mg/d)	克拉霉素500～1000mg/d
枸橼酸铋钾(胶体次枸橼酸铋)480mg/d	阿莫西林2000mg/d
	甲硝唑800mg/d
选择一种	选择两种
上述剂量分2次服，疗程7天	

2.抑制胃内酸度的药物　溃疡的愈合与抑酸治疗的强度和时间成正比。用于抑酸治疗主要分为抗酸药和抑制胃酸分泌药两类。

(1)抗酸药：具有中和胃酸作用，可迅速缓解疼痛症状，但一般剂量难以促进溃疡愈合，且长期使用，副作用较大，故目前多作为加强止痛的辅助治疗。常用碱性抗酸药氢氧化铝、碳酸氢钠及铝碳酸镁等。

(2)抑制胃酸分泌药：①H_2受体拮抗剂(H_2RA)：其能阻止组胺与H_2受体，使壁细胞分泌胃酸减少。常用药物有西咪替丁、雷尼替丁、法莫替丁。服药后基础胃酸分泌量、刺激后胃酸分泌量均减少，以减少基础胃酸分泌量为主。由于该类药物价格较PPI便宜，临床上特别适用于根除幽门螺杆菌疗程完成后的后续治疗，及某些情况下预防溃疡复发的长程维持治疗。②质子泵抑制剂(PPI)：PPI是目前已知的抑酸效果最强的药物，可使壁细胞分泌胃酸的关键酶即H^+-K^+-ATP酶失去活性并不可逆转，从而阻滞壁细胞内的H^+转移至胃腔而抑制胃酸分泌。特别适用于难治性溃疡或NSAID溃疡患者不能停用NSAID时的治疗。对根除幽门螺杆菌治疗，PPI与抗生素的协同作用较H_2RA好，因此是根除幽门螺杆菌治疗方案中最常用的基础药物。常用奥美拉唑、兰索拉唑和泮托拉唑。对Hp阴性的溃疡，服用任何一种H_2RA或PPI，DU疗程一般为4～6周，GU为6～8周。

3.保护胃黏膜治疗

(1)枸橼酸铋钾(胶体次枸橼酸铋)：在酸性环境中，与溃疡面表面的蛋白质相结合，形成一层防止酸与胃蛋白酶侵袭的保护屏障。此外，兼有较强抑制幽门螺杆菌作用，可作为根除幽门螺杆菌联合治疗方案的组分。

(2)硫糖铝：可与溃疡面上带阳电荷的渗出蛋白质相结合，形成一覆盖溃疡保护膜。它还可能刺激局部内源性前列腺素的合成，对黏膜起保护作用。

(3)前列腺素类药物：具有抑制胃酸分泌、增加胃十二指肠黏膜的黏液及碳酸氢盐分泌和增加黏膜血流等作用，主要用于NSAID溃疡的预防，代表药物为米索前列醇。

4.外科手术治疗　目前外科手术主要限于少数有并发症者，包括：①大量出血经内科治疗无效；②急性穿孔；③瘢痕性幽门梗阻；④胃溃疡癌变；⑤严格内科治疗无效的顽固性溃疡。

六、护理目标

1.患者能应用缓解疼痛的方法和技巧，疼痛减轻或消失。

2.患者能建立合理的饮食结构,养成正确的饮食习惯。

3.患者能描述可能导致疾病发生和复发或加重的因素,并能说出正确的应对方法。

4.患者情绪稳定,每天能保证8h的睡眠。

5.无消化道出血征象,或消化道出血能被及时发现和处理。

七、护理措施

1.心理护理　本病病程长、病情反复,有周期性发作和节律性疼痛的特点,在患者及家属可能存在两种截然不同的消极心理反应:一种是对疾病认识不足,持无所谓的态度;另一种是紧张、焦虑心理,尤其是在并发出血、梗阻时,患者易感到恐惧。上述两种反应都不利于疾病的康复,特别是紧张恐惧还可诱发和加重病情。因此,护理人员应正确评估患者及家属对疾病的认识程度、心理状态、家庭经济状况和社会支持情况,有针对性地对患者及家属进行健康教育。向对疾病认识不足的患者及家属说明疾病的危害,取得合作,以减少疾病的不良后果。而对担心预后不良的患者说明,经过正规治疗和积极预防,溃疡是可以痊愈的,同时说明紧张焦虑可增加胃酸分泌,诱发和加重溃疡;指导患者采用放松技术,如转移注意力、听轻音乐等,缓解焦虑,放松身心。

2.休息和活动　病情较重的溃疡活动期患者或大便隐血试验阳性患者应卧床休息;病情较轻者可边工作边治疗,注意劳逸结合,餐后避免剧烈活动。有夜间疼痛时,指导患者遵医嘱夜间加服一次抑酸剂,以保证夜间睡眠。

3.饮食护理

(1)给予营养丰富、清淡、易于消化的食物,注重营养均衡,养成定时定量、细嚼慢咽的进餐习惯,定时定量有助于维持正常消化活动的节律,促使胃酸有规律的分泌,而细嚼慢咽可减少对消化道过强的机械刺激,同时咀嚼还可增加唾液分泌,后者具有稀释和中和胃酸的作用。

(2)急性活动期暂时给予流质或半流质,少量多餐,每天5～6餐,以牛奶、稀饭、面条等偏碱性食物为宜,避免空腹,保持胃内经常有食物中和胃酸,减少饥饿性蠕动,同时避免过饱所引起的胃窦部扩张增加促胃液素的分泌,避免餐间零食和睡前进食。一旦症状得到控制,应指导恢复一日三餐的正常饮食。

(3)选择食物应注意:①脱脂牛奶有中和胃酸的作用,但牛奶中的钙质反过来刺激胃酸分泌,故不宜多饮,宜安排在两餐间饮用。②应适量摄取脂肪,脂肪能刺激小肠黏膜分泌肠抑胃液素从而抑制胃酸分泌,但同时又可引起胃排空减慢,胃窦扩张,致胃酸分泌增多。③忌食辛辣、油炸、生冷、过硬的刺激性食物及浓咖啡、浓茶等刺激性饮料。④适当控制一般调味品的使用,食物不宜过酸、过甜、过咸。⑤烹调方法以蒸、煮、炖、烩、氽等为主,各种食物应切细、煮软。⑥戒除烟酒。

4.疼痛的护理

(1)注意观察及详细了解患者疼痛的规律和特点,并按其特点指导缓解疼痛的方法。如DU引起的空腹痛或夜间痛,指导患者在疼痛前进食抑酸性食物(苏打饼干等),或服用抑酸剂以防疼痛,也可采用局部热敷等。

(2)指导患者应用放松技术:如指导式想象、深呼吸、听音乐、练气功等。

(3)避免诱发因素,如服用NSAID者应停药。

5.病情观察　监测生命体征及腹部体征的变化,密切观察腹痛的部位、性质、时间,注意与饮食、气候、药物、情绪之间的关系；注意呕吐物、粪便的量、性状和颜色，以及时发现并纠正并发症。

6. 用药护理　遵医嘱给患者进行药物治疗，并注意观察药效及不良反应。

(1) H_2 受体拮抗剂：①用药时间：药物应在餐中或餐后即刻服用，也可把一日剂量在睡前服用。②用药观察：不良反应较少，主要为乏力、头昏、嗜睡和腹泻等。如静脉给药时应注意控制速度，速度过快可引起低血压和心律失常。西咪替丁可通过血脑屏障，偶有精神异常不良反应；此药与雄激素受体结合而引起男性乳腺发育、阳痿以及性功能紊乱；可抑制细胞色素 P_{450} 肝药酶活性，从而延长华法林、苯妥英钠、茶碱等药物的代谢；用药期间注意监测肝肾功能及血常规。雷尼替丁、法莫替丁和尼扎替丁上述不良反应较少。③注意事项：吸烟可削弱 H_2 受体桔抗剂的作用，因而要鼓励患者戒烟。药物可从母乳排除，哺乳期应停止用药。如需同时服用抗酸药，则两药应间隔 1h 以上。

(2) 质子泵抑制剂(PPI)：①用药时间：因胃内食物充盈时，可减少吸收，故应餐前或空腹口服(治疗胃溃疡于早餐前吞服，治疗十二指肠溃疡于睡前服用)。②用药观察：不良反应较少，可有头晕。除此应用时要减少活动，用药期间避免开车或做其他必须高度集中注意力的工作。

(3) 抗酸药：①用药时间：应在饭后一小时和睡前服用，饭后服药可延长药物作用时间，而睡前用药有利于中和夜间分泌的胃酸。也可在节律性疼痛前半小时服用，即 DU 在两餐间服用，GU 在餐后 0.5～1h。②用药观察：镁制剂易引起腹泻，含铝、钙的抗酸药则易引起便秘。氢氧化铝凝胶能阻碍磷的吸收，可引起低磷血症，表现为食欲不振、软弱无力等症状，甚至可导致骨质疏松；长期服用还可引起严重便秘、代谢性碱中毒与钠潴留；肾功能不全者可能导致血中铝离子浓度升高，引起痴呆等中枢神经系统病变。③注意事项：片剂时应嚼服，不宜整片吞服；乳剂给药前应充分摇匀。服用抗酸药应避免与奶制品同时服用，因两者相互作用形成络合物。酸性的食物及饮料不宜与抗酸药同服。

(4) 胃黏膜保护药：①硫糖铝片宜在饭前 1h 及睡前空腹嚼服，可有便秘、皮疹、嗜睡等反应；此外长期大剂量服用本品可引起低磷血症，又因含糖，故而糖尿病患者慎用。②枸橼酸铋钾在酸性环境中方起作用，故宜在餐前半小时应用吸管服用以防齿、舌变黑，服药后可引起便秘和黑便，停药后可消失；长期服用可造成铋在体内大量堆积引起神经毒性。③米索前列醇可导致腹泻，也可引起子宫收缩，故孕妇禁用。

(5) 其他药物：抗胆碱能药物及胃动力药等应在餐前 1h 及睡前 1h 服用；有青霉素过敏者禁用阿莫西林。

八、健康教育

1. 心理指导　指导患者保持良好的心态，告诉患者紧张、焦虑的心理可增加胃酸分泌，加重病情或使溃疡复发。

2. 活动与休息指导　指导患者生活要有规律，选择合适的锻炼方式，提高机体抵抗力，劳逸结合，保证充分的睡眠。气候变化明显的季节要注意保暖。

3. 饮食指导　指导患者建立合理的饮食习惯和结构，定时定量，不宜过饱，细嚼慢咽。避免各种刺激性食物，戒除烟酒。

4. 用药指导　指导患者避免对胃十二指肠道黏膜有损害的药物，如阿司匹林、咖啡因、泼尼松等。指导患者按医嘱正确服药，学会观察药效及不良反应，不擅自停药或减量，防止溃疡复发。

5. 定期复查　嘱患者定期复诊，若患者上腹疼痛节律发生变化并加剧，或者出现呕血、黑便时，应立即就医。

（李惠斌）

第三节　溃疡性结肠炎的护理

溃疡性结肠炎（ulcerative colitis，UC）是一种病因未明的直肠和结肠的慢性非特异性炎症性疾病。病变主要限于大肠黏膜和黏膜下层，临床表现为腹泻、黏液脓血便、腹痛，病情轻重不等，多呈反复发作的慢性病程。发病年龄多在20～40岁，男女发病率亦无明显差别。本病在我国较欧美少见，且病情一般较轻，但近年患病率有明显增加，重症也常有报道。

一、病因

病因尚未完全明确，目前认为本病是由多因素相互作用所致，主要包括环境、遗传、感染和免疫因素。

1. 免疫因素　肠道黏膜免疫系统在UC发生、发展、转归过程中始终发挥重要作用。有关黏膜T细胞功能异常的报道很多，可总结为：UC的T细胞反应趋于低下，有一些Th_2型反应特征。此外，肠道的非免疫细胞如上皮细胞、血管内皮细胞等亦参与炎症反应而发挥免疫作用，免疫反应中释放出多种免疫因子和介质导致肠道炎性反应。

2. 氧自由基损伤　本病的病变过程有肠腔内压增高、交感神经活动增强、内源性缩血管物质活性递质等，使肠血流量降低，或暂时性缺血后出现再灌流现象，能引起供氧还原不完全，特别是在肠内黄嘌呤氧化酶等作用下，导致大量氧自由基形成，损伤肠黏膜；此时细胞膜磷脂释放出花生四烯酸产物，特别是白三烯B4趋化中性粒细胞，因其中有丰富的NADPH氧化酶，进一步形成氧自由基，加重肠黏膜损伤。

3. 遗传因素　目前认为，溃疡性结肠炎不仅是多基因病，而且也是遗传异质性疾病（不同人由不同基因引起）。患者是在一定的环境因素作用下由于遗传易感而发病。

4. 感染因素　微生物在溃疡性结肠炎发病中的作用一直受到重视，但至今尚未找到某一特异微生物病原与溃疡性结肠炎有恒定关系。有研究认为UC患者可能存在对正常菌群的免疫耐受缺失。

5. 环境因素　近几十年来，UC的发病率持续增高，可能与饮食、吸烟、卫生条件或其他尚不明确的因素有关。有研究发现，UC症状可随患者的情绪波动而改变，精神心理因素对于诱发UC以及UC的发生发展均有一定的关系。精神心理因素可能是通过改变下丘脑—垂体—肾上腺轴、细菌和黏膜的作用、增加黏膜肥大细胞的活性、多种激素的生成或释放增加及自主神经系统的兴奋等途径导致UC的发生或复发。

二、病理

病变位于大肠，呈连续性弥漫性分布。多数在直肠、乙状结肠，可扩展至降结肠、横结肠；少数累及全结肠，偶尔涉及末段回肠。固有膜内弥漫性淋巴细胞、浆细胞、单核细胞等细胞浸润是UC的基本病变，活动期黏膜呈弥漫性炎症反应，有大量中性粒细胞和嗜酸性粒细胞浸润。可见黏膜弥漫性充血、水肿、出血、糜烂及溃疡。病变一般局限于黏膜与黏膜下层，少数重症者病变涉及结肠全层，可发生中毒性巨结肠，肠壁重度充血、肠腔膨大、肠壁变薄，溃疡累及肌层至浆膜层，常并发急性穿孔。

结肠炎症在反复发作的慢性过程中，正常结构破坏，可形成炎性息肉。由于溃疡愈合、瘢痕形成、黏膜肌层及肌层肥厚，使结肠变形缩短、结肠袋消失，甚至肠腔缩窄。少数患者发生结肠癌变。

三、分类

1. 根据病程　分为初发型、慢性复发型、慢性持续型、急性暴发型。

2. 根据病情严重程度

(1)轻度：腹泻每日4次以下，便血轻或无，无发热、脉速，贫血无或轻，血沉正常；

(2)重度：腹泻每日6次以上，并有明显黏液脓血便，T＞37.5℃、P＞90次/min，血红蛋白＜100g/L，血沉＞30mm/h；

(3)中度：介于轻度与重度之间。

3. 根据病变范围　可分为直肠炎、直肠乙状结肠炎、左半结肠炎、广泛性或全结肠炎。

4. 病情分期　分为活动期和缓解期。

四、护理评估

(一)健康史

了解患者有无结节性红斑、关节炎等自身免疫系统疾病；是否有受过感染，尤其是痢疾杆菌或溶血组织阿米巴感染；近期是否有过度劳累、情绪波动、饮食失调等；询问患者亲属有无患溃疡性结肠炎。

(二)身体状况

起病多数缓慢，发作期与缓解期交替，可因饮食失调、劳累、精神刺激、感染等原因诱发或加重症状。

1. 消化系统表现

(1)腹泻：为最主要的症状，见于绝大多数患者，与炎症导致大肠黏膜对水钠吸收障碍以及结肠运动功能失常有关。黏液脓血便是UC活动期的重要表现。腹泻的情况可反映病情的轻重，轻者每日排便2～3次，重者腹泻每日可达10次以上，粪便呈黏液脓血便，甚至血便，常有里急后重感。病变限于乙状结肠和直肠者，偶有腹泻与便秘交替现象。

(2)腹痛：轻者或缓解期患者可无腹痛或仅有腹部不适，活动期一般均有轻或中度腹痛，多局限于左下腹或下腹，排便后疼痛可减轻或缓解。若并发中毒性结肠扩张或炎症波及腹膜，可有持续性剧烈腹痛。

(3)其他症状：可有腹胀、食欲不振、恶心、呕吐等。

(4)体征：轻、中型患者仅有左下腹轻压痛，重型患者常有明显压痛和鼓肠。若有腹肌紧张、反跳痛、肠鸣音减弱应注意中毒性巨结肠、肠穿孔的发生。

2. 全身表现　可有发热，高热多提示合并症或见于急性暴发型。重症或病情持续活动可出现衰弱、消瘦、贫血、低蛋白血症、水与电解质平衡紊乱等表现。部分患者还可出现皮肤结节红斑、关节痛、脾大、口腔黏膜溃疡等。

3.并发症　可并发中毒性巨结肠、出血、癌变、急性肠穿孔、肠梗阻等。

(三)辅助检查

1.血液检查　血红蛋白在中、重型患者可有下降。活动期可有白细胞计数增多，血沉增快和C—反应蛋白增高是活动期的标志。严重或病情持续的患者可有人血白蛋白降低。

2.粪便检查　粪便常规检查肉眼观常有黏液脓血，显微镜检有红细胞和脓细胞，急性期可见巨噬细胞。为排除感染性结肠炎，应行粪便病原学检查，这是本病诊断的一个重要步骤，需反复多次进行(至少连续3次)。

3.纤维结肠镜和黏膜活组织检查　是诊断溃疡性结肠炎的重要手段，有助于了解患者的病变范围、病变分期、有无癌变及病理中是否存在异型增生等。镜检可见：病变多从直肠开始呈连续性、弥漫性分布，病变明显处可见弥漫性糜烂或多发性浅溃疡；黏膜粗糙呈细颗粒状、血管模糊、脆而易出血，可附有脓性分泌物；慢性病变可见假性息肉。

4.X线检查　多采用气钡双重造影。检查黏膜皱襞粗乱或有细颗粒变化；也可呈多发性浅龛影或小的充盈缺损；结肠袋消失，肠管缩短、变细，可呈管状。X线征象典型结合病史可以确诊，对重型不宜做此检查，钡剂灌肠有加重病情的危险不宜使用，防止加重病情或诱发中毒性巨结肠。

(四)心理社会状况

少数患者可出现情绪不稳、抑郁、失眠及自主神经功能失调等精神神经症状。

五、护理诊断及合作性问题

1.腹泻　与炎症导致肠黏膜对水钠吸收障碍以及结肠运动功能失常有关。

2.疼痛　腹痛与肠道炎症、溃疡有关。

3.有体液不足的危险　与肠道炎症致长期频繁腹泻有关。

4.营养失调(低于机体需要量)　与长期腹泻及吸收障碍有关。

5.焦虑　与病情反复、迁延不愈有关。

6.潜在并发症　中毒性巨结肠、直肠结肠癌变、大出血、肠梗阻。

六、治疗要点

治疗目的是控制急性发作，维持缓解，减少复发，防治并发症。

1.一般治疗　急性期应卧床休息，并予流质饮食，待病情好转后改为富营养少渣饮食，患者需禁食者，给予静脉高营养，以使肠道得到充分休息，有利于病情恢复，如应用脂肪乳、氨基酸静滴。及时纠正水、电解质平衡紊乱，贫血者可输血，低蛋白血症者输注入血白蛋白。腹痛时可给予解痉止痛药，重症患者应禁用抗胆碱能药物，因有诱发中毒性巨结肠的危险。腹泻可用思密达、培菲康，对重症或有并发症的患者常合并有细菌感染，可使用抗生素如甲硝唑、环丙沙星类药物。

2.氨基水杨酸制剂　柳氮磺吡啶(SASP)是治疗本病的常用药物，适用于轻、中度患者或重度经糖皮质激素治疗已有缓解者。用药方法：活动期4g/d，分4次口服，用药3～4周病情缓解后可减量使用3～4周，然后改为维持量2g/d，分次口服，维持1～2年。目前使用奥沙拉嗪效果也较好。也可用对氨基水杨酸2g溶于60ml水中，1次/d保留灌肠治疗。

3. 肾上腺糖皮质激素　其作用机制为非特异性抗炎和抑制免疫反应。适用于重型及暴发型患者，也适用于对氨基水杨酸制剂疗效不佳的轻、中型患者。一般给予泼尼松口服40mg/d；重症患者常先予氢化可的松200～300mg/d或地塞米松10mg/d静滴，7～14天后，改为泼尼松口服60mg/d，病情好转后逐渐减量至停药。在减量期间应配合应用柳氮磺吡啶，疗程要维持数月。

4. 免疫抑制剂　硫唑嘌呤或巯嘌呤可试用于对糖皮质激素治疗效果不佳或对糖皮质激素依赖的慢性活动性病例，加用这类药物后可逐渐减少激素用量乃至停用。

5. 生物治疗　抗炎因子以重组白介素(IL)－10为代表，也取得了较好的临床疗效。皮下注射尼古丁可明显改善黏膜炎症，但由于恶心、头痛、手抖等副作用可改为局部治疗。

6. 局部灌肠治疗　主要适合病变局限于直肠、乙状结肠的病例。有消炎药物、中药保留灌肠。

7. 手术治疗　并发大出血、肠穿孔、中毒性巨结肠、结肠癌或经积极内科治疗无效且伴严重毒血症状者，可选择手术治疗。

七、护理目标

1. 患者腹泻减轻。
2. 患者腹痛减轻或消失。
3. 患者生命体征在正常范围内，不发生水、电解质代谢和酸碱平衡失调。
4. 患者增加由口进食的摄入量，营养状态改善。
5. 患者能认识自己的焦虑状态并运用适当的应对技术。
6. 患者住院期间未发生并发症。

八、护理措施

1. 一般护理

(1)休息和活动：活动期患者应充分休息，减少精神和体力负担，热退及腹泻停止后再逐渐恢复活动；慢性持续性轻型患者不能完全缓解时，也可从事力所能及的适度活动。给患者提供安静、舒适的休息环境，注意劳逸结合，生活要有规律，保持心情舒畅，以减少患者的胃肠蠕动及体力消耗。

(2)饮食护理：给予高热量、高蛋白、少纤维素、易消化的低渣软食，禁食生、冷食物及含纤维素多的蔬菜水果，忌食牛乳和乳制品。急性发作期患者应进无渣流质或半流质饮食。在急性发作期禁止用蔬菜和水果，若食用，可将蔬菜水果制成菜水、菜泥、果汁、果泥及水果羹等。辣椒、胡椒粉、芥末等强烈刺激食品及酒类均禁用。病情严重者应禁食，按医嘱给予静脉高营养，利于炎症减轻。

2. 病情观察　注意监测患者的体温、脉搏、心率、尿量、血压的变化，同时观察患者皮肤弹性、有无脱水表现。还应注意观察腹泻、腹部压痛及肠鸣音情况，如出现鼓肠、肠鸣音消失、腹痛加剧等情况，要考虑中毒性巨结肠的发生，及时报告医师，进行积极抢救。

3. 腹泻护理

(1)将患者安排至离卫生间较近的房间，或室内留置便器。

(2)评估腹泻的次数、大便的性状，有无里急后重，有无中毒症状；评估患者的生命体征，观察有无脱水和电解质紊乱，遵医嘱及时给予液体、电解质和营养物质。

(3)宜选择少渣、易消化的流质、半流质饮食或软食；避免摄入乳制品、脂肪、高纤维食物。

(4)协助患者做好肛门及周围皮肤的护理，如手纸要柔软，擦拭动作宜轻柔，便后用肥皂与温水清洗肛门及周围皮肤，清洗后轻轻拭干，必要时局部涂抹无菌凡士林软膏或涂擦抗生素软膏，以保持皮肤的完整。

(5)注意腹部保暖，可用暖水袋腹部热敷，以减弱肠道运动，减少排便次数，并有利于减轻腹痛等症状。

4.用药护理

(1)应向患者说明用药方法、作用及副作用。柳氮磺吡啶应在饭后服用以减轻恶心、呕吐、食欲不振等与剂量相关的胃肠道反应；此药还可能引起皮疹、粒细胞减少及再生障碍性贫血等，服药期间定期复查血象；与磺胺类药物有交叉过敏性，长期服用可出现尿路结石，肝肾功能不全者慎用。

(2)应用灌肠疗法的患者，灌肠液应现用现配，应指导患者尽量抬高臀部，达到延长药物在肠道内的停留时间的目的。

(3)应用糖皮质激素者，要注意激素用量，病情缓解后逐渐减量至停药，注意减药速度不要太快防止反跳现象。

5.心理护理　由于本病病程长，反复发作，患者易出现抑郁或焦虑。护士应耐心做好解释工作，让患者积极主动配合治疗，帮助患者认识精神因素可成为溃疡性结肠炎的诱发和加重因素，使患者以平和的心态应对疾病，缓解焦虑、恐惧心理。

九、健康教育

1.生活指导　生活要有规律，劳逸结合，轻型患者可从事一般工作。指导患者合理选择饮食，主食以精致米面为主，禁止用粗杂粮和干豆类；选用优质蛋白质，限用油腻肥厚食品；禁止用牛奶及奶制品。

2.用药指导　嘱患者坚持治疗，教会患者识别药物的不良反应，不要随意更换药物或停药，服药期间需大量饮水，定期复查血常规。出现异常情况如疲乏、头痛、发热、手脚发麻、排尿不畅等症状要及时就诊，以免耽误病情。

3.心理疏导　指导患者及家属正确认识疾病，鼓励患者树立信心，以平和的心态应对疾病，自觉地配合治疗。

（王蕊）

第四节　肝硬化的护理

肝硬化(hepatic cirrhosis)是一种常见的慢性进行性弥漫性肝病，为各种慢性肝病发展的晚期阶段。由于各种病因长期或反复作用引起的广泛肝细胞变性坏死、肝细胞结节性再生、结缔组织增生及纤维化，造成严重的肝脏血液循环障碍和肝功能丧失，肝脏逐渐变硬变形而发展为肝硬化。临床可有多系统受累，主要表现为肝功能损害和门静脉高压，晚期出现消化道出血、肝性脑病、感染等严重并发症。本病为我国的常见疾病和主要死因之一。本病的发病高峰年龄在35～50岁，男女比例约为(4～8)∶1。

一、病因

引起肝硬化的病因很多，我国以病毒性肝炎最为常见，国外则以酒精中毒居多。

1. 病毒性肝炎　主要为乙型、丙型和丁型病毒重叠感染，甲型和戊型一般不发展为肝硬化。我国有一半肝硬化患者的乙肝病毒(HBV)标志物阳性。病毒的持续存在、中到重度的肝脏坏死炎症以及纤维化是演变为肝硬化的主要原因。

2. 慢性酒精中毒　长期大量饮酒者，乙醇及其中间代谢产物(乙醛)直接引起酒精性肝炎，并发展为肝硬化，酗酒所致的长期营养失调也对肝脏起一定损害作用。慢性酒精中毒是欧美国家肝硬化最常见的病因(占60%～70%)。

3. 胆汁淤积　持续肝外胆管阻塞或肝内胆汁淤积时，高浓度的胆汁酸和胆红素损害肝细胞，可引起原发性或继发性胆汁性肝硬化。

4. 循环障碍　慢性充血性心力衰竭、缩窄性心包炎、肝静脉和(或)下腔静脉阻塞等，使肝脏长期淤血，肝细胞缺氧、坏死和结缔组织增生，最后发展为淤血性肝硬化。

5. 日本血吸虫病　见于血吸虫病的晚期，由于虫卵在门静脉干支系周围的小分支内沉积，刺激结缔组织增生，导致肝纤维化和门脉高压，称为血吸虫病性肝纤维化。

6. 化学毒物或药物　长期接触磷、砷、四氯化碳等化学毒物，或长期服用对肝脏有损害的药物如四环素、双醋酚汀、甲基多巴等药物，可引起中毒性肝炎，最终演变为肝硬化。

7. 营养障碍　长期食物中蛋白质、维生素等物质摄入或吸收障碍，或由于蛋白丢失性肠病，可引起肝细胞脂肪变性和坏死，并降低肝对其他致病因素的抵抗力等。

8. 遗传和代谢障碍　先天性酶缺陷疾病，致使某些物质不能被正常代谢而沉积在肝脏，如肝豆状核变性(铜沉积)、血色病(铁沉积)、抗胰蛋白酶缺乏症等，引起肝细胞坏死和结缔组织增生。

9. 免疫紊乱　自身免疫性肝炎可演变为肝硬化。

10. 原因不明　临床上部分病因未明确的肝硬化称隐源性肝硬化。

二、病理

病理演变过程包括以下4个方面：

1. 肝细胞广泛的变性坏死，肝小叶的纤维支架塌陷。

2. 残存的肝细胞不沿原支架排列再生而形成不规则的结节状肝细胞团(再生结节)。

3. 各种细胞因子促进纤维化的产生，自汇管区－汇管区或自汇管区－肝小叶中央静脉延伸扩展，形成纤维间隔。

4. 增生的纤维组织使汇管区－汇管区或汇管区－中央静脉之间纤维间隔相互连接，包绕再生结节，将残留肝小叶重新分割，形成假小叶，这是肝硬化的典型形态改变。

上述病理改变造成肝内血管受压、扭曲、闭塞，肝内门静脉、肝静脉和肝动脉三者分支之间失去正常关系，相互出现交通吻合支等。肝脏血循环紊乱是形成门静脉高压的病理基础，也加重肝细胞营养障碍，进一步促进肝硬化病变的发展。

三、护理评估

(一)健康史

了解患者有无肝炎或输血史、心力衰竭、胆道疾病史，是否在血吸虫流行区生活，有无长期化学毒物接触史，有无长期使用损肝药物；了解患者是否嗜酒，其用量和时间；有无慢性肠道感染，了解患者营养状况及饮食情况，询问患者食欲、进食量及食物种类。

(二)身体状况

肝硬化起病隐匿，病程发展一般比较缓慢，可隐伏数年至 10 年以上，临床上将肝硬化分为代偿期和失代偿期。

代偿期肝硬化无症状或症状轻微且无特异性，常以乏力、食欲减退为主要表现，可伴腹胀、恶心、腹泻、厌油等。症状常因劳累或伴发病而出现，经休息或在治疗后可缓解。肝脏轻度肿大，质偏硬，脾轻、中度肿大。肝功能正常或轻度异常。

失代偿期肝硬化症状明显，主要有肝功能减退和门静脉高压两类临床表现。

1. 肝功能减退的临床表现

(1)全身表现：一般状况较差，乏力为早期症状，体重下降往往随病情进展而逐渐明显。皮肤干枯无光泽，面色灰暗黝黑(肝病面容)，可有不规则低热及水肿。

(2)消化道表现：由于胃肠道淤血、肠壁水肿及消化吸收障碍可引起食欲不振、恶心、呕吐、上腹饱胀不适；稍进油腻肉食即易发生腹泻，与对脂肪和蛋白质耐受差有关；半数以上患者有轻度黄疸，少数可有中、重度黄疸，提示肝细胞有进行性或广泛坏死。部分患者有腹痛，多为肝区隐痛，当出现明显腹痛时警惕并发症如肝癌、原发性腹膜炎等的发生。

(3)出血倾向和贫血：常有皮肤紫癜、鼻出血、牙龈出血和胃肠道出血等倾向，与肝合成凝血因子减少、脾功能亢进和毛细血管脆性增加有关。患者常有不同程度贫血，与营养不良、肠道吸收障碍和脾功能亢进等有关。

(4)内分泌紊乱：因肝功能减退对雌激素的灭活能力减退，雌激素水平增加，通过负反馈抑制垂体促性腺激素和促肾上腺皮质激素的分泌，使雄激素和糖皮质激素减少。由于雄、雌激素的平衡失调，男性患者常有性欲减退、睾丸萎缩、毛发脱落及乳房发育等；女性有月经失调、闭经、不孕等。此外，在手掌大、小鱼际和指端腹侧部位有红斑，称为肝掌，在面、颈、上胸、双上肢等部位可见蜘蛛痣。肾上腺皮质功能减退，表现为患者面部(尤其眼眶周围)及其他暴露部位可见皮肤色素沉着。肝功能减退时，肝对醛固酮和抗利尿激素的灭活作用减弱，可引起水钠潴留而致尿量减少和水肿，促进和加重腹水的形成。

2. 门静脉高压症的临床表现　门静脉高压症的三大临床表现是脾大、侧支循环的建立和开放、腹水。

(1)脾大：门静脉高压时，脾淤血肿胀，一般为轻、中度大，无触痛，常伴有脾功能亢进，表现为白细胞、血小板和红细胞计数减少。

(2)侧支循环的建立和开放：门静脉系统与腔静脉之间存在许多交通支，当门静脉压力超过 1.96kPa(200mmH_2O)时，来自消化器官和脾的回心血液流经肝脏受阻，门腔静脉交通支逐渐扩张开放，形成侧支循环。主要侧支循环有：①食管下段和胃底静脉曲张：常在恶心、呕吐、咳嗽、负重等致腹内压突然升高，或因粗糙坚硬食物机械损伤、胃酸反流腐蚀损伤时，导致曲张静脉破裂，发生呕血、黑便，甚至休克等。②腹壁静脉曲张：门静脉高压时脐静脉重新开放，在脐周和腹壁可见以脐为中心向上及向下腹延伸的迂曲静脉；脐周静脉曲张明显时，外观呈水母头状。③痔静脉扩张：系门静脉系的直肠上静脉与下腔静脉系的直肠中、下静脉交通，可扩张形成痔核。

（3）腹水：是肝硬化失代偿期最突出的临床表现，失代偿期患者75%以上有腹水。少量腹水时患者感腹胀。大量腹水可使腹部膨隆，腹压增加可使脐突出而发生脐疝，并可使膈抬高，出现呼吸困难、心悸；平卧时，腹部宽大而扁平，呈蛙腹状；当腹水量超过1000ml时，移动性浊音阳性。部分患者伴有胸水，以右侧为多。腹水形成的因素有：①门静脉压增高：门脉压至2.9kPa以上（正常为0.67～1.3kPa）时，腹腔脏器毛细血管的滤水压增高，组织液回吸收减少而漏入腹腔。②低白蛋白血症：由于肝合成白蛋白的功能减退，血清白蛋白减少，血浆胶体渗透压降低，有效滤过压升高，导致血浆外渗。③淋巴液生成过多：肝静脉回流受阻时，肝内淋巴液生成增多和回流障碍，大量淋巴液从肝包膜及肝门淋巴管溢出。④有效循环血容量下降致使肾血流量减少，肾小球滤过率下降，发生尿量减少和水钠潴留。⑤由于肝脏对某些激素的灭活减少，如抗利尿激素和醛固酮增多。

3.肝脏情况　早期肝增大，表面尚光滑，质中等硬；晚期肝缩小，表面可触及结节或因缩小而不能触及，质地坚硬；一般无压痛，在肝细胞进行性坏死或炎症时有压痛与叩击痛。

4.并发症的临床表现

（1）上消化道出血：为最常见的并发症。多表现为突然大量的呕血和黑便，可引起出血性休克或诱发肝性脑病，死亡率高。多因食管下段或胃底静脉曲张破裂或并发急性出血糜烂性胃炎或消化性溃疡所致。

（2）肝性脑病：是本病最严重的并发症，亦是最常见的死亡原因，主要临床表现为性格行为失常、意识障碍、昏迷。

（3）感染：由于患者抵抗力低下、门腔静脉侧支循环建立等因素，增加了细菌入侵繁殖的机会，常并发感染，如肺炎、大肠杆菌败血症、胆道感染及自发性细菌性腹膜炎等；有腹水的患者常并发自发性细菌性腹膜炎，表现为腹痛、腹水迅速增长，重者出现中毒性休克。体征为全腹压痛、腹膜刺激征。病原菌多为来自肠道的革兰阴性菌。

（4）原发性肝癌：短期内出现肝脏迅速增大、持续性肝区疼痛、腹水增加且为血性、不明原因的发热等，应考虑并发原发性肝癌。

（5）功能性肾衰（肝肾综合征，HRS）：主要见于伴有腹水的晚期肝硬化或急性肝功能衰竭患者，系全身血流动力学的改变，有效循环血容量不足所致。表现为少尿或无尿，氮质血症和血肌酐升高，稀释性低钠血症。

（6）肝肺综合征（HPS）：是指发生在严重肝病基础上的低氧血症，主要与肺内血管扩张相关而过去无心肺疾病基础。严重肝病、肺血管扩张和低氧血症组成的三联征为其主要特征。临床表现为呼吸困难和低氧血症，检查显示肺血管扩张。内科治疗多无效。

（7）电解质和酸碱平衡紊乱：常见的电解质紊乱有：①低钠血症：因长期低钠饮食、大量放腹水、利尿等致钠丢失；②低钾低氯性碱中毒：与进食少、呕吐、腹泻、利尿、继发性醛固酮增多有关。

（三）辅助检查

1.血常规　代偿期多正常，失代偿期有轻重不等的贫血。伴有感染时白细胞升高，脾功能亢进时白细胞、红细胞和血小板计数减少。

2.尿常规　代偿期正常。失代偿期可有蛋白尿、血尿和管型尿；黄疸时，尿胆红素和尿胆原增加。

3.肝功能试验　代偿期正常或轻度异常，失代偿期多有异常。转氨酶一般为轻至中度升高，以丙氨酸氨基转移酶（ALT）升高较明显，肝细胞严重坏死时则天门冬氨酸氨基转移酶（AST）升高更明显；血清总蛋白正常、降低或增高，但白蛋白降低、球蛋白增高，白蛋白/球蛋白比率降低或倒置；重症患者血清胆红素增高，胆固醇酯低于正常，凝血酶原时间有不同程度延长。

4.免疫功能检查　常有细胞免疫功能低下，体液免疫功能增强的改变。①T淋巴细胞数低于正常。②IgG、IgA、IgM均升高，以IgG增高显著，与γ一球蛋白的升高相关。③病毒性肝炎者，乙型、丙型或乙型加丁型肝炎病毒标记呈阳性反应。此外，部分患者还可出现非特异性自身抗体，如抗核抗体、平滑肌抗体等。

5.腹水检查　一般为漏出液，若并发自发性腹膜炎、结核性腹膜炎或癌变时腹水性质发生相应变化。

6.X线钡餐检查　食管静脉曲张者呈虫蚀样或蚯蚓状充盈缺损，胃底静脉曲张时钡剂呈菊花样充盈缺损；超声显像、CT和MRI检查可显示肝、脾形态改变、腹水。

7.腹部超声检查　可显示肝脏大小和形态，脾脏大小，门静脉高压时可见门静脉、脾静脉直径增宽，有腹水时可见液性暗区。

8.纤维内镜检查　可直视曲张静脉的分布和程度。

9.腹腔镜检查及肝穿刺活组织检查　直接观察肝、脾情况，并在直视下对病变明显处进行肝穿刺做活组织检查。活检若见假小叶形成，可确诊为肝硬化，为诊断的金标准。

（四）心理社会状况

由于肝硬化为慢性经过，久治不愈，病情发展逐渐加重，疗效不确定且所需费用较多，对患者及家属的家庭生活，造成极大影响。中青年患者对自己的事业、婚姻考虑较多，往往情绪低落，对未来生活信心不足；老人思想较保守及接受能力较差，所以患者容易产生消极、绝望、悲观情绪，影响日常生活。

四、护理诊断及合作性问题

1.营养失调（低于机体需要量）　与肝功能减退、门静脉高压引起食欲减退、消化和吸收障碍有关。

2.体液过多　与肝功能减退、门静脉高压引起钠水潴留有关。

3.活动无耐力　与肝功能减退、大量腹水有关。

4.有皮肤完整性受损的危险　与营养不良、水肿、皮肤干燥、瘙痒、长期卧床有关。

5.潜在并发症　上消化道出血、肝性脑病。

五、治疗原则

本病无特效治疗药物，应重视早期诊断，加强病因及一般治疗，以缓解病情和延长代偿期。后期积极防治并发症，至终末期则只能有赖于肝移植。

1.一般治疗

（1）休息：代偿期患者适当减少活动、避免劳累、保证休息；失代偿期应卧床休息，有利于肝细胞修复。

(2)饮食：给予高热量、高蛋白质、高维生素、低盐易消化饮食为宜，盐和水的摄入视病情调整。肝功能损害显著或有肝性脑病先兆者，应限制或禁食蛋白质。禁酒。有食管静脉曲张者避免进食粗糙、坚硬食物。禁用损害肝脏药物。

(3)支持治疗：病情重、进食少、营养状况差的患者，可通过静脉输入高渗性葡萄糖补充热量，注意水、电解质和酸碱平衡，病情严重者可用复方氨基酸、白蛋白、新鲜血浆和鲜血。

2.药物治疗　目前无特效治疗药物。予维生素、消化酶来帮助消化，予水飞蓟宾保护肝细胞膜的作用，予秋水仙碱来抗炎症、抗纤维化。可对病毒复制活跃的病毒性肝炎肝硬化患者可予抗病毒治疗。中医药治疗能改善症状和肝功能，一般常以活血化瘀药为主，按病情辨证施治。

3.腹水的治疗

(1)限制水、钠的摄入：限钠饮食和卧床休息是腹水的基础治疗，部分轻、中度腹水患者可发生自发性利尿，腹水消退。进水量限制在1000ml/d，钠摄入量限制在1～2g/d。应用利尿剂时，可适当放宽钠摄入量。有稀释性低钠血症(＜125mmol/L)者，应同时限制水摄入(500～1000ml/d)

(2)增加水、钠的排出：①利尿剂：对上述基础治疗无效或腹水较大量者应使用利尿剂。一般先用螺内酯40～80mg/d，4～5天后视利尿效果加用呋塞米20～40mg/d，以后再视利尿效果分别逐步加大两药剂量(最大剂量螺内酯400mg/d，呋塞米160mg/d)。利尿治疗以每天体重减轻0.3～0.5kg(无水肿者)或0.8～1kg(有下肢水肿者)为宜。利尿过猛会导致电解质紊乱，严重者诱发肝性脑病和肝肾综合征。②导泻：利尿剂治疗无效可使用导泻药，如甘露醇20mg，1～2次/天，通过肠道排出水分。③腹腔穿刺放液加输注白蛋白：高度腹胀、呼吸困难、行走困难的患者，可穿刺放腹水4～6L，但放腹水会造成蛋白质丢失，且短期内腹水又复原，故而应同时给静脉点滴白蛋白8～10g/L腹水。有严重凝血障碍、肝性脑病、上消化道出血等情况的患者不宜采用。

(3)提高血浆胶体渗透压：对低蛋白血症患者，每周定期输注新鲜血、白蛋白或血浆，可改善一般情况、促进腹水消退和恢复肝功能。

(4)自身腹水浓缩回输：用于难治性腹水的治疗。抽出腹水5000ml经浓缩处理(超滤或透析)成500ml后再经静脉回输，可起到清除水钠潴留，提高血浆白蛋白浓度及有效循环血量的作用，并能改善肾血液循环，对难治性腹水是一种较好的治疗方法。在经济不富裕地区，此法用于治疗较大量的腹水可减少输注白蛋白的费用。但感染性或癌性腹水不能回输。

(5)减少腹水生成和增加其去路：如腹腔一颈静脉引流(Le Veen引流法)是利用胸腹腔压力差，通过带单向阀门装置的Leveen管，使腹水持续单向引流入颈静脉内。术后可使腹围缩小，尿量明显增多、体重减轻，营养状况改善及血浆蛋白增加。腹水大多于10天内消退。

4.手术治疗　包括各种分流、断流术和脾切除术等，包括近年来开展的以介入放射学方法进行的经颈静脉肝内门体分流术(TIPS)。经颈静脉肝内门体分流术是一种以血管介入的方法在肝内的门静脉分支与肝静脉分支间建立分流通道，该法能有效降低门静脉压，但易诱发肝性脑病，故不宜作为治疗的首选，多用于等待肝移植手术之前的门静脉高压患者。肝移植是对晚期肝硬化治疗的最佳选择，掌握手术时机及尽可能充分做好术前准备可提高手术存活率。

六、护理目标

1. 患者能描述营养不良的原因，患者或家属能正确选择符合饮食治疗计划的食物，保证各种营养物质的摄入，改善营养状况。

2. 腹水和水肿有所减轻，舒适感增加。

3. 活动耐力逐渐增加，活动时的不适感减轻。

4. 皮肤无破损和感染，瘙痒感减轻或消失。

5. 无消化道出血、肝性脑病等并发症发生。

七、护理措施

1. 一般护理

(1)休息和体位：代偿期患者可参加轻体力工作，避免过度劳累。失代偿期患者应多平卧休息，适当抬高下肢以增加肝、肾血流量，有利于肝细胞的修复；但过多的躺卧易引起消化不良、情绪不佳，故应视病情安排适量的活动，活动以不感到疲劳、不加重症状为度。

(2)饮食：①饮食原则一般为高热量、高蛋白质、高维生素、易消化饮食。蛋白质(肝性脑病除外)每日每公斤体重1～1.5g，应选用高生物效价的蛋白质，以利于肝细胞修复和维持血浆白蛋白正常水平。大量补充与肝功能有关的各种维生素、叶酸、泛酸、生物素及烟酸等，给予新鲜蔬菜和水果。戒烟忌酒，避免进食粗糙、尖硬或刺激性强的食物。②肝功能损害明显、有肝性脑病先兆或血氨偏高者应限制或禁食蛋白质，待病情好转后再逐渐增加蛋白质摄入量，并应选择植物蛋白，例如豆制品，因其含蛋氨酸、芳香氨基酸和产氨氨基酸较少。③有腹水者应低盐或无盐饮食，尽量少食用高钠食物，如咸肉、酱菜、酱油、含钠味精等；进水量限制在1000ml/d左右。④对于剧烈恶心、呕吐、进食甚少或不能进食的患者，遵医嘱给予静脉补充足够的营养，如高渗葡萄糖液、复方氨基酸、白蛋白或新鲜血。⑤食管胃底静脉曲张者应食菜泥、肉末、软食，进餐时细嚼慢咽，咽下的食团宜小且外表光滑，切勿混入糠皮、硬屑、鱼刺、甲壳等，药物应磨成粉末，以防损伤曲张的静脉导致出血。

(3)皮肤护理：腹水患者多半有皮肤干枯粗糙、水肿、抵抗力弱，黄疸患者皮肤瘙痒，故而要注意皮肤护理。①观察皮肤有无红肿、破损等异常情况，向患者解释压疮的危险因素和早期表现。②每天用温水轻柔地擦拭皮肤皱褶处，小心地擦干，避免水温过高，避免使用有刺激性的皂类和沐浴液。③衣服宜宽大、透气、柔软。床铺要平整、清洁，易压部位下垫气圈或海绵垫，有条件使用气垫床，定时更换体位。④皮肤瘙痒者给予止痒处理，剪短患者指甲，嘱患者勿用手抓搔瘙痒部位，以免皮肤破损，可用触摸、拍打的方式缓解瘙痒。

2. 病情观察

(1)注意观察生命体征、尿量等情况，准确记录出入量，观察腹围、体重；观察有无出血倾向，如皮肤黏膜出血；注意皮肤黏膜有无黄疸、尿色有无变化。

(2)观察并发症：出现呕血、黑便应考虑上消化道出血；出现性格行为改变、扑翼样震颤应考虑肝性脑病；出现肝脏持续性肿大及持续性肝区疼痛、血性腹水应考虑并发肝癌；出现氮质血症、少尿或无尿应考虑功能性肾衰竭。

3. 腹水护理

(1)观察：准确记录出入量，观察腹围、体重，以了解腹水的消长情况，注意呼吸困难和心悸有无好转。

（2）体位：少量腹水取平卧位，以增加肝肾血流量；大量腹水者可取半卧位，以利于呼吸运动，减轻呼吸困难和心悸。

（3）饮食：严格控制水盐的摄入，采取低盐或无盐饮食，尽量少食用高钠食物，进水量限制在1000ml/d左右。

（4）用药护理：使用利尿剂后应观察患者的尿量、腹围和体重情况，定期监测血电解质，了解有无电解质紊乱。长期或反复使用排钾利尿剂如噻嗪类、呋塞米等可引起低钾、低钠和低氯血症，低钾血症表现为疲倦、软弱无力、眩晕、心悸、腹胀、心电图出现U波增高及心律失常等；长期使用保钾利尿剂如氨苯蝶啶、螺内酯等可引起高钾血症。保钾与排钾两类利尿剂可联合或交替使用。

（5）腹腔穿刺放腹水的护理：①操作前向患者解释穿刺过程及注意事项，测量体重、腹围、生命体征，协助患者排空膀胱。②术中协助完成操作，大量放液不宜过快、过多，一般60～80滴/min，一次放液量以不超过3000ml为宜。记录放液量，观察腹水性质，并密切观察生命体征、神志的变化，如有异常及时处理。③术后用无菌敷料覆盖穿刺部位，并观察穿刺部位是否有溢液。大量放液后，需以多头腹带束紧，以防腹压骤降、内脏血管扩张引起血压下降或休克。

4.心理护理　护士要掌握语言交流技巧，交谈中使用礼貌性语言，针对患者的具体问题给予安抚性语言等。对于治疗态度消极甚至不配合的患者，应用诚恳的语言取得患者的信任，建立良好的护患关系，以宣泄法使患者发泄愤怒的情绪，以升华法转移其矛盾心理。可讲述肝硬化的治疗前景，同时举临床上成功治愈的病例，鼓励患者与其交流，树立正确的治疗信念，同时可指导患者进行适当的运动来调适身体。通过各种途径帮助患者增强与疾病斗争的信心。

八、健康教育

1.休息指导　代偿期可参加较轻的工作，生活起居有规律，保证足够的休息和睡眠，避免过度劳累。失代偿期应卧床休息，或半坐卧位以减轻腹胀引起的不适，减轻心肺负荷。

2.饮食指导　进食高热量、高蛋白质（肝性脑病除外）、高维生素、易消化的食物。限制油脂摄入，每天不超过20g。有腹水或水肿患者，应控制水钠摄入，无盐饮食，每天盐的摄入量不超过0.5g，低盐饮食，每天盐的摄入量不超过2g（每一啤酒瓶盖为3g）。避免进食粗糙、坚硬、不易咬碎的食物，如油炸面食、硬质瓜果等。忌辛辣的调味品，忌饮酒，或刺激性食物。血氨偏高时，应限制蛋白质摄入并选择植物蛋白。多吃含有丰富的维生素的新鲜蔬菜水果。

3.用药指导　按医嘱用药，应向患者详细介绍所用药物的名称、剂量、给药时间和方法，教会其观察药物疗效和不良反应。勿擅自加减药物剂量。禁止应用对肝脏有损害的药物。

4.心理指导　不良心理可使交感神经兴奋性增高，甚至加重病情，诱发消化道出血。要让患者了解身心两方面休息对疾病的恢复很重要，要保持乐观心态。尽可能帮助患者提高生活质量，树立治疗信心，以最佳状态积极配合治疗。可根据患者具体情况，通过食疗来调整不良情绪，含糖量高的食物含碳水化合物丰富且提供热量，对忧郁、紧张和易怒行为有缓解作用。含B族维生素的食物对纠正心情不佳、沮丧、忧郁症有明显的效果。烟酸更能减轻焦虑、疲倦、失眠及头痛症状。维生素C有助于消除精神障碍。当心理压力过大，情绪欠佳时吃含维生素 K 丰富的食物可缓解。

5.家庭指导　家属应理解和关心患者，给予精神支持和生活照顾，同时积极协助护士，帮助患者树立战胜疾病的信心。要能细心观察、及早识别病情变化，如当患者出现性格、行为改变应警惕为肝性脑病的前驱症状，应及时就诊。定时督促患者门诊随诊。

给陈先生的出院指导应包括以下几点：①保持乐观情绪，学会自我调节；②适当运动，避免过度劳累，保证充足的睡眠和休息；③注意饮食卫生，高热量、高维生素、高蛋白、低盐、易消化无刺激性饮食，限制饮水量，服药时须磨碎后服；④遵医嘱用药，不可擅自停药、加减剂量，不要盲目使用“偏方秘方”，以免加重肝脏负担或加重肝脏损害；⑤注意气温变化，随时增减衣物，不要到人多的公共场所，天气不好时减少外出；⑥病情有变化或应及时就诊，定期随访。

（李惠斌）

第十一章　老年消化系统疾病护理

第一节　老年胃肠道肿瘤的护理

一、胃癌

（一）概述

胃癌是指来源于胃黏膜的恶性肿瘤其发病在不同年龄、各国家地区和种族间有较大差异。男性胃癌发病率和死亡率均高于女性，男女之比为2∶1，发病年龄以中老年居多，55～70岁高发年龄段。早期胃癌多无症状或仅有轻微症状。当临床症状明显时，病变已属晚期。其发病与遗传因素、性别因素、年龄因素、幽门螺旋杆菌感染、食物、血型、癌前期变化有关。

（二）临床表现

早期胃癌70%以上无任何症状，中晚期胃癌的症状如下。

1. 全身症状　乏力、食欲缺乏、消瘦、贫血、发热、皮肤干燥、毛发脱落等。

2. 消化系统症状　上腹部疼痛；消化道出血；呃逆、吞咽困难；幽门梗阻症状。

3. 局部可触及肿块，质硬而不规则，可有压痛；肿瘤转移可引起腹水、肝大、黄疸等相应症状。

4. 晚期症状　消瘦和贫血；上腹疼痛明显且持续时间较长，不易缓解，还伴有食欲缺乏、恶心呕吐、饱胀、吞咽困难等症状。

5. 辅助检查

（1）胃肠X线检查：为胃癌的主要检查方法，口服钡剂，进行不同充盈度的摄片以显示黏膜相，气钡双重造影方法对于检出胃壁微小病变很有价值。

（2）内镜检查：可直接观察胃内各部位黏膜，对胃癌，尤其对早期胃癌的诊断价值很大。①早期胃癌有时病变极不典型，仅呈边界不清、不规则的黏膜粗糙，甚至仅表现为色泽变化。②进展期胃癌，常呈形态不规则的隆起或凹陷性改变，呈菜花、菊花状或溃疡样改变，表面糜烂、出血、污秽，镜下较易诊断。

（3）实验室检查。血液检查：常有不同程度的贫血，红细胞沉降率增快；血肿痛标志物检测升高；粪便隐血检查：多持续阳性。胃液检查：胃液可混有血液或呈咖啡色样沉渣；胃酸缺乏；乳酸浓度多增高。

（三）治疗原则

早期发现、早期诊断、早期治疗。早期手术治疗，不需辅助治疗；中期以手术根治为主，辅以化学治疗、放射治疗；晚期以非手术治疗为主。

（四）护理评估

评估患者有无生命体征异常；有无食欲下降、体重减轻、乏力、便血、呕血等症状；有无恶病质；患者腹部疼痛的时间、部位、性质、节律性、与进食的关系，腹部是否扪及包块，包块的大小、部位、活动度等。

（五）护理要点及措施

1. 病情和体力允许时可适量活动，以增加机体抵抗力。有疼痛或出血时卧床休息，保持病房安静，温湿度适宜。

2. 口腔护理　呕血时加强口腔护理，及时清理口腔，保持口腔清洁。

3. 饮食护理

（1）让患者了解充足的营养支持对机体恢复有重要作用，对能进食者鼓励其尽可能进食易消化、高热量、高蛋白、营养丰富的流质或半流质饮食。

（2）静脉营养支持：对有吞咽困难者，中、晚期患者应按医嘱静脉输注高营养物质，以维持机体代谢需要。

（3）营养监测：每周测量体重，监测血清白蛋白和血红蛋白等营养指标。

4. 病情观察　严密观察患者生命体征变化，包括体温、脉搏、呼吸、血压，观察并记录生命体征每小时 1 次。观察腹痛的部位、性质、持续的时间、节律性。观察大便颜色、性状、量，监测便常规结果。

5. 幽门梗阻时，行胃肠减压，观察胃液颜色、性状、量、气味。

6. 疼痛的护理

（1）观察患者腹痛的部位、持续时间、性质、有无节律性，是否伴有严重的恶心和呕吐、吞咽困难、呕血及黑粪等症状。保持舒适安静的环境，减少不良刺激，保证休息。

（2）观察止痛药物治疗效果，用药后疼痛缓解时间，疼痛间隔时间，止痛药物的不良反应。

（3）疼痛发作时及时到患者床旁安慰鼓励患者。

7. 化疗期间的护理

（1）如果实施静脉输入化疗药，应通过中心静脉化疗，并及时巡视，防止化疗药物外渗。

（2）观察化疗的反应，及时报告医生，给予对症处理。经常与患者交谈，提供一个安全、舒适、单独的环境。

（3）在做检查、治疗和护理前，要依据患者的了解程度给予说明，并注意保护性医疗。

（4）鼓励患者或家属参与治疗和护理计划的决策过程。

（5）寻找合适的支持系统，如建议单位领导或同事给予关心，鼓励家庭成员进行安慰，必要时陪伴患者。

8. 心理护理　根据患者的社会背景、个性及对疾病的认知程度，对每个患者提供个体化心理支持。患者在知晓自己的诊断后，预感疾病的预后不佳，加之躯体的痛苦，会出现愤怒、抑郁、焦虑，甚至绝望等负性心理反应，而这些又会加重其躯体不适。因此应做到以下几点：

（1）护理人员应运用倾听、解释、安慰等技巧与患者沟通，关心与体贴患者。

（2）耐心听取患者自身感受的表白，给予患者表达情绪的机会和时间，并给予支持和鼓励。当患者表现悲哀等情绪时，应表示理解。

（3）向患者介绍有关胃癌治疗进展的信息，提高患者治疗的信心。

（4）指导患者保持乐观的生活态度，用积极的心态面对疾病，树立战胜疾病、延长生存期的信心，并给以心理疏导和安慰。

（六）健康教育

1. 向患者及家属详细讲解胃癌的相关知识，介绍出院后有关事项，并将有关资料交给患者或家属，告知患者每隔 2～3 个月复查 1 次，以监测病情变化和及时调整治疗方案。

2. 教会患者及家属如何早期识别并发症，发现异常及时就诊。

3. 嘱患者遵医嘱继续免疫治疗。

4. 指导患者合理使用止痛药，慎服对胃黏膜刺激性药物。

5. 嘱患者养成定时定量、细嚼慢咽的进食习惯，少食过冷、过烫、过辛辣的煎炸食物，且忌吸烟酗酒。胃大部切除术后胃容积减少，宜少量多餐进高营养饮食。

6. 嘱患者劳逸结合，形成规律的健康生活方式，加强自我情绪调整，保持乐观进取的心态。

二、结肠癌

（一）概述

结肠癌是常见的恶性肿瘤之一，可能与饮食、结肠息肉、慢性结肠炎、遗传等因素有关。70～80 岁人群发病率最高，是我国老年人常见恶性肿瘤。腺瘤癌变是一个长期的过程，一般认为至少 5 年，平均 10～15 年。腺瘤体积大、数目多、绒毛成分多，严重非典型增生者易发生癌变。一般而言，≤1cm 腺瘤的癌变率为 1%，1～2cm 为 10%，>2cm 则高达 50%，管状腺瘤癌变率为 5%～9%，管状绒毛状腺瘤为 20%～30%，绒毛状为 40%～50%。

（二）临床表现

1. 全身临床表现如低热、贫血，晚期患者有进行性消瘦、恶病质、黄疸和腹水等表现。

2. 排便习惯改变　表现为腹泻或糊状大便，或腹泻与便秘交替出现。

3. 血便　一般结肠下段或直肠癌肿常以血便为突出表现，或有痢疾样脓血便。

4. 肿块　直肠指检发现质地坚硬、表面呈结节状的肿块，肠腔狭窄。引起环形狭窄的癌多在左侧。中晚期可在右腹膜到质坚、表面呈结节感的肿块。

5. 腹痛　由于常并发肠梗阻而引起腹绞痛，伴有腹胀、肠鸣音亢进与肠型，右侧结肠癌表现为右腹钝痛，合并感染时有压痛。

6. 辅助检查

(1)内镜检查：直接观察病变的部位、形态，同时进行活检，以此获得确诊。

(2)影像学检查：X 线钡剂灌肠检查可显示肿瘤的部位与范围，有钡剂充盈缺损、肠腔狭窄、黏膜皱襞破坏等征象；计算机 X 线体层摄影（CT）、磁共振成像（MRI）或直肠内超声检查，显示结肠癌的肠壁与肠外浸润深度及淋巴结有无转移。

(3)实验室检查：血常规、便常规、血清癌胚抗原检测、血生化检查。

（三）治疗原则

1. 手术治疗　外科手术是目前治疗结直肠癌最重要和最有效的方法。

2. 化学治疗　尽管结直肠癌对化疗药物一般不是很敏感，但化疗对于提高结直肠癌患者的生活质量及延长生存期，还是得到大多数学者的认可。

3. 分子靶向药物治疗　与新的化疗药物联合应用使得结直肠癌的治疗取得了长足的进步。

（四）护理评估

了解患者意识是否清楚，生命体征有无异常；有无食欲下降、体重减轻、乏力、便血等症状，有无恶病质；有无黑粪；腹部疼痛的时间、部位、性质；腹部是否扪及包块，包块的大小、部位、活动度、是否有压痛等。

（五）护理要点及措施

1. 保持病房整洁、安静，环境适宜，定时通风。晚期患者情况较差者需绝对卧床休息。

2. 口腔护理　每日 2 次，观察口腔黏膜和牙龈是否有出血。

3. 饮食的护理　可进高热觉、高营养、高维生素、易消化、低脂食物，少食多餐，细嚼慢咽。少进食乳制品，以免肠道气体产生过多。为避免术后排便困难影响伤口愈合，可给予粗纤维饮食及收敛药物。对于进食少或不能进食者通过静脉补充营养。

4. 病情观察　监测患者神志及生命体征变化，尤其是心率、血压变化并每小时记录生命体征 1 次。观察大便次数、颜色、性状、量，是否混有血液或黏液。观察腹部体征变化，监测体重及腹围变化。观察有无肝大、黄疸、腹水、锁骨上淋巴结肿大等。

5. 疼痛的护理

(1)根据患者的表情、体位、脉快、血压高或低、呼吸浅快等，判断患者疼痛的部位、强度和性质。用 1～10 级疼痛量表评估患者的疼痛等级并记录，及时报告医生。

(2)评估切口处有无红肿，评估尿管和引流管是否通畅。

(3)观察患者有无腹胀、腹痛，了解肠鸣音情况。

(4)在患者活动前给予镇痛药，以增加活动量。用药后半小时评估镇痛药物的效果。

(5)指导非药物缓解疼痛的方法，如变换体位、分散注意力、减少周围环境刺激、放松疗法。

(6)指导患者咳嗽和深呼吸可按压切口的方法。

(7)会阴部伤口疼痛的护理，需要更多的护理与指导。指导患者用 38～42℃的温水坐浴 10～20min，每天 3～4 次，促进局部血液循环。

6. 结肠造口的护理

(1)评估造口所在的肠段位置，使用合适的造口袋。使用透明的、末端可以打开的造口袋，以利于观察和倾倒排泄物。

(2)经常观察造口外观和周围皮肤情况，造口黏膜应是粉红色的。保护造口及其周围皮肤，在造口周围皮肤上涂抹皮肤保护剂。

(3)及时更换造口袋，造口袋内容物达到 1/3 时，应倾倒或更换造口袋。

(4)必要时行结肠造口灌洗。

(5)进行必要的心理疏导，帮助患者从心理上适应身体上的变化，

7. 生物靶向治疗的护理　及时了解患者的心理状态，提前告知治疗的过程，使患者对靶向治疗有充分认识。生物靶向治疗过程应在心电监护下完成。生物靶向治疗药物禁止冷冻，开启后立即使用，静脉输入前后应用生理盐水冲洗输液管，并用过滤输液器。开始时 15min 应减慢速度，如无异常速度可以加快。如出现轻中度反应时，减慢输液速度或服用抗组胺药物。若反应严重立即停止输液，更换输液器，静推肾上腺素、糖皮质激素、抗组胺药，并给予支气管扩张药及吸氧。密切观察生命体征。

8. 放射治疗的护理

(1)心理干预：护理人员应及时了解患者的心理状态，主动帮助患者解决细小的需求，使患者对护理人员信任有加，是心理干预得以实施的关键。心理干预须因人而异，根据患者的不同情况，不同患者的不同心理区别对待。

(2)饮食护理：放疗后的肿瘤患者，应多服健脾和胃、养血补气之品，如薏米粥、山核、鸡

蛋、猪肝、鲜鱼等，出现放射性肠炎时，宜食用少渣、低脂及产气少食物。

(3)皮肤的护理：放疗后，放射野(即照射的范围)的标记应在医生的指导下拭去，禁用肥皂擦洗。放疗后皮肤干燥和瘙痒，可用滑石粉、痱子粉、皮炎平霜等涂擦。避免阳光直接照射皮肤，避免接触强风、过热或过冷以及盐水等有明显刺激作用的物质。出现放射性肠炎时，保持肛门及会阴部清洁，症状明显者给予止血、止泻治疗。

9. 化学治疗的护理

(1)心理护理：患者对化疗均存有恐惧及焦虑心理，害怕毒副作用。化疗前向患者及家属讲解药物作用、目的、效果及用药过程中可能出现的毒副作用，给予充分安慰和鼓励，消除患者的顾虑。请同病患者现身说法，帮助患者树立信心，在最佳的心理状态下积极配合治疗。

(2)静脉的护理：化疗周期通常较长，保护患者的静脉血管至关重要。通常采用中心静脉插管。

(3)饮食护理：应给予高蛋白、高维生素、营养丰富、易消化的食物，鼓励患者多饮水，以少食多餐为宜，指导患者和家属调节可口的饮食，保证患者的食量，满足机体的需求，以增强机体对化疗的耐受力。

(4)胃肠道反应的护理：对出现恶心呕吐、食欲缺乏者，对症处理的同时注意配合心理护理，对患者多询问、多关心，采取分散注意力的方法减轻患者心理压力和焦虑情绪，饮食以清淡、易消化半流食为主，且要少食多餐，使患者顺利完成化疗。

(5)骨髓抑制的护理：采用保护性隔离，加强防止感染的措施，减少探视及人员流动，严格遵守各项无菌操作，并用紫外线照射病室，每日 2 次，每次 30min，尽量避免侵入性操作。

(6)脱发的护理：向患者解释脱发的原因和性质，给予开导和安慰，鼓励患者表达感受，使其认识脱发是暂时现象，化疗停止后可逐渐恢复正常，鼓励患者通过戴帽子或假发改变现有的现象，树立生活的勇气和信心。

10. 心理护理　评估患者的心理状态，有无焦虑、恐惧等不良情绪。疾病是否影响患者日常生活和睡眠。对于病情危重者，医护人员应陪在患者身边安慰患者，使其保持情绪稳定，增强战胜疾病的信心。主动倾听患者和家属的主诉，鼓励他们表达有关情绪反应。鼓励患者观察和触摸造口。如果患者身体状况允许，护理人员可鼓励患者参与结肠造口的护理。尊重患者的文化和宗教习惯，鼓励他们使用这些资源来加强应对。鼓励患者和家属讨论目前状况对家庭成员、结构、功能的潜力影响。如果可能，向患者提供癌症支持组织、社会服务机构信息。

(六)健康教育

1. 嘱患者注意饮食卫生，多食含纤维、营养丰富的食物，少食高脂肪、高蛋白质食物。保持正常体重。

2. 指导患者进行适当体育活动，如散步、太极拳等，增加机体的免疫功能。保持乐观豁达的心理状态，对生活充满信心，利于疾病康复。

3. 给患者讲解造瘘的必要性，使其能正确地对待术后生活的改变。

4. 指导并教会患者正确护理结肠造瘘口，教给患者有关人造肛门袋的排空和更换知识，如食物的选择、肛门袋的处理等，并保护好周围皮肤。

5. 告知患者为防止造瘘口狭窄，经常用示指扩张造瘘口。

6. 告知患者每日坚持多饮水，养成定时排便的好习惯。如有便秘，可经造瘘口灌肠。

7. 让患者了解进一步治疗的必要性，如放疗、化疗、生物靶向治疗等，使其恢复自信心，且能正常与人交往。

8. 嘱患者观察病情变化，定期复查，如有腹痛、便血等症状及时就诊，以保证生活质量。

（邢艳丽）

第二节　功能性肠病的护理

一、功能性消化不良

（一）概述

功能性消化不良（functional dyspepsia，FD）是指持续或间隙性上腹部中心部位的疼痛、不适、腹胀、反酸、嗳气、恶心、呕吐等症状且不能用器质性疾病或解剖结构的改变来解释的一系列症候群。流行病学调查显示，FD 占消化不良患者的 30%～50%，占消化专科门诊的 30%～40%。依据 FD 患者对症状的主诉将其分为溃疡样型、运动障碍样型、非特异型、反流样型等。老年患者中以运动障碍样型多见。FD 的发病机制至今尚未彻底阐明，可能包括多种发病机制，普遍认为 FD 的病因与发病机制与下列因素有关。

1. 胃肠动力异常　大量的临床研究表明，FD 的病理生理机制可能与胃动力障碍、胃感觉异常、胃电节律紊乱等胃源性因素关系密切。胃动力障碍的病理生理改变可能是 FD 发病的主要机制。老年患者中 50%有胃排空障碍，亦多见结肠及小肠功能紊乱。

2. 胃肠感觉异常　50%的 FD 患者较少的进餐量即可产生上腹部不适和疼痛，可能是内脏感觉的敏感性增高所致，普遍认为主要是中枢机制引起了内脏感觉的高敏感性。

3. 胃肠激素水平低　胃肠激素对消化道运动有显著影响，胃动素、促胃泌素等能引起胃电节律加快，从而增强胃窦的收缩，促进胃排空。大量资料显示，FD 患者空腹和餐后血浆胃动素低于正常人水平。

4. 幽门螺杆菌（HP）感染　HP 产生的尿素酶可水解胃内的尿素，在正常体温下每天可产生一定量的 CO_2，参与腹胀、嗳气的形成。

5. 其他因素　FD 的发病与年龄、心理障碍和神经异常、环境因素等也有一定的关系。

（二）临床表现

1. 上腹痛　为常见症状，部分患者以上腹痛为主要症状，伴或不伴有其他上腹部症状。上腹痛多无规律性，部分患者上腹痛与进食有关，表现为饱痛，进食后缓解，或表现为餐后 0.5～3.0h 腹痛持续存在。

2. 早饱、腹胀、嗳气　亦为常见症状，可单独或同时出现，伴或不伴有腹痛。早饱是指有饥饿感但进食后不久即有饱感，致摄取食物明显减少。上腹胀多发生于餐后，或呈持续性进餐后加重。早饱和上腹胀常伴有嗳气。

3. 恶心、呕吐　并不常见，往往发生在胃排空明显延迟的患者，老年 FD 患者以胃排空延缓为主要特征。呕吐多为当餐胃内容物。

4. 不少患者同时伴有失眠、焦虑、抑郁、头痛、注意力不集中等精神症状，这些症状与部分患者“恐癌”心理有关。

5. 体征　体征较少，多无特异性，可有上腹部压痛。

6. 辅助检查

(1)实验室检查：进行血常规、肝功能、肾功能检查，必要时做血糖、甲状腺功能等相关内分泌的检查，甚至免疫学检查，以除外糖尿病、甲状腺功能亢进(或减退)症及结缔组织病等全身性疾病。FD 患者空腹和餐后血浆胃动素低于正常人水平。

(2)超声波、X 线等检查：排除肝、胆、胰、肠道器质性病变。

(3)内镜检查：排除食管炎、胃及十二指肠溃疡、糜烂、肿瘤等器质性病变。

(4)全消化道钡餐：在怀疑有机械性肠梗阻时有一定的诊断价值。

(5)空腹体表胃电图分析：功能性消化不良的患者主要表现为胃电节律过缓或过速。

(6)胃排空试验：对于治疗效果欠佳者，可行胃肠动力检查以指导治疗，但近期的研究资料认为，仅有部分 FD 患者存在胃排空延迟，即使行胃排空试验亦不会影响患者的治疗方案，因此不列为常规的检查方法。

(7)幽门螺杆菌检查：血清幽门螺杆菌抗体检测，功能性消化不良患者多见幽门螺杆菌感染。

(三)治疗原则

对 FD 患者治疗选择从理论上讲应采用个体化的治疗方案。对溃疡型和动力障碍型消化不良，可分别采用抗分泌或促动力药物作为一线的治疗。当症状对患者生活质量产生明显影响时，可以考虑采用间歇性治疗(如 2～4 周)。在极少数症状持续存在和不能停药的患者，则需持续治疗。应用促动力药，特别是西沙必利治疗 FD 疗效可达 60%～90%，多潘立酮治疗 FD 也有效且副作用较甲氧氯普胺少。对溃疡一运动障碍混合型 FD 患者应用法莫替丁加西沙必利较单一用药更有效。用中药调治功能性消化不良症效果好，可口服枳实消痞丸、香砂养胃丸等。对于某些明显伴有抑郁、焦虑情绪，并且消化不良症状较重的 FD 患者，还需加用抗抑郁、抗焦虑药物治疗，这样可显著提高疗效。

(四)护理评估

了解患者的起病时间、原因或诱因、病程长短；有无嗳气、恶心、呕吐等症状，伴或不伴腹胀、腹痛；腹痛的部位、性质、规律及持续时间；患者的全身营养状况、精神状况、神志、生命体征等状况。

(五)护理要点及措施

1. 一般护理　注意休息，规律作息，避免精神紧张，嘱患者按时足量用药。

2. 心理护理　功能性消化不良一般病程较长，尤其是老年人，随着年龄的日渐增高，除本病之外的其他疾病还会不断伴随而生，因此，他们的心理压力往往比年轻患者要大得多。护理人员应有针对性地向患者介绍有关本病的医学知识，使患者对本病有一个大概的了解，知道其治疗预后情况，从命消除思想顾虑，全身心地配合治疗和护理。

及时评估患者的生理、心理反应及心身防卫和应对能力，找出护理问题，制定相应的护理计划，通过心理护理使患者避免精神紧张，消除焦虑情绪，减少对自身病情的关注，促进患者康复。针对性地行心理治疗和护理，包括支持性心理治疗、个别心理治疗、患者互助治疗、社会与家庭支持性心理治疗、认知治疗、暗示疗法和放松训练等。

3. 饮食护理　功能性消化不良对饮食要求比较严格，其重要性有时甚至胜过药物治疗，特别是老年 FD 患者，合理的饮食调养常可收到事半功倍之效，一般来说，本病应以清淡、易消化、富有营养的食物为主。劝导患者改变不良的饮食习惯，注意生活规律，饮食要合理，定时定量，少食刺激性强、生冷及油腻食物，戒除烟酒，不暴饮暴食。积极补充维生素和蔬菜、水果，坚持围绕疾病调整饮食，制定适宜的食谱。对于老年FD伴便秘患者，饮食中要有适量的纤维素，每天进食一定量的蔬菜与水果；适当食用些粗粮；配合腹部按摩，加强通便作用。

4.用药护理　功能性消化不良属多病因的复杂性疾病，临床治疗方法多样，加之老年患者多伴有其他系统的疾病，用药往往非常繁杂，因此，务必告诫患者谨慎用药。胃肠动力药及胃黏膜保护药应餐前服用；对胃肠功能有损害但又必须使用的药物，应饭后服用，以减少对胃黏膜的不良刺激。用中药治疗时可在煎剂中加入姜、枣等物，以暖胃护脾，并应浓煎少量多次服用，以减轻胃肠负担。服药期间，严禁进食辛辣、海腥、油炸之物。另要做好长期服药的准备，按时足量用药。

（六）健康教育

1.对患者进行与疾病相关的健康知识宣讲，对病程长、经多次住院或门诊治疗效果不佳者，讲解功能性消化不良的发病原因。

2.让患者在充分知情并认可各项检查结果均正常的前提下，加强理解沟通，启发患者对疾病的主动认知及积极配合，解除其对疾病的顾虑、恐惧等不良心理应激。

3.加强腹式呼吸　对于因生理因素引起的消化功能不良患者，指导患者进行腹式呼吸，每天锻炼3～4次，每次10～15min。加强腹式呼吸可增加肺通气量，促进肺循环，使血液中的含氧量明显增加，改善全身各系统的功能。同时，膈肌和腹肌起落运动增强，对五脏六腑起到按摩和被动牵拉运动的作用，从而促进了胃肠蠕动和消化腺的分泌，对促进食物的消化和吸收，改善功能性消化不良的各种症状具有一定的治疗作用。

4.锻炼腹肌　对于各年龄段不间生活、饮食习惯导致的功能性消化不良，可指导患者做增加腹肌张力的运动（禁忌证除外），即每天收缩腹肌数次；或使脚后跟着地，膝部轻度弯曲，保持半坐位的姿势；仰卧时举起下肢，但要保持膝部伸直。

5.调节饮食　由于饮食不合理而致的功能性消化不良，最关键的是调节饮食，如腹胀时不食产气食物如豆类、洋葱、红薯等，便秘时尽可能进食高纤维食物，如蔬菜、水果等。

6.改变生活方式，创造良好的生活环境　指导患者适当参加活动，缓解抑郁、焦虑情绪，保持乐观及稳定的情绪。对卧床休息的患者，对其床上的饮食起居要提供便利条件。

二、肠易激综合征

（一）概述

肠易激综合征（irritable bowel syndrome，IBS）指的是一组包括腹痛、腹胀、排便习惯改变和大便性状异常、黏液便等表现的临床综合征，持续存在或反复发作，经检查排除可以引起这些症状的器质性疾病，常与其他功能性肠病的症状重释。根据临床特点可分为腹泻型、便秘型、腹泻便秘交替型以及胀气型。老年肠易激综合征患者通常有长期的肠功能紊乱史，某些人始于儿童期或青春期。肠易激综合征的确切病因不清，但公认与以下因素有关。

1.精神、神经因素　研究认为，本病症状发作或加重均与情绪紧张有关，焦虑、抑郁、激动、恐惧等情绪不安因素刺激机体，影响了自主神经功能，从而引起结肠和小肠的运动功能改变及分泌功能失调。老年人常见的精神刺激有家庭不和、恐癌、配偶病故等。

2.遗传因素　肠易激综合征有明显的家族聚集倾向。国外33%的患者有家族史，国内与此接近，而且同一家族中肠易激综合征患者的临床表现雷同。

3.感染因素　约1/4肠易激综合征患者的症状起自胃肠炎、痢疾或其他直接影响胃肠功能的疾病。研究认为各种细菌、病毒感染可引起肠黏膜下巨细胞或者其他炎性细胞释放细胞因子，引起肠道功能紊乱而发生肠易激综合征。

4.饮食因素　多数肠易激综合征患者症状的出现与进食的种类、性状有关，如富含纤维素的食物、生冷食物、高脂高蛋白食物、海鲜类食物、酒类饮品等，肠易激综合征患者对这些食物的不耐受可能是发病机制之一。

5.药物因素　已知一些抗生素、麻醉药、抗酸药等有诱发肠易激综合征的作用。研究发现，这些药物通过影响胃肠道平滑肌的兴奋性和肠道的内分泌引发症状。

（二）临床表现

1.腹痛　几乎所有肠易激综合征患者都有不同程度的腹痛。部位不定，以下腹和左下腹多见。多于排便或排气后缓解。

2.腹泻　一般每日3～5次，少数严重发作期可达数十次。大便多呈稀糊状，也可为成形软便或稀水样。多带有黏液，部分患者粪质少而黏液量很多，但绝无脓血。有些患者腹泻与便秘交替发生。

3.便秘　排便困难，粪便干结、量少，呈羊粪状或细杆状，表面可附黏液。

4.腹胀　位于脐周或全腹，白天夜间均可发生，一般腹围不增大。

5.体征　体征多无特异性，可在相应部位有轻压痛，部分患者可触及腊肠样肠管，直肠指检可感到肛门痉挛、张力较高，可有触痛。

6.辅助检查

（1）实验室检查：粪常规检查可见大量黏液或正常，血尿常规、大便隐血、细菌培养（至少3次）、甲状腺功能测定、肝胆胰肾功能、红细胞沉降率、电解质、血清酶学检查等均正常。

（2）X线检查：X线钡灌肠可见结肠充盈迅速及激惹征，但无明显肠结构改变；全消化道钡剂有时可见钡剂通过小肠过速，钡头于0.5～1.5h即可到达回盲部。在进行钡灌肠检查时，宜用温生理盐水灌肠，因为肥皂水或寒冷液体灌肠可引起结肠痉挛而产生激惹现象。

（3）结肠镜检查：肉眼观察黏膜无异常或仅有较度充血水肿和过度黏液分泌，结肠黏膜活检正常。有的患者进行结肠镜检查时，因痛觉过敏，常因腹痛不能耐受而中途终止检查或不能检查。有的患者检查后，有较长时间腹痛、腹胀，且较难恢复，可能与肠镜检查时刺激有关。

（4）结肠运动功能检查：乙状结肠压在无痛性腹泻者降低，便秘者则增加；直肠压在便秘者增加，腹泻者则降低，并可有肛门松弛；不论便秘或腹泻者，均可导致乙状结肠和直肠的运动指数增高。

（三）治疗原则

多主张综合性全身治疗，或针对可能的病因进行对抗治疗，提高患者的生活质量。对精神紧张、焦虑、多疑、烦躁的患者，应尽力解除精神压力，必要时给予抗焦虑药、镇静药等；应避免过分辛辣、甜、酸、凉和粗硬的食物，少饮含碳酸的饮料，戒烟限酒，对缓解症状有一定作用；解痉药可解除平滑肌痉挛，减缓肠蠕动，对腹痛、腹泻、排便不尽感有效；动力药可促进胃肠蠕动，对便秘型有效；动力一感觉调节药适用于便秘型肠易激综合征；消胀剂可吸收气体，减轻腹胀。

（四）护理评估

了解患者的起病时间、原因或诱因、病程长短；粪便的性状、次数和量；有无腹痛、里急后重、恶心、呕吐或发热等伴随症状；患者的全身营养状况、精神状况、神志、生命体征、尿量、皮肤弹性等；肛周皮肤情况。

（五）护理要点及措施

1.一般护理　注意休息和腹部保暖，嘱患者定时按量服药，但药物主要是对症处理，对治疗疾病无作用，因此，如无必要，可不使用药物治疗。

2.心理护理　多数患者由于工作、家庭、生活等因素引起长期而过度的精神紧张，因此对他们应该给予更多的关怀，自入院始尽可能提供方便，使他们对新的环境产生信任感和归属感。在明确诊断后更要耐心细致地给患者讲解病情，使其对所患疾病有深刻的认识，避免对疾病产生恐惧，消除紧张情绪，耐心细致地讲解，也会使患者产生信任感和依赖感，有利于病情缓解。

3.饮食护理　肠易激综合征不论哪种类型都或多或少与饮食有关。腹泻型患者应避免进食冷、辛辣等刺激性食物，减少煎、炸食物；避免含有大量小易吸收的碳水化合物的食物，包括脂肪、小麦及含麸质食物如面包、面条及其他面粉制品、苹果、梨子、李子、玉米、燕麦、马铃薯等；避免饮碳酸饮料；控制海鲜、甜牛奶等有可能导致腹泻的食物摄入，少量多餐。在急性腹泻期间，有时需要短暂禁食，以使肠道得以休息，但必须补大量的水分。对于便秘型患者，饮食中必须有适量的纤维素，每天要进食一定量的蔬菜与水果；主食不要过于精细，要适当进食粗粮；晨起空腹饮一杯淡盐水或蜂蜜水，配合腹部按摩或转腰，让水在肠胃振动，加强通便作用。

4.腹泻护理　观察腹泻患者大便的次数、性状、量、气味、有无黏液及脓血。必要时按医嘱予止泻的药物抑制肠蠕动，延长肠内容物停留时间，促进小肠对胆盐、水分吸收。腹泻患者要注意卧床休息，以减少体力消耗和肠蠕动次数。另外要注意患者的腹部保温，受凉会使病情加重。做好肛周皮肤的护理，每次便后嘱患者用软纸轻拭并用温水清洗，条件允许可坐浴。行缩肛运动，促进肛周血供。肛周局部涂以无菌凡士林或其他无菌油膏，以保护皮肤。

5.便秘护理　嘱便秘患者每天锻炼腹肌，引发便意。养成定时排便的习惯，防止粪便堆积，每次排便时间不宜过长，不可过于用力。必要时予缓泻药，如开塞露等。

6.中药保留灌肠　灌肠用中药药方为柴胡、白芍、炙甘草；腹痛者加延胡索；腹泻者加五倍子；黏液便者加黄连；便秘者加大黄。先做好解释工作，使患者了解中药灌肠具有清热解毒、软坚散结、解痉镇痛等作用，另外灌肠可促进排出大便、细菌和毒素，能清洁肠道，减少肠内容物非正常分解与发酵，减少气体产生，有效减轻腹胀。灌肠时，协助患者取左侧卧位，药液温度调至38～40℃，药液量100～200mL，抬高臀部10cm，插入肛管15～20cm，灌入时液面距肛门不超过30cm，在15～20min缓慢灌入，灌入后嘱患者先屈膝仰卧，抬高臀部10～15min后取出臀下小枕，再嘱其静卧休息1h以上。

（六）健康教育

1.指导患者适当参加文体活动，缓解精神紧张和疲劳，积极锻炼身体，增强体质，预防疾病，选择既能长期坚持又有益于身体的有氧运动，例如：快走、慢跑、游泳等，每周运动3～5次，运动量因人而异，以不出现疲劳为宜。

2.告知患者应保证足够的睡眠，规律的作息时间，睡前温水泡脚，不饮咖啡、浓茶等兴奋性饮料，避免从事令人兴奋的活动。

3. 告知患者对可疑不耐受的食物，如虾、蟹、牛奶、花生等尽量不食，辛辣、冰冻、油腻、生冷食物及烟酒要禁忌。同时避免泻药及理化因素对肠道的刺激。饮食定量，不过饥、过饱，养成良好的生活习惯。

4. 嘱患者避免精神刺激，解除紧张情绪，经常保持乐观豁达及稳定的情绪，以应对各种应激情况。

5. 指导患者经常做腹部按摩，以增强肠道运动功能和免疫功能。

（邢艳丽）

第三节　肝硬化与肝性脑病的护理

一、肝硬化

（一）概述

肝硬化是临床常见的慢性进行性肝病，是以肝组织弥漫性纤维化、假小叶和再生结节形成为特征的慢性肝病。临床上有多系统受累表现，以肝功能损害和门静脉高压为主要表现，晚期常出现消化道出血、肝性脑病、继发感染等严重并发症。引起肝硬化的病因很多，在我国以病毒性肝炎所致肝硬化为主，国外以酒精中毒多见。

（二）临床表现

通常肝硬化起病隐匿，病程发展缓慢，病情较轻微，可潜伏 3～5 年或 10 年以上，少数因短期大片肝坏死，3～6 个月便发展成肝硬化。常分代偿性肝硬化和失代偿性肝硬化两类临床表现。

1. 代偿性肝硬化　可无症状或症状不典型，缺乏特异性。以乏力、食欲减退出现较早且较突出，可伴有腹胀不适、恶心、上腹隐痛、轻微腹泻等。上述症状多呈现间歇性，因劳累、感染而诱发，经适当休息、治疗可以缓解。

2. 失代偿性肝硬化　肝硬化患者出现黄疸、腹水、低蛋白血症、消化道出血及肝性脑病者，提示进展至失代偿期。主要表现为肝功能减退和门静脉高压症两类症状。

(1)乏力、体重减轻：主要原因是进食的热量不足，糖、蛋白质、脂肪等中间代谢障碍，致使能量产生不足、肝功能损害或胆汁排泄不畅、血中胆碱酯酶减少，影响神经、肌肉的正常生理功能；乳酸转化为肝糖原的过程障碍，活动后，肌肉内乳酸蓄积过多。体重减轻为消化功能及吸收功能障碍所致。

(2)消化系统症状：食欲减退、上腹不适、腹胀，对脂肪耐受性差，易腹泻。

(3)低热：部分患者可出现不规则低热，一般不超过 38.5℃，持续的高热常提示有并发的感染。

(4)出血及贫血：出血倾向常见，严重者可出现胃肠黏膜及皮肤广泛出血。

(5)内分泌失调的表现：男性患者睾丸萎缩、性功能减退、毛发脱落等。

(6)皮肤表现：肝病面容、蜘蛛痣、肝掌。蜘蛛痣主要分布在面颈部、上胸、肩背和上肢等，下腔静脉引流区域，形似蜘蛛，用火柴梗按压蜘蛛痣中心，周围即褪色，放松按压即恢复。

(7)黄疸：肝硬化患者出现黄疸，是由于肝细胞摄取、结合及排泄胆红素的功能发生障碍，故黄疸性质属于肝细胞性。

(8)腹水:腹水是肝硬化由代偿转化为失代偿的重要标志之一,肝窦静水压力升高及低蛋白血症是其形成的基本因素。

(9)脾大、脾亢:门脉高压,脾静脉回流受阻,引起脾脏淤血性肿大;此外,肝脏坏死所产生的毒性产物或其他港物可引起增生性脾大。

(10)侧支循环建立开放:是门静脉高压症的特征性表现,脾大、侧支循环建立开放(食管和胃底静脉曲张、腹壁静脉曲张、痔静脉扩张)、腹水、胸腔积液。

(11)肝硬化的实验室检查

①血常规:脾功能亢进时白细胞和血小板计数减少。

②尿常规:失代偿期可有蛋白尿、血尿和管型尿。有黄疸时可有胆红素、尿胆原增加。

③肝功能:代偿期正常或轻度异常,失代偿期多有异常。

④免疫功能检查:血清 IgG 显著升高,T 淋巴细胞数常低于正常。

⑤腹水检查:为漏出液。

⑥影像学检查:如 X 线钡剂检杳、CT 检查等。

⑦纤维内镜检查:可直视静脉曲张及其分布和程度。

⑧腹腔镜检查:直接观察肝脾情况。

(12)并发症:上消化道出血;肝性脑病;感染;功能性肾衰竭(肝肾综合征);原发性肝癌;其他如电解质、酸碱平衡紊乱。

(三)治疗原则

积极病因治疗,同时加强静脉营养支持、保肝、抗感染、预防并发症及对上消化道出血、肝性脑病、功能性肾衰竭等并发症的对症支持治疗。限制钠水摄入、使用利尿药、放腹水,加输注入血白蛋白治疗,提高血浆胶体渗透压。对难治性腹水进行浓缩回输、腹腔一颈静脉引流及经颈静脉肝内门体分流(TIPSS)治疗。

(四)护理评估

了解患者发病过程,有无肝炎或输血史;有无恶心、呕吐、腹胀,粪便的性状及颜色;观察患者精神状态,对人物、时间、地点的定向力;肝脾有无压痛;有无腹水;皮肤和黏膜有无黄染、出血点、蜘蛛痣;有无体重下降及消瘦程度。

(五)护理要点及措施

1.病情观察　观察患者生命体征及神志变化,每周测量腹围、体重 1 次。观察腹胀、腹泻、腹痛部位、程度,并及时报告医生。正确记录 24h 出入量。

2.饮食护理　饮食以高热量、高蛋白质、低脂肪、低盐、多维生素而易消化软食为主,忌食粗糙过硬食物。伴有水肿和腹水的患者应限制水和盐摄入(3～5g/d),进水量限制在每日 1000mL 左右,应用排钾利尿药时应进食含钾多的食物。肝功能不全昏迷期或血氨升高时,限制蛋白质摄入,控制每日 30g 左右。禁烟、忌酒、咖啡等刺激性饮料及食物。

3.体位及皮肤护理　肝硬化患者应多卧床休息,卧床时尽量取平卧位,阴囊水肿者可用托带托起阴囊。大量腹水者可取半卧位,抬高下肢。肝硬化患者每日用温水擦浴,保持皮肤清洁,衣着宜柔软宽大,床铺应平整,定时更换体位,防止发生压疮和感染。将患者的指甲剪短,防止抓伤。皮肤瘙痒时应注意用温水清洗,不要用刺激性药物或肥皂擦洗。

4.心理护理　由于该病病程长、预后差,且老年患者常合并其他疾病如呼吸道、心血管疾病等，抵抗力下降，常有情绪低落、烦躁表现，对治疗丧失信心。根据患者的社会背景、性格、家庭环境、对疾病的认知程度，对每个患者提供个体化心理支持，并给予心理疏导和安慰，以增强战胜疾病的信心。

5.腹腔穿刺放腹水的护理要点　放腹水水前向患者说明注意事项、操作目的，以取得合作，测量体重、腹围、生命体征，嘱患者排空膀胱以免误伤。术中及术后监测生命体征，观察有无不适反应；放液速度不宜过快，放液量不宜过多，一次放腹水量不宜超过 3000mL。术毕用无菌敷料覆盖穿刺部位，如有溢液可用吸收性明胶海绵处置，术后使用腹带包扎，以免腹内压骤然下降；记录抽出腹水的量、性状和颜色，标本及时送检。

6.做好并发症的观察和护理　如上消化道出血、肝性脑病、电解质及酸碱平衡紊乱。

二、肝性脑病

（一）概述

肝性脑病是肝细胞功能衰竭的最常见和最严重的表现之一，是由各种急慢性肝病引起的、以代谢紊乱为基础的中枢神经系统功能失调的综合征。其主要临床表现是意识障碍、行为失常和昏迷。临床上一般可分为急性和慢性肝性脑病两大类。慢性肝性脑病血氨可明显升高。

（二）临床表现

急性肝性脑病常见于急性重型肝炎所致的急性肝衰竭；慢性肝性脑病多见于肝硬化和慢性肝衰竭。根据精神、神经表现、脑电图检查及智力试验，可将慢性肝性脑病分为 5 期（级）。

0 期（隐性期）：既往称为亚临床肝性脑病，现多称为轻微型肝性脑病。表面观察患者完全正常，经智力检查发现智力低下、反应时间明显延长或操作能力减退等。

Ⅰ期（前驱期）：轻度性格和行为异常。欣快激动或淡漠少言，或行为失常，可有扑翼样震颤。脑电图仅轻度异常改变。历时数天或数周或更久。

Ⅱ期（昏迷前期）；以精神错乱、意识模糊、睡眠障碍为主。此期出现明显神经体征，例如腱反射亢进、肌张力增高、踝阵挛及巴宾斯基征阳性等，扑翼样震颤和脑电图异常均很明显，具有一定的特征性。患者可出现不随意运动及运动失调。

Ⅲ期（昏睡期）：以昏睡和精神错乱为主，各种神经体征持续加重。患者大部分时间呈昏睡状态，但可以唤醒，醒时尚能应答问话，但常有神志不清或幻觉。扑翼样震颤仍可引出，肌张力增强，四肢被动运动常有抗力。脑电图也有异常发现。

Ⅳ期（昏迷期）：患者完全丧失意识，不能唤醒。腱反射和肌张力仍亢进，有时成张目凝视状，由于患者不能合作，扑翼样震颤不能引出。深昏迷时，各种反射消失，肌张力降低，瞳孔散大，可出现阵发惊厥、踝阵挛和换气过度。

伴肝功能严重损害的肝性脑病患者尚有黄疸、出血倾向和肝臭表现，易并发各种感染、肝肾综合征、脑水肿等情况，使其临床表现更为复杂。患者死亡原因常与感染和呼吸道功能或肾衰竭有关。

（三）治疗原则

目前针对肝性脑病的治疗仍采取消除诱因、避免诱发和加重肝性脑病、减少肠内毒物的生成和吸收、促进有毒物质的代谢清除，纠正氨基酸代谢紊乱、对症支持疗法，以及纠正水、电解质和酸碱平衡失调等综合性治疗措施。

（四）护理评估

评估患者的精神、神经表现及呼吸、血压、瞳孔等生命体征的变化，特别要注意有无神志丧失、扑翼样震颤，肌张力增强，四肢被动运动等表现。

（五）护理措施及要点

1.饮食护理　控制与调整饮食中蛋白质的摄入量，能量供给应以糖类为主，每日供给热量1200～1600kcal和足量的维生素，并保持糖类和蛋白质的比例均衡（一般为5∶1）。蛋白质摄入量不宜超过70g/d，但不能低于40g/d，以免引起负氮平衡。以碳水化合物为主要食物，可口服蜂蜜、葡萄糖、果汁、面条、稀饭等。昏迷患者以鼻饲葡萄糖液供给能量。患者神志清楚后，可逐步增加蛋白质饮食，以植物蛋为好。

2.维持水、电解质平衡　密切观察患者的生命体征，神志，皮肤黏膜的颜色、体重的变化，准确记录出入量，严格控制补液的速度及量。控制每日水入量，入量一般为每日尿量加1000mL，每日总入量以不超过2500mL为宜。

3.维持有效呼吸功能　观察患者呼吸形态，监测血气分析；协助患者半卧位，利于患者肺扩张和通气；给予低流量吸氧，保持呼吸道通畅，协助患者翻身、叩背，鼓励患者深呼吸、咳嗽、咳痰；痰多不易咳出者可给予雾化吸入；若患者出现严重呼吸困难及缺氧症状，应及时行气管插管或切开，呼吸机辅助呼吸。

4.保护脑细胞功能，防止脑水肿　高热时用冰帽以降低颅内温度，降低能量消耗，是保护脑细胞功能的有效措施。抬高床头20°，可有效降低颅内压，但勿高于30°。

5.控制感染　根据医嘱使用抗生素。保持室内空气新鲜，定时开窗通风，注意保暖。协助患者做深呼吸、有效咳嗽及排痰；加强基础护理，预防口腔、肺部和尿路感染。

6.保持大便通畅　遵医嘱应用导泻药物，注意观察用药效果。

7.做好肝性脑病患者的安全防护　对于烦躁患者应注意保护，可加床档，必要时使用约束带，防止发生坠床和撞伤等意外。

（六）健康教育

1.指导患者保证足够的休息和睡眠，保持乐观情绪。

2.指导患者合理饮食，进食高热量、高蛋白质、高维生素、易消化饮食。忌食过多的蛋白质：已经发生过肝性脑病或有肝性脑病前兆的患者，更应严格限制蛋白质的摄入量，每天每千克体重不应超过0.5g；忌食糖过多；忌食辛辣食物。

3.指导患者忌酒、烟：尼古丁有收缩血管作用，造成肝脏供血减少，影响肝脏的营养，不利于肝病稳定。

4.指导患者注意保暖及个人卫生，预防感染。

5.指导患者正确遵医嘱用药，教会患者观察药物疗效和不良反应，有异常及时就诊。

6.安慰家属，要理解关心患者，给予细心的照顾。教会患者及家属如何早期识别并发症，以监测病情变化和及时调整治疗方案。

（邢艳丽）

第十二章　临床营养保健

第一节　能量及各种营养素

一、能量

1. 能量的平衡　在这些营养素中，能产生能量（或称为热量）的营养素是蛋白质、脂肪、碳水化合物。大家都知道，蜡烛在燃烧时产生光和热并且生成二氧化碳和水。同样，食物燃烧时也产生热量，并且在体内经过燃烧产生能量的同时最后也生成了二氧化碳和水，所不同的是在体内的燃烧不产生蜡烛燃烧时产生的火焰，我们称这种燃烧为生物氧化，生物氧化产生的热量供给机体在维持生命、生长发育和从事劳动及活动时的需要。实际上，不仅劳动时需要能量，机体处于安静状态也需要能量，如心脏跳动、血液循环、呼吸等。这些所需能量就是通过摄入食物中的蛋白质、脂肪、碳水化合物来供给，而无机盐、维生素不能供给能量。

人体一方面通过进食摄取能量，另一方面从事各项活动消耗能量。只有摄入量与消耗量相平衡，维持适宜体重，才是健康状态。如果长期进食过多而活动量少，即摄入量大于消耗量，则多余能量以脂肪形式贮存于体内，使体重增加，形成肥胖。肥胖不但影响形体美观，造成行动不便，而且会导致高脂血症、脂肪肝、脑卒中、糖尿病和肿瘤等一系列疾病。反之，如果长期进食少而活动量大，能量摄入量小于消耗量，则体内贮存的脂肪被动用，分解后产生热能以供消耗。能量摄入量不足的原因很多，如缺乏足够的主食、副食；不良的饮食习惯，如偏食；不科学的减肥；胃肠道消化和呼吸功能紊乱等。短时间能量摄入不足者，由于血糖水平低，会出现饥饿感、疲倦、头晕、记忆力下降和注意力不集中；长期能量摄入不足会引起体重减轻、身体消瘦，出现各种营养缺乏病。并且，由于能量不足使免疫功能下降，对各种疾病的抵抗力也减弱，易患感冒等各种疾病。所以，在日常生活中，既要避免过量饮食所致的各种富贵病（肥胖、心脑血管病、糖尿病等），也要防止偏食和饮食量不足而出现各种营养缺乏病。

2. 每天需要多少能量　能量的单位按国家法定计量单位要求用焦耳（J）表示，但过去习惯用千卡（kcal）表示。1kcal 的能量就是使 1L 15℃纯水升至 16℃所需的热量。实际上 1kcal 的热量并没有多少，在实际生活中，1 两（合 50g）粮食（半小碗米饭）即可产生 180kcal 的热量，可见很少一点米饭即可产生 1kcal 的热量。每克蛋白质、碳水化合物都产热量 4kcal（16.7kJ），每克脂肪产热量 9kcal（37.7kJ）。

能量的需要是和人体不同的生理状况、生长时期、劳动强度、周围环境等因素有关的。一个正常的成年人，应该是摄入的能量与消耗的能量基本相等。白领人群多从事脑力劳动，体力消耗不大，因此如果是体重 63～65kg 的男性每天需摄入 2500～2600kcal，而 53～55kg 的女性则需摄入 2200～2300kcal。

二、蛋白质的功能及需要量

蛋白质是组成人体的重要成分之一。人体一切细胞都由蛋白质组成。蛋白质占人体全部重量的 18%。蛋白质是人体氮的唯一来源。一般蛋白质含氮 16%，因此氮和蛋白质之间的换算系数是6.25。即6.25g蛋白质含1g氮。

1.蛋白质在人体内的生理功能

(1)蛋白质是人体组织的主要成分:有许多具有重要生理作用的物质如果没有蛋白质的参与就不能起作用,如酶类、激素、免疫蛋白、肌肉收缩的肌动蛋白、构成机体组织支架的胶原蛋白等。所以蛋白质是生命存在的形式,也是生命的物质基础。

(2)蛋白质参与组织细胞的更新:每天都有大量的细胞死亡同时产生新的细胞,这就是新陈代谢。人体的组织细胞在不断地进行新陈代谢,蛋白质在不断地分解合成,但蛋白质总量却维持动态平衡,称为氮平衡。摄入氮大于排出氮称为正氮平衡,摄入氮小于排出氮称为负氮平衡。

(3)调节渗透压:正常人血浆中与组织液之间的水分不停地进行交换,保持平衡。渗透压的大小决定了水分流动方向,蛋白质可以调节胶体渗透压,使其肌体细胞内液体保持平衡。

人体如何获得蛋白质呢?人体通过摄入的植物和动物食品补充蛋白质。植物蛋白质主要由粮食提供,在植物中含蛋白质最丰富的食物是黄豆,100g黄豆含蛋白质35g。在动物食品中一般瘦肉类食品蛋白质含量在15%~20%左右,鱼虾类及软体动物类食品中蛋白质含量在15%~20%左右,牛奶蛋白质含量是2.3%,鸡蛋是12.8%。蔬菜、水果中蛋白质含量一般不高,大约在3%以下。

2.蛋白质摄入量过高对人体健康的主要危害

(1)引起肠胃功能紊乱:人体对任何营养物质的消化和吸收都有一定限度,对蛋白质也一样,如果蛋白质摄入量过高,多余部分不能被消化、吸收和利用,这些未被利用的蛋白质被肠道细菌分解,发生腐败作用,形成酪胺、腐胺、组胺及色胺等物质。此外,肠道细菌通过腐败作用还产生苯酚、吲哚、甲基吲哚、硫化氢等物质,这些物质可以引起人体胃肠道功能紊乱,并对人体有毒性作用。

(2)增加肝脏解毒负荷:正常情况下,人体内的一部分胺、氨及其他有毒物质随粪便、尿液、汗液排出体外;另一部分被吸收进入血液中,血液流经肝脏被分解,所以不会发生中毒现象。如果蛋白质摄入量过高,腐败产物的量过多,肝脏解毒的负荷增加,就会伤害肝脏,进而损害整个机体的健康。

(3)增加肾脏排泄负荷:蛋白质摄入量过高,超过人体需要量,就会产生尿素、肌酐等大量代谢废物。排出大量的代谢废物必然加重肾脏负荷。如果肾脏负荷长期过重,就会伤害肾脏,进而损害整个机体的健康。

因此,营养好是指合理的、平衡的膳食。人不能不吃肉,也不能过多吃肉。蛋白质摄入量不能太多也不能太少。另外,什么样的蛋白质比较好呢?鱼类是最好的动物蛋白质的来源,黄豆是最好的植物蛋白质的来源。鱼类蛋白质可软化血管,减少冠心病及脑卒中的发生。黄豆中的蛋白质对女性还有特别的好处,能减轻更年期综合征的症状。那么,再具体些,白领人群每天最好摄入多少蛋白质呢?对于男性而言,每天80g左右比较适宜,而女性则为70g。如早上吃一个荷包蛋,中午吃一份肉片炒苦瓜,晚上吃二两豆腐,再加上全天的主食和蔬菜的摄入,蛋白质的摄入就比较恰当了。

三、脂类及脂肪

脂类是油、脂肪、类脂的总称。食物中的油脂主要是油和脂肪,一般把常温下是液体的称作油,常温下是固体的称作脂肪。

1.脂类对人体的作用

(1)提供能量:脂肪产热较高,脂肪释放的热能是蛋白质或碳水化合物的2.25倍,正常人体每日所需热量大约有25%～30%由摄入的脂肪产生。

(2)储存能量:当摄入的能量超过消耗的能量时,能量以脂肪的形式在体内储存,当能量摄入不足时,可以释放出来供机体消耗。

(3)防寒及保护身体器官:由于人体皮下有一层脂肪,脂肪是一种较好的绝缘物质,在寒冷情况下,可保持人体体温。另外,脂肪对身体一些重要器官起着支持和固定作用,使人体器官免受外界环境损伤。

(4)增进饱腹感及摄入食物的口感:由于脂肪在人体胃内停留时间较长,因此摄入含脂肪高的食物,可使人体有饱腹感,不易饥饿。另外,脂肪可以增加摄入食物的烹饪效果,增加食物的香味,使人感到可口。脂肪还能刺激消化液的分泌。

(5)促进脂溶性维生素的吸收:脂肪是脂溶性维生素A、D、E、K的载体,如果摄入食物中缺少脂肪,将影响脂溶性维生素的吸收和利用。

(6)提供必需脂肪酸:摄入足够的脂肪可保证人体必需脂肪酸的需要。

2.每天需要多少脂肪　脂肪是高热能营养素,如果长期在全天总热能中比例过高会发生热能摄入量过高,以致过多的脂肪储存在体内形成肥胖。肥胖会增加患心脏病等疾病的危险;女性发胖会增加患乳腺癌的危险。此外,随着体内脂肪的增加,会引起脂肪代谢紊乱,过多脂肪蓄积在肝脏形成脂肪肝会损害肝脏。由于脂肪难消化,如果摄入量过多,还会增加胃肠道负荷,出现消化功能异常。因此,脂肪摄入的量不要超过全天总热能的30%,也就是说,每个人应该摄入的脂肪和其一天摄入的总热量有关。我们在前面能量部分已介绍了每日每人能量供给量,如果一个人每天应摄入2000kcal热量,每克脂肪产热是9kcal,那么这个人一天应摄入的脂肪是:

$2000\times30\%\div9\approx66.7g$

另外,脂肪按食物来源分为可见的脂肪和不可见的脂肪。可见的脂肪是指那些已经从动植物中分离出来,能鉴别和计量的脂肪,例如猪油、黄油、人造黄油、酥油、色拉油、花生油、豆油等烹调油。不可见的脂肪是指没有从动植物中分离出来的脂肪,如食用的肉类、鸡蛋、奶酪、牛奶、坚果和谷物中的脂肪。此外,植物脂肪和动物脂肪的区别是:大多植物脂肪或植物油中含多不饱和脂肪酸高,并且不含胆固醇,但可可黄油、棕榈油、椰子油例外,这几种油含较高的饱和脂肪。动物食品中海洋动物和鱼类含有一些不饱和脂肪,也有个别含饱和脂肪。牛羊肉中动物脂肪比较低,一般在10%左右或以下。鱼类含脂肪更低,一般含脂肪在2%～8%之间。鱼肝油这种动物脂肪中多不饱和脂肪含量很高。

因此,每日脂肪摄入量包括肉类食品和烹调油,大多数白领经过看营养宣传片或科普书籍,认为饱和脂肪对人体不利,因此一般多以植物油为主,少食肉类食品。其实,饱和脂肪不是完全不能吃,完全没有饱和脂肪对身体也不利,但不宜食用过多,我们每日摄入的瘦肉量大约3～4两(合150～200g)就足够身体需要了。很多人认为动物油不能吃,植物油多吃无妨。其实,过多的植物油摄入也是易产生肥胖的原因之一,肥胖与冠心病、糖尿病等疾病发病有关。另外,植物油中的不饱和脂肪酸较高,不饱和脂肪酸的双键极易打开氧化,在体内产生过氧化物质,过氧化物质和癌症发病有关。那么一般每天摄入多少烹饪油比较合适呢?在一般热量摄入情况下，一天除去摄入的动植物食品中所含脂肪外，摄入 25g 左右为宜。

3.如何选择食用油　食用油能为人提供必需的营养物质，但不讲究科学的摄入，又会给人体带来危害。科学吃油对每个家庭来说，是无法回避的事。那么，吃植物油好，还是吃动物油好呢？成为人们关注的一个热门话题。了解各种植物油的特点及功能，合理的食用，有利于健康。

我们日常吃的食用油包括植物油和动物油。植物油主要是菜籽油、花生油、玉米油、大豆油、棉子油等；动物油主要有猪油、羊油、牛油等，那么吃哪种油最理想呢？

首先了解一下这些油的特点和功能。植物油富含人体必需的脂肪酸，也就是含有大量的不饱和脂肪酸，不含胆固醇，且富含维生素 E。不饱和脂肪酸会刺激肝脏产生较多的高密度脂蛋白，能把附着在血管壁上多余的胆固醇清除到体外，对预防动脉硬化、高血压、心血管疾病非常重要。但其中的多不饱和脂肪酸化学性质活泼，在体内易被氧化，可能诱发某些癌症。动物油含人体必需脂肪酸较少，含不饱和脂肪酸和胆固醇较多，富含维生素 A、维生素 D。食用起来味道香美，具有促进脂溶性维生素吸收的作用。另外胆固醇还是人体组织细胞的重要成分，是合成胆汁和某些激素的重要原料。但过多食用容易引起高血压、动脉硬化、冠心病、高血脂症及脑血管意外，对人体健康不利。

从不同种油的特点和功能可以看出，偏食动物油或植物油都有一定的害处；从营养角度来讲，只有二者混合食用，以植物油为主，辅以动物油，才能达到营养上的相互补充。科学研究表明，饱和脂肪酸、单不饱和脂肪酸、多不饱和脂肪酸三者的摄入比例最好是 1∶1∶1。目前市场上销售的 1∶1∶1 压榨植物调和油就比较理想。

此外，我们在选用食油的时候，应注意以下几个方面的问题：①常见的人造奶油、氢化食用油、奶酪等都是植物油，都经过了氢化处理，处理后油中所含的不饱和脂肪酸就会转化为饱和脂肪酸。因此，人们最好选择以传统压榨方式生产的植物油。②由于油脂各有特点，人们最好根据自己的实际情况进行选用。③不吃或少吃含棕榈油的食物。④控制油脂的摄入总量。

四、碳水化合物的功能及需要量

碳水化合物是自然界中存在很广泛的一类物质，是食物的主要成分之一。由碳、氢、氧三种元素组成，俗称“糖”。碳水化合物的生理功能包括以下几方面。

1.供给能量　每克葡萄糖产热 4kcal，人体摄入的碳水化合物在体内经消化变成葡萄糖或其他单糖参加机体代谢。

2.构成细胞和组织　每个细胞都有碳水化合物，其含量为 2%～10%，主要以糖脂、糖蛋白和蛋白多糖的形式存在，分布在细胞膜、细胞器膜、细胞浆以及细胞间质中。

3.节省蛋白质　食物中碳水化合物不足，机体不得不动用蛋白质来满足机体活动所需的能量，这将影响机体用蛋白质进行合成新的蛋白质和组织更新。

4.维持脑细胞的正常功能　葡萄糖是维持大脑正常功能的必需营养素，当血糖浓度下降时，脑组织可因缺乏能源而使脑细胞功能受损，造成功能障碍，并出现头晕、心悸、出冷汗、甚至昏迷。

5.其他　碳水化合物中的糖蛋白和蛋白多糖有润滑作用。另外它可控制细胞膜的通透性，并且是一些合成生物大分子物质的前体，如嘌呤、嘧啶、胆固醇等。

植物是碳水化合物的主要来源，而在植物中谷类是人可利用的碳水化合物最主要的来源。谷类食物中的碳水化合物是以淀粉的形式提供热量。中国以水稻和小麦为主要粮食食品，其他一些粗粮如玉米、小米、高粱米也是碳水化合物来源之一。有些地区薯类食品也作为碳水化合物提供热量。其中粮食中含碳水化合物大约为 60%～78%。薯类食品含碳水化合物大约为 24%。水果中含水量较大，故碳水化合物的含量比谷类少。在新鲜水果中，碳水化合物主要以单糖葡萄糖、果糖和二糖蔗糖的形式存在。在新鲜水果中蔗糖含量在 6%～25%左右，香蕉含糖量在 20%左右。干果具有更高的含糖量，可能含糖在 50%～90%之间。蔬菜可提供少量碳水化合物，用作食物的蔬菜是植物的叶、茎、种子、果荚、花、果实、块根和块茎，后两者含淀粉较多，前面一些含糖量较低，大约 3%～5%。大多数动物性食品含糖量都很少，当动物被宰杀时，储存在肝脏和肌肉中的糖原很快分解成乳酸和丙酮酸。

我们日常生活中吃的粮食，主要是由淀粉构成的多糖。淀粉的消化开始于口腔，口腔的唾液含有 α－淀粉酶，可以使少量淀粉水解。胃液中无淀粉水解酶类，因此淀粉在胃中只能靠残存的唾液淀粉酶作用或由于胃中氢离子催化而引起的水解作用。淀粉和糖原主要是在小肠消化，水解酶类主要是胰淀粉酶，最后的水解产物是麦芽糖、异麦芽糖、葡萄糖。那么每天需要多少碳水化合物？

一般来讲，碳水化合物的摄入以占全天总热能的比例来定量。碳水化合物的产热一般占总热量的 60%左右为宜。那么如何计算应该摄入多少碳水化合物呢？我们知道每克碳水化合物产热 4kcal。可以应用下式计算：如一个人摄入总热量为 2400kcal，

2400kcal×60%÷4kcal＝360g 碳水化合物

碳水化合物的量如何折换成具体食物呢？一般来讲，每日摄入 1 斤（合 500g）蔬菜、4 两（合 200g）水果含有少量碳水化合物，一般按 50g 左右计算，还剩余 310g 碳水化合物，这 310g 碳水化合物大多由粮食提供。每 100g 粮食中含有大约 75g 左右的碳水化合物。所以：

310÷75%≈413g 粮食

因此，这个人一天应摄入 8 两左右的主食。

值得一提的是，任何人（有病者除外）一天碳水化合物的摄入不能少于 3 两（合 150g），更不能一点碳水化合物都不吃，在没有碳水化合物摄入的情况下，肌体将大量的氧化脂肪产热，脂肪代谢产物酮体可能会在体内积累，造成酮中毒。

五、膳食纤维

食物纤维是食物中不被人体胃肠消化酶所分解、不可消化成分的总和。过去对食物纤维仅认为是植物细胞壁成分（纤维素），但今天已不仅局限在这个概念，已扩展到包括许多改良的植物纤维素、胶浆、果胶、藻类多糖等。

在 20 世纪 60 年代，食物纤维是一种完全被忽视的食物成分，很多人认为是一种应该去掉的杂质，而不认为它有利用价值。随着社会的进步和科学技术的发展，许多科学家开始对食物纤维重视起来。在 70 年代科学家已发现，不同的饮食习惯是发生许多慢性病的原因，而正是食物纤维对人体这些疾病起了重要作用，从这时起，食物纤维不再被认为是废物，而是一种有用的营养性食物成分。并且在人们认为的蛋白质，脂肪、碳水化合物、无机盐和微量元素、维生素、水六种营养素之后的又一营养素。这类营养素过去常常被人们当作是碳水化合物的一种，但今天人们已经开始把它单独作为一种营养素来认识。

膳食纤维按其溶解度分类可分为可溶性食物纤维和不溶性食物纤维。可溶性纤维包括：树胶、果胶、藻胶、豆胶等。不溶性纤维包括：纤维素、木质素等。食物纤维在天然食品成分中具有独特功能，这种独特功能是许多组成食物纤维的多糖聚合物造成的。水果、蔬菜和豆类中的多糖聚合体以及可用不同方法从这些植物中提取出来的聚合物(如 Polydextrose、Litesse)，化学合成的聚合物也被列入了有功能的多聚糖之列。目前市场上已有一种新型的可溶性食物纤维。它们的具体功能包括以下几方面。

1. 增加排泄物的体积，缩短食物在肠内的通过时间　如果食物在肠内通过时间太长，则肠道微生物代谢产生的有害物质及分泌的酶长时间与肠黏膜接触，可造成有害物质的吸收和黏膜细胞受到伤害。一些便秘者由于粪便在体内停留时间过长，各种毒素的吸收是肠道肿瘤发生的最主要原因。因此，缩短食物及其残渣在肠内通过时间有预防肠癌的作用。

2. 降低血胆固醇水平，减少动脉粥样硬化　可溶性膳食纤维在小肠形成黏性溶液或带有功能基团黏膜层，黏膜层厚度和完整性是营养物质在小肠吸吮速度的一层限制性屏障。膳食纤维可以和胆酸结合，生成胆红素随粪便排出。摄入膳食纤维少者，胆汁酸在粪便中排出少，血浆胆固醇升高，增加了动脉硬化和心脏病的危险。

3. 减少胆石症的发生　胆石形成原因是胆固醇合成过多和胆汁酸合成过少，增加膳食中的纤维素含量，可使胆汁中胆固醇含量降低，减少胆石病发生。

4. 减少憩室病的发生　结肠内容物少后，肠腔狭窄，易形成闭合段，从而增加肠内的压力。同时，硬和黏，需要更大的压力来排便，易得憩室病。膳食纤维能增加粪便体积，能吸水，降低了粪便硬度和黏度，减少了憩室病发生。

5. 治疗糖尿病　由于膳食纤维可以增加胃肠通过时间，且吸水后体积增加并有一定黏度，延缓了葡萄糖的吸收，有助于改善糖耐量。

值得注意的是，谷类(特别是粗粮)、豆类及蔬菜、薯类、水果等是膳食纤维的良好来源，但是有人服用较多的膳食纤维会出现腹胀。一般人认为一日膳食纤维总摄入量为 40～50g，其实过多的膳食纤维将影响维生素和微量元素的吸收，因此建议每日总摄入在 20～30g 为宜。每日从膳食中大约摄入 8～10g 膳食纤维[在摄入一斤(合 500g)菜、半斤(合 250g)水果情况下]，这样需补充的膳食纤维约为 10～20g 为宜。在这个摄入量下，则不会影响维生素和微量元素的吸收。另外，有些疾病患者不宜多食膳食纤维：如各种急性慢性肠炎、伤寒、痢疾、结肠憩室炎、肠道肿瘤、消化道小量出血、肠道手术前后、肠道食道管腔狭窄、食道静脉曲张。

六、水的功能及需要量

1. 水对人体的作用　水是机体中含量最大的组成成分，是维持人体正常生理活动的重要物质。一旦机体丧失水分 20%，就无法维持生命。成人体液总量约占体重的 60%，而体液是由水、电解质、低分子化合物和蛋白质组成，广泛分布在细胞内外，构成人体内环境。其中细胞内液约占体重的 40%，细胞外液占 20%(其中血浆占 5%，组织内液占 15%)，细胞外液对于营养物质的消化、吸收、运输和代谢，废物的排泄均有重要作用。水在机体内可调节体温，水的比热大，水能吸收较多热量而本身温度升高不多。水的蒸发热大，故蒸发少量的汗就能散发大量的热。血液中 90%是水，流动性大，因而随着血循环达到调节全身体温的目的。水在体内还有润滑作用。泪液、唾液、消化液、关节滑液、胸膜和腹膜浆液、呼吸道和胃肠道黏液等都有良好的润滑作用。

2.每天需要多少水　正常人每天需水2400～4000mL。其来源是:饮水及饮料水、食物水、体内氧化水。一般从蛋白质、脂肪、碳水化合物体内氧化产生的水大约300mL,每天从固态食物中摄取大约1000mL的水,白领由于工作紧张常忽视饮水,因此一定要注意水的补充,每日至少饮用1000～1200mL水。

3.饮用什么水更好　在前几年对于讨论饮用什么水才好这样一个问题可能被认为是一件不可思议的事,可现在却是摆在我们面前一个活生生的事实。目前在市场上有各种各样的水上市,除矿泉水外,又出现了纯净水、太空水、蒸馏水等各种水。那么饮用什么水才好呢?我们先了解一下各种水有什么不同。

(1)什么是软、硬水:我们把水中含有的钙镁离子总浓度用"硬度"这个指标来衡量。硬度的表示方法尚未统一,我国使用较多的方法之一是以度计,每升水中含有相当于10mg氧化钙为1度。硬度低于8度的水为软水,高于8度的为硬水。

(2)硬水好还是软水好:要了解硬水好还是软水好,首先了解一下钙镁离子与人体健康的关系。钙镁离子是人体每天必需的营养素,如果水有一定硬度,通过饮水可以补充一定量的钙镁离子。如果是长期服用软水的人,还需通过其他途径补充。但水的硬度太高和太低都不好,因为水的硬度和一些疾病有密切关系。在水硬度较高地区,人群心血管疾病发病率较低,但肾结石随水的硬度升高而升高。我国南方多为软水,北方地区多为硬水。我国饮用水规定的标准不能超过25度,最适宜的饮用水的硬度为8～18度,属于轻度或中度硬水。

水的软硬与口感也有关系,硬水爽口,多数矿泉水硬度较高,使人感到清爽可口,软水显得淡而无味。但用硬水泡茶、冲咖啡,口感将受到影响。有些食品加工用水比较讲究,水硬度大将影响食品加工,易造成蛋白质沉淀、无机盐沉淀或较难煮熟,而饮料用水又用软水较好。锅炉用水一般应使硬水软化,否则会因水垢太多而发生意外事故。

(3)喝纯净水好还是喝自来水好:目前对于是喝纯净水好还是喝自来水好,专家的意见不一致。有的认为,喝水就是补充水分,没有必要考虑营养问题。另一些则认为,自来水中含有许多微量元素和无机盐,对人体有益。那么自来水中到底有哪些营养呢?1000mL水中锌、铁含量小于0.2mg,成年人每日需补锌10～15mg、铁12～18mg。每日从水中摄取的微量元素不足1mg,与人体所需微量元素相比是微不足道的。但水中含钙、镁元素较高,对人体还是有一定的好处。真正的纯净水由于经过多层过滤,一般去掉了水中杂质、微量元素、无机盐及致病的细菌,安全无毒,无污染,对人体是有好处的,而所缺少的元素可以从食物中摄取。因此,如果经济条件允许,可购买真正的纯净水。但由于目前纯净水的生产很不规范,鱼目混珠,如果购买了不合格的产品,反倒对身体有害。

那么喝自来水有无什么问题呢?自来水是经过自来水厂严格控制质量情况下生产的,喝自来水完全可以放心。但有些高层建筑的水箱是否存在污染倒是值得人们警惕。至于自来水出现水垢是因为水中含有钙、镁离子造成的,对身体并无不良影响,自来水经济实惠,比较适合普通工薪阶层。

总之,对于饮水问题,不必太多思量,饮水就是补充水,不必担心营养问题。至于喝什么水好,应该取决于经济条件和选择合适的水。

七、矿物质

人体是一个整体,需要各种营养物质的参与,才能完成生命活动过程,缺一不可。矿物质不仅是构成人体的基本成分，而且对人体的生长与发育、疾病与健康、衰老与死亡起到重要作用。人体内的各种元素中，除碳、氢、氧和氮主要以有机物形式出现外，其余各种元素无论多少，统称为矿物质，又名无机盐，亦称灰分。根据在人体内的含量，矿物质分为宏量元素和微量元素。其中体内含量大于体重 0.01%的矿物质称为宏量元素，包括钠、镁、磷、硫、氯、钾、钙。体内含量小于体重 0.01%的称为微量元素，根据目前对微量元素的研究进展，有 20 余种元素被认为是构成人体组织、参与集体代谢、维持生理功能所必需的，其中，铁、铜、锌、硒、铬、碘、钴和钼被认为是必需微量元素；锰、硅、镍、硼、钒为可能必需微量元素；氟、铅、镉、汞、砷、铅、锡和锂为具有潜在毒性，但低剂量可能具有功能作用的微量元素。

人体从动物与植物性食物以及饮水中每日摄入及排出约 20～30g 的无机盐类，除了生长发育期的少年儿童与孕妇乳母的吸收相对增加外，一般人们的摄入与排出是相对平衡的。无机盐在体内的分布极不均匀，例如钙和磷绝大部分在骨和牙等硬组织中，铁集中在红细胞，碘集中在甲状腺，钒集中在脂肪组织，锌集中在肌肉组织等。各种无机盐在机体内环境稳定及营养代谢中作用十分重要。

1. 钙的作用、食物来源及每天需要量

(1)钙的生理作用：钙是构成人体的重要元素之一，在人体中的含量仅次于氧、碳、氢、氮，居第五位，约占体重的 2%。而在人体所含的无机元素中居第一位。钙不仅是构成骨骼的重要矿物质元素，而且在机体各种生理学和生物化学的过程中起着重要的作用。包括：①钙是构成骨骼的主要成分，起支持和保护作用。体内 99%的钙存在于骨骼和牙齿中，使机体具有坚硬的结构支架。②促进体内某些酶的活动，是多种酶的激活剂。③钙是细胞内信使。钙的活性形式——钙离子的正常浓度对维持细胞膜的完整性，肌肉的兴奋及细胞的多种功能均有极为重要的作用。④钙参与神经和肌肉的活动，神经递质的释放、神经肌肉的兴奋、神经冲动的传导、激素的分泌、血液的凝固、细胞黏附、肌肉收缩等活动都需要钙。钙能解除失眠，调节心跳节律，降低毛细血管的通透性，防止渗出，控制炎症与水肿，维持酸碱平衡。⑤钙营养状况与血压有关，钙摄入量不足可能是动脉高血压发生率增加的因素之一。有些研究表明，高血压的发生与饮食中缺钙、钾和维生素 A、维生素 C 有密切联系，尤其是缺钙。除高血压外，钙与心律失常、心绞痛、心肌梗死、动脉硬化、糖尿病、关节炎等均有一定关系。⑥钙与牙齿发育：钙和磷是构成牙齿的主要原料，牙齿因缺钙变得疏松，容易被口腔中的细菌腐蚀而生成龋齿。⑦长期缺钙会造成人体钙代谢紊乱，首先引发甲状旁腺机能亢进，造成人体“钙迁徙”，即硬组织中的钙迁移到软组织和血液中，造成硬组织脱钙软化、软组织多钙硬化的紊乱局面，也就是所谓的衰老。⑧钙与佝偻病：佝偻病又称软骨病，是小儿的常见病。因为儿童生长发育旺盛，对钙的需要量较多，严重缺钙(维生素 D 的营养状况正常)可严重影响骨骼发育，发生佝偻病，即使维生素 D 的供给量适宜，而钙的摄入量极低，也可发生佝偻病。⑨钙与骨质疏松：钙摄入量与骨质呈正相关，而与骨丢失的速度呈负相关。增加钙摄入和从事体力活动对超过 20 岁女性的骨质是重要的决定因素，尤其绝经前的妇女如能够摄入足够的钙，对预防骨质疏松是十分有效的。

(2)钙的食物来源：食物中大都有不同含量的钙，奶及奶制品所含的钙有较高的吸收率。绿叶蔬菜及小鱼小虾中也含有较多的钙，其次是海带。干果，豆和豆制品中含钙量也较多。谷物、肉类和禽类中含钙不多。充分磨碎的动物骨粉是一种可利用的钙源，因为其含钙量约为 20%，吸收率约为 70%。蛋壳粉含有大量钙。

钙的来源(按等级分类)如下。

丰富来源:海参、黄玉参、芝麻酱、蚕豆、虾皮、干酪、小麦、大豆粉、牛奶、酸奶、燕麦片、豆制品、芥菜、萝卜缨、金针菜等。

良好来源:全蛋粉、小茴香、紫菜、雪里蕻、芹菜、油菜、香菜、苋菜、海带、炼乳、杏仁、鱼子酱、带有软骨的可食骨鱼。

一般来源:木耳、花生米、韭菜、榨菜、毛豆及豆类、腐乳、面包、甘蓝、蛤肉、蟹肉、杏干、桃干、蛋类、豆荚、橄榄、柑橘、葡萄干、菠菜。

(3)每天需要多少钙:中国营养学会推荐的钙供给量标准是:成年男女 800mg/d。由于我国人民钙摄入量偏低,因此要多喝牛奶,多摄入豆制品以及各种钙制剂。

2.磷的作用、食物来源及每天需要量

(1)磷的生理作用:磷在人体中的含量仅次于钙,占第六位,约为成人体重的 1%。对骨骼生长、牙齿发育、肾功能和神经传导都不可缺少。骨组织中所含的磷主要以无机磷的形式存在,即与钙构成骨盐成分。骨形成时潴留 2g 钙需要 1g 磷,在形成有机磷时,每潴留 17g 氮需要 1g 磷。因此,磷是机体一个极为重要的元素之一,因为它是所有细胞中的核糖核酸、去氧核糖核酸的构成元素之一,对生物体的遗传代谢、生长发育、能量供应等方面都是不可缺少的。磷也是生物体所有细胞的必需元素,是维持细胞膜的完整性、发挥细胞机能所必需的。磷脂是细胞膜上的主要脂类组成成分,与膜的通透性有关。它促进脂肪和脂肪酸的分解,预防血中聚集太多的酸或碱,也影响血浆及细胞中的酸碱平衡,促进物质经细胞壁吸收,刺激激素的分泌,有益于神经和精神活动。磷能刺激神经肌肉,使心脏和肌肉有规律地收缩。磷帮助细胞分裂和增殖及核蛋白的合成,将遗传特征从上一代传至下一代。

(2)磷的食物来源:不同种类的食物,其磷含量也不相同。食物中肉、鱼、蛋、牛乳、乳酪、豆类和硬壳果等蛋白含量丰富的食物含磷较多。稻米可供给大约12%的磷。除了骨质外,肉类、禽类和鱼类的含磷量比钙高 15～20 倍。只有牛奶、天然干酪、深绿色润叶蔬菜和骨质的钙含量高于磷含量。

磷的来源(按等级分类)如下。

丰富来源:可可粉、棉子粉、鱼粉、花生粉、西胡芦子、南瓜子、米糠、大豆粉、向日葵子。

良好来源:牛肉、干酪、鱼、海产品、羊肉、肝、果仁、花生酱、猪肉、禽肉和全谷粉。

一般来源:面包、谷物、干果、蛋、冰激凌、牛奶、大多数的蔬菜和白面粉。

(3)每天需要多少磷:由于磷存在于所有动植物细胞中,而人又以动植物为食物,磷也存在于动物的乳汁中,若食物中的蛋白能够满足机体的需要,往往也就有足够的磷。因此,磷的来源不成问题,故实际上并无规定磷供给量的必要。一般来说,磷的供给量可按钙磷比值 1∶(1.5～2)供给。钙磷比值在(2∶1)～(1∶2)为适宜范围。

3.镁的作用、食物来源及每天需要量

(1)镁的生理功能:镁是构成人体的重要无机成分之一,成年人体内约含镁 20～30g,居全部元素含量的第 14 位。因为镁主要分布在细胞内,所以细胞多的组织和器官含量高。镁能抑制神经与肌肉交接处神经纤维的冲动(信号)传导,制止骨骼肌(随意肌)的兴奋和收缩,使肌肉放松,从而解除随意肌的痉挛状态,消除抽搐;镁还可阻止大脑和全身血管痉挛,降低血压,减轻头颅内部的压力,改善大脑的缺氧状态,增加肾脏血流量,增加尿的排泄量。因此,镁是治疗子痫和破伤风抽搐时解痉、降压、镇静的良好药物。此外,镁与人体运动功能有密切的关系。镁参与能量代谢有关的200多种酶的合成和激活。人体如果缺镁,可导致神经紧张、情绪不稳、肌肉活力、耐久力下降等。由于运动特别是长时间的运动,将会大量消耗体内镁,如果不注意及时补充镁,不仅可影响运动能力,而且运动中还会发生腿部抽筋、痉挛现象。所以,长期参加体育运动的人应每天补充300mg镁的维持量,这将有助于防止运动中发生意外和不幸。

镁离子对维持心肌的正常功能和结构是必需的,镁对缺血性心脏病有治疗作用。镁可能还维持核酸结构的稳定。因此镁具有某种抗衰老作用。镁可维持机体钾离子的平衡。缺镁时,无论钾的来源多么丰富,细胞都不能吸收钾。镁离子能竞争细胞膜上的钙离子通道,阻止钙离子流入细胞内,从而缓和钙离子对细胞的损害。目前临床医学中有许多种钙拮抗剂投入使用,就是因为镁具有这种对钙的拮抗能力,在生物医学界称镁为“天然钙拮抗剂”。

(2)镁的食物来源:镁的主要来源是饮食及水,后者约占来源的18%。食物包括谷类中小米、燕麦、豆类和小麦及菜类,主要是绿叶蔬菜。其他如茶叶、核仁类食物、肉、鱼、蛋及乳类,动物内脏含镁也多。一般正常人膳食中镁含量可达足够的需要量。

镁的来源按等级分类如下。

丰富来源:海参、榛子、西瓜子、鲍鱼、燕麦片、小茴香、小米、苋菜、玉米渣、葵花子、虾皮、砖茶、绿茶、花茶、海蜇皮、黄豆、木耳、海米、咖啡、可可粉、棉子粉、花生粉、黑芝麻、大豆粉。

良好来源:松子、绿豆、青豆、芸豆、口蘑、海带、豆腐粉、小豆、黑米、香菇、蚕豆、莲子、干贝、姜、金针菜、豌豆、坚果、花生酱、全谷物(如小麦、大麦和燕麦等)。

一般来源:香蕉、牛肉、面包、玉米、鱼及海产品、猪肉及绿叶蔬菜。

(3)每天需要多少镁:一般来讲,平均每日需镁量约为300mg,男性比女性摄取量要多。运动后和高温条件下,由于汗液中丢失镁,血清镁明显下降,镁的需要量较一般情况下为多。当钙、磷、维生素D及蛋白质的摄入量增加时,镁的需要量也随着增加。

4.铁的作用、食物来源及每天需要量

(1)铁的生理作用:铁是人体必需微量元素之一,在体内有重要的生理功能,铁的必需性早在古代就被人们所共知。正常人体随年龄、性别、营养状况和健康状况等的不同,体内含铁量有很大的差异,总量约有3～5g,是体内含量最多的微量元素。其中78%是以血红蛋白等化合物形式存在,其余的22%是以储藏性化合物形式存在。和其他微量元素相比,它对人的生命和健康具有更直接更敏感的影响。铁在地球上广泛存在,缺铁性贫血是世界上死亡率最高的疾病之一。缺铁除导致贫血外,还能使运动能力低下、体温调节不全、智能障碍、免疫力下降等。因此,它对高级形式的生命是必需的,也是人体重要的营养素之一。铁参与血红蛋白、肌红蛋白、细胞色素及许多酶的合成,在氧的运输及呼吸链电子传递、氧化一还原等许多代谢中起重要作用,铁与机体能量代谢密切相关,也与机体防御反应有关。缺铁会降低依赖铁酶的活性,降低血红蛋白等,甚至导致缺铁性贫血。但是缺铁性贫血患者不易患脑卒中,相反脑卒中患者体内铁元素含量较高。因为高铁能使红细胞压积升高,有助于脑动脉硬化的形成。

(2)铁的食物来源:大多数食物中铁的含量,样品间的差异很大,这是由于食物生长的土壤气候条件不同。总铁最丰富的来源是内脏(肝和肾)、蛋黄、干豆类、可可、甘蔗糖蜜和香菜,不仅含铁丰富而且吸收率很高。含铁低的有奶及奶制品、白糖、白面粉和面包(未强化)、精白米、土豆和大多数新鲜水果。而中等铁含量的食品有瘦肉、鱼和禽、干坚果、绿叶蔬菜、全麦面粉和面包。蔬菜在水中煮开而又将煮开的水倒掉，可损失铁达20%。小麦经研磨成精白粉时，铁的含量也降低。用铁质烹调用具烹调食物可显著增加膳食中铁的含量，用铝和不锈钢取代铁的烹调用具就会使膳食中铁的含量减少。

铁的来源按等级分类如下。

丰富来源：牛肾、鱼子酱、鸡内脏、可可粉、鱼粉、肝脏、马铃薯、菊花、甘草、香椿、苋菜、黄豆粉、麦糠和小麦黄豆混合粉。

良好来源：牛肉、红糖、蛤肉、干果、蛋黄、猪、精白米和羊肾脏。

一般来源：芦笋、豆类、鸡、强化面包、鱼、羊肉、扁豆、花生、豌豆、香肠、午餐肉、菠菜和全蛋。

(3)每天需要多少铁：一般白领阶层的人不容易出现铁缺乏，只有孕妇和乳母在特殊的生理期，对铁的需求量增加，才需要摄入较多的铁。所以，每日膳食中铁的供应量为男性12mg，女性18mg，孕妇和乳母为28mg。

5.碘的作用、食物来源及每天需要量

(1)碘的生理作用：碘是最先被确认为人体所必需的微量元素，对人体营养极为重要，其生物学重要性在于它是甲状腺激素的组成成分，碘在营养中的主要作用在于甲状腺激素在人体生长和发育中的重要性。甲状腺是人体重要激素，通过以下几方面的作用促进和调节机体的生长和发育。

①在蛋白质、脂肪、糖代谢中，促进生物氧化并协调氧化磷酸化过程，调节能量的转换。

②促进和调节蛋白质合成和分解。

③促进糖和脂肪代谢。

④调节组织中的水盐代谢。

⑤促进维生素的吸收和利用。

⑥活化许多重要的酶，促进物质代谢。

⑦促进神经系统及组织发育和分化，这些作用在胚胎发育期和出生后的早期尤为重要。此时如缺乏甲状腺素，对脑的发育造成严重影响，使智力下降、聋哑、面容呆笨、骨骼和生殖系统发育障碍而发生呆小病。

(2)碘的食物来源：各种食物中碘含量变动极大，主要由于土壤中碘的含量和可利用率不同。甲状腺肿流行地区的食物中碘含量常低于非流行地区的同类食物。海盐和海产品含碘丰富，是碘的良好来源。补碘的方法很多，如常吃海带、紫菜等。但是最方便、经济安全、有效的办法是食用碘盐。碘盐是在普通的食盐中加入适量的换化钾或碘酸钾而制成的。食用碘盐时应注意：①避光密封存放。②避免高温，包括烹调时不要“爆锅”。③防止加醋和酸味菜。④用碘盐作调料时，宜用植物油，不用动物油，用植物油利用率高达80%，而用动物油只有40%。

碘的来源按等级分类如下。

丰富来源：大型海藻、海产品和生长在富含碘的土壤中的蔬菜。

良好来源：供给动物富含碘的食物，食其乳制品和蛋类。

一般及微量来源：许多谷类、豆类、根茎类和果实类食品。

(3)每天需要多少碘：每日的适宜碘量为150μg，孕妇为175μg。

值得注意的是：补碘过量可造成碘中毒。尤其是服用补碘药物或滥用含碘食品和保健品时，易出现碘中毒反应，一般表现为恶心、发热、呕吐、咽喉部的烧灼感、腹痛及腹泻。如果出现过敏反应，会很危险。此外，甲亢患者也不宜多补碘。

6.钠的作用、食物来源及每天需要量

（1）钠的生理作用：钠是食盐的成分。从细胞分裂开始，钠就参与细胞的生理过程。氯化钠是人体最基本的电解质。钠对肾脏功能有影响，缺乏或过多都会引起许多疾病。钠可维持血压、维持机体的酸碱平衡，还有通便的作用。

（2）钠的食物来源：含氯化钠的食物和饮料（占物体重量的39%）是钠的基本来源。一些其他类型盐的来源，如碳酸氢钠和谷氨酸钠，被认为仅占总钠摄入的10%以下。由于膳食钠含量的升高与制作过程有关，需要高度加工的食物通常含钠量最高。相反，进食鲜果、蔬菜和豆类食品，则含钠量最低。除天然食物外，钠还可以从咸蛋、火腿、咸菜以及谷氨酸钠（味精）等食物获得。然而更多的钠通常是从进食的食盐直接得到的。每克食盐中含钠393mg。

（3）每天需要多少钠：每天需要的钠主要从食盐中获取。食盐是人们膳食中所不可缺乏的调味品，故有“百味之王”的美称。盐的摄入量通常由味觉、风俗和习惯决定，正常膳食含钠充足，盐过多有害无益。世界卫生组织建议每人每日食盐用量不超过6g为宜。长期吃盐太少，体内缺钠会出现疲倦、头晕、恶心、腹泻、抽搐等症状；吃盐太多，钠摄入过量，则可引起小动脉痉挛，加速肾小动脉硬化而使血压升高。

由于饮食习惯的不同，食盐的摄入量有很大的差别。许多白领人群喜欢特殊风味的膳食，经常会“口重”吃盐多，吃惯了咸的再吃淡的就觉得没味，这并非生理需要。因而“口重”的饮食习惯是可以改变的。肉、蛋、鱼、蔬菜等多种食物和饮水中都含有一定数量的钠和氯，如果从天然食物中已摄取了足够的钠盐，即使不另外加盐也能维持人体内钠的正常代谢。食盐有较强的渗透性，长期从事手工腌制食品的工人、渔民，可看出盐对他们皮肤有较大的腐蚀性。口味重和长期吃盐多的人，舌头上的味蕾会变得嗜盐，正常人吃出味道好的食品，必需再加盐才能品出好味道。有调查表明，长期吃盐多者易出现胃肠黏膜被腐蚀而导致萎缩性胃炎，甚至发展成胃癌。

少盐膳食除做菜要少加盐外，还要注意酱油、味精、咸菜以及香肠、熏鸡等多种加工食品也是高钠食品不宜多吃。比如每100mL酱油约含盐16～20g，也就是说吃5～6mL酱油相当于吃1g盐；味精的主要成分是谷氨酸钠同时还含有少量食盐，因此，味精也要少食为妙。

7.钾的作用、食物来源及每天需要量

（1）钾的生理作用：钾占人体无机盐的5%，是人体生长发育所必需的元素。钾是细胞内的主要阳离子，维持细胞内液的渗透压。钾和细胞外液钠合作，不仅可维持神经肌肉的应激性和正常功能，还可维持细胞与体液间水分的平衡。它使体内保持适当的酸碱度。钾是细胞内糖、蛋白质代谢所必不可少的成分，并参与细胞酶的功能活动。钾能有效利用蛋白质修复破坏的组织，还能刺激中枢神经发出肌肉收缩所需的神经冲动，通过肾脏清除潜在的有害废物，帮助细胞代谢。细胞内钾的缺乏，将直接影响细胞的正常代谢，长期缺钾则引起细胞变性、萎缩。钾可以给肌肉组织提供营养，尤其是心肌。它协同钙和镁维持心脏正常功能。

（2）钾的食物来源：由于钾是所有生命细胞的基本物质，故它广泛分布于各种食物中。动物组织内钾浓度相当恒定，但脂肪含量高的组织含钾较低。虽然在食物加工过程中添入一些钾，但总的来讲，这种加工过程是增加钠而减少钾。所以，含钾最丰富的饮食是那些未加工食物，尤其是各种新鲜水果，如香蕉、橙子、橘子、柠檬、杏、梅、甜瓜等，以及新鲜蔬菜，如马铃薯、辣椒、苋菜、菠菜、油菜、蘑菇、紫菜、海带、花生、豆类粗粮等，还有新鲜瘦肉类等。

(3)每天需要多少钾：正常成年人每日需钾2.5g。天然食物中的钾含量丰富，一般膳食每日即可供给2～4g的钾，足以满足生理的需要。

8. 氯的作用、食物来源及每天需要量

(1)氯的生理作用：氯是人体必需的一种元素。在自然界中氯总是以氯化物的形式存在，最普通的形式是食盐。成人体内氯的总量约占82～100g，主要以氯离子形式与钠或钾化合存在。氯的化合物很多，如氯化钠主要存在于细胞外液，氯化钾主要存在于细胞内液。显性出汗时，汗液中氯化钠含量约为0.2%。氯在体内的主要功能是合成胃酸，调节渗透压，也能维持酸碱平衡。

(2)氯的食物来源：膳食中氯化物几乎全部来源于氯化钠，极少量来源于氯化钾。因此，氯化物的膳食来源基本与上述来源相似，即加工过的食物为主要的膳食来源。虽然氯化物也可见于天然水，但其含量微不足道。

(3)每天需要多少氯：由于在正常情况下，氯化物从食物中的摄入和从身体中的丢失均与钠平行，因此氯化物的需要量按毫克当量计算的话，与钠需要量大致平行。

9. 锌的作用、食物来源及每天需要量

(1)锌的生理功能：锌是动植物和人类的必需微量元素，是很多重要代谢过程中酶的组成成分。锌与人类遗传和生命活动有密切关系。有人把锌誉为“生命的火花”，可见其作用之重要。其功能主要有：①是人体中200多种酶的组成成分。②儿童缺锌可致生长发育不良，严重时可使性腺发育不全而出现缺锌性侏儒症。③锌对于胎儿的生长发育很重要，孕妇缺锌可使胎儿中枢神经畸形，婴儿脑发育不全，智力低下，即使出生后补锌也无济于事。④能促进食欲，锌缺乏对味觉系统有不良的影响，导致味觉迟钝。⑤锌与维生素A的代谢有关，锌促进维生素A的正常代谢和生理功能，对维持人体正常暗适应有重要作用，因此锌不足影响人的视觉。⑥锌在保持免疫功能中起重要作用，机体缺锌可削弱免疫机制，降低抵抗力，使机体易受细菌感染。⑦保护皮肤健康，缺锌可使皮肤粗糙、干燥，皮肤创伤治愈变慢，对感染的易感性增加。

锌过量可表现为食欲减退、上腹痛、精神委靡等症状。长期或超量补锌对机体有潜在性危险，应注意平衡膳食。

(2)锌的食物来源：锌的来源广泛，普遍存在于各种食物中。但动植物性食物之间，锌的含量和吸收利用率则有很大差别。动物性食物如肉类、肝、蛋类、海制品(尤其牡蛎)是高可利用性锌的主要来源，其中牡蛎、鲱鱼每公斤含锌量都在1000mg以上，肉类、肝脏、蛋类则在20～50mg之间。而谷类制品锌的可利用率低。水果和脂肪是最差的锌源。

锌的来源按等级分类如下。

丰富来源：牡蛎和海产品，面筋、口蘑、核桃、榛子、松子、牛肉、肝、金针菜、苜蓿、芥菜、小麦胚粉、香椿、调味品和小麦麸。

良好来源：蛋黄粉、西瓜子、干贝、花茶、虾、花生酱、花生、扁豆、豆制品、莜麦面、玉米、杏脯、西瓜脯、木耳、猪肉和禽肉。

一般来源：鱿鱼、豌豆黄、海米、香菇、银耳、黑米、绿茶、红茶、牛舌头、猪肝、牛肝、羊肝、蛋、鱼、香肠和全谷制品(如小麦、大麦和燕麦等)。

(3)每天需要多少锌：人体对于锌的需要量因生理条件而异，妊娠、授乳和生长均可使需要量增加。锌的需要量也常受异常的大量锌丢失的影响，如大量出汗或寄生虫感染而导致的失血等。因此健康成人每天有12～15mg的锌就能满足生理需要。

10.硒的作用、食物来源及每天需要量

(1)硒的生理作用：硒是一种稀有的非金属元素，只占地壳成分的百万分之一。近年来证明，硒在人体的新陈代谢中具有很重要的作用，是人体必需的微量元素。硒的生理功能主要包括：①参加谷胱甘肽过氧化物酶的组成，参与免疫功能的维持。②促进机体的生长和繁殖。③保护心血管和心肌的健康。④可降低黄曲霉毒素氏的毒性。⑤解除体内重金属的毒性作用，硒和重金属有很强的亲和力，是一种天然的对抗重金属的解毒剂。⑥保护视觉器官的健全功能和视力，含，硒的谷胱甘肽过氧化酶和维生素E可降低视网膜上的氧化损伤程度。⑦抗肿瘤作用。

(2)硒的食物来源：海产品、脏器和肌肉一般是很好的硒来源。粮食和谷类产品含硒量因产地不同差异很大，植物性食品的硒水平主要决定于生长的土壤条件。

硒的来源按等级分类如下。

丰富来源：芝麻、动物内脏、大蒜、蘑菇、海米、鲜贝、淡菜、金针菜、海参、鱿鱼、苋菜、鱼粉、黄油、啤酒酵母、小麦胚和龙虾。

良好来源：海蟹、干贝、带鱼、黄鱼、鲅鱼、赤眼鳟、堤鱼、红娘鱼、黄姑鱼、青鱼、泥鳅、猪肾、全小麦粉、猪肉、羊肉、魔芋、母乳化奶粉等。

一般来源：松蘑、冬菇、桃酥、全燕麦粉、啤酒、大米、西瓜子、南瓜子、蛋黄。

(3)每天需要多少硒：不分性别均为50μg/d。

11.氟的作用、食物来源及每天需要量

(1)氟的生理作用：氟是人类生命活动和动物机体以及其他生物繁衍过程中维持正常生理活动所必需的微量元素。氟是牙齿和骨骼的构成元素之一。适量的氟能被牙釉质的羟磷灰石晶粒表面所吸附，形成一种抗酸性较强的氟磷灰石保护层，可提高牙质硬度，并增强牙齿抗酸能力。氟还可以抑制口腔中的乳酸杆菌生长，使口腔中食物残渣难以分解氧化成为酸性物质，起到预防龋齿的作用。同时，适量氟化物有利于钙和磷形成骨盐而沉积于骨骼中，从而对骨骼形成以及增强骨骼强度和硬度发挥作用。人体一旦出现氟缺乏，不仅易患龋齿，而且会使骨骼变得脆弱，容易发生骨折。当然也不可长期摄入过量氟化物，以免发生氟斑牙和氟骨症，引起严重的各类型骨骼损害，出现骨畸形，一旦压迫神经，还可出现四肢瘫痪。

(2)氟的食物来源：氟的来源按等级分类如下。

丰富来源：海味和茶叶。

良好来源：沙丁鱼、虾、大马哈鱼等鱼类。

一般来源：大豆、鸡蛋、牛肉、菠菜等。

微量来源：猪肉和全小麦等。

(3)每天需要多少氟：氟的安全和适宜摄入量为每天1.5～4mg。

八、维生素

维生素，顾名思义是维持人体正常生理功能的必需要素。它们是一类小分子有机化合物，在人体内不能合成或合成的数量不能满足人体的需要，必须从食物中获得。虽然人体对维生素的需要量很小，但是其对于人体的生理机能具有非常重要的作用。维生素可分为脂溶性维生素和水溶性维生素两大类，前者有维生素A、D、E和K，它们不溶于水而溶于脂肪以及有机溶剂，后者主要包括B族维生素和维生素C。

1. 维生素A的作用、食物来源及每天需要量

(1)维生素A的性质和主要生理作用：维生素A又名视黄醇，对酸、碱和热稳定，一般烹调不会将其破坏。在空气中可被迅速氧化，特别是在高温条件下。因维生素A是脂溶性维生素，所以当脂肪酸败时，维生素A可被严重破坏。当维生素A与其他抗氧化剂共同存在时，维生素A比较稳定。

维生素A的主要生理功能与正常视觉有关。视网膜视杆细胞中的视紫红质是眼睛在黑暗中能够视物的主要物质。当维生素A缺乏时，会影响视紫红质的合成，而发生暗适应障碍，严重时则会出现夜盲症。

维生素A的第二个主要的生理功能就是与上皮细胞的正常形成相关。因此，维生素A不足会影响上皮和黏膜的正常结构和功能。

(2)维生素A的食物来源：富含维生素A的主要食物有动物的肝脏、鱼肝油、鱼卵、全奶、奶粉、奶油、蛋类。许多植物性食物中含有胡萝卜素，在人体内它可以转化维生素A。富含胡萝卜素的绿色蔬菜有菠菜、韭菜、油菜、胡萝卜、小白菜、空心菜、香菜、荠菜、金花菜、辣椒、莴苣、豌豆苗以及水果中的杏和柿子等。

1μg视黄醇当量＝1μg视黄醇＝3.33国际单位维生素A＝6μg β—胡萝卜素。

(3)每天需要多少维生素A：每日膳食中维生素A供给量为视黄醇当量800μg/d。

2. 维生素D的作用、食物来源及每天需要量

(1)维生素D的性质和主要生理功能：维生素D是类固醇的衍生物，分为维生素D_2和维生素D_3。前者是由植物中的麦角固醇经阳光照射而合成的，后者是由人体皮肤和脂肪组织中的7—脱氢胆固醇经阳光照射而合成的。维生素D为无色晶体，不溶于水，而溶于乙醇和其他有机溶剂。

食物中的维生素D经小肠吸收，并进入乳糜微粒，经淋巴管进入血液，然后被转运到肝脏进行羟化，首先被氧化成25—羟维生素D_3，再转运到肾脏，进一步羟化成具有生物活性的1，25—羟维生素D_3。维生素D与钙、磷代谢关系密切，其主要生理作用是促进小肠对钙、磷的吸收；通过促进骨对矿物质的吸收，它也直接作用于骨钙化的过程；在肾脏维生素D也可促进对磷的排泄。

(2)维生素D的食物来源：维生素D在自然界的分布并不广泛，主要存在于鱼肝油和内脏中。

(3)每天需要多少维生素D：每日膳食中维生素D的供给量标准是：5μg/d。

3. 维生素E的作用、食物来源及每天需要量

(1)维生素E的性质和主要生理功能：维生素E是生育酚和三烯生育酚的总称。维生素E是脂溶性维生素，溶于乙醇和其他有机溶剂，不溶于水。维生素E主要具有以下生理功能。①抗氧化作用：维生素E是细胞膜上的主要抗氧化剂，保护细胞上的多不饱和脂肪酸免受自由基的攻击，维持细胞膜的完整性。维生素E缺乏者的红细胞膜易破裂出现溶血现象。②对脂类代谢的影响：维生素E缺乏可使动物体内抗氧化能力下降，肝脏和血浆中脂类过氧化作用增强，以肝脏为甚，肝脏和血浆中甘油三酯以及胆固醇均增高。当维生素E缺乏时，不论给予胆固醇与否，动脉壁脂类过氧化物均增加；补充维生素E后，动脉硬化发病率及广泛性均较

维生素 E 缺乏或者补充其他抗氧化剂要轻。③对衰老的影响：血液及组织中的脂类过氧化物水平随年龄的增加而增加，维生素 E 缺乏的动物也有类似现象。有人从维生素 E 对氮代谢的影响研究维生素 E 对衰老的影响，认为维生素 E 可能缓解动物成熟后蛋白质分解代谢的速度，所以主张给以大剂量维生素 E 以缓解衰老。④对眼睛的影响：视网膜组织细胞对维生素 E 营养水平特别敏感。当维生素 E 长期缺乏后，视网膜色素上皮细胞受损，甚至不能修复。

(2)维生素 E 的食物来源：维生素 E 广泛存在于动植物食品中，在动物性食品中以 αE 型存在，植物油(橄榄油、椰子油除外)中维生素 E 含量较多。另外，大豆、牛奶及奶制品和蛋黄中也含有维生素 E。

(3)每天需要多少维生素 E：每日膳食中维生素 E 的供给量标准是：10mg/d。

4. 维生素 B_1(硫胺素)的作用、食物来源及每天需要量

(1)硫胺素的性质和主要生理功能：硫胺素，又称维生素 B_1，在维护神经、消化、循环等系统的正常功能起着非常重要的作用，并影响心肌、骨骼肌等组织的能量代谢。当维生素 B_1 缺乏时，首先影响神经组织的能量供应，易出现手足麻木、四肢无力等多发性周围神经炎的症状，严重者引起心跳加快、心脏扩大和心力衰竭等，称为“脚气病”。

(2)硫胺素食物来源：硫胺素主要存在于一些植物和动物组织中，其中以酵母和谷物的果皮和胚含量较高，如面粉(全粉)中含有硫胺素 0.36～0.5mg/100g，大米(全米)中含有 0.5mg/100g。干果、硬果以及动物性食品(如牛肉、羊肉、猪肉、家禽肉、肝脏、肾脏、脑、蛋类等)都含有硫胺素。

(3)每天需要多少硫胺素：男性平均为 1.3～1.5mg/d，女性平均为 1.2～1.4mg/d。

5. 维生素 B_2(核黄素)的作用、食物来源及每天需要量

(1)核黄素的性质和主要生理功能：核黄素，又称维生素 B_2，为橙黄色结晶化合物，溶解于水，呈黄绿色荧光。对酸和热稳定，在碱性溶液中很容易被破坏，对紫外线敏感，可迅速被破坏。维生素 B_2 在体内调节蛋白质、脂肪、糖的代谢，而且可以促进生长发育，维持皮肤和黏膜的完整性。

(2)核黄素的食物来源：动物性食品是核黄素的主要来源，其中以肝、肾和心为最高，其次为全奶、奶粉、奶油、蛋类。许多绿色蔬菜和豆类中也含有核黄素，但是谷类和一般蔬菜中含量较少。

(3)每天需要多少核黄素：每日膳食中核黄素的供给量标准是：男性平均为 1.3～1.5mg，女性平均为 1.2～1.4mg。

6. 维生素 C(抗坏血酸)的作用、食物来源及每天需要量

(1)维生素 C 的性质和主要生理功能：维生素 C 溶于水，不溶解于脂肪。对氧敏感，特别是当有 Cu^{2+} 存在时。在碱性环境下易被破坏，但在酸性环境中相当稳定。由于 Cu^{2+} 能促进维生素 C 的氧化，所以烹调蔬菜时，应尽量避免使用铜锅。维生素 C 的生理功能包括：①促进组织中胶原的形成，这个代谢过程与抗坏血酸参与羟化反应有关。在胶原合成过程中，前胶原 α－肽链上的脯氨酸与赖氨酸需要羟化以后，才能形成羟脯氨酸、羟赖氨酸残基，最终才能形成胶原分子的正常三级结构。因此，维生素 C 对于生长和组织的修复是很重要的。在抗坏血酸缺乏时，伤口愈合是很慢的。②在一些神经介质的合成过程中，如多巴胺合成去甲肾上腺素、色氨酸合成 5－羟色胺，其中羟化酶的作用需要抗坏血酸的参与。③类固醇的羟化，如胆固醇转变为胆酸再转变为胆汁酸的过程也需要抗坏血酸的参与。④抗坏血酸可将运铁蛋

白中 Fe^{3+} 还原为 Fe^{2+}，从而使铁与铁蛋白结合，因此对缺铁性贫血的治疗具有一定的作用。抗坏血酸可将叶酸还原为四氢叶酸，所以对巨红细胞性贫血也有治疗作用。⑤对于维持细胞代谢、解毒作用具有重要的生理意义。⑥抗坏血酸与一些氨基酸如酪氨酸的氧化代谢有关。在患坏血病的婴儿的尿中，出现有 β—羟基苯基丙酮酸和尿黑酸，表明酪氨酸的氧化不完全。⑦抗坏血酸可能对白细胞的吞噬活性，对网状内皮细胞的功能以及对抗体的形成也有激活作用。⑧抗坏血酸可使血浆胆固醇水平降低。

(2)维生素 C 的食物来源：维生素 C 主要存在于新鲜蔬菜、水果中。只要经常能吃到足够的蔬菜和水果，并注意蔬菜的合理烹调方法，一般来说，不会发生抗坏血酸缺乏病。

(3)每天需要多少维生素 C：一般成人平均每日为 60mg，但对于饮食不规律的白领人群，可达 100mg/d。

（刘蕊）

第二节　平衡膳食的基本要求

要满足身体的各种营养需求，应有足够的热能维持体内外的活动；有适量的蛋白质供生长发育，身体组织的修复更新，维持正常的生理功能；有充分的无机盐参与构成身体组织和调节生理机能；有丰富的维生素保证身体的健康，维持身体的正常生长发育，并增强身体的抵抗力；有适量的膳食纤维，用以维持正常的排泄及预防某些肠道疾病；有充足的水分，以维持体内各种生理程序的正常进行。所以平衡膳食应符合以下条件。

一、膳食食物要多样化

现代营养学认为，合理膳食应含有五类基本食物。

1. 谷薯类　谷类包括米、面、杂粮，薯类包括马铃薯、甘薯、木薯等，主要提供碳水化合物、蛋白质、矿物质、膳食纤维及 B 族维生素，是热能的主要来源。每天的进食量与热能需求、生活、劳动强度有关，也受副食供给量的影响，一般从事中等劳动的成年人，每天需要粮食 500～600g。

2. 动物性食物　包括肉、禽、鱼、奶、蛋等，主要提供蛋白质、脂肪、矿物质、维生素 A 和 B 族维生素。

3. 豆类及其制品　包括大豆及其他干豆类，主要提供蛋白质、脂肪、膳食纤维、矿物质和 B 族维生素。

4. 蔬菜水果类　包括鲜豆、根茎、叶菜、茄果等，主要提供蛋白质、膳食纤维、矿物质、维生素 C 和胡萝卜素。在一个平衡膳食里，蔬菜是必不可少的，否则就不能满足身体对某些维生素和无机盐的需要，膳食纤维也将不足。成人每天最好能吃到 400～500g 蔬菜。

5. 纯热能食物　包括动植物油、淀粉、食用糖和酒类，主要提供能量。植物油不但能增加食物的香味，还可提供维生素 E 和必需脂肪酸，并促进脂溶性维生素的吸收。

关于各类所占比例，有人调查研究了营养与慢性病之间的关系，认为不仅营养不足会影响人体健康，而营养过剩也可以成为某些疾病的诱因，从而提出平衡膳食以谷类 60%、肉鱼乳蛋类 17%、油脂 8%、其他 15%的构成较为适宜。

二、满足热能和营养素供给量标准及合理比例

第一,要保证三大营养素的合理比例,即碳水化合物占总热能 60%～70%,蛋白质占 11%～14%,脂肪占 20%～25%。第二,碳水化合物主要由谷类、薯类、淀粉食物供给,控制饮酒、食糖及其制品,因为酒精和食糖属纯热能食品,长期食用会造成其他营养素的缺乏。第三,脂肪要以植物油为主,减少动物脂肪,脂肪中的饱和脂肪酸、单不饱和脂肪酸、多不饱和脂肪酸之间的比例为 1∶1∶1。第四,蛋白质供给成年人应占总热能的 11%～12%,儿童和青少年为 13%～14%,以保证儿童生长发育的需要,其中优质蛋白质应占蛋白质总量的 30%～50%。第五,维生素要按供给量标准配膳。第六,注意无机盐及必需微量元素之间的平衡,如钙、磷比例要适当,儿童为 2∶1 或 1∶1,成年人为 1∶1 或 1∶2。另外,锌摄入过多会影响铁的吸收,所以补锌治疗时应注意补充铁,以免出现铁缺乏。

三、合理的烹调加工方法,减少营养素的损失

如果烹调加工方法不合理,食物中的营养素就会缺乏,不能被人体利用,同样可以造成营养缺乏。食物烹调加工的目的是使食物具有令人愉快的感官性质,提高食品的消化率及对食物进行消毒。在达到上述目的的基础上,应尽量减少营养素的损失,即为合理烹调。

四、要有合理的膳食制度

合理安排一日的餐次及两餐之间的间隔和每餐的数量、质量,不仅可使进餐与日常生活制度和生理状况相适应,也可使进餐与消化吸收过程协调一致。膳食制度安排得适当,可以提高劳动和工作效率。按照我国人民的生活习惯,正常情况下,一般每日三餐比较合理,两餐的间隔以 4～6h 为宜。各餐数量的分配要适合劳动需要和生理状况,较适宜的分配为:早餐占全天总热能的 25%～30%,午餐占全天总热能的 40%,晚餐占全天总热能的 30%～35%。定时进餐,可以建立时间条件反射,到进餐时间,就会产生饥饿和食欲,分泌消化液,为进食后的消化吸收做好准备。定量更重要,吃饭不宜过饱,更不要暴饮暴食。

进餐的环境应整洁、优美、舒适,适当远离工作环境,同时餐厅要有良好的采光和充足的照明,以便使进食者能看清食物的外观,使进食者能够轻松愉快地专心进食。良好的进食环境可促使进餐者大脑皮质兴奋,保持愉快的心情,有利于食物消化吸收。

五、食物应感官性状良好,多样化,并能满足饱腹感

食物的色、香、味、外形等感官性状,可对人体条件产生刺激因素,形成条件反射,并决定食物中枢的兴奋或抑制过程,故应该要求饭菜色彩调和,香气扑鼻,滋味鲜美,同时也应不断调换食物品种和烹调方法,尽量做到多样化。这样就可以保持大脑皮质的适度兴奋,促进食欲,有利于食物的消化和吸收。

每餐饭菜应具有一定的容积,食后会产生饱腹感,但为了避免消化系统的过度负担,每餐食物容积也不能过大,恰好有饱的感觉较为适宜。

另外,用膳时间应和生活工作制度相配合。合适的膳食安排,科学的烹饪方法,能促进消化,引起食欲。同时要保证清洁卫生,防止食物被污染,并减少营养素的损失。

(刘蕊)

第三节　孕妇、乳母营养

一、孕妇营养

机体处在孕育胚胎和胎儿生长发育过程的妇女称为孕妇，该过程称为妊娠。孕妇怀孕期是需要加强营养的特殊生理时期，因为胎儿生长发育所需的所有营养素均来自母体，孕妇本身需要为分娩和分泌乳汁储备营养素，所以，保证孕妇孕期营养状况维持正常对于妊娠过程及胎儿、婴儿的发育，均有很重要的作用。

（一）孕妇生理特点

1. 血液循环系统　从妊娠第 6 周开始血容量逐渐增加，至怀孕第 32～34 周时达到高峰，血浆容量的增加比红细胞增加的多，使血液稀释，所以，出现生理性贫血，心血管的改变：心脏略有增大，心率增加 10～15 次/min。

2. 消化系统　孕早期出现恶心、呕吐、食欲下降等妊娠反应。同时由于孕激素水平的升高引起消化液分泌减少，胃肠蠕动减慢。致使孕妇出现胃肠胀气、消化不良、便秘等症状。孕妇在妊娠后期对钙、铁、维生素 B_{12}、叶酸等营养素的吸收都比妊娠前有所增加。

3. 泌尿系统　母体和胎儿代谢产物增多，肾血流量增加，肾负担增加。肾小球滤过增多，肾小管对葡萄糖的重吸收相应不足，故孕妇可产生糖尿。妊娠期间，体内水分潴留增加，长时间站立或坐位的孕妇，下肢血液循环不畅，出现凹陷性水肿。仅有下肢凹陷性水肿者而血压正常，属生理现象。出现上肢或面部水肿者，应密切注意，排除妊娠高血压综合征。

4. 内分泌系统　孕期内分泌的变化主要是与妊娠相关的激素水平的变化。从受孕开始，母体内的雌激素、孕激素、人绒毛膜促性腺激素、甲状腺激素等分泌增加。雌二醇、黄体酮（孕酮）等激素大量增加，刺激子宫、胎盘、乳腺增长。

5. 体重　孕妇体重随妊娠月份而增加。一般情况下，妊娠的前 13 周体重增长比较慢，妊娠 13 周后体重增长迅速。健康妇女平均增重 12～15kg。即使是肥胖妇女也要增重也不应小于 6kg。

（二）孕妇的营养需要

孕妇营养需要体现在多个方面。

1. 能量　妊娠全过程中，孕妇体重要增加 12kg 左右。孕早期主要是胚胎分化期，孕妇的基础代谢与正常人并无明显的差别，所需能量与非孕妇女相似。自孕中、后期计算，每日要增长 60g，每增加 1g 体重需热能 5kcal，故每日需多增加 300kcal。由于孕妇对营养素吸收率增高，而且劳动量减少，故我国根据各地孕妇营养调查结果与国人体质情况，建议自妊娠 4 个月至临产，每日热能供给量比非孕妇女增加 200kcal。孕前肥胖的妇女，孕期不要用减肥膳食，并须密切注意体重增长情况，以防止妊高征或巨大胎儿的发生。

2. 蛋白质　妊娠期间，胎儿胎盘、羊水、血容量增加及母体子宫乳房等组织的生长发育约需 925g 蛋白质，其中胎儿体内约 440g，胎盘 100g，分布在孕早、中、晚期的日增加量分别为 1g、4g、6g。由于胎儿早期肝尚未发育成熟，而缺乏合成氨其酸的酶，所有氨基酸均是胎儿的必需氨基酸，都需要由母体提供，建议孕早、中、晚期，膳食蛋白质推荐摄入量增加值分别为 5g、15g、20g。

3.脂肪　孕期足量的脂肪供给，不仅是胎儿脑组织增殖发育及视网膜形成的重要物质基础，还是孕妇产后泌乳的前提条件之一。脂肪还可以促进脂溶性维生素的吸收。所以，妊娠过程需要储存一定量的脂肪，以保证胎儿和自身的需要。但是，脂肪总量不宜增补过多，以免引起非生理性体重增加。一般认为脂肪提供的能量以占总能量的25%～30%较为适宜。

4.维生素　维生素是机体不可缺少的一类营养素，但对于妊娠妇女来讲较易缺乏的是维生素A、维生素D、维生素C、叶酸等。

(1)维生素A：孕期需较多维生素A以维持胎儿正常生长发育与母体各组织的增长。据近年来调查，我国孕妇视黄醇当量的摄入量为600μg/d左右，且其中90%来自β—胡萝卜素，我国推荐的供给量为1000μg视黄醇当量。孕妇维生素A不足的临床症状甚少见，但可见到暗适应时间延长。由于孕妇血中雌激家水平增高，可促使维生素A自肝入血，故孕妇血维生素A水平高于非孕妇女。在妊娠中期血维生素A高于早期，孕后期又高于中期。维生素A不足者，妊娠中期血中维生素A水平下降不明显，后期与中期相同或再下降。如血清维生素A含量在0.7μmol/L以下即为缺乏。据天津市检查，城市孕妇中维生素A不充足者约占1/3，农村更严重。应提高孕妇维生素A摄入量。

(2)维生素D：缺乏维生素D可致孕妇骨质软化、骨盆畸形。在孕妇有低钙症状，血中钙磷乘积低于40时，胎儿可有先天性佝偻病。维生素D的食物来源比较少，孕妇应该经常晒太阳，以促进维生素D的自身合成。过多的摄入维生素D也可以引起蓄积中毒。因此，我国营养学会建议孕妇中、晚期每日通过膳食摄入维生素D10μg。海鱼、禽、畜肝，蛋、奶中维生素D含量较多。

(3)维生素C：胎儿血中的维生素C含量比母体含量高2～4倍。所以，保证孕妇足量的维生素C的摄入是非常必要的。维生素C的主要食物来源是新鲜蔬菜和水果，例如：枣、柑橘、猕猴桃、柿子椒、番茄等。我国推荐妊娠期妇女每日膳食中维生素C摄入量为130mg，以满足母体与胎儿的需要。

(4)叶酸：研究证明，妊娠早期叶酸的缺乏是胎儿发生神经管畸形(先天性脊柱裂、无脑儿等)的重要原因。叶酸的食物来源是动物肝、肾等内脏，豆类、干酵母、新鲜蔬菜等。

5.矿物质　妊娠期妇女易于缺乏的矿物质主要是钙、铁、锌、碘。而这些矿物质的营养状况对孕妇和胎儿的健康影响也比较明显。

(1)钙：钙对于胎儿的骨骼和牙齿的形成与发育起着至关重要的作用。孕妇缺钙会引起胎儿骨骼和牙齿畸形、先天性佝偻病，孕妇也会出现骨质疏松，甚至骨盆变形。孕妇对钙的需求量也明显的增加。尤其是妊娠7～9个月时的母体，每月要提供30g钙以满足胎儿的需要。

中国营养学会推荐孕妇膳食钙的摄入量为：孕早期每日800mg，孕中期每日1000mg，孕晚期每日1200mg。

(2)铁：铁对胎儿本身的造血及肌肉组织具有重要意义，另外，母体与胎儿都将储存一部分铁以备今后的使用。所以，孕期对铁的需求量大幅度增加。但是，膳食中铁的吸收利用率较差，造成孕期缺铁性贫血成为一种常见现象。孕早期的铁缺乏与早产和婴儿的出生体重有关。中国营养学会推荐孕中期铁的摄入量是每日25mg，孕晚期铁的摄入量为每日35mg。动物肝、动物血、瘦肉等铁含量丰富且吸收率较高，是铁的良好来源。

(3)锌：一般成年妇女体锌含量约为1.3g，妊期增至1.7g。除胎儿、胎盘、孕妇肝中锌含量增加外，羊水中含锌0.44μg/mL，且随孕周增加而增加。锌与胎儿关系密切，孕妇严重缺锌者可致胎儿发生中枢神经系统畸形，中度缺锌可致宫内发育迟缓，免疫功能差，大脑发育受阻。孕妇易多采用动物性食物中的锌。中国营养学会制订的孕妇锌推荐摄入量为孕早期每日 11.5mg，孕中、后期每日 16.5mg。

（4）碘：孕妇缺碘不仅可以导致自身甲状腺肿大还影响胎儿的甲状腺功能，从而导致胎儿智力和生长发育迟缓，引起以智力低下、体格矮小、聋哑等为主要表现的克汀病。因此，孕妇应注意增加膳食中碘的摄入量。含碘丰富的食物有海带、紫菜、鱼贝类等。中国营养学会制订的孕妇碘推荐摄入量为每日 200μg，比孕前增加 50μg。

（三）孕妇的主要营养问题及合理营养

1. 营养问题

（1）妊娠呕吐：妊娠早期有 50%左右的孕妇出现妊娠反应，表现为食欲不振、恶心和晨起呕吐等。导致体液平衡失调及新陈代谢障碍，而使营养素摄入受到严重影响，进而造成胎儿营养障碍。若孕妇严重呕吐，易引起胎儿心脏畸形、无脑或脊柱裂等。

（2）妊娠期贫血：妊娠晚期孕妇普遍存在的营养问题是缺铁性贫血。我国孕妇贫血患病率为 30%左右，是正常妇女的 3.3 倍。我国对孕妇孕中期推荐每日铁的适宜摄入量为 25mg，孕晚期为 35mg，而目前我国孕妇摄入铁总量偏低，在 21.3mg 左右。

（3）妊娠合并高血压：妊娠合并高血压与某些营养素的不足或过多及运动量减少有关。本病发病的重要征象之一是妊娠后半期体重异常增加，诊断标准之一是孕妇每周体重增加 0.5kg以上，下肢水肿。故孕中、后期摄入能量以维持每周增重 0.5kg、能量摄入在 9830～10460kJ（2350～2500kcal）为宜。患者常有低蛋白血症，重度患者孕晚期最明显，以白蛋白减少为主，可影响胎儿生长发育及母体本身与蛋白质有关的代谢过程，进而对孕妇产生不良影响。患者血总胆固醇水平升高明显，脂代谢异常。

2. 合理营养

（1）孕初期膳食：孕早期是胚胎发育的初期，孕妇对营养的需求与孕前大致相同。但是，孕妇此时可能出现食欲不振、恶心、呕吐等妊娠反应，从而影响了营养素的摄入。因此，孕早期可以采取“少量多餐”的膳食方式，食物应清淡、可口、易消化。注意食物的多样化，合理搭配，科学烹调。注意防止妊娠反应引起孕妇营养缺乏。

（2）孕中期膳食：妊娠 4～6 个月，胎儿生长发育迅速，母体对能量和各种营养素的需要明显增加。为了防止此时期孕妇出现营养缺乏，应保证足够的能量和营养素的供给。每日的膳食应注意选择含优质蛋白质及各种维生素和矿物质的食物，如肉类、蛋类、奶类、鱼类等动物性食物和水果、蔬菜类。应注意平衡膳食，合理营养。

（3）孕末期膳食：孕末期胎儿生长发育最快。孕妇摄取的营养素不仅要满足胎儿生长发育的需求，还要满足胎儿和自身对营养素的储存需要。为了满足这些需要，孕妇应该增加对富含有优质蛋白质食物的摄取量，注意选择含钙、含铁丰富的食物，同时注意富含膳食纤维食物的摄取。要平衡膳食、适当活动，防止体重增加过快。

二、乳母营养

乳母是指产后数小时开始用母乳喂养婴儿一直到婴儿断乳的整个时期的妇女。由于乳母机体恢复和泌乳的需要，其对营养的需求远远大于妊娠时期。因此，重视乳母的合理膳食，对乳母提供足量而合理的营养供给，不仅有利于母亲产后身体恢复，还将保证乳汁的质和量，对促进婴儿的健康成长具有重要意义。

（一）乳母的生理特点

1.产褥期（坐月子） 产后一个月。此期是母体生理变化最明显的时期，特别是皮肤排泄功能旺盛，出汗量多，尤以睡眠时更明显，又由于产后卧床较多，腹肌和盆底肌松弛，易发生便秘，又因为活动较少，进食高蛋白、高脂肪的食物较多，故易发生产后肥胖。

2.营养需求大 哺乳期的营养需要大于妊娠期的需要。

（1）要逐步补偿妊娠和分娩时所损耗的营养素储备，促进器官和各系统功能的恢复。

（2）要分泌乳汁、哺育婴儿。母乳是婴儿出生后4～6个月中的唯一营养来源。在分娩后的前4～6个月中，婴儿比在9个月孕期中的体重增长一倍，所需营养皆由母乳供给。如果乳母营养不足，将会影响乳母的健康，减少乳汁分泌量、降低乳汁质量，影响婴儿健康成长。

3.基础代谢率增高 一般基础代谢比未哺乳妇女高20%。以保证自身机体的恢复和哺乳的顺利完成，为了保证分泌优质的乳汁，母体对能量、优质蛋白质、脂肪、无机盐、维生素和水的需求均相应增加。

4.血中激素水平急剧降低 胎盘生乳素在1d之内，雌激素、孕激素在1周之内降到妊娠之前正常水平。分娩后，随着雌激素水平的下降，垂体分泌的催产素却持续升高，而高水平的催产素是乳汁分泌的基础。

5.母体的子宫及其附件将逐渐恢复孕前状态，而乳房则进一步加强它的活动 哺乳有利于使产后妇女性器官和机体有关部分更快的复原。在怀孕期间，母体在正常条件下可储备约6kg的体脂，在哺乳过程中可以逐步消耗，故一部分母亲在哺乳一年后可以恢复孕前的体重，一部分母体可因哺乳而使体重比原来减少。

6.泌乳 乳腺分泌乳汁。

（1）初乳：产后第一周分泌的乳汁，浅黄色质稠，含大量的钠、氯和免疫球蛋白、铁蛋白等，初乳中蛋白质含量高于成熟乳，但乳糖和脂肪含量比成熟乳稍低，故易消化，是新生儿早期理想的天然食物。

（2）过渡乳：产后第二周分泌的乳汁，过渡乳中的乳糖和脂肪含量逐级增多，而蛋白质含量有所下降。

（3）成熟乳：产后第二周以后分泌的乳汁，呈乳白色，富含蛋白质、乳糖、脂肪乳糖和脂肪。

（二）乳母营养需要

1.能量 乳母除满足自身的能量需要外，还要供给乳汁分泌所需。母体必须以0.38MJ（90kcal）的能量才能供100mL乳汁所含的能量，按每天泌乳800mL计，则每日需额外增加能量3.04MJ（720kcal）。哺乳期基础代谢率升高10%～20%，相当于每日增加能量需求0.84MJ（200kcal）左右。我国乳母每日能量的推荐摄入量为在孕前的基础上增加2.09MJ（500kcal）。

2.蛋白质 乳母膳食中蛋白质的质和量都会影响乳汁的分泌量和蛋白质氨基酸的组成。人乳蛋白质含量平均为11g/L，如每日泌乳800mL，则需要蛋白质8.8g。由于膳食蛋白质转化为乳汁蛋白质的转换率为70%，故泌乳800mL，需消耗蛋白质12.6g。如果膳食供给的蛋白质生理价值低，则转变成乳汁蛋白质的效率会更低。因此，乳母每日蛋白质的摄入量应在原基础上增加20g，其中优质蛋白质最好占1/3～1/2。

3.脂肪 脂肪是乳儿能量的重要来源，乳儿中枢神经系统的发育及脂溶性维生素的吸收也需要脂肪，故乳母膳食中应有适量的脂肪。乳母应多吃些鱼类，尤其深海鱼类，可以增加DHA(C22：6)的摄入量，有利于婴儿脑神经和视力的发育。乳母脂肪的摄入量以占总能量的25%左右为宜。

4. 水分 乳汁分泌量与摄入的水量密切相关，摄入水分不足时，直接影响泌乳量。乳母除每天喝白开水外，还要多吃流质食物，多喝骨头汤、肉汤、鸡汤、蛋汤、鱼汤等。为了促进乳汁分泌，乳母要多食猪蹄炖花生仁或大豆、鲫鱼汤等。

5. 维生素

(1)脂溶性维生素大多数脂溶性维生素不能通过乳腺进入乳汁。而初乳中维生素A的含量高于成熟乳。所以，乳母膳食中应保证有丰富的维生素A。我国营养学会建议乳母膳食维生素A的摄入量是每日1200μg。

母乳中维生素D含量很低，婴儿必须多晒太阳或补充鱼肝油等维生素D制剂。乳母补充维生素D有利于钙的吸收。乳母每日膳食维生素D的摄入量建议为10μg。

(2)水溶性维生素大多数水溶性维生素能通过乳腺进入乳汁中，所以，乳母膳食中应保证各种水溶性维生素的供给，以满足母体的需要。

维生素B_1能促进乳汁分泌。尤其当机体处在缺乏状态时，大量补充可以增加泌乳量。但是，膳食中的维生素B_1进入乳汁的转化率仅为50%，所以，乳母要注重维生素B_1的摄入。

6. 矿物质

(1)钙：乳汁中钙含量较为稳定，不受乳母膳食中钙水平的影响，但当膳食中钙摄入量不足时，虽然不会影响乳汁的分泌量，但仍可能会动用母体骨钙贮备，以保持乳汁中钙含量的稳定。乳母常因钙摄入不足发生缺钙症状，表现为腰背酸痛、小腿肌肉痉挛等，严重的则出现骨质软化症。因此，乳母应多食一些高钙食物(如乳及乳制品、虾米皮、海带、豆制品等)及富含维生素D的食物(如动物肝、鸡蛋等)，此外，还要多晒太阳。乳母每日膳食中韩的适宜摄入量为1200mg/d。可耐受的最高摄入量为2000mg/d。

(2)铁：铁不能通过乳腺输送到乳汁，故乳汁中铁的含量极低，仅为0.1mg/100mL，不能满足乳儿的需要。乳母本身为防治贫血及促进产后身体恢复，也应多食含铁丰富且吸收率高的食物及富含维生素C的食物。乳母每日膳食中铁的适宜摄入量为25mg/d。可耐受的最高摄入量为50mg/d。

(3)其他：碘200μg/d，锌20mg/d，硒50μg/d。

(三)乳母合理营养

由于乳母的膳食将影响两代人的健康。所以，整个哺乳期乳母都应保证膳食的合理性。并且要在不同的哺乳阶段进行合理的调配。

1. 产褥期膳食 产褥期是指产妇分娩后机体逐渐恢复到未孕状态的一段时间。一般需要1个月。由于分娩造成的失血和体力消耗需要补充和恢复，所以，产褥期的膳食应营养丰富、容易消化。

(1)食用易消化的半流质食物：产后1h可进食。由于产褥期出汗量多，红糖水、蒸蛋羹、鲫鱼汤、排骨汤、鸡汤、米酒煮蛋等，汤里加黄花、木耳、花生米，以及吃芝麻、红糖等，对补充蛋白质、钙、铁等微量元素和水分有利，并可促进乳汁的分泌。

(2)注意补充蛋白质与铁：分娩失血丢失大量的蛋白质和铁，注意补充。

(3)注意膳食纤维补充，防止便秘。

(4)有会阴撕裂伤3度缝合的，应给无渣膳食1周，以防止因排便再次撕裂。

(5)剖宫产的产妇，应在胃肠蠕动进食流食，忌食牛奶、豆浆、蔗糖等产气食物。

2.哺乳期膳食　为了保证乳汁的质和量，应该重视乳母在整个哺乳期对各种营养素的高标准的需求。

(1)食物种类齐全多样化，粗细粮搭配、膳食多样化：乳母膳食中的主食不能太单一，更不可只吃精白米面，应做到粗细搭配，适当配备一些杂粮如燕麦、荞麦、玉米、小米及赤豆、绿豆等。这样可以增加维生素 B_1 等B族维生素的供给，并可使谷类蛋白质起到互补作用，以提高蛋白质的生物价值。

(2)保证供给充足的优质蛋白质：动物性食物如鸡蛋、禽肉类、鱼、奶等可提供优质蛋白质，宜多采用。乳母每天摄入的蛋白质应保证1/3以上来自动物性食物。此外，大豆类食品也是优质蛋白质的重要来源，乳母可多选用一些豆制品如豆腐、豆腐干等，尤其是经济条件不太充裕者可多选用大豆类食品以补充优质蛋白质。

(3)多食含钙、铁丰富的食品：乳及乳制品含钙量高，质优易于吸收利用，是最好的钙来源，乳母每天建议饮200mL以上的奶。经常食用一些含钙丰富的食物，如小鱼、小虾、虾皮、豆类和深绿色蔬菜等。烹调时可将小鱼用油炸酥连骨吃最好。必要时可适当补充骨粉、优质的钙制剂，但无须过分补充。含铁高的食物，如动物的肝、肉类、鱼类、某些蔬菜(如油菜、菠菜等)、大豆及其制品等。

(4)重视摄入新鲜蔬菜、水果、海产品：新鲜蔬菜和水果含有多种维生素、矿物质，同时还含有纤维素、果胶和有机酸等成分，可增进食欲，防止便秘，促进乳汁分泌，是乳母不可缺少的食物，每天要保证供应500g以上，蔬菜应多选用有色蔬菜。海产品可以供给适量的碘。

(5)注意烹调方法：动物性食品如畜、禽肉类以煮或煨为最好，少用油炸。食用时要同时喝汤，这样既可增加营养，又可补充水分，有利于乳汁的分泌。如经济条件有限，可用骨头汤配以适量黄豆、豆腐和青菜等来代替。蔬菜的烹调要注意尽量减少维生素C等水溶性维生素的损失。煮汤或炒菜可加木耳、黄花、蘑菇、海带、紫菜等菌藻类食物，对补充钙、铁、碘、锌、硒等微量元素很有好处。

(6)其他：应避免摄入高盐饮食和盐渍食品，少摄入刺激性大的食品(如某些香辛料)，母亲尽量避免吸烟、饮酒、喝咖啡等。

(刘蕊)

第四节　婴幼儿营养

婴儿是指从出生到1岁的孩子，其中出生后28d内为新生儿期。幼儿是指1～3岁的孩子。婴幼儿营养状况会影响个体一辈子的健康状况，如婴幼儿营养不良不仅造成体重减轻、身材矮小，而且影响其智力和免疫功能。而此时期的营养过剩也会为成人后的心血管疾病、糖尿病等埋下隐患，所以，合理的营养对婴幼儿来讲至关重要。

一、婴幼儿的生理特点

(一)生长发育迅速

婴幼儿期是人一生中的第一个生长发育高峰期。正常婴儿出生时的平均体重约为3kg，1

岁时体重增加至 9kg 左右，是出生时的 3 倍，3 岁时达到出生时的 4 倍。出生时身高平均约 50cm，到 1 岁至 75cm 左右，是出生时的 1.5 倍，3 岁时达到出生时的 2 倍，约 100cm。6 个月时脑重量是出生时的 2 倍。1 岁时，脑重达到 0.9～1kg，接近成人脑重的 2/3，其中出生后的前 6 个月时脑发育的关键期。另外，幼儿期的孩子已能独立行走，活动量也大大增加。幼儿的智力、感知、心理、语言发育也加快，思维能力增强，开始体现出个性特征和独立性。

(二)消化系统功能较差

婴幼儿期消化系统的功能比较弱。婴儿口腔及胃肠黏膜柔嫩，血管丰富，食物的温度、硬度等不当易造成刺激或损伤。胃容量小，婴儿期仅为 30～50mL，幼儿期增至 300～500mL。6 个月左右开始萌出乳牙，20 颗乳牙到 2 岁才能出齐，咀嚼食物的能力较差。神经系统发育不完善，吞咽功能不协调。婴儿期唾液腺发育不完善，唾液分泌量少且淀粉酶的含量低，胃酸和其他消化酶的分泌量也较少，对食物的消化能力较弱，故对母乳以外的食物耐受力差。

二、婴幼儿的营养需要

婴幼儿良好的生长发育需要充足的营养物质做基础，其营养需要量高于成人及大龄儿童。

(一)蛋白质

蛋白质是构成机体组织的重要成分。婴幼儿期的快速生长发育，使其对蛋白质的需求量相对较高，且对优质蛋白的需求比例高于成人，应达到总蛋白量的 50%。如果膳食中蛋白质供给不足，不仅导致婴幼儿的生长发育迟缓，而且可引起机体抵抗力的下降．出现消瘦、多病等现象。我国营养学会推荐的婴幼儿蛋白质摄入量为：母乳喂养的婴儿 1.5～2g/(kg・d)，以牛乳喂养的婴儿 2～3g/(kg・d)，混合喂养的婴儿 3g/(kg・d)。

(二)脂肪

脂肪既是必需脂肪酸的主要来源，又可促进脂溶性维生素的吸收。脂肪中的多不饱和脂肪酸(DHA、EPA 等)对婴幼儿神经组织的发育及视觉发育有着重要的作用。婴幼儿时期脂肪的需求量高于成年人。若摄入不足，易引起婴幼儿维生素 A、维生素 D 的缺乏，体重下降，皮肤干燥。一般母乳和牛乳中的脂肪均能满足婴幼儿的需求，但母乳中的脂肪更易被婴幼儿消化吸收。我国营养学会推荐，婴幼儿每日膳食中脂肪能量占总能量的适宜比例为：6 个月以内婴儿占 45%～50%，7～12 个月占 35%～40%，1～3 岁占 30%～35%。

(三)碳水化合物

婴幼儿热能的主要来源是碳水化合物。给婴幼儿供给充足的碳水化合物，不仅能满足婴幼儿对能量的需求，还可对蛋白质起到保护和节约作用，使摄入的蛋白质有利于参与婴幼儿的组织合成与更新，促进其生长发育。碳水化合物也是脑细胞代谢的基本物质。过多摄入碳水化合物可引起小儿腹泻与龋齿的发生。乳类中的乳糖在肠道内完全溶解，以消化吸收，乳糖在肠道内发酵产酸，既有利于钙的吸收，又可抑制大肠菌群的繁殖。葡萄糖、果糖、蔗糖也易被婴幼儿吸收。因出生后 3 个月内，婴儿体内缺乏淀粉酶，故不易消化淀粉类食物。我国营养学会推荐 2 岁以内的婴幼儿，每日膳食中碳水化合物能量占总能量的比例为：40%～60%，2～3 岁占 55%～65%。

(四)能量

婴幼儿的生长发育迅速、合成代谢旺盛，对能量的需要相对较高。其能量消耗包括：基础代谢(占总能量消耗的60%)、食物特殊动力作用(占总能量消耗的10%左右)、活动消耗(主要表现有手足活动、啼哭、吸奶等,这部分能量消耗与其活动量的大小有关)、储存能量(维持婴幼儿生长发育所需的能量,占总能量的25%~35%)。如能量供给不足,将导致婴幼儿生长发育迟缓、消瘦,甚至死亡。能量摄入过多则可导致肥胖。我国营养学会推荐的婴幼儿能量摄入量为:0~1岁(不分性别)0.4MJ/d(95kcal/d)。1~2岁男童为4.60MJ/d(1100kcal/d),女童为4.40MJ/d(1050kcal/d)。2~3岁男童为5.02MJ/d(1200kcal/d),女童为4.81MJ/d(1150kcal/d)。

(五)矿物质

1.铁　正常出生的新生儿体内铁的储备可满足婴儿4~6个月的需要求。出生后4个月(早产儿、低体重儿出生后2个月)体内储存的铁逐渐耗尽,应及时添加富含铁的食物,如不及时补铁极易产生缺铁性贫血。母乳和牛奶中铁含量较低(分别为1mg/L、3mg/L),但母乳中铁的吸收利用率较高,可达50%,牛奶仅为10%左右。6个月到2岁是患缺铁性贫血的高峰年龄。我国营养学会推荐的婴幼儿铁的摄入量为:0~6个月0.3mg/d,7~12个月10mg/d,1~3岁12mg/d。

2.钙　新生儿体内的钙含量约为体重的0.8%,因此,生长发育过程中需要储备大量的钙。婴儿所需要的钙主要来源于母乳,虽然母乳的钙含量(34mg/L)低于牛奶(117mg/L),但是母乳中的钙磷比例适宜(2∶1),易于吸收,所以,母乳喂养的婴儿一般不会引起钙的明显缺乏。大豆类食品含钙量高,6个月以后的婴儿可在辅食中适当添加。我国营养学会推荐婴幼儿的钙摄入量为:0~6个月300mg/d,7~12个月400mg/d,l~3岁600mg/d。

3.锌　锌参与体内多种辅酶的形成,对味觉形成、细胞分化、食物消化等多种生理功能均有影响。正常新生儿体内锌储备较少,当膳食摄取不足时,易引起婴幼儿生长发育迟缓、味觉异常、脑发育受损等现象。母乳的锌含量与牛奶基本相似。我国营养学会推荐婴幼儿锌的摄入量为:0~6个月1.5mg/d,7~12个月8.0mg/d,1~3岁9.0mg/d。

4.碘　碘缺乏症是世界性疾病,在我国一些地区依然存在。虽然机体对碘的需求量不高,但碘对婴幼儿的生长发育有着非常重要的作用。缺碘不仅可引起婴幼儿生长发育迟缓,而且可引起智力低下、聋哑等症状。我国通过采取普及碘盐的预防措施,对碘缺乏病发生的预防已取得了显著的成效。但在婴幼儿喂养过程中仍需要重视碘的补充。海带、紫菜等海产品均为含碘丰富的食物。我国营养学会推荐的婴幼儿碘的摄入量为0~3岁50μg/d。

(六)维生素

各种维生素对婴幼儿的生长发育都有极为重要的作用。婴幼儿期新陈代谢旺盛,维生素的需要量高于成人。若乳母饮食营养合理,母乳喂养的婴儿通常不会发生维生素缺乏。但母乳和牛奶中的维生素A、维生素D含量较低,若没有通过其他食物合理补充或缺乏户外活动,则容易出现佝偻病及生长发育迟缓、眼干燥症、夜盲症等现象。所以,婴幼儿可适当补充鱼肝油等维生素A、维生素D制剂,须在医生指导下服用,以防摄入过量。

三、婴幼儿的合理营养

(一)母乳喂养

母乳是6个月以下婴儿最理想的天然食物,是人类哺育下一代最合理的喂养模式。母乳可分为初乳、过渡乳和成熟乳。产后3~5d以内的乳汁即为初乳,其中蛋白质含量高且富含抗体等物质，可提高婴儿免疫力。过渡乳是指产后 13d 至满月时的乳汁，满月后的乳汁即为成熟乳。

1. 母乳喂养的优点

(1)营养物质最符合婴儿生长发育的需要：母乳中的蛋白质以乳清蛋白比例最高，乳清蛋白在胃内形成的凝块较小，易于消化吸收。母乳蛋白质中必需氨基酸的比例与婴儿的需要非常接近，利用率高。母乳中含有一定量的牛磺酸，对婴儿的脑发育、视力、胆汁代谢有重要作用。母乳中富含花生四烯酸、DHA(二十二碳六烯酸)，对婴儿的脑发育和视网膜发育有重要意义，丰富的亚油酸、亚麻酸可预防婴儿湿疹。母乳中含有乳脂酶，有利于婴儿对脂肪的消化。母乳中乳糖含量较高，在肠道细菌的作用下产酸，既有利于机体对钙的吸收，又有利于抑制肠道致病菌的繁殖，调节肠道的菌群平衡。母乳中的钙含量虽低于牛奶，但因合适的钙磷比例，吸收较好，母乳中铁的生物利用率是牛奶的 5 倍。母乳中多数维生素能满足 6 个月以内婴儿需要。

(2)母乳喂养经济、方便、卫生：母乳的温度适宜，清洁卫生、新鲜而不变质、不易发生污染，健康的母乳几乎是无菌，并可随时供给婴儿，不受时间、地点的限制，故又经济又方便。母乳喂养的婴儿极少发生母乳过敏或者是不耐受，避免了许多疾病的发生。

(3)母乳喂养可促使母婴的感情交流：母乳喂养使婴儿有温暖感、安全感，通过母亲的拥抱、抚摸及母子间的眼神交流等使母婴之间密切接触，建立亲密的感情，可促进婴儿的智力发育。

(4)提高免疫功能：母乳含有丰富的免疫蛋白和免疫细胞，如分泌型免疫球蛋白、溶菌酶、巨噬细胞、双歧因子、淋巴细胞等多种免疫物质，能够增强婴儿早期的抗病能力，降低婴儿腹泻、呼吸道的感染。

(5)有利于牙齿发育和保护婴儿：吸吮时肌肉运动有助于面部的正常发育，并且可以预防因为奶瓶喂养而引起的龋齿。

(6)有利于母亲的产后康复：哺乳时婴儿不断吸吮乳房，反射性地引起催产素的分泌，促进子宫收缩，减少产后出血，有助于母体的产后恢复。

2. 母乳喂养的方法

(1)尽早喂奶：婴儿出生后 1～2h 就可进行哺乳，或在产后 5～6h 婴儿清醒时喂奶。新生儿与生俱来就有吸吮的能力，及早给婴儿吸母乳，通过吸吮可反射性的刺激垂体分泌泌乳素，使乳汁分泌增多。若在产后 12h 内不喂奶，乳房会胀大、变硬、疼痛，反而会使乳汁分泌越来越少。

(2)按需哺乳：哺乳时不应严格规定哺乳的间隔时间，应母婴同室、按需哺乳，这样才能满足婴儿生长发育的需要。大多数婴儿每 2～3h 需哺乳一次。哺乳时，乳母的哺乳姿势要正确，应待一侧乳房吸空后换另外一侧，两乳交替进行。哺乳结束后应将抱起婴儿，轻拍其背以排出胃部空气，防止溢奶。

3. 断奶过渡期的喂养

(1)概念：婴儿从单纯依靠母乳喂养逐渐过渡到完全由母乳以外的食物来喂养的过程称为断奶过渡期，这一过程通常从婴儿 4～6 个月开始，持续到 10～12 个月或更长。随着婴儿逐渐长大，母乳的质和量逐渐不能满足婴儿的需求，此时应该逐步添加一些食物作为补充，除母乳以外给婴儿添加的任何食物称为辅食。

(2)辅食添加原则:添加辅食应该根据婴儿生长发育的不同时期所能够接受的食物品种和摄入量科学地进行。应遵循适时适量、由一种到多种、由少到多、由液体到固体、由稀到稠的基本原则(表12—1)。

表12—1　婴儿添加辅食的顺序

月龄	添加的辅食	供给的主要营养素
1～2个月	鲜果汁、蔬菜汁、鱼肝油	维生素A、维生素C、维生素D和无机盐
4～6个月	蛋黄、鱼泥、豆腐、动物血、水果泥、烂粥	维生素A、维生素C、B族维生素、能量、蛋白质、铁
7～9个月	烂面片、烤馒头片、饼干、鱼、蛋、肝泥、肉糜	维生素A、B族维生素、能量、动物蛋白质、铁、
10～12个月	粥、软饭、挂面、馒头、面包、肉、油、豆制品、蔬菜、水果	B族维生素、能量、无机盐、蛋白质、纤维素

(二)混合喂养

因为母乳量不足或其他原因,在母乳喂养的同时,采用牛奶或其他代乳品补替代部分母乳的喂养方式称为混合喂养。混合喂养的原则是:先喂母乳,再喂牛奶或代乳品。每日哺乳不得少于3次。6个月前以乳类为主,6个月后除乳类外可适当补充豆类和谷类等食物。

(三)人工喂养

因各种原因无法母乳喂养时,完全采用牛奶或其他代乳品喂养婴儿的方式称人工喂养。人工喂养时应尽量采用牛奶、鲜羊奶、奶粉或配方奶等乳制品。人工喂养时的代乳品成分应尽量接近母乳的营养,加工处理时要注意清洁卫生。

1.婴儿配方奶粉　婴儿配方奶粉参考母乳的成分及婴儿不同阶段的需求制作而成,其营养素与母乳相似,易消化吸收,是人工喂养的良好选择。但配方奶粉缺乏母乳中所特有的免疫因子和生物活性物质,故仍不能替代母乳。使用婴儿配方奶粉时可按产品说明书进行调制和喂哺。

2.牛奶　鲜牛奶是常见的母乳代乳品,因其营养成分与人乳有一定的差异,故需要适当将牛奶稀释,新生儿期通常是2份牛奶+1份水(2/3奶),以后过渡到3/4奶,4/5奶,满月后可吃全奶。牛奶稀释后还需要加5%～8%的葡萄糖或蔗糖(牛奶乳糖是人奶的60%),煮沸3～4min即可。

(四)幼儿的合理营养

幼儿期的生长发育虽然比婴儿期缓慢,但与成人相比仍然非常旺盛,对各种营养物质的需求量也高。但幼儿的消化能力并不完善,因此,需要增加餐次,重视其膳食的合理性。

1.平衡膳食,合理营养　幼儿膳食应多样化。在以谷类食物为主的基础上,应有一定量的牛奶、瘦肉、鱼类、大豆及豆制品、蔬菜和水果等,以供给优质蛋白质、维生素和矿物质等营养物质。应注意奶类是每天中不可缺少的食物,每天至少饮用牛奶350mL,有条件可达500～600mL。

2.合理搭配,科学烹调　提供给幼儿的食物不仅要有合理的搭配,还应注意科学的烹调和加工。烹调的食物要做到易消化,既要保持营养成分不被破坏,又要使食物的色、香、味俱全,以增进幼儿食欲。避免油炸、质地粗糙或刺激性强的食物。另外,含糖高的食物(巧克力、糖果、含糖饮料等)不宜多吃。

3.少量多餐,养成良好的膳食习惯　因幼儿的营养需要量高而胃容积小,所以,除每日三餐外,还应增加两次点心,加餐的食物可以是牛奶、水果、坚果类。每次进餐要提供合适的用具、地点、良好的进餐环境,按时进餐,鼓励幼儿自己进食,做到不挑食、不偏食、不乱吃零食,培养幼儿良好的饮食习惯,并注意饮食卫生。

四、婴幼儿常见的营养问题

(一)缺铁性贫血

缺铁性贫血是6个月至3岁婴幼儿常见的营养缺乏症。因乳类食物含铁量较少,而且婴儿体内的储备铁只能满足出生后4～6个月的需要,若膳食摄入不足则极易发生,尤其是多胎及早产儿更容易发生。研究表明,婴幼儿铁缺乏不仅影响生长发育,还可引起听觉功能异常改变。为预防缺铁性贫血,应从4个月起补充富含铁的食物(肝泥、肉糜、蛋黄等),同时适当补充富含研究维生素C的食物以促进铁吸收。

(二)佝偻病

佝偻病主要发生在3岁以下的婴幼儿,在寒冷季节或寒冷地区出生的婴儿更多见。主要表现为:方颅、囟门闭合迟缓、鸡胸、X形或O形腿。为预防佝偻病,可增加体内维生素D的合成,从而达到预防效果。

(三)食物过敏

因遗传因素或胃肠功能发育不完善,婴幼儿对添加的辅食可产生过敏反应,出现腹泻、哮喘、湿疹等表现,少数也可出现全身性的过敏反应,甚至死亡。引起婴幼儿食物过敏常见的食物是牛奶和鸡蛋。避免过敏最有效的方法是出生后前4个月纯母乳喂养。

(四)锌缺乏症

因摄入不足或吸收利用障碍导致锌缺乏症在我国婴幼儿中较为常见。婴幼儿缺锌可引起生味觉减退、食欲不振、长发育迟缓、复发性口腔溃疡、免疫力下降、生殖器官发育不良等。预防锌缺乏症,应按时添加蛋黄、鱼、动物内脏等富含锌的食物,及时纠正婴幼儿偏食、挑食的不良饮食习惯。

五、婴幼儿喂养指南

1.0～6月龄婴儿喂养指南　①纯母乳喂养。②产后尽早开奶,初乳营养最好。③尽早抱婴儿到户外活动或适当补充维生素D。④给新生儿和1～6月龄婴儿及时补充适量维生素K。⑤不能用纯母乳喂养时,宜首选婴儿配方食品喂养。⑥定期监测生长发育状态。

2.6～12月龄婴儿喂养指南　①奶类优先,继续母乳喂养。②及时合理添加辅食。③尝试多种多样的食物,膳食少糖、无盐、不加调味品。④逐渐让婴儿自己进食,培养良好的进食行为。⑤定期监测生长发育状态。⑥注意饮食卫生。

3.1～3岁幼儿喂养指南　①继续给予母乳喂养或其乳制品,逐步过渡到食物多样。②选择营养丰富、易消化的食物。③采用适宜的烹调方式,单独加工制作膳食。④在良好的环境下规律进餐,重视良好饮食习惯的培养。⑤鼓励幼儿多做户外游戏与活动,合理安排零食,避免过瘦与肥胖。⑥每天足量饮水,少喝含糖高的饮料。⑦定期监测生长发育状态。⑧确保饮食卫生,严格餐具消毒。

(刘蕊)

第五节　儿童、青少年营养

儿童期通常分为两个阶段，3～6 岁为学龄前儿童，7～12 岁为学龄儿童。青少年期亦称为青春期，通常指 13～18 岁的人群。

一、学龄前儿童的营养

（一）学龄前儿童生理特点

1. 生长发育　学龄前儿童与婴幼儿比较生长速度相对缓慢，但代谢仍比较旺盛。此时，每年体重增加约 2kg，身高增长 5～7cm。头围增长缓慢，每年增加不到 1cm，四肢迅速加长，且活动能力加强。神经系统发育逐渐完善，但脑细胞的体积和神经纤维的髓鞘化仍然继续。

2. 咀嚼和消化功能仍不够完善。

3 岁儿童 20 颗乳牙已出齐，6 岁时第一颗恒牙可能萌出，但咀嚼能力仅达到成人的 40%，消化能力也仍有限，对固体食物需要较长时间适应。

3. 心理发育不完善，注意力分散，喜欢模仿。

4. 对外界有害因素的抵抗力较弱。

（二）学龄前儿童营养需求

1. 能量　此期生长发育速度减慢，故生长发育所需能量占的比例相对减少，基础代谢的能量消耗约为总能量的 60%，约为 44kcal/(kg · d)。该时期孩子的活动能力提高，活动范围不断扩大，所以，每日所需能量仍然高于成年人。若能量供给不足，不仅导致体重下降. 其他营养素的功效也将受到影响。相反，能量摄入过多也会导致肥胖。我国营养学会推荐的学龄前儿童能量每日摄入量为 1300～1700kcal，其中男孩略高于女孩。

2. 蛋白质　学龄前儿童对蛋白质的需要量仍然较多，生长发育每增加 1kg 体重约需 160g 的蛋白质积累。膳食中应注意选择富含优质蛋白质食物。我国营养学会推荐的学龄前儿童每日蛋白质摄入量为 45～60g，蛋白质供能应占总能量的 14%～15%，其中优质蛋白质应占总蛋白量的 50%。

3. 脂肪　学龄前儿童生长发育的能量、免疫功能、脑发育和神经髓鞘的形成都需要脂肪，尤其是必需脂肪酸。我国营养学会推荐的学龄前儿童脂肪摄入量 4～6g/(kg · d)，占总能量的 30%～35%，亚油酸供能不应低于总能量的 3%，亚麻酸供能不低于总能量的 0.5%。

4. 碳水化合物　学龄前期儿童基本完成了从以奶和奶制品为主到以谷类为主的过渡。谷类所含有的丰富碳水化合物是其能量的主要来源。我国营养学会推荐学龄前儿童碳水化合物摄入量 15g/(kg · d)，占总能量的 50%～60%，但不宜用过多的糖和甜食，而应以含有多糖的谷类为主，如大米、面粉、红豆、绿豆等各种豆类。

5. 维生素　维生素是促进儿童生长、维持机体生命活动、提高机体抵抗力的重要物质。由于我国居民膳食结构中动物性食物比例较低，所提供的维生素 A 数量不多，机体维生素 A 的主要来源是蔬菜中的胡萝卜素，但胡萝卜素在体内的利用率较差。因此，学龄前儿童应该注意多食用含维生素 A 的动物性食物。另外，维生素 D 对促进儿童骨骼和牙齿的正常发育起着重要的作用，缺乏容易导致佝偻病。我国营养学会推荐学龄前儿童维生素 A 每日摄入量为 400～500μg 视黄醇当量。维生素 D 的摄入量为每日 10μg。

6. 矿物质　学龄前儿童骨骼发育和增长速度较快，机体对矿物质尤其是钙、磷、铁的需求量高。我国营养学会推荐 4～6 岁儿童钙的适宜摄入量为每日 800mg，铁的适宜摄入量为每日 12mg。

（三）学龄前儿童的营养问题

此期儿童由于活动范围扩大，兴趣增多，易出现饮食无规律、偏食、吃零食过多等，影响了营养素的摄入与吸收。微量元素如铁、锌及维生素的缺乏是这一时期常见的营养问题。在贫困农村，蛋白质、能量摄入不足仍然是比较突出的问题。城市儿童因脂肪类食物摄入过多或运动减少造成的肥胖问题日趋严重。

（四）学龄前儿童的合理营养

1. 合理搭配、平衡膳食　学龄前儿童的膳食应足量而多样化，注意食物的选择和合理搭配，以满足他们对各种营养素的需要。烹调加工应注意食物的色、香、味、形，既要引起食欲，又要易于消化。

2. 合理膳食制度　三餐两点，早餐、早点占 30%。午餐、午点占 40%。晚餐占 30%。午餐宜丰盛，午点低能量，晚餐宜清淡。

3. 培养良好的饮食习惯　学龄前儿童已有一定的认知能力和行为能力，且有较强的模仿能力，家长应注意自己的饮食行为，同时注意培养儿童良好的饮食习惯，如按时进餐，不挑食、不偏食、不边玩边吃等。

（五）学龄前儿童的膳食指南

1. 食物多样，谷类为主。

2. 多吃新鲜蔬菜和水果。

3. 经常吃适量的鱼、禽、蛋、瘦肉。

4. 每天饮奶，常吃大豆及其制品。

5. 膳食清淡少盐，正确选择零食，保证正常体重增长。

6. 食量与体力活动要平衡，保证体重正常增长。

7. 不挑食、不偏食，培养良好的饮食习惯。

8. 吃清洁卫生、未变质的食物。

二、学龄儿童的营养

（一）学龄儿童的生理特点

学龄儿童期生长发育保持相对平稳，当女孩到 10 岁，男孩到 12 岁时起，生长发育突然增快，体重年增值 4～5kg，个别达 8～10kg，因此，学龄儿童的后期进入生长发育的高峰期，对各种营养素的需要量大大增加。在生长发育过程中，各系统器官发育快慢不一，6 周岁儿童脑重已达 1200g，为成人的 90%，之后虽仅增加 10%，但脑细胞的结构和功能却进入复杂化的成熟过程。生殖系统在 10 岁前，几乎没有发展，而 10 岁后即开始迅速发育。

（二）学龄儿童营养需求

1. 热能　此期基础代谢率较高，体力、脑力活动对能量的需求大，随生长加速其能量需求接近或超过成年人。我国营养学会建议儿童热能供给量为 6～10 岁 1800～2100kcal，10～13 岁 2300kcal。

2. 蛋白质　学龄儿童正处于生长发育时期，所需要蛋白质多，各种氨基酸的需要量按单位体重计算高于成人,我国7～12儿童的蛋白质供给量占热能的12%～14%,即6～10岁为60～70g,10～12岁为70～75g。

3.矿物质　中国营养学会建议,儿童钙供给量6～10岁为每天800mg,10～12岁1000mg。学龄儿童时期生长发育旺盛,造血功能也大大增加,对铁需要较成人高。我国营养学会建议铁的供应量6～12岁的儿童每天12mg,若从食物中摄入不足时,可用含铁的强化食品或铁制剂来补充,以满足生理需要。锌的摄入7～12岁为15mg。儿童缺碘生长和智力发育都会受影响,因此,要多吃些海带等海产品。缺碘地区更应供给加碘的食盐。

4.维生素　我国营养学会推荐维生素A每日摄入量700视黄醇当量。维生素D的摄入量为每日10μg。

(三)学龄儿童常见的营养问题

学龄其儿童的营养问题比较多见,主要是早餐摄入不足及早餐质量较差。因挑食、偏食等导致的营养不良,常见的有缺铁性贫血、维生素A缺乏、B族维生素缺乏、锌缺乏等。看电视时间过长,体力活动减少,饮食不平衡而导致超重和肥胖在这一时期也比较突出。

(四)学龄儿童的合理营养

1.平衡膳食　充足丰富的能量和营养素,不但是自身生长发育的需要,还是其完成学业任务、各种活动及训练的需要,所以,更应注意合理膳食。要引导孩子的膳食做到荤素搭配、粗细搭配、主副食搭配、干湿结合。一般男孩子的食量不应低于父亲,女孩子不低于母亲。

2.合理饮食制度,保证早餐　在一日三餐的基础上,学龄儿童尤其应注意早餐的摄入。良好的早餐应有足够的能量和充足的优质蛋白质,另外,也应注意早餐中维生素和矿物质的供应。早餐供给的能量应相当于全日总能量的25%～30%。另外,还可以适当的安排课间加餐。

3.培养良好的饮食习惯　在学校应进一步培养学龄儿童养成良好的饮食习惯。教育他们不挑食、不节食、少吃零食,饮用清淡饮料,控制糖的摄入,同时应重视饮食卫生和户外活动。

三、青少年的营养

(一)青少年的生理特点

1.体格发育明显加快　青少年期是人生长发育的第二个高峰期。男女生青春发育期的年龄有所不同,女生一般10岁左右开始,17岁左右结束,男生一般12岁左右开始,22岁左右结束。男生身高平均增长28cm,女生25cm,男生体重每年增长8～10kg,女生7～9kg。

2.生殖系统迅速发育　随着性器官的发育成熟,第二性征逐步出现,性意识和情感生活日益丰富。

3.智力和心理发展达到较完善阶段　青春发育期青少年的心理和智力发展达到高峰,思维活跃,社交活动增强,具有一定程度的独立性和自主性。

(二)青少年的营养需要

1.能量　青少年参与的各种活动多且活动量大,学习负担重,对能量的需求量超过一般成年人,而且男性高于女性。我国营养学会建议青少年能量RNI为男:每天2400～2900kcal,女:2200～2400kcal。

2.蛋白质　因大量的活动和快速的生长发育.机体不仅对蛋白质的需求量增加.而且需

要大量优质蛋白质以满足机体的需要。我国营养学会建议青少年蛋白质摄入为每天 75～85g，其中优质蛋白质应占总蛋白量的 40％～50％。

3. 矿物质 因青春期骨骼增长速度快，性器官的成熟等，机体对钙、磷、铁等矿物质的需要显著增加。钙、磷供给不足，不仅影响青少年的生长发育，并有可能导致骨质疏松、肌肉抽搐和疼痛。铁摄入不足可引起缺铁性贫血，特别是女性由于月经失血，铁丢失增加，更易发生铁的缺乏。我国营养学会建议青少年钙的适宜摄入量为每天 1000mg。女性青少年铁的适宜摄入量为每天 18～25mg、男性每天 16～20mg，女性青少年锌的推荐摄入量为每天 15. 0～15. 5mg、男性每天 18～19mg。

（三）青少年常见的营养问题

青少年时期由于快速生长发育，膳食中某些营养素，如蛋白质、铁、钙、锌、碘摄入不足的现象在某些地区时有发生。其他营养素的不足也会在特定条件下发生。当前，膳食中营养素不均衡导致青少年体重超重和肥胖症已成为社会的公共卫生问题。因此，全面、充足与均衡的营养是保证青少年正常发育的物质基础。

（四）青少年合理膳食

1. 保证能量的需求 青少年对能量的需求量较高。膳食中应多提供富含碳水化合物的食物。每天吃一定量的粮谷类食物，不仅是碳水化合物的主要来源，还可以补充机体对 B 族维生素的需要。

2. 注重优质蛋白质的充足供给 青春期生长发育速度加快，机体的合成代谢旺盛，加之学习任务重、活动量大，需要足量的蛋白质补充。膳食中应注意提供如鱼、蛋、肉、奶及豆类等富含优质蛋白质的食物，以保证机体需要。

3. 坚持良好的膳食习惯 青少年膳食更应注意坚持良好的习惯。不应该因主观意识、自身嗜好或者外界因素的影响挑食、禁食，从而造成某些维生素或者微量元素的缺乏，如本来就容易缺乏的维生素 A、维生素 D、铁、锌的摄入不足而影响健康。

4. 防止肥胖、避免盲目节食 当前有不少青少年尤其是女性为了减肥而盲目节食，从而造成低血糖、厌食症，不仅导致注意力减退、记忆力下降，影响学习成绩，而且可能会造成机体代谢紊乱，对健康形成不良影响。相反，如果摄入过多的食物，尤其是油炸、巧克力、糖等高能量的食物，容易造成过重或者肥胖。所以，青少年更应注意平衡膳食，同时进行适当的体育锻炼，以维持体重的正常。

（五）学龄儿童、青年膳食指南

①三餐定时定量，保证吃好早餐，避免盲目节食。②吃富含铁和维生素 C 的食物。③每天进行充足的户外运动。④不抽烟、不饮酒。

（刘蕊）

第六节 中老年人营养

我国对中老年人的划分标准是 40～60 岁为中年人，60 岁以上为老年人。2000 年我国 60 岁以上的老年人数已经达到 1. 3 亿，占人口总数的 10％。中老年阶段，人体逐渐进入了生理的衰退期，也是人体各种慢性病的高发期，因此，中老年人群的合理营养至关重要。

一、中年人的营养

中年是从青年到老年的过渡阶段。

(一)中年人的生理特点

1.基础代谢率下降　研究表明,人体30岁之后基础代谢率每年平均下降0.5%,肌肉等实体组织逐渐减少,脂肪占身体的比重逐渐增加。

2.消化功能减退　中年后胃酸和体内消化酶的分泌量减少,消化功能减弱,易患慢性胃炎、溃疡等疾病。胃肠道肌肉组织的弹性减弱,使胃肠蠕动减慢,容易导致便秘。

3.循环系统功能下降　随着机体清除自由基能力的减退,血管壁弹性减低,易患心脑血管疾病。

4.其他　40岁之后,机体的听力、视力、感觉功能及免疫力均出现不同程度的减退。女性45岁左右进入更年期,出现内分泌紊乱、骨质疏松。

(二)中年人的营养需要

1.能量　能量的摄入要根据个体的年龄、性别、劳动强度等况确定,不宜摄入过多。

2.蛋白质　随着年龄的增长,蛋白质分解代谢超过了合成代谢,中年时对蛋白质的利用仅为年轻时的60%～70%,所以,应注意中年人的蛋白质供给,每日不得少于1g/kg,且优质蛋白质的比例应不低于30%。

3.脂肪　中年时期应适当限制脂肪的摄入量,以防高血脂和动脉粥样硬化。每日的摄入量不应高于60g。

4.碳水化合物　应当控制每日碳水化合物的摄入量,以防止摄入过多引起体重增加或其他疾病。适当的摄入膳食纤维既可防止便秘,又可对糖尿病、高血压等慢性疾病起到一定的预防作用。

5.维生素和矿物质　因此时期对维生素和矿物质的吸收利用率降低,因此,应注意补充,尤其是钙、铁、维生素A等的摄入应充分,但矿物质中的钠摄入应限制。

(三)中年人常见的营养问题

1.营养过剩　能量摄入过多、活动太少而引起营养过剩,主要表现为能量、脂肪摄入过剩,而与此相关的高血压、冠心病、糖尿病、肥胖等是威胁中年人健康的主要病症。

2.缺钙　中年时期对食物中的钙吸收、利用率降低,若膳食中不注意补充则易造成机体缺钙,引起骨质疏松。

(四)中年人合理膳食

1.平衡膳食　膳食应多样化。粗细粮搭配、荤素搭配、主副食搭配、不偏食。注意摄取动物性优质蛋白质,新鲜的蔬菜和水果,以提供机体多种维生素、矿物质和膳食纤维。

2.注意膳食的科学加工　烹调食物在加工处理时应注意尽量减少有效成分的丢失。保证色、香、味、形以促进食欲,利于消化吸收。

3.合理的膳食制度　应该制定规律的膳食制度,一日三餐。就餐要有良好的膳食环境。

二、老年人的营养

(一)老年人的生理代谢特点

1.机体成分改变,基础代谢率降低进入老年阶段,人体的肌肉组织重量减少,出现肌肉萎缩。体内水分减少，主要为细胞内液减少。骨中矿物质数量减少，容易出现骨质疏松。50岁后老年人，尤其是身体瘦小者基础代谢率将比其中年期降低10%～15%。脂肪组织逐渐增加，加之活动量减少，容易造成肥胖。

2.身体重要器官的生理功能降低　随着老年人年龄的增加，血管壁弹性降低，造成外周血管阻力增大。60岁以上的老年人脑细胞减少10%～25%，脑血管不同程度的硬化，脑血流量减少，记忆力和动作协调性下降。肾单位数量减少，肾滤过功能和重吸收功能下降。牙齿脱落，味蕾萎缩，味觉减退而影响食欲，消化酶、胆汁分泌减少，使机体对营养素的吸收能力下降，胃肠蠕动减慢，导致胃肠胀气、便秘。

3.代谢功能降低　老年人由于各组织细胞数目减少，功能降低，其合成代谢速度也随之降低。另外，岛素分泌能力减弱，外周组织对胰岛素的敏感性下降，可使葡萄糖耐量下降，易引起血糖水平的升高。体内氧化损伤加重。

4.免疫功能下降　胸腺萎缩，重量减轻，T淋巴细胞数目明显减少，因此，免疫功能下降，容易患各种疾病。

（二）老年人营养需要

1.能量　因机体代谢功能下降，活动量的减少，老年时期对能量的需求也相对减少。通常60～69岁的老年人比年轻人能量需求减少20%，70岁以上减少30%。但也因为个体活动程度的不同而有较大的个体差异。所以，老年人的能量摄入量应以维持正常体重为标准。我国营养学会建议60岁以上的老年人每日能量摄入量为2200～3100kcal，70岁以上为2000～2200kcal。

2.蛋白质　因老年人的合成代谢下降，而合成代谢逐渐变慢，负氮平衡比较容易发生，因此，老年人对蛋白质的需要量不应低于成年人。同时因其对营养素的消化、吸收、利用率降低，故膳食中应注意优质蛋白质的提供。我国营养学会推荐蛋白质每日摄入量为1.0～1.2g/kg，优质蛋白占1/3～1/2，蛋白质供能占总能量的12%～14%。

3.脂肪　因胆汁分泌量减少，脂肪酶的活性下降，机体对脂肪消化能力降低，因此，脂肪的摄入不宜过多，以占膳食总能量的20%～25%为宜。应以富含多不饱和植物油为主。

4.碳水化合物　由于老年人胰岛素分泌减少，组织对胰岛素的敏感性下降，糖耐量降低，容易发生血糖增高。过多的糖在体内还可转变为脂肪，引起血脂升高、肥胖等疾病。故碳水化合物供能比为55%～65%。

5.矿物质　老年人对钙的吸收能力下降，容易引起机体缺钙而导致骨质疏松症，尤其是女性，由于雌激素水平下降，钙的缺乏尤其明显。我国营养学会推荐老年人每日膳食钙的适宜摄入量为1000mg。因吸收能力下降及造血功能的减退，老年人也容易出现缺铁性贫血，我国营养学会推荐老年人膳食铁的适宜摄入量为每日15mg。

6.维生素　维生素有利于消化和肠的蠕动，避免便秘，并有利于防止结肠癌及降低血清胆固醇的功效。老年人应从通过动物肝、奶类、蛋类食物、黄绿色蔬菜来获取足量的维生素A。另外，也不能忽视维生素D、维生素E、维生素C及B族维生素的充足摄入。

（三）老年人常见的营养问题

由于经济发展，膳食构成变化，营养不平衡问题在老年人中也较为常见。超重及肥胖在我国城市中的中老年人群比较普遍，而贫困农村尤其是山区依然存在营养摄入不足、膳食质量低下等现象。微量营养素的缺乏，据调查显示，即使在营养状况良好，甚至“营养过剩”的老年人群中，仍然存在不同程度微量营养素缺乏，最常见的是维生素A、铁及钙的摄入量不足。另外，因膳食结构不合理，脂肪、饱和脂肪、胆固醇摄入过量，常导致血脂升高、体重指数增加，使老年群体患高血压、冠心病等心脑血管疾病、糖尿病的危险增加。

（四）老年人的合理营养

1.合理搭配，营养全面　老年人膳食中主要以碳水化合物来补充能量、优质蛋白补充机体的组织细胞消耗、蔬菜和水果补充维生素，并适量摄取脂肪，以保证机体的需求，同时注意低盐、多醋和饮用足量的水分（每天适宜饮水量为2500mL）。

2.科学的烹调加工　为适应老年人牙齿状况及消化功能减退的特点，食物加工宜软而烂，应多采用煮、炖、熬、蒸等烹调方法，少用煎、炸。还要注意食物的色、香、味、形等感官性状及适当照顾饮食习惯，以刺激食欲。

3.少量多餐，定时定量　老年人的饮食要有规律，要努力做到定时定量，不饥不饱，细嚼慢咽，少食多餐，有条件者一天可进餐4～5次。

4.饮食宜清淡，避免过咸或油腻　饮食清淡是指低盐、低脂、低糖、低胆固醇和低刺激等“五低”饮食而言。低盐是指每日摄入的食盐不要超过6g，低脂是指每天摄脂总量最好不要超过膳食总热量的25%，低糖是指不食过甜的食品，低胆固醇是指少食用含胆固醇高的食物（如蛋黄、动物内脏、鱼子等），低刺激是指少食辛辣食品（如辣椒、胡椒等）。

（五）老年人的膳食指导

食物要粗细搭配、松软、易于消化吸收。合理安排饮食，提高生活质量。重视预防营养不良和贫血。多做户外活动，维持健康体重。

（刘蕊）

第七节　医院膳食

医院膳食包括医院基本膳食、治疗膳食和试验膳食三类。

一、医院基本膳食

医院基本膳食又称为常规膳食，一般分为四种：普通膳食、软食、半流质膳食和流质膳食。

（一）普通膳食

普通膳食简称普食，是与正常人膳食基本相同的食物种类。是医院膳食中应用范围最广的一类膳食。

1.适用范围　主要适用于体温正常或接近正常，无咀嚼功能障碍，消化吸收功能正常，无特殊膳食要求，不需要限制任何营养素的患者。

2.配膳原则和要求　普食是一种平衡膳食，要求食物品种多样化，供给营养素的种类齐全，数量充足，各营养素之间比例恰当，将全天膳食适当分配于三餐中，一般能量分配比例为：早餐25%～30%，午餐40%，晚餐30%～35%。

（1）能量：住院患者活动较少，一般每日7.53～10.88MJ（1800～2600kcal）。实际工作中，可根据个体差异（年龄、体重、身高等）适当调整。

（2）蛋白质：蛋白质的供给量每日70～90g，占总能量的12%～14%，其中优质蛋白质占蛋白质总量的1/3以上。

(3)脂肪:每日脂肪供给量占总能量的20%～25%,以不超过30%为宜。

(4)碳水化合物:碳水化合物的供给量应占总能量的55%～65%,每日350～450g。

(5)维生素、矿物质:应参考DRIS全面补充。

(6)膳食纤维:如无消化系统疾病,膳食纤维供给量可同健康人。

(7)水:以保证入水量与出水量平衡为原则,根据患者的病情而定。

(二)软食

软食是介于普食与半流食之间的一种膳食,特点是质地软、少渣、易咀嚼,比普食更容易消化。

1.适用范围 主要适用于轻度发热、消化不良、咀嚼不便等不能进食大块食物者、老年人及幼儿,痢疾、肠炎等恢复期患者,肛门、结肠和直肠术后恢复期的患者。

2.配膳原则和要求 软食是一种平衡膳食,各类营养素应满足患者的要求。

(1)能量:每日提供的能量为7.53～10.04MJ(1800～2400kcal)。

(2)蛋白质:70～80g/d。

(3)主食不限量,其他营养素按正常需要量供给。

(4)软食应选择含膳食纤维和动物肌纤维少的食物,保证烹制后的食物细软、易咀嚼、易消化。

(5)蔬菜类均须切碎、煮烂,因此,易导致维生素和矿物质的丢失,应适当增加菜汁、果汁等,以补充维生素、矿物质的不足。

(6)根据病情一天可安排4～5餐,可于3餐主食外,增加1～2次牛奶、果汁等。

3.食物选择

(1)可用食物:主食类可选择软米饭、馒头、粥、包子、饺子、馄饨、软面条等;副食可选择鸡肉、鱼肉、虾肉、蛋类和奶类。蔬菜、水果类可多食用含粗纤维少的蔬菜和水果,如南瓜、冬瓜、花菜及香蕉、苹果、梨、桃等。蔬菜类应切成小段后进行烹调,可煮烂或制成菜泥;水果则应去皮生食或制成水果羹食用。

(2)忌用食物:忌用油炸及过于油腻的食物,如煎鸡蛋;忌用生冷及含粗纤维多的蔬菜,如芹菜、韭菜、竹笋、榨菜、生萝卜等;忌用坚果类食物如花生、核桃、榛子等,但制成花生酱、杏仁酪等可食用;忌用刺激性调味品,如辣椒粉、芥末、胡椒粉、咖喱等。

(三)半流质膳食

半流质膳食简称半流食,是介于软食与流质膳食之间的一种膳食,外观呈半流体状态,易于咀嚼和消化。

1.适用范围 主要适用于体温较高者、消化道疾病、咀嚼困难、口腔疾病、刚分娩的产妇及外科某些手术后作为过渡的膳食。

2.配膳原则和要求

(1)能量:全天总能量为6.28～7.53MJ(1500～1800kcal),若能量过高,术后早期或虚弱、高热患者则不易接受。

(2)蛋白质按正常量供给。

(3)主食定量,一般全日不超过300g。

(4)各种维生素和矿物质应注意补足,而膳食纤维应少。

(5)尽量保持营养充足、膳食结构平衡合理,并注意品种和口味的多样化,以增进食欲。

(6)少量多餐,通常每隔 2～3h 一餐,全日 5～6 餐。

3. 食物选择

(1)可用食物:主食:可选择粥、面条、面片、馄饨、蛋糕、面包、小笼包子等;副食:肉类可选择各种肉丸、肉泥、鸡丝等或选择蒸鸡蛋、煮鸡蛋、炒鸡蛋;乳类及其制品;豆类则选择豆浆、豆腐、豆干等。水果及蔬菜则宜制成果汁、菜汁、菜泥等。

(2)忌用食物:忌用硬而不易消化的食物,如蒸饺、煎饼等;忌用大量肉类,大块蔬菜及油炸食品,如熏鱼、炸丸子等,忌用浓烈、有刺激性的调味品。

(四)流质膳食

流质膳食简称流食,是指液体状态或在口腔中可以溶化成为液体的膳食,通常将流质膳食分为普通流质、清流质、浓流质、冷流质和不胀气流质饮食。

1. 适用范围　主要适用于高热、急性重症、极度虚弱、无力咀嚼者,消化道急性炎症患者,肠道手术前准备及手术后患者等。清流质适用于某些腹部手术后,由静脉输液过渡到食用全流质或半流质膳食之前,用于准备肠道手术或钡剂灌肠之前;作为急性腹泻或严重衰弱者的初步口服食物。浓流质常用于消化吸收功能良好的头面部手术患者;冷流质主要用于咽喉部手术后最初 1～2d;不胀气流质饮食则用于腹部和盆腔手术后。

2. 配膳原则和要求　与其他几类膳食不同,流食是一种不平衡膳食,所含营养素不均衡,只能短期使用,长期使用会导致营养不良。

(1)能量:流食能量供给不足,清流质全天总能量仅为 3.5MJ(800kcal),浓流质最多可达 6.69MJ(1600kcal),因此,通常情况下,应辅以静脉营养或肠外营养。若需长期流食,可采用要素膳、匀浆膳等特殊流质。

(2)流食所选用的食物均为流体状态或入口后即溶化成液体,易吞咽、易消化,甜、咸应适宜,以增进食欲。

(3)少量多餐,每餐液体量 200～250mL,每日 6～7 次。

3. 食物选择

(1)可用食物:①普通流食:可选用各种肉汤、蛋花汤、牛奶、酸奶、藕粉、菜汁、果汁、豆浆、绿豆汤等。如果患者需要高能量可选择巧克力粉、鸡蓉汤、奶粉等。②清流质:可选用米汤、稀藕粉、去油肉汤、少油过滤菜汤、过滤后的果汁等。③浓流质:以无渣较稠食物为宜,鸡蛋薄面糊、较稠的藕粉、牛奶、可可牛奶等。④冷流质:可选用冷牛奶、冷豆浆、冰淇淋、冰砖、冰棍、不酸的果汁等。⑤不胀气流质饮食:忌甜流质膳食,如蔗糖、牛奶、豆浆等产气食品,其余同流质膳食。

(2)忌用食物:一切非流质的固体食物、含膳食纤维多的食物及过于油腻、刺激性的食物均不宜选用。

二、治疗膳食

治疗膳食也称为成分调整膳食,是根据患者不同病理生理情况,调整膳食的成分和质地,从而达到治疗疾病,促进健康的目的。治疗膳食的基本原则是以平衡膳食为基础,除必须限制的营养素外,其他均应供给齐全、配比合理。

(一)高能量膳食

高能量膳食的能量供给应高于正常人的膳食标准。

1. 适应证 适用于消瘦或体重不足者、代谢亢进者，如甲状腺功能亢进症、严重烧伤、恶性肿瘤、结核病、高热等。

2. 配膳原则和要求

(1)除一般膳食外，尽可能增加患者的主食量。除三餐外，可增加高能量的点心1～2次，如面包、蛋糕、牛奶等，一般以每日增加1.25MJ(300kcal)左右为宜。

(2)为防止血脂升高，应尽量减少膳食中胆固醇及糖类的摄入量，调整饱和与不饱和脂肪酸的比例。

(3)摄入量的增加应注意少量多餐、循序渐进。

3. 食物的选择

(1)可用食物：各类食物均可食用，加餐以面包、馒头、牛奶、藕粉等含能量高的碳水化合物类食物为佳。

(2)忌用食物：无特殊禁忌。

(二)低能量膳食

低能量膳食主要是减少主食的摄入量，降低能量的供给。

1. 适应证 单纯性肥胖症、糖尿病、冠心病患者等。

2. 配膳原则和要求

(1)全天能量摄入量控制在6.27～7.52MJ(1500～1800kcal)。

(2)蛋白质的摄入量不应少于1g/(kg·d)，且优质蛋白质应占50%以上。

(3)碳水化合物占总能量的50%～60%，应尽量减少精制糖的供给。

(4)脂肪应占总能量的20%左右，胆固醇的摄入量应控制在300mg/d以下。

(5)适当减少食盐的摄入量，一般不超过5g/d。

3. 食物选择

(1)可用食物：谷类、水产、瘦肉、蛋、脱脂乳、豆类及豆制品、蔬菜、水果，可适当选择低脂肪富含蛋白质的食物，但应限量。宜用蒸、煮、拌、炖等烹调方法，各种菜肴应清淡可口。

(2)忌用食物：肥腻的食物和甜食，如肥肉、动物油脂(猪油、牛油等)、花生、糖果、甜点心、白糖、红糖、蜂蜜等。忌用油炸、煎等烹调方法。

(三)高蛋白膳食

高蛋白膳食是指蛋白质供给量高于正常膳食标准的一种膳食。

1. 适应证 明显消瘦、营养不良、烧伤、围术期、创伤、肾病综合征、慢性消耗性疾病患者，如结核病、恶性肿瘤、贫血、溃疡性结肠炎等。此外，孕妇、乳母和生长发育期的儿童也需要高蛋白膳食。

2. 配膳原则和要求 高蛋白膳食一般不需要单独制作，只需在原来膳食的基础上添加富含蛋白质的食物即可。如在午餐、晚餐中增加富含蛋白质的食物，如增加鱼、肉或蛋类，或在正餐外加餐，如点心、鸡蛋、面包等，以增加高蛋白食物的摄入量。

(1)能量：每日摄入总能量12.54MJ(3000kcal)左右。

(2)蛋白质：蛋白质摄入量的增加应循序渐进，成人每日可增至100～120g或按1.5～2.0g/(kg·d)供给，其中优质蛋白要占50%以上。

(3)碳水化合物与脂肪：碳水化合物宜适当增加，以保证蛋白质的充分利用，成人400～500g/d为宜。脂肪适量，以防止血脂增高，一般60～80g/d。

(4)矿物质:长期摄入高蛋白膳食,易出现负钙平衡,因此,食物中应增加钙的供给量。

(5)维生素:应及时补充维生素A和B族维生素,贫血者还应适当补充富含维生素C、维生素B_{12}、叶酸等的食物。

3.食物选择　可选用富含蛋白质的食物,如瘦肉、鱼类、蛋类、乳类、豆类,以及富含碳水化合物的食物,如谷类、薯类、山药、荸荠、藕等,并适当增加蔬菜和水果的摄入。

(四)低蛋白膳食

低蛋白膳食是指蛋白质含量较正常膳食低的膳食,可减少体内氮代谢废物,减轻肝、肾负担。

1.适应证　急性肾炎、急/慢性肾功能不全,肝性脑病或肝性脑病前期的患者。

2.配膳原则和要求

(1)蛋白质:一般蛋白质摄入量应低于40g/d或按0.6～0.8g/(kg·d)供给,宜选择优质蛋白质,如蛋、乳、瘦肉等。

(2)能量:应根据病情而定,充足的能量可以保证蛋白质不被供能所消耗,减少机体组织的分解。可采用低蛋白质食物作为主食,如麦淀粉、芋头、马铃薯、甘薯等。

(3)矿物质和维生素:供给充足的蔬菜和水果,以满足机体对矿物质和维生素的需要,一般保证每日摄入蔬菜500g、水果200g,但水肿患者应限制钠的摄入。

3.食物选择

(1)可用食物:宜选用蔬菜类、水果类、食糖、谷类、植物油及马铃薯、芋头等;由于谷类食物含蛋白质为非优质蛋白质,故肾功能衰竭的患者应适当限量摄入。

(2)忌用食物:肝性脑病患者忌用蛋、乳、肉类等富含动物蛋白质的食物。

(五)低脂肪膳食

低脂肪膳食又称限脂肪膳食或少油膳食,是指因病情需要减少脂肪摄入量所采用的膳食。

1.适应证　急/慢性胰腺炎、胆囊炎、胆结石患者;脂肪消化吸收不良患者,如肠黏膜病、胃切除、短肠综合征等;肥胖症、高血压、冠心病、血脂异常者。

2.配膳原则和要求

(1)根据不同的病情,将脂肪限量程度可分为三种:①轻度限制:脂肪供能不超过总能量的25%,或成人摄入脂肪总量不超过50g/d。②中度限制:脂肪供能不超过总能量的20%,或成人摄入脂肪总量不超过40g/d。③严格限制:脂肪供能不超过总能量的10%,或成人摄入脂肪总量不超过20g/d。必要时可采用完全不含脂肪的纯碳水化合物膳食。

(2)其他营养素:其他营养素供给应力求均衡。可适当增加豆类及其制品、新鲜蔬菜和水果及矿物质的摄入量。

(3)合适的烹调方法:如蒸、煮、炖、煲、熬、烩等烹调方式。

3.食物选择

(1)可用食物:谷类、瘦肉类、禽类、鱼类、脱脂乳制品、蛋类、豆类、薯类、各种蔬菜和水果。

(2)忌用食物:含脂肪高的食物,如肥肉、全脂乳及乳制品、坚果、蛋黄、油酥点心及油煎炸食品等。

(六)限钠(盐)膳食

限钠膳食指限制膳食中钠的含量的一种膳食,以减轻由于水、电解质代谢紊乱而出现的水、钠潴留。限盐膳食则是以限制食盐、酱油和味精的摄入为主的一种膳食。

临床上限钠(盐)膳食分为三种：①低盐膳食，全日供钠 2000mg 左右。②无盐膳食，全日供钠 1000mg 左右。③低钠膳食，全日供钠不超过 500mg。

1. 适应证　心功能不全、肝硬化腹水、肾病、高血压、水肿、先兆子痫等。

2. 配膳原则和要求

(1)低盐膳食：烹调食盐限制在 2～3g/d 或酱油 10～15mL/d，如用味精，应少于 1g。忌用一切咸食，如咸蛋、咸肉、咸鱼、腊肠等。

(2)无盐膳食：供钠 1000mg/d 左右。烹调时不加食盐和酱油，可用糖醋、番茄汁等调味，忌用咸食如咸蛋、咸肉、咸鱼、酱菜、腊肠等。

(3)低钠膳食：供钠不超过 500mg/d，除无盐膳食的要求外，忌用含钠高的食物，如油菜、芹菜、空心菜等及松花蛋、豆腐干、猪肾等。

3. 食物选择

(1)可用食物：不加盐或酱油制作的谷类、畜肉、禽类、鱼类、豆类及乳类(低钠膳食不宜过多)。蔬菜和水果(低钠膳食不宜用含钠量大于 100mg/100g 的蔬果)。

(2)忌用食物：各种盐或酱油制作或腌制的食物、盐制调味品等。

(七)低纤维膳食

低纤维膳食又称少渣膳食，是指含极少量膳食纤维和结缔组织的易于消化的膳食。

1. 适应证　消化道狭窄并有梗阻危险的患者，如食管或肠管狭窄、食管胃底静脉曲张、肠憩室病、急性肠炎、痢疾、伤寒、肠道肿瘤、肠道手术前后、痔瘘等；全流质膳食后，向软食或普食过渡的膳食。

2. 配膳原则和要求

(1)食物应细软、少渣、便于咀嚼和吞咽，尽量少用含纤维多的食品，如粗粮、整粒豆子、坚果，膳食纤维多的蔬菜，如韭菜、芹菜等。

(2)限制膳食脂肪量。

(3)选择适宜的烹调方法，将食物切碎煮烂，做成泥状，忌用油炸、油煎的烹调方法，多采用蒸、煮、烩、炖、卤等烹调方法。

(4)长期缺乏膳食纤维，易导致便秘、痔疮及结肠肿瘤，也容易导致维生素 C 和部分矿物质的缺乏，故此膳食不宜长期使用，必要时补充新鲜菜汁、水果汁或维生素 C 制剂。

3. 食物选择

(1)可用食物：精细米面制作的粥、软面条、面包等，含结缔组织少的嫩肉、鸡、鱼等，切碎做软烂；豆浆、豆腐脑；乳类、蛋类、胡萝卜、马铃薯等去皮做软；果汁等。

(2)忌用食物：各种粗粮、老的玉米、整粒豆子、坚果、富含膳食纤维的蔬菜和水果，油炸、煎的食物，胡椒、辣椒、咖喱等浓烈刺激性调味品。

(八)高纤维膳食

1. 适应证　功能性便秘、肥胖症、高血脂症、冠心病、糖尿病等。

2. 配膳原则和要求

(1)在普通膳食的基础上，增加膳食纤维摄入量，膳食纤维总量应不低于 30g/d。

(2)采用含膳食纤维多的食物，如粗粮、玉米、燕麦、各种杂豆及蔬菜、水果等。

(3)膳食中可增加蜂蜜、芝麻、核桃、香蕉等具有润肠通便作用的食物。

(4)多饮水,每日至少饮水 2000mL,6～8 杯,特别是晨起空腹一杯淡盐水,可刺激肠蠕动,促进排便。

(5)长期大量食用膳食纤维可能产生腹泻,并增加胃肠胀气,还会影响维生素、矿物质等营养素的吸收和利用,大量食用糠麸还可能引起肠梗阻。因此,应适当补充相应的营养素。

3. 食物选择

(1)可用食物:含膳食纤维丰富的食物,粗粮如燕麦、玉米、小米、黑米、麸皮、糙米等;蔬菜如芹菜、韭菜、豆芽、菠菜、萝卜等;菌藻类如蘑菇、海带;水果类、魔芋制品、琼脂、果胶等,还可食用芝麻、蜂蜜、核桃等。

(2)忌用食物:少用精细食物,忌用辛辣调味品。

二、试验膳食

试验膳食是指在疾病诊断和治疗过程中,限制或添加某种营养素,用以配合和辅助临床诊断。

(一)葡萄糖耐量试验膳食

葡萄糖耐量试验膳食是检测葡萄糖代谢功能的试验。

1. 目的　用于诊断症状不明显或血糖升高不明显的可疑糖尿病。

2. 方法及要求

(1)实验前准备:实验前吃正常餐至少 3d,每日进食碳水化合物 250～300g。同时患者应停用一切能升降血糖的药物,如肾上腺皮质激素、咖啡因、降糖药、利尿剂、乙醇等。有发热、感染等急性应激情况者应推迟试验。试验前一天晚餐后禁食(禁食 10～12h)直至次晨试验。

(2)试验日晨糖餐前空腹取静脉血检测血糖,同时留尿标本检测尿糖。然后取葡萄糖 75g 溶于 200～250mL 温水中,5～15min 内喝完,分别于口服葡萄糖后 30、60、90、120min 抽血,测定血糖。若 120min 的血糖仍不能恢复到空腹时的血糖水平,可确诊糖尿病。

(二)潜血试验膳食

1. 目的　用于了解消化道有无出血情况。

2. 方法及要求　膳食试验前 3d 禁用动物血、肉类、肝、蛋黄、绿色蔬菜及其他含铁丰富的食物。可选用的食物有米、面、鸡蛋清、白萝卜、豆制品、大白菜、冬瓜、苹果、梨等。

(三)胆囊造影膳食

1. 目的　主要用于检查胆囊及胆管疾病,也可用于核素心肌显像检查。

2. 方法及要求

(1)B 超胆囊检查:试验前 1d 晚餐进不含脂肪的纯糖类膳食,除主食外,不加任何含脂肪的食物,可食大米粥、藕粉、面包、米饭、馒头、糖包等;试验当日禁用早餐。

(2)胆囊造影:造影前 1d 中午采用高脂肪膳食,食物中脂肪含量不少于 50g,以促使胆囊排空陈旧、浓缩的胆汁,便于新分泌的含造影剂的胆汁进入胆囊;造影前 1d 晚餐进不含脂肪的纯糖类膳食;造影当日禁用早餐,服造影剂后 12～14h 摄片,如显影良好,随即服高脂肪膳食,餐后再摄片观察胆囊和胆管的变化。

(四)肌酐试验膳食

1. 目的　测定内生肌酐清除率,检查患者肾小球滤过的情况。

2. 方法及要求　试验期为 3d,进食低蛋白膳食,每天膳食中蛋白质含量在 40g 以内,避免食用肉类，在蛋白质限量范围内适当选用优质蛋白质，如牛奶、鸡蛋和谷类及其制品。蔬菜水果不限。全天主食量不超过350g，以免蛋白质超量。

（五）甲状腺^{131}I试验膳食

1.目的　用于检查甲状腺功能亢进症。

2.方法及要求　试验前30d禁用含碘丰富的食物，如带鱼、黄鱼、鲳鱼、虾皮、海带、紫菜、海蜇皮等。

（刘蕊）

第八节　营养支持

营养支持是指为治疗或缓解疾病，增强临床治疗效果，而根据营养学原理采取的膳食营养措施，是临床治疗的手段之一。包括肠内营养和肠外营养两种营养支持方式。

一、肠内营养

肠内营养是指对于不能耐受正常膳食的患者，经口服或管饲途径，利用胃肠道消化吸收功能来提供代谢和生长所需的各种营养物质的营养治疗方式。临床中，一般应遵循"当胃肠道有功能时，应首先采用肠内营养支持"的原则，以保持对消化道的适度负荷，维持消化道功能，同时也有利于有效改善患者的营养状况。

（一）适应证

肠内营养的可行性主要取决于小肠是否具有能吸收各种营养素的功能。临床上，以下情况可以考虑行肠内营养：

1.无法经口摄食或摄食不足及经口摄食禁忌者　如口腔、咽喉和食管炎症、烧（灼）伤、创伤、脓毒血症，肿瘤放化疗患者；昏迷、脑血管意外及咽反射丧失患者，神经性厌食，严重抑郁症患者。

2.胃肠道检查、术前肠道准备和患各种胃肠道疾病者　如胃肠道镜检、术前肠道准备者，短肠综合征、炎症性肠病、胃肠道瘘、严重胰腺疾病等患者。

3.其他　如恶性肿瘤、心脏病、肝肾功能衰竭等疾病需要积极营养支持者；此外，可以作为肠外营养的补充或过渡。

（二）禁忌证

1.月龄小于3个月的婴儿因不能耐受高张液体喂养，建议给予等张肠内营养；先天性氨基酸代谢缺陷的儿童不宜使用普通肠内营养制剂。

2.完全性肠梗阻或胃肠蠕动严重减慢的患者。

3.急性胰腺炎、严重吸收不良营养综合征患者不宜使用。

4.倾倒综合征、急性上消化道出血、顽固性呕吐、腹膜炎或严重腹泻、严重小肠及结肠炎症者慎用。

（三）肠内营养制剂

目前，根据肠内营养制剂的组成成分分为要素制剂、非要素制剂、组件制剂、特殊治疗制剂等四类。

1.要素制剂　要素制剂也称要素膳或要素饮食。它是一种化学精制食物，含有人体所需的全部营养素，包括游离氨基酸、单糖、主要脂肪酸、维生素和矿物质，且无须经过消化过程即可直接被肠道吸收和利用。

(1)特点：①营养全面，成分明确：含有机体所需且各种成分明确的营养素，供给能量8.37～12.55MJ(2000～3000kcal)/d。②少渣、刺激性小：一般来说，要素制剂属于少渣流质膳食，对消化道黏膜刺激性小，易于吸收，产生内源性残渣明显减少、粪质稀。③不含乳糖：能适用于乳糖不耐受患者。④口感差：部分要素制剂的气味及口感欠佳，因含单糖或双糖过多，可因过甜而不宜长期使用，因此，建议要素制剂经管饲给人。

(2)目的：保证危重患者的能量及氨基酸等营养素的摄入，促进伤口愈合，改善患者的营养状况，以达到治疗及辅助治疗的目的。

(3)适应证：①严重烧伤及创伤等超高代谢患者。②消化道瘘。③手术前后需营养支持；④非感染性严重腹泻。⑤消化道吸收不良。⑥营养不良。

(4)分类：要素制剂可分为以水解蛋白为氮源的要素制剂和以氨基酸为氮源的要素制剂。

(5)要素制剂使用注意事项：①使用的浓度和量应逐渐增加，5～7d达到需要的供应量。小肠管饲需10d左右才能达到正常稀释浓度。可随意饮水，以防高渗而脱水。②使用时应把要素膳液加温至与体温相接近，不要与其他粉末药合并应用，以防导管堵塞。使用时应用温开水先调成糊状，然后再调至适当浓度，室温存放不超过6h。

2.非要素制剂　该类制剂以整蛋白质或蛋白质游离物为氮源，渗透压几乎近于等渗压，具有口感较好、适合口服亦可管饲、使用方便、耐受性好等优点，适用于胃肠功能较好的患者。

(1)匀浆制剂：是根据病情随时修改营养素的糊状浓流体饮食。它采用天然食物经高速捣碎并搅拌后制成，其成分需经胃肠道消化后才能被人体吸收和利用，残渣量较大。目前已有商品匀浆制剂和自制匀浆制剂，前者较后者营养更均衡，使用更方便。

①商品匀浆制剂：具有无菌、成分明确、匀质液体，可通过细孔管喂养，营养成分不易调整等特点。②自制匀浆制剂：具有三大营养素及液体量明确、可根据实际情况调整营养成分、价格较低、制备方便灵活等特点，但维生素和矿物质的含量不甚明确或差异较大，固体成分易于沉降，黏度较高，不易通过细孔径喂养管。

(2)混合奶：包括普通混合奶和高能量高蛋白混合奶。

(3)其他：以整蛋白为氮源的非要素制剂。

3.组件制剂　组件制剂也称不完全营养制剂，是以某种或某类营养素为主的肠内营养制剂。它可对完全制剂进行补充或强化，以弥补完全制剂在适应个体差异方面欠缺灵活的不足；亦可采用两种或两种以上制剂构成组件配方，以适应患者的特殊需要。组件制剂包括蛋白质组件、碳水化合物组件、脂肪组件、维生素组件和矿物质组件。

4.特殊应用型肠内营养制剂　临床常用的有婴儿用肠内营养制剂、肝功能衰竭用肠内营养制剂、肾功能衰竭用肠内营养制剂、肺病用肠内营养制剂、创伤用肠内营养制剂、先天性氨基酸代谢缺陷症制剂等。

(四)肠内营养供给与输注方式

1.肠内营养供给方式

(1)口服营养：是指在非自然饮食条件下，口服由极易吸收的中小分子营养素配制的营养液。

(2)管饲营养：是指对于上消化道通过障碍者，经鼻一胃、鼻一十二指肠、鼻一空肠置管，食管造瘘、空肠造瘘置管等，输注肠内营养制剂的营养支持方法。

2.肠内营养输注方式 肠内营养输注方式可分为一次性输注、间歇重力滴注和连续滴注。

(1)一次性输注：将配制好的肠内营养液用注射器缓慢滴入鼻饲管，每2～3h一次，每次200mL左右。一次性输注方式仅适用于经鼻胃管或胃造瘘的患者，空肠造瘘置管患者不宜采用，以免造成肠管扩张。

(2)间歇重力滴注：将肠内营养液置于无菌输液袋中，营养液在重力作用下，经输液管连接喂养管缓慢滴入胃肠内，每次250～500mL，每日4～6次，滴速一般为20～30mL/min。此方法的优点是类似正常餐次，患者有更多的离床活动时间；缺点是可能发生胃排空延缓。

(3)连续滴注：肠内营养液置于密封袋或瓶中，通过输液泵连续滴注，一般持续16～24h。此方法适用于危重患者及十二指肠或空肠近端喂养的患者。优点是输注效果更接近胃肠道的工作状态，营养素吸收好，胃肠道不良反应轻；缺点是持续时间长，患者不便离床活动。

(五)肠内营养并发症及处理

1.胃肠道并发症 肠内营养最常见的胃肠道并发症包括腹泻、恶心、呕吐。

(1)腹泻：引起腹泻的原因有营养制剂的选择不当、营养液高渗且滴速过快、营养液温度过低、严重营养不良、低蛋白血症、乳糖酶缺乏、肠道菌群失调或易导致脂肪吸收不良的疾病，如胰腺疾病、胃疗手术、肠道梗阻、回肠切除及广泛性肠炎等。

(2)恶心、呕吐：要素制剂中的氨基酸和短肽多有异味，使用调味剂仍有10%～20%的患者会出现恶心、呕吐。

处理：根据引起胃肠道并发症的原因采取有针对性的措施，如减慢速度，降低渗透压或减少输注量，必要时遵医嘱使用药物治疗。

2.代谢并发症

(1)水、电解质平衡紊乱：可出现脱水、高血钾、低血钾、低血钠，铜、镁、锌等矿物质缺乏。监测水、电解质及酸碱平衡状况，发现异常及时调整。

(2)高血糖：可选用整蛋白肠内营养液，并给予鼻饲或静脉输注降糖尿病药物，监测血糖水平，根据患者血糖水平调整胰岛素用量，控制血糖在6～10mmol/L。

(3)维生素缺乏：营养液中加入维生素丰富的食物，必要时静脉补充，防止维生素，尤其是B族维生素的缺乏。但应注意营养液中不能加入维生素C，防止营养液凝固、变质。

3.感染并发症 临床常见感染并发症有营养液被污染、滴注容器或管道感染、吸入性肺炎。

并发症以吸入性肺炎最为常见。其预防方法为：①在病情允许的情况下，滴注营养液时可将床头抬高30°～45°。②高渗营养液开始时应稀释。③及时检查及调整鼻饲管管端的位置。④每隔3～4h应检查胃潴留情况，如残留物过多，宜减少输注频率或速率。处理措施为：①立即停止滴注，吸尽胃内容物。②立即进行吸引，尽可能吸出液体及食物。③鼓励并帮助患者咳嗽、咳出吸入物。④较大颗粒食物应尽快行支气管镜检查。⑤应用抗生素防治肺部感染。

4.置管并发症

(1)经鼻置管：长期经鼻置管，可出现鼻翼部糜烂、咽喉部溃疡、声音嘶哑，鼻窦炎、中耳炎等并发症，对长期经鼻置管者，应加强局部护理；预计需置管4周以上者，应选择胃或空肠造瘘。

(2)胃造瘘:常见的并发症是胃内容物漏出,造成腹腔感染,造口处出血,一旦发生,应及时重新缝合。

(3)空肠造瘘:并发症主要是造口周围渗漏和肠梗阻,渗漏多由技术疏漏、瘘口周围固定不严造成,梗阻则为肠蠕动异常所致。

(六)肠内营养护理

对于肠内营养的患者,应建立一整套完善的护理制度及操作流程,使并发症减少到最低限度,保证肠内营养的顺利实施,护理要点如下:

1.严格记录肠内营养剂名称、浓度、液量、滴注速度。

2.喂养前,必须确定管端的位置,胃内喂养可通过吸出胃内容物或X射线片证实。

3.胃内喂养时,床头抬高30°或45°。

4.在进行肠内营养时应从低浓度、低容量开始,逐渐提高浓度、增加输注量。

5.保持营养液适当温度。

6.检查胃残留量　每隔3～4h检查胃残留量,输注量应小于前1h输注量的2倍。当营养液浓度和体积达到满足需要及能耐受时,仍须检查胃残留,单次最大剂量小于150mL,如残留物过多,宜减少输注频率或速率。

7.每24h更换输注管及肠内营养容器。

8.每周测量体重一次,动态观察体重变化。

9.实施喂养后应记录每日能量及蛋白质的摄入量,营养液成分稳定后,改为每周记录一次。

10.喂养实施前或过程中,监测血常规、肝肾功能、电解质等指标变化,糖尿病患者应监测血糖。

二、肠外营养

肠外营养是指对胃肠道功能障碍的患者通过肠道以外的途径即中心或外周静脉输入各种营养素,以维持机体新陈代谢的一种营养治疗方法,由于肠外营养治疗需要严格规范的操作技能,因此,肠外营养的护理显得格外重要。

(一)适应证

肠外营养的基本适应证是胃肠道功能严重障碍或衰竭的患者。

1.消化系统疾病

(1)消化道瘘:一般早期宜采用肠外营养支持,病情稳定后应尽早改为肠内营养。

(2)胃肠道梗阻:如贲门癌、幽门梗阻、高位肠梗阻、新生儿胃肠道闭锁等。

(3)胃肠道吸收功能障碍:短肠综合征、小肠病症、放射性肠炎、严重腹泻及顽固性呕吐等。

(4)炎性肠道疾病:如肠结核、Crohn病、溃疡性结肠炎等。

(5)急性重症胰腺炎。

2.其他

如大面积烧伤、严重复合伤、破伤风、严重感染及败血症、急性肾衰竭、妊娠剧吐、神经性厌食、意识障碍、肿瘤放化疗引起的胃肠道反应等短期内不能经肠内营养支持者。

（二）禁忌证

1. 胃肠道功能正常，完全可以使其获得足量营养者。

2. 须急诊手术者，术前不宜强求肠外营养治疗。

3. 严重循环、呼吸功能衰竭者。

4. 严重水、电解质平衡紊乱者。

（三）肠外营养制剂

肠外营养制剂的组成成分包括营养学上的糖、脂肪、蛋白质、维生素、矿物质等。

1. 葡萄糖溶液　葡萄糖在体内利用率高，是人体主要供能物质。其浓度有 5%、10% 和 50% 三种，成人每日用量 200～250g，最多不超过 300g。葡萄糖溶液的渗透压较高，经周围静脉输入易引起血栓性静脉炎。只能经中心静脉输入。机体利用葡萄糖的能力有限，当葡萄糖输注速度超过每分钟 4mg/kg 时，易发生高血糖，故应控制输注速度或同时应用胰岛素。

2. 脂肪乳剂　肠外营养中所应用的脂肪是以大豆油或红花油为原料，经卵磷脂乳化制成的脂肪乳剂，临床常用的有 10%、20%、30% 的脂肪乳剂，一般提供总能量的 30%～50%，成人每日用量为 1～2g/kg。对于脂肪代谢紊乱、动脉硬化、肝硬化、血小板减少等患者应慎用。

3. 氨基酸溶液　复方氨基酸溶液是肠外营养的基本供氮物质，包括必需氨基酸与某些非必需氨基酸，用以提供氮源，维持正氮平衡，促进体内蛋白质合成、组织愈合及合成酶和激素。补充氨基酸必须注意氨基酸的成分与总含氮量，其需要量一般为 0.15～0.2g/(kg·d)。

4. 维生素制剂　维生素一般按生理需要量补充（除维生素 D 外），且维生素制剂不能直接静脉注射，使用前须进行稀释后做静脉滴注。脂溶性维生素只能加入脂肪乳剂中稀释，不能加入水溶性液体中稀释。

5. 矿物质元素制剂　临床上宏量元素多为单独制剂，而微量元素目前仅有一种含 9 种微量元素的复方制剂安达美，其每支的含量基本能满足成年人每日的需要量。

（四）肠外营养并发症及处理

肠外营养并发症是一个值得重视的问题，轻者影响治疗计划的顺利完成，重者致患者死亡。临床中应注意预防，准确做出判断并正确处理。

1. 与置管相关的并发症　这类并发症均与中心静脉导管的置入技术及护理有关。常见并发症有空气栓塞、静脉炎、血栓形成和栓塞、气胸、血胸、血气胸、纵隔血肿、穿刺部位的副损伤、心律失常等。

（1）空气栓塞：少量空气栓塞可无明显症状，大量时可出现呼吸困难、发绀、昏迷、心动过速、中心静脉升高、血压下降。

紧急处理：立即置患者于左侧卧位、头低足高，严重者行右心室穿刺抽吸术或紧急手术。

预防：①插管时，严格执行护理技术操作规程，防止因不当操作导致的空气栓塞。②输液时，液体将要输完时做到及时更换，导管衔接部固定要牢靠，使用输液泵输注时应打开报警系统。

2. 感染并发症　导管相关性血流感染是肠外营养中最常见、最严重的并发症。它是指带有血管内导管或者拔除血管内导管 48h 内的患者出现菌血症或真菌血症，并伴有发热（>38℃）、寒战或低血压等感染表现，除血管导管外没有其他明确的感染源。实验室微生物学检查显示：外周静脉血培养细菌或真菌阳性；或者从导管段和外周血培养出相同种类、相同药敏结果的致病菌。

预防措施：

(1)置管时：①严格执行无菌技术操作规程。②置管使用的医疗器械、器具等医疗用品和各种敷料必须达到灭菌水平。③选择合适的静脉置管。

(2)置管后：①应当尽量使用无菌透明、透气性好的敷料覆盖穿刺点，对于高热、出汗、穿刺点出血、渗出的患者应当使用无菌纱布覆盖。②应当定期更换置管穿刺点覆盖的敷料，更换间隔时间为：无菌纱布为1次/2d，无菌透明敷料为1～2次/周，如果纱布或敷料出现潮湿、松动、可见污染时应当立即更换。③医务人员接触置管穿刺点或更换敷料时，应当严格执行手卫生规范。④保持导管连接端口的清洁，注射药物前，应当用75%乙醇或含碘消毒剂进行消毒，待干后方可注射药物，如有血迹等污染时，应当立即更换。⑤告知置管患者在沐浴或擦身时，应当注意保护导管，不要把导管淋湿或浸入水中。⑥在输血、血制品、脂肪乳剂后的24h内或者停止输液后，应当及时更换输液管路，外周及中心静脉置管后，应当用生理盐水或肝素盐水进行常规冲管，预防导管内血栓形成。⑦严格保证输注液体的无菌。⑧紧急状态下的置管，若不能保证有效的无菌原则，应当在48h内尽快拔除导管，更换穿刺部位后重新进行置管，并做相应处理。

3.代谢并发症

(1)糖代谢紊乱：高血糖、低血糖、非酮性昏迷等，对于应用肠外营养支持的患者，应监测血糖及尿糖水平，及时发现异常，尽早处理。

(2)氨基酸代谢紊乱：高氨血症，血浆氨基酸谱不平衡。加强监测，不同患者应选用不同的氨基酸配方，不同的疾病也应选择特殊氨基酸配方。

(3)脂肪代谢紊乱：脂肪超载综合征，必需脂肪酸缺乏症。

(4)矿物质缺乏症：如低血钾、低血钙、低血镁等。

4.消化器官并发症

(1)胆汁淤积性肝功能不全、脂肪肝：这与长期大量使用脂肪乳剂及过量的葡萄糖有关。当肠外营养治疗停止后症状逐渐消退。

(2)肠道功能受损：包括肠道萎缩和肠道屏障功能障碍，主要由于长期禁食状态导致上皮绒毛萎缩、变稀，皱褶变平，肠壁变薄，使肠道屏障的结构受损，功能减退，同时与肠外营养时导致谷氨酸酰胺缺乏有关。因此，在实施肠外营养治疗期间可适当补充谷氨酰胺，以预防肠道黏膜萎缩，保护肠道屏障功能。当然，最有效的治疗措施是尽早恢复肠内营养。

(五)肠外营养处理

对肠外营养患者进行处理时要注意观察患者的神志，有无水、电解质及酸碱平衡失调的表现。

1.外周静脉营养处理注意事项　①宜选择管径较粗的静脉，减少静脉炎等并发症。②选择静脉分叉处穿刺，避免穿刺时血管移位。③不宜选择紧靠动脉的静脉，以防形成动静脉瘘。④尽量避免选用下肢静脉，以防诱发血栓形成。

2.中心静脉营养处理注意事项　①用无菌透明专用贴膜或无菌纱布敷料覆盖穿刺点，一般出汗较多、渗血明显的患者宜选用无菌纱布。②定期更换穿刺点覆盖的敷料，更换间隔时间：一般无菌纱布2d，专用贴膜每周1～2次，但敷料出现潮湿、松动、污染时应立即更换。③接触导管接口或更换敷料时，须进行严格的手卫生，并戴无菌手套。④防止导管扭曲、堵塞，输液瓶内气体进入输液管。⑤不可经肠外营养管道输血、采血，测试中心静脉压及加压时，应注意防止污染输液管道。⑥对无菌操作不严的紧急置管，应在48h内更换导管，选择另一穿刺点。⑦拔管时应按无菌技术原则进行操作，并剪下导管尖端做细菌培养。⑧对怀疑导管相关感染时，应考虑拔除导管，但不要为预防感染而定期更换导管。⑨每两周测量一次臂围，并记录。

3. 每天测量体温、脉搏、血压，记录24h出入液量，每2～7d测体重一次。

4. 每日监测电解质、血糖、血气分析等，平稳后必要时监测。每周监测肝肾功能等生化指标。

（刘蕊）

第九节　胃肠疾病的营养治疗

胃、肠均属消化系统，与营养素的摄取、消化、吸收、利用有着密切的关系。大多数胃肠疾病的发生均与饮食有关。如长期暴饮暴食、不规律进餐和膳食结构的不合理均可导致或加重胃肠疾病。因此，应重视合理饮食对于胃肠疾病的预防和辅助治疗作用。

一、消化性溃疡的营养治疗

消化性溃疡是发生在胃和十二指肠球部的慢性溃疡病变，可分为胃溃疡和十二指肠溃疡。溃疡可发生在不同年龄阶段，但胃溃疡好发于青壮年，十二指肠溃疡好发于老年人。

消化性溃疡的病因包括幽门螺杆菌感染、胃酸分泌过多、胃黏膜保护屏障受损、精神因素及吸烟等。其中膳食相关因素主要是进食了对胃黏膜有物理性损伤的食物，如暴饮暴食及不规律进餐，影响了正常分泌节律；长期大量进食刺激胃酸分泌的食物；长期饮用浓茶、咖啡、烈酒、辛辣刺激性食物；偏食；喜食过冷或过烫食物；进食过快等。上述不良膳食习惯与消化性溃疡的发生、发展具有一定相关性。

（一）营养治疗的目的

消除病因，减少胃酸分泌，控制和缓解症状，促进溃疡愈合，预防复发和并发症。

（二）营养治疗的原则

1. 营养素全面、合理，供给足够能量　蛋白质刚进入胃内时，对胃酸起缓冲作用并中和胃酸，但随着蛋白质在胃内消化时间的推移，其分解物对胃酸分泌具有强烈的刺激作用，因此，溃疡病患者不宜高蛋白饮食，一般认为蛋白质不低于1g/(kg·d)，蛋白质宜选用易于消化的食物，如蛋、奶类、豆制品、鱼虾等。

碳水化合物既不抑制也不促进胃酸分泌，可作为能量的主要来源，但不宜过多摄入糖类，可用食物如米粥、软米饭、面条、馒头、面包等，一般300～350g/d，而饮食中的脂肪具有抑制胃酸分泌的作用，利于溃疡的愈合，但要避免过于油腻，以免加重胃肠负担，一般70～80g/d。选用富含不饱和脂肪酸的植物油烹调食物。水果蔬菜中含有丰富的维生素和矿物质，可以显著改善肠道内环境，增强胃肠道屏障功能，因此，可适当增加维生素和矿物质的摄入量。

2. 少量多餐、定时定量　可根据病情每日进餐5～7次，每餐量不宜过多，少量多餐可中和胃酸，减少胃酸对溃疡的刺激，有利于溃疡的愈合。对于急性活动期患者更为适宜。同时，应注意细嚼慢咽。

3. 注意烹调方法的选择　应选择蒸、煮、氽、烩、焖、炖等烹调方法，使食物细软、易消化，且食物调味宜清淡，不宜用油炸、煎、爆炒、烟熏、醋熘、凉拌等方法加工食物。食物不宜过酸、过甜、过咸、过油。同时根据病情的轻重，从流质、半流食、软食逐步过渡到普食。

4.避免机械性和化学性刺激　机械性刺激可增加对黏膜的损伤，破坏黏膜屏障作用，而化学性刺激会增加胃酸分泌，不利于溃疡的愈合。因此，尽量避免进食粗粮、韭菜、芹菜、竹笋、坚果等。含氮浸出物的肉汤、肉汁、咖啡、浓茶、汽水、酒、巧克力等；刺激性调味品如辣椒、料酒、胡椒、芥末等；过冷、过热食物对胃黏膜血管、神经及溃疡也有刺激作用，也应避免。

5.不同阶段的营养供给

(1)急性发作出血期(阶段Ⅰ)：禁食，通过静脉补充适宜的热量和营养素。

(2)出血停止(阶段Ⅱ)：冷流食，每2～3h给予100～150mL，可选择冷豆浆、冷蛋羹、冷藕粉、蜂蜜水、鲜果汁等。

(3)病情平稳(阶段Ⅲ)：①流食：每日6～7餐，每次200mL，持续7～10d。②少渣半流食：可选择蒸鱼、虾、面片汤、馄饨、大米粥或细挂面等，每日进餐5～6次。③软食：当症状减轻或基本消失后，给予软而易消化食物，除上述饮食外，可选择去皮的嫩茄子、冬瓜、胡萝卜，成熟的苹果、桃、梨等，但应注意切细煮软或做成泥状，水果应煮熟，主食不限量，可选择软米饭、馒头、花卷、包子、面条等，可选择三餐加两点的进餐方式，待溃疡面基本愈合后，可恢复正常的一日三餐。

6.忌用食物

(1)忌含粗纤维多的食物：如玉米、高粱米、小米、杂豆类及坚果类食物。

(2)忌易产气食物；如生萝卜、生葱、生蒜、洋葱等。

(3)忌刺激性调味品：辣椒、芥末、花椒、咖喱粉、大蒜等。

(4)忌容易刺激胃酸分泌的食物：如浓肉汤、咖啡、浓茶、巧克力、汽水等。

(5)忌过冷或过热食物及酒精类制品。

二、胃炎的营养治疗

胃炎是指不同病因所致的胃黏膜炎性病变，常伴有胃黏膜上皮损伤和细胞再生。胃炎按照发病的缓急和病程长短分为急性胃炎和慢性胃炎两大类型。

(一)急性胃炎

急性胃炎主要是指由多种病因引起的急性胃黏膜炎症。临床急性发作，常表现为上腹部症状。主要病理变化是胃黏膜充血、水肿、糜烂和出血，病变位置可以是胃窦、胃体或弥漫分布于全胃。

急性胃炎的病因主要有：急性刺激，如饮食过量，进食变质食物，过量饮酒、吸烟，细菌感染和毒素、病毒感染等。

1.营养治疗的目的　减轻胃负担，缓解临床症状，帮助胃黏膜修复；补充水和电解质，预防体液失衡。

2.营养治疗原则

(1)急性期：若急性大出血或呕吐频繁时，应禁食，让胃肠道休息。症状较轻者可进食少量流质饮食，如米汤、藕粉、米糊、脱脂牛奶等，每日进餐5～6次，每次200～300mL。流质总量一般为1200～1800mL/d。但应忌食肉汤、鱼汤、甜食、刺激性汤羹等，以避免增加胃的负荷和加重对胃黏膜的刺激。

(2)缓解期:选择低盐、低脂、少渣半流质饮食,如大米粥、蒸蛋羹、龙须面汤、肉汤、芝麻糊等,可添加蔬菜泥、肉糜等,以补充蛋白质、维生素和矿物质,但要保证易于消化不加重胃肠负担,忌食粗粮、杂粮、高纤维素蔬菜、刺激性调味品,未发酵的面食、烟酒等。

(3)恢复期:根据患者病情及耐受程度逐步从半流质过渡到软食或普食,但恢复期仍应保持少食多餐的习惯,防止摄食过多。采用蒸、煮、烩等少油的烹调方式,逐渐增加食物品种和数量,以补充机体的各种营养素。禁用刺激性调味品、酒类及含纤维素多的蔬菜和水果,以减少对胃黏膜的刺激。

(4)注意膳食卫生:患者膳食的各个环节都要严把卫生关,少食生冷刺激性食物,不吃隔夜食物,对生吃的水果蔬菜必须彻底清洗,同时注意手卫生。

(二)慢性胃炎

慢性胃炎是由多种病因引起的胃黏膜的慢性炎症。分为浅表性胃炎、萎缩性胃炎和特殊类型三大类。慢性胃炎的主要组织病理学改变是炎症、萎缩和肠化生。慢性浅表性胃炎大多无特异性症状,部分患者可表现为餐后上腹部不适或腹胀,有时消化不良,伴轻度恶心、呕吐、反酸、嗳气。萎缩性胃炎由于胃酸分泌减少或缺乏,有利于细菌生长,症状较重,可表现上腹部隐痛,厌食、食欲差、餐后饱胀、反酸,甚至出现贫血、消瘦等。

1.营养治疗的目的　减少食物对胃黏膜的刺激,恢复胃黏膜正常消化吸收功能;促进患者营养状况的改善,预防贫血等。

2.营养治疗原则

(1)供给足够的能量和蛋白质:供给量同普通膳食标准或略高,应适当增加优质蛋白质的摄入,以防止蛋白质一能量营养不良。

(2)适宜的碳水化合物和脂肪:碳水化合物的供给同普通膳食标准,但应选择产气少的精制米面,以减少膳食纤维的摄入,脂肪的供给应略低于正常人,同时应适当减少饱和脂肪酸的摄入。

(3)少量多餐、细嚼慢咽:每餐勿进食过饱,以减轻胃部负担与发挥唾液的功能,唾液中有黏蛋白、氨基酸和淀粉酶等帮助消化,还有溶菌酶有杀菌的能力,阻止口腔细菌大量繁殖,咽入胃内可中和胃酸,降低胃酸的浓度。

(4)注意酸碱平衡:浅表性胃炎胃酸过多时,可用牛奶、豆浆、带碱的馒头或苏打饼干以中和胃酸,萎缩性胃炎胃酸分泌减少时,可多用含氮浸出物丰富的食物,如浓缩的肉汤、鸡汤、鱼汤、带酸味的水果或果汁、酸奶等,以刺激胃液的分泌,促进消化。

(5)消除致病因素:彻底治疗慢性胃炎,须戒烟忌酒,少饮浓茶、禁用刺激性调味品,食物不宜过冷、过热、过酸、过甜或过咸,避免对胃黏膜有损害的食物和药物。

(6)注意选择合适的烹调方法:如蒸、煮、汆、烩、炖、焖等方法,以利于食物的消化吸收。

(7)食物的选择:①急性发作期膳食治疗原则同急性胃炎,间歇期可选择以软食为主的食谱;同时增加蛋白质、少纤维蔬菜和水果的摄入。萎缩性胃炎出现缺铁性贫血时,应增加摄入血红素铁丰富的动物制品,如瘦肉、鱼、虾、鸡蛋、动物内脏、动物铁等。而浅表性胃炎则应减少刺激胃酸分泌的食物的摄入。②忌用食物:忌用生冷、粗糙、辛辣刺激的食品或调味品;高脂肪食物和油煎、油炸食品;非发酵难消化食品,如年糕、家常烙饼、糯米饭等,禁用各种酒类、含酒精的饮料、碳酸饮料等;急性发作期禁用牛奶、豆浆、少用蔗糖,以免加重腹部胀气。

三、腹泻的营养治疗

腹泻俗称“拉肚子”，是一种临床常见症状，是指排便次数多于平日习惯的频率，粪质稀薄，水分增加，或带有未消化的食物、黏液、脓血。腹泻可分急性腹泻和慢性腹泻两种，急性腹泻发病急，病程在2～3周内，而慢性腹泻病程超过2个月。

造成腹泻的病因很多，其中饮食方面的原因主要有：食用一些不能吸收的糖的代用品时，有人会发生腹泻；暴饮暴食会引起消化不良性腹泻；食入不洁的食物、饮料后也可引起腹泻。

（一）营养治疗的目的

改善腹泻症状，预防并纠正水、电解质及酸碱平衡失调；改善营养状况，避免机械性及化学性刺激，使肠道得到休息，尽早恢复吸收功能。

（二）营养治疗原则

1.急性腹泻

（1）急性期或症状较重者：急性水泻期，排便频繁、呕吐严重者应暂禁食，使肠道得到充分休息，人体所需营养物质可通过肠外营养供给。注意调节水电解质及酸碱平衡。

（2）症状较轻者：呕吐停止或症状较轻者，可选择清淡流质膳食，如米汤、面汤、稀藕粉、胡萝卜汤（含钾盐、维生素、果胶，有使大便成形和吸附细菌与毒素的作用），苹果泥汤（纤维细，含果胶、鞣酸，能吸附毒素，有收敛作用）。禁用牛奶、蔗糖等产气的流质膳食，肉汤因不易消化也不推荐；小儿应禁用果汁。

（3）症状缓解后：排便次数减少及症状缓解后改用清淡、低脂、少渣半流质膳食或软食，并保持少量多餐的膳食习惯，如面条、大米粥、藕粉、面片等，限制坚硬含纤维多的蔬菜和生冷水果、脂肪多的点心。以后逐渐过渡到普食。

（4）补充维生素及矿物质：腹泻导致体液大量丢失，造成维生素和矿物质相对或绝对不足，可以选择新鲜果汁及菜汤作为补充剂。

（5）忌用食物：禁食富含纤维、胀气、高糖、高油脂及不易消化的食物，忌酒、刺激性调味品及寒凉瓜果等。

2.慢性腹泻　慢性腹泻病程较长，腹泻持续或反复发作2个月以上。如肠源性疾病（肠寄生虫病、慢性肠道细菌感染、炎性肠病等）、胃源性疾病（胃大部切除术后，慢性萎缩性胃炎）；胆源性疾病（肝硬化、阻塞性黄疸等），胰源性疾病及全身性疾病均可引起慢性腹泻。

其营养治疗方法如下：

（1）低脂、少渣膳食：限制脂肪摄入量，每天脂肪控制在40g左右，避免因脂肪摄入过多而加重胃肠负担。尽量选择蒸、煮、氽等清淡的烹调方式。注意少渣，避免粗糙的食物对肠道的刺激而加重腹泻症状；对伴有脂肪泻者，可采用中链脂肪酸代替日常烹调用油。尽量少吃或不吃水果或蔬菜，但可以通过榨汁的方式摄入这类食物中的营养成分。主食可以选择米粥、烂面条、软米饭等易消化且能够养护胃肠道的食物。

（2）充足热量、蛋白质、维生素和矿物质（尤其是维生素C、B族维生素及铁剂等）慢性腹泻因为病程较长且间断发生，严重影响患者消化功能和营养状况，因此，应该通过膳食补充能量和蛋白质，以改善患者整体营养状况，一般情况下蛋白质供给按1.2～1.5g/(kg·d)，或控制在100g/d左右；能量10.46～12.55MJ(2500～3000kcal)/d，且应注意循序渐进，避免过量补充而加重消化不良和腹泻，尽量选择蛋白质细腻易于消化的食物作为蛋白质来源，如瘦肉、鸡、鱼、虾等，并且选择清淡的烹调方式。长期慢性腹泻者应注意补充矿物质和维生素，还应注意补充谷氨酰胺。

(3)忌用食物：如粗粮、生冷瓜果、凉拌菜等，含粗纤维丰富的韭菜、芹菜、榨菜等；不易消化的肉类如火腿、香肠、腌肉等，刺激性食物如辣椒、烈酒、芥末、辣椒粉及肥肉、油酥点心等局脂肪食物。

四、便秘的营养治疗

便秘是指大便次数减少，7d 内少于 3 次，是一种症状而不是单纯的疾病，且有粪便干结伴排便困难，便秘时粪便在体内停留时间过久，有毒物质被机体吸收，轻者出现头痛、头晕、食欲减退、腹痛、腹胀等症状，长期便秘还可能引发肛胀疾病，肠道恶性肿瘤等，其危害不容忽视，在临床上主要分为三种类型：

1. 迟缓性便秘　迟缓性便秘也称无力性便秘，是由于缺乏排便动力而引起的便秘。如多次妊娠、肥胖、年老体弱、久病及营养不良等，均可以导致肌肉松弛而引起便秘；因膳食中长期缺乏纤维素及维生素 B_{12} 或因食欲差、进食量少，形成机械性或化学性刺激不足也可引起便秘；因饮水不足，饮食中缺乏适量脂肪，长期坐位工作缺乏活动、滥用药物等也可引起便秘。

2. 痉挛性便秘　用泻剂、调味品或吸烟过多，过量摄入粗糙食物，饮用浓茶、咖啡和酒等，引起自主神经功能亢进，使肠壁痉挛，肠腔狭窄，排便不通而引起便秘。

3. 梗阻性便秘　因肠粘连、肿瘤或先天性疾病等阻塞肠腔，使肠内容物通过受阻而引起的便秘。

(一)营养治疗的目的

恢复正常排便功能，改善营养状况，降低便秘对机体的危害。

(二)营养治疗的原则

对于便秘治疗，重在建立良好的饮食习惯和排便习惯，规律进食，摄入充足的膳食纤维，多喝水、多运动。但也应根据便秘的不同类型制订合适的膳食治疗方案。

1. 迟缓性便秘

(1)增加粗纤维食物的摄入，促进胃肠蠕动，增强排便能力：如摄入粗粮、带皮水果、新鲜蔬菜等。

(2)多吃富含 B 族维生素的食物：如豆类、粗粮、酵母等，B 族维生素不仅可以促进消化液分泌，而且可以起到促进肠蠕动的作用。

(3)增加水分摄入：每日饮水不少于 2000mL，使胃肠道保持足够的水分，有利于排便。

(4)适当增加高脂肪食物的摄入：增加脂肪的摄入，具有润肠通便的作用，脂肪分解所产生的脂肪酸还有刺激肠蠕动的作用，可选用花生、芝麻、核桃、松子等富含脂肪的坚果。

(5)多食产气食物：如洋葱、萝卜、大豆及其制品、蒜苗等食物，可促进肠蠕动。

(6)禁食辛辣食物、少吃精细少渣食物，禁饮烈酒。

2. 痉挛性便秘

(1)无粗纤维、少渣膳食：由低渣半流食过渡到低渣软食，禁食蔬菜和水果。

(2)适当摄入油脂食品但不宜过多，每天应控制在 100g 以内，可选择花生油、香油、葵花子油。

(3)多饮水：如每日清晨空腹喝 1～2 杯(300～500mL)温开水、蜂蜜水或淡盐水，能够刺激肠蠕动，利于排便。

(4)进食琼脂类食品如石花菜、江蓠等，琼脂在肠内易吸收水分，可使粪便软滑，体积增加，有利于排便。

(5)禁食刺激性食物：如烈酒、浓茶、咖啡、辣椒、咖喱等食物。

3. 梗阻性便秘　若是器质性病变引起，应去除梗阻的病因；若为不完全梗阻，可根据具体病情选择膳食种类，一般宜减少食物的残渣，以清流食为主。在肠道有炎症溃疡时，应根据病情供给少渣半流质或少渣软饭，以免刺激肠道炎症和病变部位。膳食仅提供部分能量，其余部分同由肠外营养补足。

（刘蕊）

参考文献

[1]时昭红.消化科急危重症[M].北京:军事医学科技出版社,2010.

[2]张和细,龚辉.重症胰腺炎合并糖尿病酮症酸中毒、高脂血症1例并文献复习[J].内科急危重症杂志,2013(06):378-379.

[3]李向毅.胰管结石的诊断与治疗:附25例报告[J].肝胆外科杂志,2014(06):440-442.

[4]闫涛,李梵,李克,赵平,王慧芬.乙型肝炎相关慢加急性肝衰竭患者乙型肝炎病毒前C/C区联合突变特点分析[J].临床肝胆病杂志,2013(02):120-123+127.

[5]唐承薇,程南生.消化系统疾病[M].北京:人民卫生出版社,2011.

[6]刘学礼,程平,刘安成,吴卫国,胡涛,张俊生.腹腔镜胆囊切除术中转开腹手术105例临床分析[J].肝胆外科杂志,2015(01):32-33.

[7]杨耀成,黄耿文,李宜雄,孙维佳.经皮穿刺置管引流治疗急性胰腺炎合并坏死感染的预后分析[J].肝胆胰外科杂志,2015(02):94-96+99.

[8]胡俊,黄强,林先盛,刘臣海,谢放,杨骥.肝切除治疗肝胆管结石153例分析[J].肝胆外科杂志,2014(04):269-271.

[9]张新华.实用肝胆胰恶性肿瘤学[M].武汉:武汉大学出版社,2012.

[10]苗毅,李强.急性胰腺炎的综合治疗[J].中国普外基础与临床杂志,2015(01):1-4.

[11]曹立瀛.肝胆外科急症与重症诊疗学[M].北京:科学技术文献出版社,2014.

[12]金赟,李江涛.肝癌细胞侵犯微血管的临床相关因素及分子标志物的研究进展[J].临床肝胆病杂志,2013(07):550-553.

[13]陈孝平,易继林.普通外科疾病诊疗指南[M].北京:科学出版社,2014.

[14]黄强,刘臣海.胆管损伤治疗的时机与术式选择[J].肝胆外科杂志,2014(06):403-405.

[15]邝卫红.肝胆疾病[M].北京:中国医药科技出版社,2013.

[16]林三仁.消化内科诊疗常规[M].北京:中国医药科技出版社,2012.

[17]颜晨,江勇,吴宝强,黄洪军,孙冬林.闭合性胰腺合并十二指肠损伤的急诊胰十二指肠切除术4例[J].肝胆胰外科杂志,2015(01):56-57.

[18]韩英,朱疆依.肝硬化并发肝癌危险因素筛查及综合治疗[J].中国实用内科杂志,2013(09):694-697.

[19]张云萍,靳广书.消化系统疾病诊疗常规[M].北京:军事医学科学出版社,2008.

[20]秦懿,费健,王建承,陈胜,吴卫泽,朱坚,许志伟,张俊,彭承宏.胰腺囊腺瘤和囊腺癌165例临床诊治分析[J].肝胆胰外科杂志,2015(01):9-11.

[21]邵耘,王虹.消化科临床处方手册[M].南京:江苏科学技术出版社,2015.

[22]贾玫,王雪梅.消化系统疾病[M].北京:北京科学技术出版社,2014.

[23]董卫国.消化系统[M].北京:人民卫生出版社,2015.

参考文献